普通高等教育"十一五"国家级规划教材

全国高等医药院校药学类专业第五轮规划教材

医药伦理学

第5版

（供药学类专业使用）

主　编　赵迎欢

副主编　董晓丽

编　者　（以姓氏笔画为序）

马晓微（浙江大学）

马运彬（沈阳药科大学）

王丽宇（中国医科大学）

王来友（广东药科大学）

孙利华（沈阳药科大学）

洪　兰（复旦大学）

宫　建（沈阳药科大学）

赵迎欢（沈阳药科大学）

袁红梅（沈阳药科大学）

董晓丽（沈阳药科大学）

中国健康传媒集团

中国医药科技出版社

内容提要

本教材为“全国高等医药院校药学类专业第五轮规划教材”之一。本教材共分15章及附录，分别介绍了医药伦理学的历史发展、理论基础、规范体系及医药道德的基本原则、医药道德的基本规范、医药道德的基本范畴、医药科研领域的道德、新药开发中的道德、药品生产领域的道德、药品经营领域的道德、医院药学领域的道德、药品质量监督管理领域的道德、医药道德教育与监督、医药道德评价与修养、当代国外医药伦理学的进展等内容。本教材为书网融合教材，即纸质教材有机融合电子教材、教学配套资源（PPT、微课、视频、图片等）、题库系统、数字化教学服务（在线教学、在线作业、在线考试），使教学资源更加多样化、立体化。

本教材适用于本科药学类专业教学使用。

图书在版编目（CIP）数据

医药伦理学/赵迎欢主编．—5版．—北京：中国医药科技出版社，2019.12

全国高等医药院校药学类专业第五轮规划教材

ISBN 978－7－5214－1495－0

Ⅰ．①医…　Ⅱ．①赵…　Ⅲ．①医学伦理学－医学院校－教材　Ⅳ．①R－052

中国版本图书馆CIP数据核字（2019）第301067号

美术编辑　陈君杞

版式设计　友全图文

出版　**中国健康传媒集团**｜中国医药科技出版社

地址　北京市海淀区文慧园北路甲22号

邮编　100082

电话　发行：010－62227427　邮购：010－62236938

网址　www. cmstp. com

规格　889×1194 mm $^{1}/_{16}$

印张　22

字数　477千字

初版　2002年6月第1版

版次　2019年12月第5版

印次　2024年7月第4次印刷

印刷　三河市万龙印装有限公司

经销　全国各地新华书店

书号　ISBN 978－7－5214－1495－0

定价　59.00元

数字化教材编委会

主　编　赵迎欢

副主编　董晓丽

编　者（以姓氏笔画为序）

马晓微（浙江大学）

马运彬（沈阳药科大学）

王丽宇（中国医科大学）

王来友（广东药科大学）

孙利华（沈阳药科大学）

洪　兰（复旦大学）

宫　建（沈阳药科大学）

赵迎欢（沈阳药科大学）

袁红梅（沈阳药科大学）

董晓丽（沈阳药科大学）

常务编委会

出版说明

"全国高等医药院校药学类规划教材"，于20世纪90年代启动建设，是在教育部、国家药品监督管理局的领导和指导下，由中国医药科技出版社组织中国药科大学、沈阳药科大学、北京大学药学院、复旦大学药学院、四川大学华西药学院、广东药科大学等20余所院校和医疗单位的领导和权威专家成立教材常务委员会共同规划而成。

本套教材坚持"紧密结合药学类专业培养目标以及行业对人才的需求，借鉴国内外药学教育、教学的经验和成果"的编写思路，近30年来历经四轮编写修订，逐渐完善，形成了一套行业特色鲜明、课程门类齐全、学科系统优化、内容衔接合理的高质量精品教材，深受广大师生的欢迎，其中多数教材入选普通高等教育"十一五""十二五"国家级规划教材，为药学本科教育和药学人才培养做出了积极贡献。

为进一步提升教材质量，紧跟学科发展，建设符合教育部相关教学标准和要求，以及可更好地服务于院校教学的教材，我们在广泛调研和充分论证的基础上，于2019年5月对第三轮和第四轮规划教材的品种进行整合修订，启动"全国高等医药院校药学类专业第五轮规划教材"的编写工作，本套教材共56门，主要供全国高等院校药学类、中药学类专业教学使用。

全国高等医药院校药学类专业第五轮规划教材，是在深入贯彻落实教育部高等教育教学改革精神，依据高等药学教育培养目标及满足新时期医药行业高素质技术型、复合型、创新型人才需求，紧密结合《中国药典》《药品生产质量管理规范》(GMP)、《药品经营质量管理规范》(GSP)等新版国家药品标准、法律法规和《国家执业药师资格考试大纲》进行编写，体现医药行业最新要求，更好地服务于各院校药学教学与人才培养的需要。

本套教材定位清晰、特色鲜明，主要体现在以下方面。

1.契合人才需求，体现行业要求 契合新时期药学人才需求的变化，以培养创新型、应用型人才并重为目标，适应医药行业要求，及时体现新版《中国药典》及新版GMP、新版GSP等国家标准、法规和规范以及新版《国家执业药师资格考试大纲》等行业最新要求。

2.充实完善内容，打造教材精品 专家们在上一轮教材基础上进一步优化、精炼和充实内容，坚持"三基、五性、三特定"，注重整套教材的系统科学性、学科的衔接性，精炼教材内容，突出重点，强调理论与实际需求相结合，进一步提升教材质量。

3.创新编写形式，便于学生学习 本轮教材设有"学习目标""知识拓展""重点小结""复习题"等模块，以增强教材的可读性及学生学习的主动性，提升学习效率。

4.配套增值服务，丰富教学资源 本套教材为书网融合教材，即纸质教材有机融合数字教材，配套教学资源、题库系统、数字化教学服务，使教学资源更加多样化、立体化，满足信息化教学的需求。通过“一书一码”的强关联，为读者提供免费增值服务。按教材封底的提示激活教材后，读者可通过PC、手机阅读电子教材和配套课程资源（PPT、微课、视频、图片等），并可在线进行同步练习，实时反馈答案和解析。同时，读者也可以直接扫描书中二维码，阅读与教材内容关联的课程资源（“扫码学一学”，轻松学习PPT课件；“扫码看一看”，即可浏览微课、视频等教学资源；“扫码练一练”，随时做题检测学习效果），从而丰富学习体验，使学习更便捷。

编写出版本套高质量的全国本科药学类专业规划教材，得到了药学专家的精心指导，以及全国各有关院校领导和编者的大力支持，在此一并表示衷心感谢。希望本套教材的出版，能受到广大师生的欢迎，为促进我国药学类专业教育教学改革和人才培养做出积极贡献。希望广大师生在教学中积极使用本套教材，并提出宝贵意见，以便修订完善，共同打造精品教材。

中国医药科技出版社

2019年9月

前 言

《医药伦理学》第一版自2002年4月面世以来，被高等药学院校广泛选用，在医药院校对大学生进行职业道德教育方面发挥了十分积极的作用。实践证明，《医药伦理学》教材内容新颖，体系完善，学术思想深刻，突出“问题”意识，观点具有前瞻性，教育意义深远。

为不断适应高等医药院校药学专业教学工作和21世纪药学人才的素质培养需要，追踪医药科技发展的前沿，及时反映药学实践领域的新情况和新问题，在《医药伦理学》教材已经被列入教育部普通高等教育“十一五”国家级规划教材的背景下，我们坚持质量第一、理论联系实际、教学与科研相结合、国际前沿性与国内实践性相结合和修编并举的原则对教材进行了较为全面的修订，编写了第五版《医药伦理学》。

第五版《医药伦理学》教材有八个特点：①在研究方法上，教材以中西比较方法，论述了在历史的不同时期，中西医药学伦理思想发展的路径及主要内容。②在内容的设定上，教材以伦理学原理为基础，论证了人道论、美德论、义务论、公益论及价值论的医药伦理意蕴，并将其作为医药伦理学的理论基础，建构了医药伦理学的基本原则和基本规范。③在“问题”意识上，教材以现代责任伦理学视角，立足当代医药科技发展的前沿，探索了医药科研和新药开发中的伦理难点，如“基因组学”研究中涉及的尖端生物技术引发的伦理道德争议、动物试验道德、基因药物的道德考量等问题。教材融入了现代高科技研究的最新成果，如生物工程制药伦理、再生医学伦理以及纳米技术制药伦理等学术前沿的热点进行研究和探讨，使教材内容新颖，专业性强。④在前瞻性思考方面，教材注重研究热点难点问题，关注四大会聚技术（NIBC）与医药学交叉研究的视域，触及生命科学及纳米制药的伦理问题，提升研究的层次和水平。⑤在实践功能上，教材以技术社会学（STS）维度，紧密结合药学实践领域的特点，分析了医药科研、新药开发、药品生产、经营、医院药学及药品质量监督管理六大实践领域的伦理关系，使之区别于医学伦理学，是国内仅见的一部研究药学实践的应用伦理学。⑥在思维方式上，教材以跨学科研究思维方法，介绍了当代国外特别是美国和英国医药伦理学最新进展情况，丰富了企业伦理审计和企业社会责任的管理意蕴，深入分析了药师伦理的理性根源，为我国未来药师队伍和企业伦理建设提供了经验性启示。⑦在社会效益上，教材将药事管理伦理与药学政策研究有机结合，试图通过问题研究，提出解决对策，为政府决策提供咨询和建议。⑧在教育效果上，注重培养学生理论联系实际的能力，希望通过本教材的学习，学生能够从中学到科学思维方式和研究问题的方法，从而提高独立思考、分析问题和解决问题的能力，增强实践应用能力和提升创新意识。

《医药伦理学》将药事法学、药事管理学与伦理学有机结合，丰富了全书内容，强化了知识说理，逻辑严谨，并在编写体例上采用案例增强理论的说服力，使读者易于接受。新版《医药伦理学》以伦理学基本理论为基础，新增了价值论作为医药伦理学的理论基础之一，深化了对医药伦理理论基础的理解；研究了野生药材资源保护的生态学意义及道德要求，并对当前国际热点“负责任创新”与药物设计伦理和药品安全责任关系的伦理思想进行了探索。同时，配套制作了包括题库、课件、知识体系和微课的数字化资源。

本教材由沈阳药科大学赵迎欢教授编写第一章，第二章第一节、第三节，第四章，第五章，第六章，第七章第一节，第九章第一节，第十三章，第十四章，第十五章，附录；浙江大学马晓微教授编写第二章第二节，第十章，第十一章；沈阳药科大学马运彬讲师编写第二章第二节；中国医科大学王丽宇教授编写第三章第一节、第二节、第三节、第四节，第七章；广东药科大学王来友教授编写第十二章；沈阳药科大学孙利华教授编写第九章第二节；复旦大学洪兰讲师编写第九章第二节、第三节，第十一章；沈阳药科大学宫建副教授编写第七章第二节、第三节；沈阳药科大学袁红梅教授编写第八章；沈阳药科大学董晓丽副教授编写第三章第五节，第四章第二节，第十章。全部书稿由主编赵迎欢教授修改、统稿、定稿。配套制作的教材数字化资源的题库、课件、知识点体系由马运彬制作第二章，第十三章，第十四章；王来友制作第十二章；洪兰制作第九章，第十一章；宫建制作第七章；袁红梅制作第八章；董晓丽制作第一章，第三章，第四章，第五章，第六章，第十章，第十五章。微课由马运彬制作第二章、第十三章、第十四章。宫建制作第七章。董晓丽制作第一章、第三章、第四章、第五章、第六章、第八章、第九章、第十章、第十一章、第十二章、第十五章。全套数字化资源由董晓丽副教授统稿，主编赵迎欢教授定稿。

本教材在编写过程中，参阅和借鉴了大量国内有关资料和国外部分资料及相关研究，在此深表感谢。由于主、客观诸多条件所限，本书不足和疏漏在所难免，敬请学界同仁和广大读者批评指正。

编　者

2019 年 9 月

目录

第一章　绪　论

学习目标

通过本章内容的学习，要求学生掌握道德的含义及特征；职业道德的含义、特点及职业道德的构成要素；医药职业道德的特殊本质及特征；医药伦理学的研究对象、发展阶段及特点。熟悉医药伦理学与其他学科的区别及联系。了解职业道德的形成过程和学习医药伦理学的意义。

医药伦理学是研究医药道德的一门科学。医药道德与医药学相伴而生，共同发展，两者都是为了维护和增进人类健康服务的。随着祖国医药事业的发展，加强医药职工队伍和药学实践人员的道德建设，重视行业内的道德理论研究，有利于实现依法治国和以德治国的有机结合，有利于促进社会的精神文明建设。医药院校学生在学习医药学的同时重视培养和提高医药道德水平，为将来更好地为人民群众的健康服务奠定坚实的思想基础。

第一节　道德与职业道德

扫码“学一学”

我国著名教育家陶行知说：道德是做人的根本……没有道德的人，学问和本领越大就能为非作恶越大。道德惟贤惟德，惟智惟才，是古今治国安邦所必需，是社会生活祥和的条件。道德可以使人追求崇高，道德可以使人生永砺。

一、道德的概念及其本质

（一）道德的含义

在过去很长一段时间里，人们对道德的概念有不同的解释：古希腊哲学家苏格拉底认为知识即道德；中世纪经院哲学家阿柏拉德认为道德就是使人们为善为恶的心灵的德性；十八世纪法国唯物主义者爱尔维修和十九世纪德国唯物主义者费尔巴哈认为道德是幸福；德国著名哲学家黑格尔认为道德是“主观意志的法”；……上述看法都具有合理的因素，但也存在着局限。

从中国古代的典籍中考察可见，道即道路，道理，引伸为规则，规范，事物的规律。德，即有所得，“德者，得也”。古代的德与得相通，认识“道”的人，内得于己（提高觉悟），外施于人（助人为乐），就是道德。如果给道德下个科学的定义，可表述如下：道德是社会的意识形态，属于上层建筑。它依靠社会舆论、传统习俗和内心信念来维持，是以道德善恶评价为标准，调解人与人、人与社会、人与自然之间关系的行为原则、规范的总和。剖析这个概念可以看出包含三个方面具体内容。

1. 道德的起源　在人类发展的历史上，关于道德的起源主要有三种观点：“神意说”认为道德起源于上帝的意旨或圣人的启示；“人性说”认为道德起源于人的本性，或善或恶是先天决定的；“生物进化观”强调人类的道德起源于动物界，人类与动物一样，其道德是生物本能的表现。马克思主义则认为道德产生于人类社会一定的生产方式或经济关系，受社会生产条件的制约。社会关系的形成和人类意识的产生是道德出现的重要条件。道德是人们在社会生活实践中形成和发展的一种社会现象。人们的社会生活实践是动态变化的，因而道德观念和标准也将发生改变。总之，道德是人们相互之间、人与自然之间随历史变化的社会联系形式。

2. 道德的评价标准 道德评价不同于其他评价，道德评价标准就是善恶。道德的善即利于他人和社会幸福的行为，也称道德行为。道德的恶即危害他人和社会幸福的行为，也称不道德行为。因此道德评价始终是以高尚和卑劣为界限的。

3. 道德的评价方式 道德的评价方式独具特点，它不同于政治、法律的评价方式。政治评价一般采用组织鉴定或做出文字结论，形成决议等形式；法律评价通常按起诉、调查、审讯、定案、宣判等程序进行；而道德评价是依靠社会舆论、内心信念和传统习俗这些非强制力量进行的。

（二）道德的本质

道德是由经济关系决定的，道德关系是经济利益的反映，是经济关系的产物，并且被物质社会关系所决定。道德既受政治、宗教、科技、文化、社会心理等因素影响，同时又始终受经济基础的制约。故而道德的一般本质在于道德属于社会的上层建筑，由经济基础决定并反作用于经济基础，有什么样的经济基础就会产生与之相适应的道德；经济基础发展或改变了，道德也会随之发展和改变。人类社会次第出现五种社会形态，道德也就演变经历了五种类型：即原始社会道德，奴隶社会道德，封建社会道德，资本主义社会道德和共产主义社会道德（含社会主义社会道德）。每种社会形态的经济基础不同，道德也呈现出各自不同的内容和要求。道德的特殊本质在于它是一种特殊的社会规范，在实践中它始终调解道德的基本问题即道德与利益关系问题。道德与利益的关系问题是伦理学的基本问题，这个问题包括两个方面，一方面是经济利益和道德的关系，即经济关系决定道德还是道德决定经济关系，以及道德对经济关系有无反作用的问题，这个方面决定着如何解决道德的根源，道德的本质，道德的社会作用以及发展规律的问题；另一方面就是个人利益和社会整体利益的关系问题，即个人利益服从社会整体利益还是社会整体利益从属于个人利益的问题。要深入研究道德的本质问题，我们还有必要认识道德现象的结构。因为人类社会生活中道德现象是伦理学研究的对象。

道德现象是由相互联系、相互制约、相互作用、相互渗透的三个方面组成，即道德意识现象，道德规范现象，道德活动现象所构成的有机整体。

道德意识现象是指道德活动中形成并影响道德活动的各种具有善恶价值的思想、观点和理论体系。如道德观念，道德情感，道德理想，道德理论观点，道德理论体系等。

道德规范现象是指在一定社会条件下评价和指导人们行为的准则。如道德戒律，道德格言，道德规范和道德要求等。

道德活动现象是指在道德意识支配下，围绕善恶而进行的，可以用善恶标准评价的群体活动和个体行为的实际表现。如道德教育，道德修养，道德评价等。

三者相互作用、相互影响。道德活动是形成道德意识的基础，并对已形成的道德意识有巩固和深化作用；道德意识形成后又指导和制约道德活动。道德规范是人们在道德活动和道德意识基础上形成的理论性概括，同时作为一种特殊的社会规范又约束和制约着人们的道德意识和道德活动，集中体现道德意识和道德活动的统一。要深刻认识道德本质，就要首先认识道德现象的结构。

理解道德的本质还要认识道德是一种特殊的社会意识形态，其特殊性表现在如下五个方面：

（1）道德的长远性 道德存在于人类社会的自始至终，它不像其他上层建筑是随着阶级和国家的产生而产生的。

（2）道德的自觉性 道德不像法律依靠外在的强制力量来实行，道德依靠一种内在的自觉性，它把一定社会的道德规范转化为内心信念来支配自己的行为。道德行为的这一特殊性是任何其他社会意识和上层建筑所不能替代的。

（3）道德的广泛性 道德作用的范围广泛，法律作用不到的领域或个人，道德可以作用，这就是道德法庭的威力所在。

（4）道德的示范性 道德受社会经济基础决定，同时受其他因素的制约和影响，具有现实性，但道德同时又高于现实具有示范作用，它要求人们通过榜样的力量引导人们追求崇高的道德境界。

（5）道德的践行性 道德具有知行统一的特征。要践行道德，首先要提高道德认识，激发道德情感。如果没有道德认识，不辨是非善恶，当然不可能谈什么道德行为。但如果知道了道德规范却在行为上背离了这些规范的要求就是不道德的。道德践行性是指道德规范要求从内在心理认知转化为外在行为效果。没有这个关键性的转化，道德规范就会失去实在意义。道德总是与行为联系在一起的，道德的践行性表现在人们道德品质的养成，是道德实践活动的结果。

二、道德的基本特征及社会作用

（一）道德的基本特征

从上面分析中我们可以清楚看出：道德作为一定社会上层建筑中的一种社会意识形式，具有如下基本特征。

1. 阶级性 在阶级社会中由于人们所处的阶级地位不同，形成了不同的道德观。道德的阶级性是指阶级社会的各种道德体系都是从一定社会的阶级利益和要求中产生的，都是为特定阶级的阶级利益和要求服务的，因而总是表现为一定阶级所具有或承认的道德心理和道德行为体系。因此在人类历史上，道德也是各式各样；在不同的历史时期，道德具有不同的类型；在同一历史时期，不同的阶级在生产关系中有着不同的地位，有着不同的物质利益和生活方式，决定了他们对善恶、美丑、荣辱、正义与非正义等的认识和评价标准会截然相反，故而在同一时期，不同阶级信奉的道德原则和规范也不同。

2. 共同性 道德不但具有阶级性，而且也有共同性。道德的共同性含义是指在人类历史发展的全过程中，不同时代的道德体系之间有着某些共同的或一致的地方；在不同时代或同一时代的阶级社会里，不同阶级或对立阶级的道德之间有着共同性或一致性，如都用扶老携幼、见义勇为、不偷盗、遵守公共秩序等道德规范来调节人们的社会公共生活，这说明在阶级社会中，人们之间除了主要表现为阶级关系之外，还有些非阶级的关系，共同的道德渗入到阶级道德之中，并通过阶级的道德表现出来，也就是说道德总是阶级的道德，在阶级道德中又或多或少包含有共同道德的成分，这就是道德的阶级性和共同性的关系。

3. 继承性 道德的继承性是指每个历史时期的道德建设总是根据自己时代的经济关系

和利益要求，对历史上的道德遗产进行加工改造，取其精华，弃其糟粕，把千百年来在道德发展中形成的各个社会、各个阶级都需要遵循的基本道德规范和正义的准则继承下来，沿袭下去。道德的继承性说明道德科学的发展同其他科学发展一样，是不能割断历史的，它是道德纵向发展的阶梯。正如儒家文化创始人孔子在论治国之道时主张先“富之”后“教之”，认为经济发展是文化发展的必要基础，这一道德思想在今天仍具有意义。

4. 特殊的规范性 在人类社会中，用来调整人与人之间、人与社会之间相互关系的行为规范，除了道德规范之外还有政治规范、法律规范、纪律规范、宗教规范以及社会习俗等。但道德规范却是极为特殊的规范。其特殊性表现在道德规范调整人的行为不靠外在强制力，而完全依赖于个人内在的自觉性。它必须是在人的内心接受或部分接受的情况下才能发挥作用。如果一个人违背了道德规范，他虽然不会受到法律的制裁或纪律的惩罚，但要承受社会舆论的谴责和自己良心的责备。从这个意义上说，道德的潜在力量和影响、教育作用是其他行为规范所不及的。

（二）道德的社会作用

道德功能的发挥和实现所产生的社会影响及实际效果，就是道德的社会作用。道德同其他上层建筑意识形式一样，受社会的经济关系的决定和制约，同时又对社会经济关系具有积极的、能动的反作用。任何夸大和贬低道德作用的观点都是错误的。

在历史上，“道德决定论”者片面夸大道德的决定作用，认为道德决定一切，只要人们道德水平提高了，一切社会问题就可以迎刃而解了；而“道德无用论”者贬低甚至否定道德的能动作用。我们认为道德的积极的、能动的作用主要有两个方面。

1. 道德对社会的经济基础具有保护和促进作用 道德总是以自己的善恶标准去论证产生它的经济基础的合理性和正义性，并运用社会舆论、榜样的力量、理想人格等，通过鼓励和表扬有利于经济基础的思想和行为来培养人们的内心信念，以形成有利于社会和经济发展的道德行为及道德品质。

2. 道德改变和维护社会秩序 道德渗透于社会生活的各个领域来调整各种社会关系，以改变和维护社会秩序。如社会公德要求人们爱护公物，在任何公共场所不做损人利己的事情；职业道德要求各行各业人们与广大民众处理好各种关系，以维护社会的安定团结，促进经济发展和社会进步。

三、职业道德及特点

（一）职业道德的涵义

职业是人们由于社会分工和生产内部的劳动分工而长期从事的具有专业和特定职责，并以此作为主要生活来源的社会活动。职业道德与社会职业紧密联系。职业是一种社会现象，它表现社会不同分工之间的联系和区别。随着社会的发展，社会分工和生产内部分工的日益精细，职业的种类越来越多。为了适应各种职业的要求，调整职业关系和职业矛盾，每个职业都具有各自的职业道德。所谓职业道德就是从事一定正当职业的人们，在自己特定的劳动和工作中应该遵循的行为规范的总和。正如恩格斯曾经指出：“实际上每个阶级，甚至每个行业，都各有各的道德。”① 因此我们也可以说职业道德是一定社会或一定阶级对

① 马克思恩格斯选集（第4卷）. 北京：人民出版社，1972：236.

一定职业的人的道德要求，是社会道德在职业生活中的具体体现。生产力的发展和社会劳动分工的出现是职业道德形成和发展的客观基础。随着社会生产力的发展和生产关系的变革，职业道德的内容要求也发生着具体变化。在职业道德的形成和发展过程中，我们可以概括出职业道德构成的八个要素，即职业理想、职业态度、职业责任、职业技能、职业纪律、职业良心、职业荣誉、职业作风。这八个方面的内容要求相互联系，各有重点。

职业理想是职业道德的灵魂，它是指人们对未来职业或正在从事的职业所产生的成就设想和道德追求。

职业态度是劳动者在生产过程中的客观状况和主观态度。它也叫劳动态度。一般来说分为积极和消极两种。

职业责任是企事业责任和劳动者责任的统一，它揭示国家、集体、个人三者之间的责、权、利关系。

职业技能是一个人从事某种职业所具有的技术专长，即掌握和运用专业技术的能力，这是一个人从事职业活动的基础。

职业纪律是一种行为规范，它指导人们应该怎样做，不应该怎样做，是法规性与道德性的结合统一。

职业良心是职业劳动者对自己应尽的职业责任的自觉认识，它以内心信念为表现形式，往往左右着人们职业道德的各个方面。

职业荣誉是职业良心和职业责任的价值尺度，它包含着人们对职业行为的社会价值所做出的公认的客观评价及正确的主观认识。

职业作风是职业劳动者在职业实践和职业生活中的一贯态度。它通常表现为一个人的行事风格，如军人雷厉风行、医务人员风雨无阻、教师勤勉育人等。

上述八个方面综合统一，构成职业道德的丰富内涵。

（二）职业道德的特点

职业道德的形成和发展一定要经过三个时期：即他律时期、自律时期和价值目标的形成时期。道德本身就是他律性与自律性的统一。道德的他律性是通过外部的道德教育或道德影响，客观的道德评价等方式提高人们的道德素质的过程。道德的自律性则是指一个人通过自我道德教育、自我道德修养、自我道德评价等方式，将外在的社会道德原则和规范内化为自己的信念，践行道德。道德品质的形成就是他律与自律的统一。他律是自律的基础，自律是他律的升华。一般来说在职业道德形成的三个时期各表现如下特点：他律时期主要以职业义务为核心内容，规定和要求人们“应该怎样做”“不应该怎样做”，体现着外在的强制性；而在自律时期则是以职业良心为核心，变“要求我怎样做”为“我要怎样做”，体现着自觉性；那么价值目标的形成时期则是他律和自律的高度统一时期，此时期个体的职业道德达到了相当高水平的成熟程度，并在实践中自觉表现道德行为。经过三个时期形成的职业道德由于反映着不同的职业内容，及由于职业或行业的不同所形成不同的职业心理、职业习惯、职业传统和职业责任，因此表现出自身的基本特点。

1. 范围上的有限性 职业道德是在特定的职业生活中形成的，每一种职业道德只能对从事该职业的人们的行为起调节和约束作用，对在这个职业之外的人往往不适用，正好比“隔行如隔山”。像“每问必答”“微笑服务”是对“窗口”服务行业人员的道德要求，而对于从事保密工作的人员就不要求“每问必答”。因此职业道德的适用范围不是普遍的、无边际的，而是特殊的和有限的。

2. 内容上的稳定性 职业道德总是同相应的职业生活联系在一起的，并反映着各种职业的特定要求。所以从业人员在职业实践中形成比较稳定的职业心理和职业习惯并由此形成相应的职业道德品质。同时职业道德在不同的社会形态中，也包含着相对稳定的因素，并被世代传习、继承和完善，表现出世代相袭的职业传统。职业人员总是自觉或不自觉地受到历代相习的职业道德的约束和影响，并在职业生活的实践中逐步形成自己的职业心理，完善自己的职业生活习惯。这种职业心理和职业生活习惯又会给后来的从业人员以强烈的影响。这些都表明职业道德在内容上的相对稳定性和连续性。

3. 形式上的多样性 职业道德是适应职业活动内容和交往形式的要求形成的，同时它表现为适应职业活动的环境和具体条件而形成的原则性规定和具体要求，因此它不是官样文章，也不需要繁文缛节。它以生动活泼、便于记忆和诵读为特点，表现在制度、规章、守则、公约、须知、誓词和条例中，也可以用标语口号进行宣传教育。如教师职业道德的核心是献身教育，为人师表；国家公务员道德的核心是忠于职守，为人民服务；建筑工地的“百年大计，质量第一”和仓库前的“严禁烟火”，形式多样，简洁明快，使从业人员容易接受、践行并形成习惯。

四、医药职业道德及特殊本质

（一）医药职业道德的含义及本质

医药职业道德简称医药道德，是职业道德的一种，是一般社会道德在医药学实践领域中的特殊表现。

在人们长期从事物质生产的社会实践活动中，要不断与疾病做斗争以保障自身的健康。因而伴随着生产力的发展和社会进步，出现了医药学和医药工作实践这样一种社会现象。人们在医药学实践的过程中，自然会遇到人与人、人与社会之间关系的调整，因此，医药道德这样一种特殊的社会意识形式产生了。而作为上层建筑组成部分的医药道德归根结底也是当时社会经济状况的产物，是社会经济关系的反映。由于医药科学的特殊性，医药道德的特殊本质表现如下。

1. 作为一种特殊的社会意识形式，医药道德反映的领域特殊 众所周知，政治思想是国家、政治制度、各个阶级和社会集团在政治生活中的各种关系的反映；法律思想是法律制度和规范、相互的法律关系的反映；而医药道德是医药学领域中各种道德关系的反映。其作用不是维护阶级利益和阶级统治，而是在于促进医药人员更好地为人类健康服务。

2. 作为一种特殊的职业道德，医药道德揭示的内容特殊 虽然各种职业道德都是调整职业生活中的人与人之关系，但医药职业道德是调整医药学领域中人与人之关系，它涉及到人的生命、疾病和健康这种最切身利益，关系到千家万户的悲欢离合。这种特殊规范的内容具有其他职业道德规范所不具有的特别稳定性。这也是由药品的特殊性决定的。药品具有商品的一般属性，但它又是一种特殊的商品，其特殊性在于：①药品的专属性：药品的专属性表现在一种药品对症治疗某种疾病，互相不可替代性。②药品的两重性：药品的两重性表现在药品既有防病治病的一面，同时又有不良反应的一面。用之得当可治病救人，造福人类；用之不当则危害人们健康，乃至危及人的生命。③药品质量的重要性：药品质量的重要性表现在药品只能是符合法定质量标准的合格品而无其他商品的一级品、等外品和次品等，只有经专业人员依法定的药品标准和测试方法鉴别的合格品才能保证疗效。

④药品的时限性：药品的时限性表明药品生产、经营部门应该备药等病，不可病等药用。有些药品虽然需求量少，有效期短，也要做到宁可到期报废，也需必要储备。有些药品即使无利可图，也必须保证生产、以满足供应，解决人们用药之急需。

基于如上药品的特殊性存在，医药道德在揭示药品的科研、生产、经营、使用、管理等实践领域中的道德要求时形成了其他职业道德所不具有的独特内容。

由上可见，医药道德的本质受社会经济基础的决定，受社会道德和医药科学发展的制约，它是医药学领域内调整医药人员与患者、服务对象关系和医药人员同仁关系，医药人员与社会关系和医药人员与医药科学发展关系，医药人员与自然关系的行为原则、规范的总和。

（二）医药道德的基本特征

医药道德作为一种特殊的职业道德除具有一般职业道德的特点之外，还具有自身的基本特征。

扫码“看一看”

1. 广泛的适用性 医药科学同其他科学一样本身是没有国界的，并且无阶级性，都是为全人类健康服务的，为世界各国度不同肤色、不同阶级之人所广泛应用。因此医药人员应具有为全人类服务的道德观念。为达到这一崇高境界，就应充分认识医药科研成果和应用技术不因阶级而异；人们希望药品质量合格、安全有效、防病治病、维护自身健康的意愿也不因时代、民族、阶级、性别和年龄而有所不同；各种致病因素对人体的作用机制以及身体反应尽管存在个体差异，但不会因为阶级不同而表现不一，因此各种医药道德的具体要求在实践性极强的医药学领域中表现出某些相同的、全人类的、广泛的适用性。如《药品生产质量管理规范》（GMP）中的许多要求在世界范围内药品生产中都适用。

2. 普遍的人道性 在某种意义上说，医药学是普遍的人道的产物。古今中外都要求医药人员在医药学实践中一视同仁，关心患者，尊重患者的人格和权利，维护患者利益，珍视患者的生命。在医药学实践中，平等地对待精神患者、残疾人、囚犯、战俘等，决不应用医学知识做违反人道、法律的事情，视人的生命贵于千金。如1969年世界医学协会修订形成的《日内瓦宣言》中指出：“我不允许宗教、国籍、政治派别或地位来干扰我的职责和我与患者之间的关系。我对人的生命，从其孕育之初，就得保持最高的尊重，即使在威胁下，我决不将我的医学知识用于违反人道主义规范的事情。”这个宣言成为世界各国制定医药学道德规范的指导原则。

3. 完全的自主性 医药学是为人类健康服务的，决不可以作为残害人类或政治斗争的工具。医药道德完全的自主性表现在两个方面：一是医药人员的行为完全是自己选择的；二是患者、服务对象有自主选择、决定行为的权利。这一点充分体现在人体实验的知情同意原则中。任何忽视、违背和剥夺这种权利的行为都是违背医药道德要求的。

4. 鲜明的时代性 医药职业道德在不同的历史时期随着医药科学的发展显示出不同的时代特色。当代医药道德不仅继承了优秀传统，而且总结和概括了医药实践中出现的新问题、新经验，从而表现了鲜明的时代性。例如人体实验中的道德，安乐死药物的研制和使用中的道德，基因工程药物研究中的道德，干细胞制剂生产中的道德，纳米药物研发中的道德等热点问题相继被提出来并在实践中逐渐解决，由此赋予了医药学及医药道德研究内容鲜明的时代性特点。

扫码“学一学”

第二节　伦理学与医药伦理学

一、伦理学的研究对象及其分类

（一）伦理学的含义

伦理学在西方也叫“道德哲学”，它是研究道德问题的哲学思考并形成的系统科学。在中国“伦理”合为一词，意思就是处理人与人、人与社会之间关系的道理和规则。“伦”的本意主要有两种：一种认为“伦”是类的意思；另一种认为“伦”的本意为“辈”，由此引伸为人与人之间的不同辈份关系。孟子把“父子有亲，君臣有义，夫妻有别，长幼有序，朋友有信”称为“五伦”。因此“伦”就是指人与人之关系；“理”则指道理或原则、规则。通常人们把道德和伦理作为同义词，其实二者有区别。道德一般是指道德现象，而伦理比道德更深入一层，是对道德的概括并上升到理论，即是道德现象的系统化和理论化，故而二个名词在使用上的差别表现在“道德”较多地指人们之间的实际道德关系及其表现，“伦理”则较多地指关于实际道德关系及其表现的道理。随着人类文明的发展，“伦理学”成为学科名词，一般用来表示关于道德的理论；而“道德”则用来表示实际生活中的道德现象。在西方，伦理学的首创者是古希腊伟大的思想家亚里士多德，被人们称为“伦理学之父”，其著作为《尼可马可伦理学》。在中国，古代思想家孔子的《论语》是世界上最早的伦理思想丰富的著作。

（二）伦理学的研究对象

由伦理学的基本含义可以清楚看出，伦理学是以道德为唯一研究对象的，这个对象的确立是人类思想发展的必然，也是它本身能作为一个独立学科列于人类知识之林的基石。伦理学的形成是一个历史过程。从中外历史上看，伦理学的产生比道德现象晚许多年。早期的伦理思想古而有之，但未形成体系和独立学说，尤其在原始社会，道德就以一种独立的社会意识形态存在，随着生产力的发展，人类从原始社会步入奴隶社会。在奴隶社会里，一方面由于阶级斗争的需要，奴隶主阶级的思想家把适合于本阶级的道德观念系统化，提出了自己的道德学说；另一方面，由于当时生产力的发展，已可以养活一批脱离直接生产劳动的思想家，这在客观上使道德科学的系统化成为可能。可见，随着人们物质文化生活的不断增长，社会实践的不断扩大和深入，人们对客观世界的认识越出原来的那种笼统的轮廓性的状态，而达到对客观世界的每一现象、关系、过程及其各个方面的更具体、更深邃的了解。这样就使原来混杂在其他知识体系中的伦理思想基于具体深入认识道德的需要而逐渐分化出来成为相对独立的学科。同时正由于历代伦理思想家把社会的道德现象作为学科的唯一对象加以研究、探索，进行有条不紊的深入探究，推动人们的道德思考不断深化，使伦理学获得长足发展。在世界，道德学说的发展经历了二次重大变革，一次是17、18世纪资产阶级对封建宗教的道德观进行的无情揭露和批判，把道德观念从神学中解放出来；另一次是马克思主义的创立，从无产阶级和整个社会利益出发，在科学世界观和方法论指导下，把对社会道德现象的研究推向深入，从而使伦理学具有严密的理论体系及科学形态。因此从道德与伦理学的形式关系上说，道德是研究对象，伦理学则是研究成果。

（三）伦理学的类型

伦理学理论在其发展过程中多姿多彩，依据研究重点不同和角度差异，伦理学大致可以分为二种类型，元伦理学和规范伦理学。

元伦理学（Meta-Ethics）又叫分析伦理学（Analytic Ethics），是对道德语言即道德概念和判断的研究。它不研究人行为的价值，主要研究：一是伦理学的基本概念如善恶、正当、应该等并给予它精确的定义，以及由这些价值词构成的伦理判断的性质、意义和作用；二是伦理或价值判断的根据。如“图财害命是恶的行为”这个命题中，元伦理学的任务不是判断“图财害命”行为的恶行的性质，而是研究“恶”的意义是什么？这样的伦理判断在逻辑上是否成立。

元伦理学在理论形式上分为直觉主义伦理学和新实证主义伦理学。其代表人物和首创是英国新实证主义创始人G·E摩尔（G·E Moore 1873～1958）。他于1903年发表《伦理学原理》，创立直觉主义伦理学体系。直觉主义伦理学包括价值论直觉主义和义务论直觉主义，它们强调的是对道德的直接认识和把握；新实证主义伦理学包括感情主义和语言分析学派，它们更关注于对道德的科学求证。总之，元伦理学家认为伦理学的首要任务是使道德语言、道德判断规范化、精确化，从而使伦理学体系更加严密。但二者也有局限，即无论是直觉主义者还是实证主义者，他们都把价值与事实、道德与科学对立起来，把伦理学的研究局限于道德概念的语言和道德判断的逻辑分析上，排斥道德的实际内容和客观标准，从而使伦理学陷入了形式主义和相对主义。

规范伦理学（Standard Ethics）立足于价值——规范的方法，侧重于道德规范的论证、判断和实施来研究道德，其中涵盖了理论伦理学和应用伦理学的内容。它不仅让人们知道什么是道德，更重要的是培养人们成为一个有道德的人。

规范伦理学就其理论形式有二种，即规范义务论和规范价值论。

规范义务论也叫义务论伦理学，它把义务判断和原则作为最基本的东西，目的在于指导人们在特殊情况下做出关于行动的决定和判断。即它讨论“应该如何”“我们应该行善”“我们应该做有益于人民的事”。

规范价值论也叫德性伦理学。它把道德品质判断当作最基本的要义，它探讨的不仅仅是关于“是什么”的问题，而且是关于“做什么”的问题。

由此我们可以看出，元伦理学只研究道德概念的含义，对道德概念、道德判断进行语言的逻辑分析，而不涉及人们的道德行为、道德品质的实际内容，这些内容对人们的行为和人际关系的调整不起指导性作用。而规范伦理学研究人的行为规范，揭示道德现象的本质和功能及其在社会生活中的作用。因此，自伦理学成为一门独立的学科起，它一直是伦理学的代表，并围绕着道德价值、道德义务和道德品质问题展开理论形式。它是伦理学体系中的主体与核心。马克思主义伦理学是以科学世界观为基础的规范伦理学。

二、医药伦理学的研究对象及任务

（一）医药伦理学的研究对象

我们已经知道伦理学是一门关于道德的科学，它以道德现象作为自己的研究对象。而医药伦理学要成为一门科学，首先在知识形态上必须具有严密的内在逻辑结构，形成较完备的理论体系；其次就任何学科体系而言，要真正成为科学的体系，必须按照其对象的客观内在联系，根据指定的任务，并运用正确方法加以建立。基于此，我们可以概括地认为：医药伦理学是一般伦理学原理在医药实践中的具体反映，它是运用一般伦理学的道德原则来调整、处理医药学实践和医药科学发展中的人们相互之间、医药学与社会之间关系问题而形成的一门科学。它与一般伦理学的关系是特殊和一般的关系。它的具体表述是：医药伦理学是以一般的道德原则为指导，研究医药学领域这一特殊职业道德产生、形成、发展与变化的规律，进而形成自身的道德原则、规范和范畴，是医药道德的理论化和系统化，是研究医药道德的科学。医药伦理学是具有特殊实践领域的应用伦理学。

医药伦理学以医药学领域中的道德现象和道德关系为自己的研究对象。

医药道德现象是医药学领域中人们道德关系的具体体现。它包括医药道德意识现象、医药道德规范现象和医药道德活动现象。

医药道德意识现象指在医药道德活动中形成并影响医药道德活动的各种具有善恶价值的思想、观点和理论体系。如医药道德理论观点，医药道德规范体系等。

医药道德规范现象指在一定条件下评价和指导医药人员的行为准则。如医药道德规范，医药道德要求等。

医药道德活动现象是指在医药道德意识支配下，围绕着善恶而进行的医药学群体和医药人员个体行为的实际表现。如医药道德教育，医药道德监督，医药道德评价，医药道德修养等。

医药道德关系是指由经济关系决定的，派生在医药学领域中人与人、人与社会、人与自然之间的关系。其主要内容如下：

1. 医药人员与患者、服务对象的关系 在医药学实践中，医药人员与服务对象关系是最首要的关系。这里的服务对象包括患者、保健对象及其家属，这种关系是否协调、融洽，医药人员能否做到想服务对象所想，急服务对象所急，直接关系到服务对象的生命健康和医药人员的服务质量。从大范围看，这种关系还将影响到社会的精神文明建设，它是医药伦理学研究的核心问题和主要研究对象。

2. 医药人员同仁关系 医药人员同仁关系包括医药学科研人员彼此关系、医药学科研人员与生产人员和营销人员之间的关系及各类人员彼此关系、包括医药人员与行政管理者之间的关系等。医药人员之间的相互尊重，团结协作对于医药科学的发展及药品质量的保证、提高均具有直接意义。医药伦理学把医药人员相互关系作为重要研究对象。

上述两个方面均反映了医药学实践中的人与人关系。

3. 医药人员与社会的关系 医药实践活动总是在一定的社会关系下进行，必然与社会之间发生直接或间接联系。医药人员对许多问题的处理必然要考虑到服务对象及局部利益，但也要顾及他人、后代及社会的责任。如计划生育药品的研制，优生优育措施的采取，医药有限资源的合理利用等，都要求医药人员必须站在历史发展和时代高度认识自己肩头的责任，并从社会利益角度规范自己的行为。医药人员与社会关系道德是医药伦理学研究的对象之一。

4. 医药人员与医药科学发展的关系 随着生命科学的迅速崛起，基因工程制药方法的广泛使用，在医药科学发展中带来许多道德难题。如安乐死药物研究与使用；基因药物的制备及其过程中的参与与不参与是否道德的问题就显得较为尖锐、突出。因此，医药人员与医药科学发展之间的关系亦成为医药伦理学的研究对象。

上述两个方面均反映了医药学实践中的人与社会关系。

5. 医药人员与自然的关系 人与自然的关系在哲学史和科学史上很早就引起人们的重视。医药伦理学从人类的健康出发探索人与自然的关系，从而确立了人类所必须具有的环境意识和环境道德。尤其是在药学实践中许多药物的研制、开发、生产均与天然植物、动物、海洋生物、与人类生态环境中的其他部分发生关系，人如何处理好与自然的这种关系，既获得所需又维护生态平衡，成为医药伦理学必不可少的研究对象。

（二）医药伦理学的主要任务

根据上面对医药伦理学主要研究对象的分析，可以清楚看出医药伦理学覆盖了下列内容：其主体包括医药道德基本理论，医药道德基本规范和医药道德基本实践三大部分。在医药道德的基本理论中包括：医药道德思想的起源及其发展规律，医药道德的理论基础，医药道德的原则和范畴等；在医药道德的基本规范部分包括：医药道德基本规范，医药学不同领域中的具体道德要求等；在医药道德的基本实践部分包括：医药道德的教育与监督，医药道德的评价与修养等。

综合以上医药伦理学的基本内容，可见医药伦理学的主要任务是：

（1）构建医药伦理学的科学体系，丰富和完善伦理学关于职业道德理论和内容，肩负起建设社会精神文明的重任。

（2）深入学习和了解医药伦理思想的起源和历史发展规律，深入研究和探讨在医药道德实践基础上形成的医药道德的基本原则、规范和范畴，在职业实践基础上培养医药人员发扬优良的道德传统形成新的道德观念，在医药学各个不同实践领域中按照医药道德要求践行道德。

（3）深入开展医药道德的教育与监督，评价与修养这一内外相互作用的道德实践活动。针对当前医药行业的不正之风，有的放矢地开展学典范、学先进、批邪风等活动，提高医药人员道德修养水平，促进医药事业的全面发展和进步。

三、医药伦理学与其他学科的区别及联系

医药伦理学是由伦理学与医药学结合而形成的，因此它既离不开一般伦理学的理论指导，同时又与医药学紧密结合，是适应21世纪人才培养和医药科学发展的一门新兴的、文理渗透的交叉学科。

1. 医药伦理学与伦理学的关系 医药伦理学与伦理学是特殊和一般的关系。伦理学是一般，医药伦理学是特殊。医药伦理学是一般伦理学原理在医药实践中的具体运用和特殊表现，是运用伦理学原理研究医药实践领域中的道德现象、道德关系的学说。因此，医药伦理学必须以伦理学原理为基础，但它不等同于一般伦理学，它是具有药学特色和专业特征的一门实践伦理学。因而也可以说医药伦理学是伦理学的一个分支学科。

2. 医药伦理学与医学伦理学的关系 医学伦理学是一般社会道德在医疗卫生工作中的特殊表现，是研究医学道德发展变化及其规律的科学。它以医务领域的道德现象作为主要研究对象。而医药伦理学是研究医药道德思想的起源及其发展规律，医药人员在药学实践领域中应坚持的道德原则、规范和主要义务的理论体系。它主要以药学实践领域中的道德现象为研究对象。医务工作与药学实践有着极其密切的关系，都是防病治病，为人们的健康服务。药品质量的好坏直接影响医疗工作的后果。在我国古代医药一家，许多知名的医家都精通药物的性能，医生在药店坐堂行医，大都是医药兼顾。而历代著名药学家也是深研医理，使行医用药密切结合。正是由于医药的密切联系，使医与药的职业道德融为一体。但随着医药事业的发展与分工的日益精细，医与药逐渐分业化，药学已发展成为一门独立的科学，因而医学道德与药学道德研究的领域和内容既有联系又有区别，各有不同的侧重

点。医学道德是医务人员在临床、护理、预防保健等医疗活动中应遵循的道德原则和规范以及应具备的道德品质；而医药道德主要是医药人员在药品科研、生产、经营、使用、管理等实践活动中的道德原则、规范和具体的道德要求。随着医药科学的飞速发展，医药道德的内容越来越丰富、广泛，如医药实践中的动机与效果；目的与手段；药学科研中的成果评定；药品生产与环境保护；药源性疾病的预防；生物工程制药；纳米制药中涉及的行为选择等实践活动中的伦理道德问题，都成为医药道德研究中不容回避的崭新课题。

3. 医药伦理学与医药学的关系 医药学是研究人类生命过程以及同疾病做斗争的一门科学，是以人的生命为对象；而医药伦理学则是探讨、揭示人们在探索人类生命过程中和与疾病斗争中处理人们相互关系的道德行为准则和规范的一门科学。两者均以维护和增进人类健康为目的，但是分工不同，方向不同。前者探索具体的科学方法，后者探索对人行为加以道德约束的具体准则，两者在同一过程中相互渗透，相互影响。

4. 医药伦理学与药事法学的关系 在阶级社会里，道德与法律、法规的交互作用表现在三个方面：①在内容上相互吸收。统治阶级的法律体系和道德规范体系有许多内容是相互通用的。一般来说，法律、法规所禁止的行为也就是道德应该谴责的不道德行为，即从内容上说“法是道德的最小限度”；②在社会功能上相互补充。在阶级社会里，同一统治阶级的法律、法规和道德目的均在于把人们的行为纳入一定的秩序范围，因此它们在维护统治阶级利益和秩序方面常常是彼此补充的，当某些行为不便于进行法律、法规制裁时，便采用道德手段加以调解，一旦行为不能靠道德手段调解，就可能采用法律、法规制裁；③在实施过程中相互凭借。道德可以用来防范尚未发生的违法行为，而法律、法规则可用来制止已经发生的违法和严重不道德行为。

医药道德与药事法规的关系也如同上面一样。它们都是调解医药实践中各种道德关系的手段，目的在于保证药品质量，使医药事业更好地为维护人类健康服务。在内容上它们相互包含、相互补充、相互交叉、相互促进。一方面药事法规赋予医药道德规范以权威性，促进了道德法制化。比如药品生产质量与经营质量管理规范（GMP 与 GSP），起初是医药行业内对生产经营的技术规范与道德规范，现在已上升为国家的法规。另一方面加强医药道德能有效地提高从业人员的素质，从根本上防范和减少违法乱纪的行为发生。凡法律所禁止的，均为道德所谴责，凡法律所鼓励的，均为道德所提倡。如在药品经营中，法律要求应遵循“自愿、平等、公平、诚信”的原则，同时这也是基本的药品商业道德规范。如制造销售假药、劣药行为，既违背了医药职业道德的要求，又违反了药事管理法规，严重的违背刑法构成犯罪，这样的行为既受道德谴责，同时又受到法律、法规的制裁。药事法规不同程度地体现了医药职业活动中的基本道德要求，它使人们了解国家允许和不允许的界限，能够从“令行禁止”中逐渐养成自觉的道德习惯。目前，国家有关部门已颁布一系列法律法规，对药品的研制、生产、经营、使用各个环节进行法律监管，这充分体现了国家的意志，这些法律法规皆由国家强制力保证实施。但法律不可能对药品经济生活中的全部内容作出规定，如药品促销应当怎样行为？药品的市场调节价应当如何合法规定？当法律不完善时，道德公约、社会舆论、良心、职业道德规范就成为调节人们行为的主要工具。可见，伦理道德具有其他经济因素无法替代的功能，它可以调节人与人、人与社会和人与自然之间的利益关系，在实现经济利益的同时，具有完善人内心世界的功能。在上面二者相互联系的基础上还有区别：①调节范围不同。医药道德调解的范围宽，而药事管理法规调解的范围窄。如医药同仁之间缺乏团结协作精神，医药人员服务态度不好，不热情，这样的行为不构成违法，法律、法规不得干预，但要受到道德的约束；②调解方式不同。药事管理法规的执行依靠外在强制力，即凭借有组织的惩罚机关和强制的惩罚措施。处理方式是法律、法规制裁，对于违法情节较重的依法给予没收、罚款、吊销执照、判刑等法律、法规制裁。而对于未触犯法律、法规违背职业道德的行为，则主要通过社会舆论、人的内在自觉性调节发挥作用，即依靠个人的职业良心进行谴责。所以，二者是有紧密联系和明显区别的。

5. 医药伦理学与药事管理学的关系 管理是人类最基本的社会实践活动。现代管理学不仅要研究如何提高经济效益，而且要研究如何提高社会效益；不仅对内力求使组织成员得到全面发展，而且对外要实现促进社会的全面进步。药事管理是指对药学事业的综合管理。它是人类管理活动的一部分，是运用管理科学的基本原理和研究方法对药学事业各部分的活动进行研究，总结其管理活动规律，并用以指导药学事业健康发展的社会活动。药事管理学是一门自然科学与社会科学相交叉的药学类边缘学科，同时它也是管理学的一个分支①。

医药伦理学作为伦理学的一个分支有自己独特的学科基础、特定的研究对象和研究方法。它与药事管理学的联系在于：①二者对于药学事业的规律研究均采用了社会科学的原理和方法。医药伦理学以伦理学原理为基础，而药事管理学以法学、管理学、社会学和经济学原理为主要基础。②二者在研究领域上交叉。医药伦理学研究的领域主要有药品的科研领域、新药开发领域、药品生产领域、药品经营领域、药品使用领域及药品质量监督管理领域。药事管理学研究的主要领域同样是药品科研、药品生产、药品流通、药品使用和药品管理。当然，二者在具有联系的基础上也有区别，正是因为区别的存在，使得二者的研究产生不同的学科。①二者的研究对象不同。药事管理学的研究对象是药事管理活动，管理主体是人；而医药伦理学的研究对象是医药道德现象和医药道德关系。②二者研究的特性不同。药事管理学具有动态性、经济性和科学性；而医药伦理学具有规范性和践行性。

此外，医药伦理学与科技伦理学、商业伦理学也具有区别和联系。但医药伦理学作为一门独立的崭新学科，无论从理论上还是从内容上都有一个日益完善的过程，伴随着人类对真善美永无止境的追求，相信医药伦理学将以深邃的思想，富于哲理的艺术笔触，现实的内容，缜密的科学体系，启迪广大医药人员在自己神圣的医药职业岗位上，为履行“天使”职责兢兢业业，忘我工作，达到至善至美的最高境界。

第三节 学习和研究医药伦理学的意义及方法

扫码“学一学”

一、学习医药伦理学的意义

人类的行为一般分为两大类，一类是有关善恶价值的行为叫伦理行为；一类是无关善恶价值的行为叫非伦理行为。在伦理行为中有利于他人和社会的行为叫善的行为或叫道德的行为，而有害于他人和社会的行为是恶的行为也叫不道德的行为。

现实世界是一个活的实体，人类行为是由一系列无限连续和不断继起的活动组成的。

① 杨世民．药事管理学．第二版．北京：中国医药科技出版社，2006. 3.

如何在实践中规范自己的行为，选择自己的行为方向，是每个人不能摆脱的实际问题。怎样才能使自己的行为符合社会道德规范的要求，对他人、对社会有益，是每个人必须严肃思考和正确面对的实际。因此，在医药实践领域中的从业人员及医药院校的广大师生，深入学习医药伦理学，开展道德的他律与自律活动，对于提高自身素质，使自己行为体现较高的道德价值，促进社会物质文明和精神文明建设均具有重大意义。

1. 学习医药伦理学有利于提高医药人员的自身素质，从而提高医药行业的服务质量 医药伦理学在伦理学的基本原则指导下，既研究整个社会的精神文明建设，又研究医药人员个体道德品质和道德行为。医药人员道德水准的提高是促成社会精神文明的关键。勿庸讳言，在当前医药行业还有少数人无视党纪、国法，为了个人的私利，肆意生产和销售假药、劣药，在药品经营活动中，为满足个人贪婪的欲望，从事贪污、行贿、索贿、受贿等违法犯罪活动；还有些人视人的生命为儿戏，玩忽职守，错投错配药品等。这些与医药道德相悖现象已引起社会的广泛关注，因此深入开展医药道德教育对于提高医药人员素质，改善行业服务质量，纠正行业不正之风均有积极意义。

2. 学习医药伦理学有利于促进社会的精神文明建设 社会的精神文明建设与物质文明建设相辅相成。伴随社会物质生活水平的不断提高，人们在精神领域的需求层次也会越来越高。与此同时，社会对人们精神文明水平的期待也必将显现出鲜明的时代特点。如果说在二十年前，医药学实践人员热情周到的服务可以满足患者的精神需要，那么今天，患者不仅要求医药人员的热情，而且需要他们以精湛的技术水平，解答患者的疑问，对特殊患者，还要辅以心理慰藉。可见，社会发展对医药人员的职业道德素质要求越来越高。在《中共中央关于社会主义精神文明建设指导方针的决议》中指出：在我国社会的各行各业要大力加强职业道德建设。医药道德是职业道德建设的一个重要方面，它直接关系到千家万户的幸福及千百万人的生命健康，医药道德水平是检验社会道德水平的“窗口”。学习医药伦理学，可以使医药人员提高全心全意为人民服务的自觉性，推动全社会的精神文明建设，使人人深切地感受到社会医药科学的进步与发展，感受到医药人员的道德水准产生的良好社会效益和效果。

3. 学习医药伦理学有利于培养德才兼备的医药学人才 科学技术是一把“双刃剑”已为世界各国所共识，有德之人掌握它可以造福人类，无德之人掌握它可以危害人类和社会。在医药科学的发展过程中已充分证明医药道德与医药技术的统一。医药院校的大学生及医药实践领域中的从业人员学习医药伦理学有利于促进个体将德与术有机统一，把思想道德修养和业务能力培养结合起来，造就一代德才兼备的医药学人才。

4. 学习医药伦理学有利于推动医药科学事业的发展 医药伦理学在依赖于医药科学发展的同时又反过来促进医药科学的发展。这种促进作用集中体现在医药科学发展中遇到的道德问题能否正确解决与医药科学能否正常、健康地发展之间的关系，同时医药科学的发展又需要医药科学家具有高尚的医药道德品质和为医药科学献身的忘我境界及责任感。因此，学习医药伦理学可以培养医药科学家和医药学人才具有崇高的道德境界，并激发他们的才智和潜能，推动医药科学事业的发展。

二、研究医药伦理学的视角

研究医药伦理学不仅要科学地规定其研究对象，明确其相应的研究任务，而且应该从宏观和微观两种视角分析、探索医药道德的本质及其发展规律，结合不断变化的发展实际丰富其内容并找到学习医药伦理学的科学方法。

1. 宏观视角 所谓宏观视角就是从整体和全社会的角度对医药伦理学的学科体系构成及具有的社会作用加以研究、认识。就全社会而言，医药已成为许多地区和国民经济发展中的“龙头”产业或支柱产业，它的兴衰在某种程度上对全社会的经济乃至其他各个领域均产生影响。劳动者的身体素质水平如何，社会人口比例是否协调，劳动者的保健意识及疾病的预防观念等都是构成社会能否良性运行和协调发展的要素之一，而这些方面要实现较高水平离不开医药科学的发展及医药人员的道德素养。因此，研究医药伦理学的学科意义应立足于全社会利益这样一个较高的宏观视角。就整体而言，应将医药人员个体行为纳入到医药实践单位群体行为中加以分析、研究，探索个体行为对群体所产生的意义及发生的影响，以帮助医药实践单位树立良好的医药道德形象，在社会的精神文明建设中起表帅作用。

2. 微观视角 所谓微观视角是指对医药人员个体行为的研究和认识。任何群体都是由个体构成的，而群体又成为社会的基本组织形式。群体医药道德水平及社会医药道德水平均源于医药人员个体的医药道德水准。因此，研究医药伦理学的基本理论及思想观点，均以医药人员个体在实践中所表现的行为现象为基础加以提炼和升华。从医药人员个体在医药学的各个不同实践领域中的具体表现来揭示医药道德的基本原则、规范和范畴，概括医药道德的具体要求，深刻体现了马克思主义的实践，认识，再实践，再认识的认识发展规律，对于医药伦理学系统、完整理论的形成和内容的丰富具有直接的深远意义。

三、学习医药伦理学的方法

正确的学习方法是取得成效的重要手段。学好医药伦理学不仅需要有高度的自觉性，同样需要掌握科学的学习方法。

1. 比较方法 比较法是探求和论证某一事物与其他事物的共同点和不同点的一种方法。学习医药伦理学通常采用纵比，横比，同比，异比的方法。纵比是从时间上比较古今医药道德观念的历史变迁和发展，以批判地借鉴历史和了解现今医药道德的思想渊源。横比是从空间上比较不同地域、不同社会条件和文化背景下的医药道德观念和习俗的异同，以借鉴外国的有益经验。同比是将同一道德观念和习俗进行比较，以发现相同的程度和性质，揭示出相同背后的不同。异比是将两类截然不同的医药道德观念或行为放在一起比较，以显示出它们的差异，并揭示其背后的根源。有比较才会有鉴别，有鉴别才会有所提高。学习医药伦理学采用比较的方法可以使医药人员辨明是非、善恶、美丑，清楚哪些是科学的、进步的、正确的，哪些是伪科学的、落后的、腐朽的，进而扬其精华，弃其糟粕，不断加强自身的品行修养，达到自我教育、自我提高、自我修养、自我完善的目标。

2. 理论联系实际的方法 理论联系实际是马克思主义的一条基本原则，也是学习医药伦理学的正确方法。要做到理论联系实际，首先必须认真学习医药伦理学的基本理论及相关学科的知识，同时还要注意把握医药科学发展的动态，即将学习医药科学知识、医药法律知识和医药道德知识有机地统一起来，运用马克思主义联系的观点综合考察和分析医药道德对各个医药实践领域中医药人员的具体行为的指导意义，而不满足于对抽象概念的探讨，并能及时地将医药科学中遇到的道德新问题运用掌握的医药道德理论加以分析、阐述，只有如此，才能在实践中发挥医药伦理学的积极作用。

3. 历史与逻辑相统一的方法 医药道德是一定历史条件的产物。每一种医药道德思想和观念的产生总是与当时的社会经济和医药科学发展状况相对应，并受当时的社会诸多文化条件的影响，这也从另一侧面说明人类的知识既不是从天上掉下来的，也不是人的头脑里固有的，而是在人类的社会实践中产生和发展起来的，是人类思想意识精华的继承和发展。医药伦理学的全部内容均具有其历史的必然和合乎逻辑的发展，是一门继承古今中外传统文化精华，并适应中国当前社会的一门现实性极强的道德学说。因此，学习这门课程就要坚持历史和逻辑相统一的方法，以历史为基点，深入研究医药道德产生和发展的基础并探索其产生和发展的根源和条件，只有如此，才能科学说明医药道德的产生及其发展规律。

4. 归纳和演绎的方法 归纳法是指由一系列的具体事实概括总结出一般原理的一种思维方法。演绎法是指从某一前提出发以逻辑关系推导出结论的一种思维方法。若对大量的医药道德现象没有归纳就不能去粗取精，去伪存真的整理；没有演绎就不能由此及彼，由表及里分析而得出正确结论。所以学习医药伦理学应坚持采用这种方法，科学地分析和综合，寻找医药道德现象的本质及医药道德关系发展的规律性，使学习深入、扎实。

重点小结

医药职业道德简称医药道德，是职业道德的一个特殊实践领域。药品的专属性、两重性、质量的重要性和时限性特点决定了医药职业道德的特殊本质。医药道德作为一种特殊的职业道德，不仅具有一般职业道德的特点，而且具有广泛的适用性、普遍的人道性、完全的自主性和鲜明的时代性四个基本特征。医药伦理学以医药学领域中的道德现象和道德关系为研究对象，具体研究医药道德意识现象、医药道德规范现象、医药道德活动现象；研究医药人员与患者、服务对象关系和医药人员同仁关系；研究医药人员与社会关系和医药人员与医药科学发展的关系；研究医药人员与自然的关系。

思考题

1. 简答道德的含义及特征。
2. 简答职业道德的含义、构成要素及特点。
3. 简述医药道德的特殊本质及基本特征。
4. 简述医药伦理学的研究对象。
5. 联系实际，论述学习医药伦理学的意义。

扫码"练一练"

（赵迎欢）

第二章　医药伦理学的历史发展

学习目标

通过本章内容的学习，要求学生掌握中国传统医药伦理思想精华的主要内容；国外医药伦理思想的代表人物及主要观点。熟悉国外医药伦理思想的发展阶段及特点；当代生命伦理学面临的主要道德挑战。了解中国传统医药伦理思想的发展过程、代表人物及主要思想。本章难点是当代生命伦理思想与生命科学技术发展的关系。

医药伦理学是一门崭新学科，但是作为其内容的医药伦理思想有着悠久的历史。医药伦理思想伴随着人类医药实践活动而产生，并随着人类医药实践活动的发展而不断地进步和完善。全面地分析和考察中外医药伦理思想产生和发展的历史进程及特点，对于我们继承和弘扬中国传统医药伦理思想的精华，借鉴与吸收外国医药伦理思想的积极成果，促进医药事业的发展乃至全社会的精神文明建设具有十分重要的意义。

第一节　中国医药伦理学的历史发展

扫码“学一学”

一、中国古代医药伦理思想的起源及发展

中国是世界上四大文明古国之一。中国的医药学具有悠久的历史，与医药科学发展相伴，中国古代的医药道德思想也源远流长，具有优良的传统。在中国古代，医药一家，因此，医药伦理思想融为一体，这种思想由最初的某些火花经过历代医药学家不断地丰富、发展，深化其内容，逐步建立起一套具有中国特色的医药伦理思想体系，其具体发展过程分为三个时期。

1. 萌芽时期　从历史阶段看是从原始社会的晚期到奴隶社会的初期。历史朝代包括相传中的五帝时期和夏朝。

中国的历史告诉人们，中华民族的祖先很早就在神州大地上繁衍生息。原始人在最初寻找食物充饥的过程中，在饥不择食的情况下会误食某些有毒的食物，因而发生呕吐、腹泻、昏迷甚至死亡等，经过无数次的尝试，他们发现了某些植物可以治病。在原始社会末期，随着生产力的发展，他们一边从事农业、畜牧业和手工业的生产，改善自己的生活条件，一边还要采集、制造药物，解除天灾、疾病、战争和野兽给人们带来的侵害，探索治病疗伤的方法。由此，以防病治病为主要内容的医药实践活动开始出现了。如中国古籍汉代刘安著的《淮南子·修务训》说：“神农……尝百草之滋味，水泉之甘苦，令民知所避就，当此之时，一日而遇七十毒”。《通鉴外纪》也说：远古的时候，“民有疾，未知药石，炎帝始味草木之滋，尝一日而遇七十毒，神而化之，遂作方书，以疗民疾，而医道立矣。”据《帝王世纪·路史》记载：“伏羲氏……乃尝味百草而制九针，以拯妖枉焉。”神农、炎帝、伏羲他们均是氏族公社的首领，同时他们又是医药的最早实践者，为了各自部落的繁衍，他们以自身试验的目的是疗民疾，拯夭亡，他们的行为表现出为爱护他人的生命而自

我牺牲和勇于探索的精神，是远古时代医药道德思想的萌芽。

2. 雏形时期 从历史阶段看是从奴隶制国家形成到瓦解时期。历史朝代包括夏朝、商朝、西周和春秋时期。

随着社会生产力的进一步发展和奴隶制国家的形成，社会分工越来越明确，出现了专门从事科学文化工作的所谓知识分子。在商代，巫医就是被认为具有较高文化水平，掌握较多医药知识的知识分子。在当时，他们除主持祭祀活动外，还“操不死之药”为民治病。在商代造酒业已相当发达，酒被广泛用于制药。酒剂和汤剂的应用在当时成为中药剂型的创举，极大地提高了药物的疗效。医药技术水平的提高为医药伦理观念的形成奠定了物质基础，促成了中华民族医药伦理思想已初具雏形。在周朝，原始社会出现的生命神圣观，生命质量观的萌芽和保健意识在医药实践中得到了进一步的深化和发展。当时在周朝，社会上出现了滋补药、美容药、宜子孙药和避孕药四类特殊药物，这反映出当时的人们不仅注重疾病的治疗，而且开始有目的地改善自身的健康状况和生育状况，人们对生命现象有了更深刻和更完善的认识。随着医药实践活动的加深，人们在周朝已经开始对医师的实践活动进行褒贬评价，反映在周代王室官制的《周礼·天官·医师》记载：“医师，掌医之政令，聚毒药以供医事。凡邦之有疾病者，……则使医分而治之，岁终则稽其医事，以制其食，十全为上，十失一次之，十失二次之，十失三次之，十失四为下。”人们依此规定对医师业绩开展评价并依评价结果确定俸禄，这既是对医药技术的评价也是最古老的医药道德评价。

3. 形成和发展时期 从历史阶段上看是中国漫长的封建社会。历史朝代包括从战国时代到清朝末年各个时期。

在漫长的中国封建社会，中国医药学理论形成和发展的主要哲学思想背景是儒家思想。儒家伦理思想的核心是“仁”，其基本观点是“爱人、行善、慎独”。儒家认为医药乃是“仁术”，从事医药实践之人必须是“仁爱之士”，必须以救人活命为已任，以对患者“无伤”为原则。在这一历史时期，中国历史上涌现出一大批著名的医药学家，他们在从事医药实践的进程中，写下了许多不朽的医药学著作，并阐发了医药道德思想，与此同时，中国的医药科学、医药道德和医药伦理思想在此时期形成并发展成为比较成熟的理论体系。

东汉的张仲景（公元150~219年）在其巨著《伤寒杂病论》自序中对医药道德做了精辟的论述。他指出医药方术的宗旨是：“上以疗君亲之疾，下以救贫贱之厄，中以保身长全，以养其生。”他主张对患者要认真负责，一丝不苟，坚决反对行医中的“相对斯须，便处汤药”的草率作风。在汉代末年，社会豪强混战，疾病流行，张仲景同情民众的遭遇，在晚年身居长沙太守时，为解除民众疾病之痛，四处行医问药，并逢初一、十五大开衙门，不问政事，专心在公堂上为民诊治疾病，留下“坐堂大夫”的千古美名。

在我国唐代，科技和经济发展均达到鼎盛时期，这时的医药发展水平在世界上居于领先地位。世界上许多国家包括日本在内分别向唐朝派来留学生学习中国的医药技术，朝廷和官府在当时为了医药事业的发展需要，保证人们的用药安全，颁布了我国历史上第一部药典——唐·《新修本草》，同时还颁布了医药法规即医药管理的律令，以保证医药道德规范得以贯彻。在唐律令中明确规定：为人配药有误而伤人命者要判刑；行医卖药不得欺诈患者；奴仆有享受医疗的权利，仆人生病而“上司不为请医救疗者，笞四十；以故致死者，徒一年。”同时还规定对囚犯也要给以医药治疗。在唐代，涌现出著名的医药学家孙思邈（公元581~682年）。他一生扶危济困，为祖国的医药学发展做出了杰出的贡献。他在不朽之作《备急千金要方》中写有两篇文章《大医习业》和《大医精诚》，在这两篇文章中全面论述了医药人员思想品德、专业学习、对患者的态度、与同道的关系等一系列医药道德要求，系统提出了医药人员必须具备“精”即医术要精；“诚”即品德要好，在品德修养上要安神定志，无欲无求，对患者富有同情心，一视同仁两个方面的基本准则。这两篇文章是标志中国传统医药伦理思想形成的重要文献。与此同时，他在医药实践中身体力行，成为中国古代著名的医药道德思想家之一，被后人誉为“药王菩萨”。

宋元明清时期，中国的封建社会逐渐走向衰落，战争频发，疾病流行，人们在同伤病斗争中，在客观上推动着医药科技水平的进步，同时也在医药实践中丰富了医药伦理思想。在宋代，社会建起了中国历史上第一个官办药局“太平惠民和剂局”，宗旨在于为民治病。当时的“和剂局”按官府颁发的药书《太平惠民和剂局方》配制药品，所售药品利润较低，质优价廉，每逢灾荒、瘟疫流行，官办药局还要施放赈药。由于政府加强了对药品制造、供应和使用方面的管理，限制了当时社会上不法药商的投机活动，对确保民众用药安全起到了积极作用。在宋元明清时代，医药学家们对孙思邈提出的医药道德思想也进行了补充和发展。宋代有张杲所著《医说》中的“医以救人为心”篇；无名氏的《小儿卫生总微方论》中的“医工论”；明代名医龚廷贤（公元1552～1619年）在《万病回春》中首次对医患关系做了系统论述，总结出“医家十要”；明代名医陈实功（公元1555～1636年）在《外科正宗》中对我国古代医药道德做了系统总结，他概括的“医家五戒十要”篇中提出：“首先应戒贫富不等；为妇女看病应有侍者在旁；不可诋毁同道；不可离家游玩；对娼妓等应视为良家子女，不可不尊。”“十要”中一要是“先知儒理，然后方知医理……”该篇被美国1978年出版的《生命伦理学百科全书》列为世界古典医药道德文献之一。清代名医俞昌（约公元1585～1664年）在《医门法律》一书中极大地丰富和完善了传统医药道德评价理论，确立了医药道德评价的客观标准。清代对医风的论述较多，张石顽在《张氏医通》中的“医门十戒”篇中强调端正对习俗风尚的态度，不要被坏的社会风气薰染，不同流合污，不乘人之危索取非分之财等。夏鼎在《幼科铁镜》中的“十三不可学”篇中指出十三种有道德素质缺陷之人不应学医。

在宋元明清时期，还涌现出一大批受人爱戴，道德高尚的医药学家，如被誉为“金元四大家”的李杲、刘完素、张从正、朱震亨和明代的大医药学家李时珍等人，他们不慕名利，精求方术、作风正派、忘我献身的崇高境界成为后人学习的道德楷模。

二、辩证看待历史、弘扬中国传统医药伦理思想的精华

纵观中国古代医药伦理思想的发展过程不难看出，其内容博大精深。总结和概括这些具体内容，明确其品德修养的精髓，对于后人加强医药道德修养具有深远意义。

1. 赤诚济世，仁爱救人 孙思邈认为：“人命至重，有贵千金，一方济之，德逾于此。”因此，祖国传统医药伦理思想认为医药是“仁术”，以救人活命为本，是一项神圣的事业。医药学家必须以救人疾苦为己任，以仁爱精神为准则。济世救人思想首先应表现为公开秘方，方便患者。孙思邈认为药方“秘而不传”是不道德的。他编著的《千金要方》和《千金翼方》之目的在于公布自己的秘方。虽然古人尚无今人的知识产权保护意识，但也可看到正是这种无私的境界和高尚行为丰富了中华民族的医药宝库。济世救人的思想第二方面的表现体现在选拔和培养人才的标准德才兼备。晋代著名医药学家杨泉在《物理论》一书中说：“夫医者，非仁爱之士不可托也；非聪明达理不可任也；非廉洁纯良不可信也。

扫码“看一看”

是以古今用医，必选名姓之后。其德能仁恕博爱，其智能宣畅曲解……贯微达幽，不失细小，如此乃谓良医。”在历史上许多古代名医在选拔人才时都坚持了这一标准。如《史记》中记载，长桑君收扁鹊为徒，经过十多年的当面考察，确实感到扁鹊品德优秀，忠诚可靠，才把秘方传授给他。清末江南名医费伯雄说：“欲救人学医则可，欲谋利学医则不可。”强调学医必须是为了治病救人，不可有图利的私心杂念。金元四大家之一的李杲晚年选弟子罗天益时就坚持这一标准。他得知罗天益家境贫寒，性情纯朴，有志于学，便招来面试，问“汝来学觅钱医人乎？传道医人乎？”罗天益答：“传道耳”。李杲欣然收他为徒，供其食宿，在临终前将自己所有著作交给罗天益并叮嘱说：“此书付汝，非为李明之；罗谦父，盖为天下后世”。后来罗天益成为品德高尚、医术高明的名医。

2. 清廉正直，不贪财色 中医药学认为，清廉正直，不贪财色是医药人员品德修养的重要内容，其具体要求是举止端庄，文明礼貌，不贪淫色，不图财利，唯此，才能博得患者信任。孙思邈说：“医人不得恃己所长，专心经略财物，但作救苦之心。”宋代张杲说：“为医者须绝驰骛利名之心，专博施救援之志。”清廉正直是对医药人员的基本要求。据近代医学家葛洪所撰《神仙记》记载，三国时期有个民间医生名叫董奉，家居庐山，每天给人治病从不索取诊金，他唯一所希望的报酬就是请痊愈后的患者给他栽种杏树，“重病愈之，使栽杏五株，轻者一株。”这个要求对于山乡的百姓极为易做，因此每天门庭若市，前来求诊者人数愈多，“如此数年，得十万余株，郁然成林。”待到杏子黄熟之时，董奉又“于林中做一草仓，示时人曰：欲买杏者不须报奉，但将谷一器置仓中，即自往取一器杏去。”董奉每年又将卖杏换来的粮食，专门去救济贫苦百姓和困难之人，每年都有万人得到他的帮助，这就是流芳千古的“杏林佳话”。今天人们为了表达对医药人员的感激之情，常以“杏林春暖”“誉满杏林”等作赞美之词，反映着医药人员高尚的道德情操和精湛的医术。在《嘉兴府志》中也记载，明朝永乐11年（公元1413年）浙江嘉兴府开业医生严乐善，刚正不阿，见利思义，不为重金厚利所诱惑。某天，一人突然串入诊所贸然赠他贵重金银器饰，并跪地求他说：“先生请受而后敢言”。当严乐善问其因何重礼相赠时，该人耳语来意，话未说完，只见严乐善大怒，抛掉礼物说：“我今切不发汝隐，汝若再求他医，杀汝同气，我必讼汝于官。”原来，此人以贵重财物向严乐善索要一个杀人的毒药方，准备毒害他的一个朋友。历代医药学家还十分强调医药人员作风正派，不畏权势，不欺老幼僧尼，一视同仁，举止安和，不贪财色。宋代张杲在《医说》中记载，宣和年间（公元1119～1125年），有一士人报病残年，耗尽家财，百治不愈，其妻子无奈便将名医何澄请到家中，引入秘室，羞怯地对何说：“妾以良人报病日久，典卖殆尽，无以供医药，愿以身酬。”何澄正色曰：“娘子何出此言！但放心，当为调治取效，切勿以此相污。”何澄这种“医不贪色”的高尚行为为后世医药人员树立了学习的榜样。

3. 普同一等，一视同仁 中国古代医药学家吸收了儒家“民贵君轻”和墨家“兼爱”的伦理思想，形成了不分贵贱贫富，普同一等的优良传统。历代名医均把普同一等，一视同仁视为自己的行医准则。孙思邈说：“若有疾恶来求救者，不得问其贵贱贫富，长幼妍媸，怨亲善友，华夷愚智，普同一等，皆如至亲之想。”① 明代医家龚廷贤在行医过程中对不分贵贱，普同一等，一视同仁的原则身体力行，对同行中的某些权利之辈进行了严厉批评。他说：“医道古称仙道也，原为活人。今世之医，多不知此义，每于富者用心，贫者忽

① 孙思邈．千金要方·大医精诚．转引自焦诠，李森等主编．药业伦理学．南京：南京大学出版社，1990. 34.

略，此固医者之恒情，殆非仁术也。以余论之，医乃生死所寄，责任匪轻，岂可因其贫富而我之厚薄哉?”历代医药学家特别强调对那些地位低下，经济困窘的普通群众，更要深刻同情，一视同仁，必要时还应无偿奉药，并在经济上给予援助，表现了崇高的道德境界。明代医学家陈实功在《医家五戒十要》中规定：“贫穷之家乃游食僧道衙门差役等人，凡来看病不可要他药钱，只当奉药。再遇贫难者，当量力微赠，方为仁术。不然有药而无伙食者，命亦难保也”。医药人员对患者报如此态度，患者也要对医药人员尊重，平等相待，否则医药人员也要不畏权贵，正直无私。元代名医朱震亨被一个权贵请去诊病，这个权贵已病入膏肓依然神气活现坐在公堂上，左右两边排列着三品官的仪仗，显示威风。朱震亨不动声色为其诊脉后一言不发便走了，他身边之人追到大门外问是怎么回事，朱震亨说：“你家主人再过三个月就要进阴曹地府了，还摆什么架子”。果然三个月后，这个权贵一命呜呼了。

4. 勤奋不倦，理明术精　古代医药学家把精通医理、药理作为实现“仁爱救人”的一个基本条件。《黄帝内经》指出：医生要“上知天文，下知地理，中知人事”。从事医药而不学无术不仅不能生人，反而会害人。因此医药人员要在学术上达到博学、精通和专约。清代著名医药学家赵晴初指出：“医非博不能通，非通不能精，非精不能专，必精而专，始能博而约”。勤奋不倦，刻苦钻研，持之以恒，知难而进是许多著名医药学家成功的法宝。孙思邈所以成为医中之圣，学问渊博，精通内外、妇儿、五官、针灸各科，其原因在于他实践了“博极医源，精勤不倦”的名言。他 18 岁立志学医，涉猎群书，深研医理，广采各家之长，白首之年，未尝释卷。晋代药学家葛洪自幼家贫，“饥寒困瘁，躬执耕穑”，自恨“农隙之暇无所读”，便背着书箱到处借书，但很难借到所需之书，于是便起早贪黑，砍柴变卖后换来纸笔抄书，由于他勤奋求学，知识渊博，终于在药学领域取得了巨大成就，成为世界制药化学的先驱。

5. 精心炮制，谨慎用药　我国古代医药学家认为，药是治疗疾病的物质基础，其质量的优劣和用药是否适当，关系到治疗的效果和患者的安危，因此他们十分强调制药和用药的道德，注意药品的鉴别、选用、炮制、处方、调剂和使用，以提高药品质量，保证用药安全。在我国最早的中成药制药厂宋代的“太平惠民和剂局”非常重视产品质量，制药十分精细，建立了配方、监造、检验的责任制。成品药出局时还配有专人护送到卖药所，以免中途出差错。根据《大明会典》中所载有关医药的刑法有数条用来处罚失职的医药人员。法律规定：“凡合和御药，误不依本方及封题错误，医人杖一百，料理拣择不精者，杖六十”。……“因而致死及因事故用药杀人者，斩”。以法令形式保证制药质量和用药安全。清末创办的胡庆余堂制药厂以“采办务真”，“修制务精”为宗旨，凡需药材，均自行采购，精选道地药材，把好原药质量关，在制剂中不惜重金购置设备，严格按照古法炮制，保证了成药的疗效。

6. 谦和谨慎，尊师重道　中国古代医药学家特别倡导同道之间互敬互学，互相帮助的美德。陈实功在《医家五戒十要》中指出：“凡乡井同道之士，不可生轻侮傲慢之心，切要谦和谨慎，年尊者恭敬之，有学者师事之，骄傲者谦让之，不及者荐拔之”。明代医药学家李时珍为了编著《本草纲目》到处拜师访友，虚心向老农、药工、山人、皮工、渔民、猎人等请教。金元四大家之一的朱震亨原来跟从许谦学习“理学”，在他 30 岁那年，由于妻子死亡，加之老母病重缠身，他毅然改变理想，弃儒学医。他废寝忘食，昼夜研习《太平惠民和剂局方》，在行医过程中发现“操古方以治今病，不尽相合”，于是，又游学各地，广投名师，时年已40岁。古代医药学家不仅提倡向名医学习，而且倡导大医要虚怀若谷，不耻下问，大医要向草医学习。明代医药学家缪希雍说："凡作医师，宜先虚怀。人之才识，自非生知，必假问学，问学之益，广博难量。脱不虚怀，何由纳受？不耻无学，而耻下问，师心自圣，于道何益？"因此，清人周学霆在《三指禅》中赞叹："病有大医不能治者，而草医却有办法治疗，故大医见草医而惊讶，名医见草医而肃然起敬也"。

7. 治学严谨，开拓创新 医药科学是在人们的防病治病中产生和发展起来的，医药人员肩负着维护人民健康和发展医药科学的双重任务。要完成这两个方面的任务就要求医药人员坚持实事求是的科学态度和治学严谨的科学作风，同时还要不拘古法，不迷信书本和权威，敢于冲破阻力，勇于开拓创新，为推动医药科学的发展做出杰出贡献。明代医药大师李时珍在修订《本草纲目》过程中，对每种药材都认真进行核对。蕲蛇是一种名贵中药材，特产于湖北蕲州，有"适骨搜风，截惊定搐"，治疗风寒湿痹之功效。但蕲蛇行走如飞，牙利而毒，一旦被咬，须立即截肢，否则就会丧命，因此难于捕捉。李时珍为了弄清蕲蛇的形状、颜色、习性等特征，就亲自在当地捕蛇人的帮助下，冒着生命危险，几次登上龙峰山捕捉几条真蕲蛇，经过观察、采访、研究写下了《蕲蛇传》。同时他还经过长时间实地考察，纠正了古书中关于中药的许多错误记载，历经27年，写出传世之作《本草纲目》。清代著名医药学家王清任，在行医实践中发现"前人创著医书脏腑错误"导致"后人遵行立论，病情与脏腑不符"，便决心予以纠正。为弄清人体脏腑各部关系，他饲养家禽观察，还冒着讥讽去墓地刑场观察死尸，撰写了《医林改错》一书，书中详细绘制了人体的脏器关系，神经与大脑，并大胆发表自己的观点"非欲后人知我，亦不避后人罪我。惟愿医林中人，一见此图，胸中雪亮，眼底光明，临症有所遵循，不致难辕北辙，出言含混，病或少失，是吾之厚望"。这种不畏艰难，探索科学的胆略为后人树立了学习的榜样。

祖国悠久的医药学发展史造就了宝贵的道德传统，对于中国传统医药伦理思想的精华我们在今天应弘扬光大。但与此同时，传统医药伦理思想中由于时代的局限也掺杂着封建伦理观念和迷信思想，对此，我们在弘扬丰厚的优秀历史文化遗产的同时，还要以马克思主义唯物史观为指导，批判和抛弃糟粕，以使历史传统经渭分明，指导现实。

（1）封建迷信和因果报应思想 历史上许多医药人员行医施药，一方面出于恻隐之心，为了解除患者的疾苦；另一方面也是为了"顺天命"、"积阴功"、"行阳德"，其目的在于"图善报"。这种思想与我们在今天倡导的为人民服务思想是背道而驰的。

（2）封建的忠君孝亲思想 《礼记·曲礼》中规定："君有疾饮药，臣先尝之；亲有疾饮药，子先尝之"。出于对患者负责，加强对药品毒性和疗效的观察试验是必要的。但为保证国君或父母的饮药安全而叫臣民、子女先尝，这种以"毁伤"身体来表示孝亲的办法，违背人道主义原则，实际上与封建的孝道也是背道而驰的。

（3）"身体发肤，受之父母，不敢毁伤"和"死之以礼，祭之以礼"的封建思想 这种封建意识束缚医药人员对解剖学、外科学的问津，阻碍医药科学的发展。在南北朝时期，一位妇女遵丈夫遗嘱，在丈夫死后解剖了丈夫的遗体以探究病因，结果被官府处死。这种观念在今天的医学发展中限制着人体器官移植技术的发展，同时使许多需要更换器官的患者难于有康复的机会。

当前，随着社会的进步，人们的思想和道德观念也发生着显著变化。为解决人体器官短缺和挽救人们的生命，许多人立下遗愿在死后捐赠自己的某个器官。一些人的思想认识与过去的传统观念形成鲜明对比。他们认为将某种器官捐赠给其他患者，一方面救助和帮助了别人，体现对生命的珍重；另一方面，也可以感受到亲人生命的延续。2006年，著名歌手丛飞在病故后，将自己的眼角膜捐赠给他人，不仅以行动冲击和反抗了陈腐的封建道德，而且以一种无私和奉献成为感动中国人物。在我国南方，一位医学博士在母亲病故后，亲手将自己母亲的眼角膜移植给其他患者，使他们重见光明。这些新时代可歌可泣的事迹，都使人们深切感受到社会道德的进步和文明的曙光。

三、中国近现代医药伦理思想的历史发展

中国近、现代医药伦理思想的形成发展过程是伴随着反帝、反封、反官僚资本主义的革命斗争而形成和发展的，最初是以爱国主义和革命人道主义为特征的。旧中国的中医、中药倍受压抑和摧残。从北洋政府到国民党政府都认为祖国的医药不科学，主张废除祖国医药，实行全盘西化。在当时的情况下，为了捍卫祖国的医药学，广大医药人员同反动当局展开了针锋相对的斗争。

1912年，当北洋政府制定“中国医学校标准课程”将中医学排斥于医学教育之外时，中医药界人士联合成立了“医药救亡请愿团”，迫使北洋政府在文字上做了表面妥协。

1929年，当国民党政府提出“废止旧医以扫除医事卫生之障碍案”，要政府用限期登记，禁止宣传中医，禁止成立中医学校等六条措施来消灭中医时，全国范围内成立了“全国医药团体联合会”与蒋介石政府抗争，迫使蒋介石宣告罢议。

1933年，当汪精卫再度公然宣布中医不科学，中药店应限令歇业时，中医药界人士再度联合起来，三次发起请愿活动，以实际行动保护和推进中医药科学的发展。

1936年，当国民党当局中不学无术的政客扬言“药学不是科学”“药学教育根本不需要，药师配方工作可由护士代替”时，许多医药界人士和药科学生群起抗议，坚决抵制，并以实际行动，建立起中国自己的中药提取工业，生产出一批药品抵制外商的掠夺。

抗日战争期间，面对当时社会上充斥的“洋车”“洋火”“洋药”等，爱国名医曹炳章在翻阅大量医药资料的基础上，结合自己多年丰富的医药实践经验，研制出精制高效的“雪耻灵丹”以抵制日本“翘胡子”银丹在中国市场上的倾销。当时医药界人士在现代文明和科学思想的影响下，吸取外国医药伦理思想的积极成果，开展医药道德研究。中国药学会于1935年颁行的《药师信条》是我国最早的一份专门药学职业道德文件，它标志着药学伦理思想的研究已有了新的开端。

中国革命战争时期，在中国共产党的领导下，为了保证革命需要，军民共建了许多制药厂。本着“用科学的方法改进中药”的指导思想生产了大量药品，为革命战争的胜利做出了杰出贡献。

新中国成立以后，我国的医药事业得到了长足发展，医药的服务对象在扩大，范围越来越广泛，由医疗用药扩展到预防保健、计划生育，由单纯的医院药品供应扩展为医药教育、科研、生产、经营、使用、药检、药政等多个工作门类，不仅健全了药政管理机构，而且颁布了《中华人民共和国药典》和其他药品质量标准，制订了一系列科学、全面的药品管理法规，有效地保证了药品的安全性；不仅发展中、西药品生产，而且加强职业队伍建设和精神文明建设，通过制订医药道德守则、公约等规范行为；不仅提高了医药人员的道德水平，而且增强了道德责任感，使医药事业成为保障祖国现代化建设事业顺利进行的一个重要组成部分。

改革开放以后，党和政府更加重视医药职业道德建设，许多专家、学者在研究的基础

上编写了大量的医药道德教育读本和专著，高等医药院校的大学生中专门开设医药职业道德教育课，高等医药院校凝练了职业誓词，中华医学伦理学会、医学与哲学研究会等学术团体广泛探索医药领域的前沿热点，不断创新理论成果，这些都是新时期我国医药伦理思想研究方面的创造性发展。尤其在今天，我国坚持把“依法治国”和“以德治国”结合起来，在社会核心价值体系中提出“八荣八耻”的荣辱观，党的十八大又明确提出“三个倡导”的24字社会主义核心价值观，即“富强、民主、文明、和谐，自由、平等、公正、法治，爱国、敬业、诚信、友善。”更是为医药伦理学的发展带来春天。相信在马克思主义伦理学基本理论指导下，结合中国日益广泛深入的医药实践和国际潮流，医药伦理学在人们思想道德素质的形成过程中，在祖国医药学事业的发展中必将彰显出深远的意义。2019年7月24日，中央全面深化改革委会第九次会议通过《国家科技伦理委员会组建方案》。根据方案要求，组建国家科技伦理委员会，完善制度规范，健全治理机制，强化伦理监管，细化相关法律法规和伦理审查规则，规范各类科学研究活动。显然，这一重大决定对医药伦理思想及实践发展具有极大推动作用，对医药伦理实践领域规范行为具有靶向和监督作用，是医药事业可持续健康发展的重要保障。

扫码“学一学”

第二节 国外医药伦理学的历史发展

一、国外古代医药伦理传统

（一）古希腊、古罗马医德传统

古希腊神话中记载了医神——埃斯克雷底斯的故事，他慈悲善良，同情芸芸众生，不畏艰险，考察动植物习性，拯救人类，成为古希腊远古时期人民崇拜的英雄。他右手持杖，杖口缠蛇，左手拿着一束治病救人的草药，这一形象一直流传至今，成为西方医学的标志。古希腊神话充分反映出人类在早期的医药活动中崇拜治病救人、无私奉献等高尚的医德思想。

公元前5世纪，古希腊出现了著名的医学家希波克拉底（Hippocrates 公元前460～377年）。他的全集是西方医学历史上重要的著作，在疾病诊断、治疗各方面希波克拉底均独树一帜，被称为“医学之父”。他在医德学上也是一位奠基者，著名的《希波克拉底誓言》成为古代西方医德的重要规范。希波克拉底要求弟子“尽余之能力及判断力所及，遵守为病家谋利益之信条，并检束一切堕落及害人行为。”由于古代对药性了解甚少，希波克拉底极力主张自然疗法，生病时尽可能不用药物，并要求“不得将危害药品给予他人，并不作该项之指导，虽有人请求亦必不与之。”

盖仑是古罗马著名医生，他的许多医学论点、药学处方被西方引用达一千年之久。盖仑对西方古代伦理思想也有一定贡献。他医术高明，重视药物的效能，注重用药科学性。他反对用各种动物或人的分泌物作为药物，他提倡大量利用植物药配制各种药剂备用，直到现代，西方药店仍把用简单方法配制的药剂称之为“盖仑制剂”。他强调医生对医药要有探索精神，要“整天思考它”。

（二）古代阿拉伯、古印度医药道德

考古发现，在古代阿拉伯文明鼎盛时期，阿拉伯人创办了世界上第一个专门的药店或

配药所，药店中分工也比较细，有切根人、配药人。药学治疗水平较高，出现世界上第一位专职药物学家底奥斯考里德（Dioscorides 公元 40 ~ 90 年），专门研究药物，著有《药物学》。著名医家迈蒙尼提斯（Maimonides 1135 ~ 1208 年）著有《迈蒙尼提斯祷文》，成为西方医德的经典文献。祷文中写道："不要受贪欲、吝念、虚荣、名利侵扰，……不要忘却为人类谋幸福之高崇目标；要视患者如受难之同胞；愿绝名利心，服务一念诚，尽力医患者，不分爱与憎，不问贫与富，凡诸疾患者，一视如同仁。"

在古印度，名医妙闻说"医生要有一切必要的知识，要洁身自持，要为患者服务，甚至牺牲自己的生命，亦在所不惜。"名医阇罗迦要求"医生治病既不为己，亦不为任何利欲，纯为谋人幸福。"古印度医学影响较大，曾被印成阿拉伯文广泛传播。

（三）欧洲中世纪医药道德

欧洲中世纪受宗教影响极大，教会办了许多医院，基督教教义要求教徒有爱心、虔敬、忍耐、节制，对患者要照顾、安慰。要求公平对待患者，尊重患者，保守秘密。中世纪的医药学发展极其缓慢，常采用心理暗示方法，神父触摸、为患者祈祷等方法治疗患者。

二、国外近现代医药伦理发展

（一）欧洲近代医药伦理

15 世纪文艺复兴至 19 世纪是西方近代实验医学发展时期。这一时期医学伦理把医患关系、医生应具备的美德作为主要的规范范围，并且通过各种协会制定出执业规范。

15 世纪，文艺复兴的发源地意大利的一些城市，制定了以道德为主要内容的药剂师规章，规定了药品的合理价格，配制复杂药剂的质量保证措施，并要求药剂师要进行宣誓，服从管理内容。此时，药房最流行的药物为乌糖浆，由 57 味药制成。意大利比萨与佛罗伦萨药剂师规章规定：乌糖浆必须在医师药师权威出席下公开配制。乌糖浆的配制常在公众场所当众配制，以示不假。配制后须经执政官批准，方可在市面上出售。

17 世纪，伦敦药师处于皇家医学会的监督之下，医师有权检查药店，处罚不当的医疗行为。药师必须登录医生的处方，卖药必须有药品说明书。

1847 年，美医学联合会制定了医学伦理规范，其涉及的主要问题是收费方式、广告、医生与他人的关系等。该规范由专业团体发布，违反者由团体对其进行制裁。

18 世纪，德国柏林大学教授，著名医生胡佛兰德发表《医德十二箴》，就行医目的、医生行为、医疗费用、与同行关系等内容提出了具体的道德规范，代表了十八世纪欧洲医德思想与医德规范。《医德十二箴》第一条要求：医生活着不是为了自己，而是为了别人，这是职业性质所定。不要追求名誉和个人利益，而要忘我工作，救死扶伤，治病救人，不应怀有别的个人目的。第二条要求在患者面前，该考虑的仅仅是他的病情，而不是患者的地位与钱财。第四条要求医生切不可口若悬河，故弄玄虚。他要求，即使患者无药可救时，还应维持他的生命，如果放弃，就意味着不人道。第八条要求尽可能减少患者的医疗费用。当医生挽救他的生命又拿走他维持生活的费用，那有什么意义呢？第十、十一、十二条规范了同行之间的医德关系。

1803 年，英国医生托马斯 · 帕茨瓦尔（Thomas Percival）出版《医学伦理学》一书。全书共分四章：第一章讲述医院与其他医疗慈善机构的职业行为；第二章讲私人医生和一般医疗机构的医疗行为；第三章是关于医生对药剂师的行为与态度；第四章为法律问题。

他是第一个为现代医院提出道德准则的医学伦理学家。

（二）国外现代医药伦理发展

20 世纪中叶以前，世界各国相继制定了医药人员道德规范。20 世纪下半叶，医药伦理学在体系架构与理论基础上得到了较大发展，其显著标志是各类国际性的会议决议与大会宣言得到世界各国医药界的认可，成为国际社会共同遵守的医药伦理规范。

第二次世界大战后，针对战争时期侵犯人权的问题，1946 年纽伦堡国际军事法庭颁布了《纽伦堡法典》，1964 年第 18 届世界卫生大会依据纽伦堡法典通过了《赫尔辛基宣言》，制定了《人体生物医学研究国际道德指南》（该文件由世界卫生组织和国际医学科学组织理事会于 1982 年联合发表，对《赫尔辛基宣言》进行了详尽解释。），提出人体实验必须有利于社会，应该符合伦理道德和法律的基本原则。《赫尔辛基宣言》是医药科研中涉及人体实验的重要文献，此后随着医药事业的发展多次进行修改，1974 年修改时强调了人体实验一定要贯彻知情同意的原则。

1948 年，世界医学大会认为希波克拉底誓言所提出的道德精神应当加以尊重，会议修改出版了现代《希波克拉底誓言》，并形成了日内瓦协议；次年获得世界医学协会的采纳。1969 年，进一步修订颁布了《医学伦理学日内瓦宣言》，该宣言成为国际医药学界公认的职业公德。1949 年第 3 届世界卫生大会伦敦会议通过《国际医学伦理学准则》，进一步明确了医生的伦理守则、医生对患者的职责和医生对医生的职责三个方面的内容。标志着现代医学伦理学的诞生。1968 年 8 月，在澳大利亚悉尼第 22 次世界医学大会上通过了关于确定死亡的道德责任和器官移植的道德原则的《悉尼宣言》。1975 年 10 月，在日本东京第 29 届世界医学大会上通过了规定《关于对拘留犯和囚犯给予折磨、虐待、非人道的对待惩罚时医生的行为准则》的《东京宣言》。

这些国际会议的内容涉及人道主义原则、战俘问题、人体试验、死亡确定、器官移植等一系列医药学伦理的基本问题。许多决议成为各国政府、卫生医药界人员共同遵循的道德法则。为医药科研领域道德、新药开发中的道德、生命伦理奠定了基础。

20 世纪以后，随着世界科学技术的不断发展，克隆技术、基因技术、器官移植技术、人工辅助生殖技术等生物技术和新兴技术取得了很大的进展和突破。一方面，这些技术在认识和研究人类自身方面有着重大的意义。另一方面，这些技术的应用也带来了伦理上的挑战，引发了新的伦理问题，例如克隆人问题、基因技术与基因歧视等等。

为应对新的伦理问题，国际学界在探讨的过程中，促进了国际性规则的修订和完善，推动了相应的国际性组织机构和学会的建立，使医药伦理学得到了进一步的发展。

在涉及到人体医学研究的伦理规则方面，2013 年 10 月，在巴西福塔莱萨第 64 届世界医学大会对《赫尔辛基宣言》进行了最新的修订，这也是该宣言自公布以来的第 9 次修订。结合每次修订的内容来看，都是对受试者的更全面保护。2013 版的宣言“首次提出研究所致受试者伤害的赔偿规定，更注重保护弱势群体受试者，从知情同意、行政部门介入等方式强化试验完成后受试者权益保障，安慰剂使用更明确等，进一步保护受试者的权益。”①另外，国际医学科学组织理事会在 2016 年对《涉及人的生物医学研究国际伦理准则》进行了修订，这是在 1982 年、1993 年和 2002 年修订之后的最新修改。它对生物医学研究领域和健康领域发生的新变化、新问题进行回应，并给出了相应的伦理规范和指导。由于 2016

① 姚树森，范贞．《赫尔辛基宣言》修订与受试者权益保障［J］．中国医院，2014，18（2）：51.

版准则的规定范围由原来的“生物医学研究”扩展到了“健康相关研究”，所以改名为《涉及人的健康相关研究的国际伦理准则》。

在医药职业伦理准则方面，2017 年 10 月，在美国芝加哥第 68 届世界医学会全体大会修订了《日内瓦宣言》。本次修订是继 1948 年、1968 年、1983 年、1994 年、2005 年后的第六次修改。此次修改是对现代医学以及医学伦理对医生提出新要求的回应，针对以前版本之不足的补充和完善。此次主要对师生之间的尊重、尊重病人自主权利以及医师关注自身健康等方面进行了修改和补充。此外，世界医学大会在 1981 年通过了《病人权利宣言》。

除了以上修订的宣言和准则以外，在 2000 年世界生命伦理学大会通过了《生命伦理学吉汉宣言》，为生命科学技术的应用提供了指导性意见；在基因技术伦理准则方面，联合国教科文组织 1997 年发布《世界人类基因组与人权宣言》、2003 年发布《国际人类基因数据宣言》、2005 年发布《世界生命伦理和人权宣言》。

国际性组织机构和学会不断出现，1992 年 10 月，世界生命伦理学联合会（IAB）成立，总部设在荷兰阿姆斯特丹，成为世界医学伦理学的重要论坛；1993 年创立的联合国教科文组织生命伦理学委员会是生命伦理学的国际组织；1996 年，负责研究人类基因科学中涉及的伦理、法律和社会问题的国际人类基因组织伦理委员会成立。1995 年，首届“东亚生命伦理学研讨会”召开，并且成立了“东亚生命伦理学会”组织；2015 年、2018 年两次“人类基因编辑国际峰会”，对基因编辑技术应用的伦理规范达成了一定的共识。

20 世纪 60 年代起，世界各国十分重视药品质量管理。符合道德的药品生产规范（GMP）在 1969 年得到推广使用，尔后药品实验室研究管理规范（GLP）、药品临床研究管理规范（GCP）在世界医药产业发达国家率先得到认可。GCP 提出，药物临床试验必须符合科学和伦理两项标准，规定了保护受试者权益的原则，实验过程要公正、尊重人格，力求使受试者最大限度受益和尽可能避免伤害。

1988 年，WHO 拟定《药品促销的伦理准则》并推广发行，该准则于 1994 年 5 月获世界卫生会议采纳，要求 WHO 的所有成员国及其他相关团体特别关注。2012 年 9 月，APEC 经济体在墨西哥提出了生物和制药领域的商业道德准则，即《墨西哥城原则》，号召经济体各成员所有生物和医药行业的利益相关者拥护这一共同的道德标准。药品营销中和促销中应当遵循的道德要求日趋规范。

在药学服务方面，世界药学大会于 1993 年在东京通过了《GPP 宣言》，即优良药学实践，为世界各国和药学组织在患者用药安全保障方面、提供专业和优质的药学服务方面提供了规范性的依据，对全球药学服务规范化有着重要的意义。

第三节　当代生命伦理思想的发展

扫码“学一学”

生命伦理学或称生物伦理学，是对涉及人的生命和健康行为实践中的道德问题进行综合研究的一门应用伦理学。

生命伦理学是伴随着生物医学技术的发展和社会伦理观念的变革而产生及形成的，它最早诞生在美国。20 世纪 60 年代以来，美国的生物医学技术发展十分迅速，在医药实践中，人们由遇到的许多技术问题而激发对伦理难题的思考。美国在 1948 年兴起女权运动，探讨妇女节育及生育控制问题，这种权利运动对医疗领域的直接影响是患者权利问题，即患者的自主权。20 世纪 60 年代，伴随着医学技术的进步，器官移植和肾透析等问题引起了人们对社会稀有卫生资源的分配的研究。20 世纪 60 年代中期到 70 年代初期，美国两家大医院发生了两件大事，1965 ~ 1971 年，纽约的 Willow Brook 医院的医生将肝炎疫苗注射到弱智儿童身上进行肝炎研究；1966 年，在 Brookly 的犹太慢性病医院，在未征得患者知情同意的情况下，将癌的活细胞注射到老年人的身上，引发人们对人体实验的伦理大讨论。人体器官移植涉及到新的死亡标准。与此相关，飞速发展的生物技术科学，优生学的复兴及精神病学的道德问题，都是促使生命伦理学产生的重要因素。

生命伦理学主要探讨的是应该如何应用生命科学的问题，也就是生命科学应用中的价值选择问题。生命科学与生命伦理学的区别在于前者解决对待生命现象中的“能够”或“不能够”的问题，后者在于解决“应该”或“不应该”的问题。

生命伦理学一词首先由美国的波特（Potter. V. R）使用，他对生命伦理学定义如下：“利用生命科学以改善人们生命质量的事业，同时有助于我们确定的目标，更好地理解人和世界的本质。因此，它是生存的科学，有助于人们对幸福和创造性生命开出处方。”生命伦理学不仅具有生命论、人道论、美德论、义务论、而且具有社会公益论的思想。它实现了人的生命神圣论、生命质量论和生命价值论三者的统一。

当前，在生命伦理学发展中遇到的难题主要有：一是人工授精、体外受精、代理母亲和克隆人；二是器官移植、安乐死和听任死亡；三是基因工程技术在医疗和制药过程中应用引发的伦理难题。这些问题在当前有许多方面的争论，涉及到的伦理问题不容回避。它表现的是生物技术方法在其应用改善生命现象过程中的道德与不道德的行为选择，如克隆技术的应用。

克隆（Clone）指通过无性繁殖的手段从单一的植物和动物的任意一个细胞制造出和母体遗传上完全相同的后代的技术。

1997 年 2 月，英国科学家用核移植的方法，克隆出第一只克隆绵羊——“多莉”以后，许多研究者利用这种方法克隆出来“鼠”“猴”等动物。据报道，科学家运用克隆技术和基因组学技术正在培育一种奶汁中含有昂贵的药用蛋白的山羊。一头这样的母山羊，每年生产的药用蛋白，可以相当于一个投资 1 亿美元的制药厂。这种无性繁殖的技术使得无性繁殖人类也没有任何难以逾越的障碍。当前主要是建立对克隆方法使用过程中的管理法律及道德准则，使这种尖端技术能够造福于人类。

生命科学和生物技术的发展促进了生命伦理学的成熟和完善，在客观上也促进了医药伦理学发展进入到更高级的阶段。如果我们把医药伦理学的发展定义为由古代的医德学，到近代的医药伦理学，再到当代的生命伦理学的演进，那么不难看出，生命伦理学在一定意义上可以说是医药伦理学的最高阶段。

与生命伦理学相关的前沿伦理问题在当前是世界学术研究的热点。

2003 年 4 月，由美、英、日、德、法、中六个国家的政府首脑正式宣布，人类基因组序列图测定完成，至此从 1990 年起步的人类基因组计划的核心部分——基因组测序画上了一个圆满的句号。在初步明确了人类的基因在 3 万 2 千到 4 万个碱基数之间的情况下，人类的基因组研究作为生命科学的热点，已经将主要研究目标从其结构转向了确定基因整体水平上的功能，确定所有基因及其表达谱，确定基因所编码的蛋白质的空间结构之上。由此，人们将其誉为“后基因组（postgenome）”研究，亦即称为“后基因组时代”（postgenome era）。

众所周知，生物技术是 21 世纪的关键技术，而在生物技术的应用过程中，其核心技术是基因工程技术。伴随人类对基因研究成果的逐渐深入，人类对疾病和健康的认识也更加深刻。从更高层次上了解人体生长、发育、正常生理活动和各种疾病的病因及发病机理，预防疾病、延年益寿，改变器官的功能，维护身体健康是人类的美好愿望。生物技术上的不断创新，推动着生物医学和药学的快速发展，由于医学和药学又是充满人道的科学，故而理所当然也有许多前所未见的伦理道德问题相伴而生。人们清楚地知道，在“后基因组时代”，在生物技术发展的推动下，人类将步入一个新的生物医学时代，人类也将时刻面临着应对和回答许多伦理难题，面临着协调技术发展与伦理道德关系的新课题。相信，随着人类认识水平的不断提高，观念的不断更新和变革，科技与社会的协同发展是历史发展的必然。

目前，生物技术的应用范围是十分广泛的，它不仅涉及到最新的生物学、遗传学、生物化学的技术和工艺过程，而且对医疗、新药开发、动植物及水生生物的品种改良与优化等诸多领域产生巨大的影响，乃至带来革命性的变化。现代的生物工程技术，尤其是遗传工程技术与人类的生活、健康，与现代的物质文明和精神文明建设息息相关。如果说，人类的基因组研究其重大意义在于：一是读出了人类基因组全部核苷酸的顺序；二是读懂了人类基因组的核苷酸顺序，即全部基因在染色体上的位置以及各种 DNA 片段的功能①。那么，“后基因组”的研究则主要包括蛋白质组学（proteomics）研究，干细胞研究及生物信息学研究等，这些研究不仅对阐明生命活动的起因有着极其重要的意义，而且对发育生物学及其新药开发有着极为重要的推动作用。

综观现代生物技术的发展，其代表性和前导性的技术是生物芯片技术，它是生命科学和医学领域中最有力的分子检测工具。生物芯片根据科学家排列在硅片上的“探针”的不同分为基因芯片、蛋白质芯片、细胞芯片和组织芯片等。其中当前应用最广泛的是基因芯片，也叫 DNA 芯片。它作为现代人类预防疾病和诊治疾病，全面、系统研究生命现象的尖端技术，已经成为“后基因组时代”生命科学研究的强有力的工具，加速着生命科学研究中思维方式的一场深刻的变革。它以高速度、高效率的分析与诊断技术，同时研究同一组织和不同组织中的上万个基因的表达水平，在最短的时间内做出可靠的定性和定量分析，为临床的基因诊断和基因治疗开辟了广阔的发展空间。

此外，在“后基因组时代”的生物技术研究领域中，组织工程技术和干细胞分化技术是解决人体器官移植中供体器官短缺的关键技术。当前，在我国医疗临床实践中，供体器官短缺是人体器官移植的最大障碍。

有资料统计：一个眼角膜移植患者要获得与之匹配的角膜一般至少需要半年的时间，而内脏器官如心脏、肾脏等的获得需要的时间更长，个别人可能终生不能找到供体。当然，器官短缺背后的原因很复杂，一方面是由于受传统道德观念的影响，许多人不赞同捐献器官；另一方面，一些人认为器官移植带有强烈的功利主义色彩。当然，客观的原因是由于巨大的排斥反应造成的。那么，利用组织工程技术的方法改造动物器官使之适应异种器官移植的要求，利用干细胞定向分化技术，在动物体内培养人所需要的某种特定器官，将对人类抵御疾病，改善健康状况做出积极的贡献。

任何技术的发展和应用都伴随着负面效应的产生，这是技术价值的两重性的客观表现，就像第二次世界大战中使用的原子弹一样，生物工程技术也不例外。从 20 世纪 70 年代开

① 郭自力．生物医学的法律和伦理问题．北京：北京大学出版社，2002：172.

始人类在实验室中成功地进行了重组DNA实验以后，人们面对着许多新问题，转基因食品的安全性、生物物种的多样性保护、以及克隆人等问题。这使人们在清醒认识技术的积极效应的同时，深刻反思技术的负面影响及其给社会发展带来的伦理挑战。

洞察“后基因组时代”的生物技术伦理难题，已经远远不只在于表层的某些现象，在相当高的程度上需要引起社会的广泛关注的在于它或许不仅是局部问题，而是带有普遍共性的问题。如果说人类在“前基因组时代”研究中存在着一些道德争议，那么，在“后基因组时代”这些道德争议将导致严重的社会问题的发生并变得异常地尖锐，甚至会在某种程度上危及人类的自身安全。如个人基因秘密的随意泄露，将造成人与人之间关系的紧张，社会歧视的产生，个体人格的扭曲及人类自身发展过程中由于对异常基因携带者的恐惧而产生的婚嫁危机，这些既加速了人与社会的矛盾，也加剧了人与自身发展的矛盾。全面概括“后基因组时代”的生物技术伦理问题，其实质集中反映在如下三个方面：

首先是人权和尊严。

人类的基因研究有助于人类揭示重大疾病的遗传因素，并寻找到新的治疗方法。现在人们已经发现，人类的许多疾病的发生是由于相关基因的结构和功能的异常所致。生物芯片技术的应用，可以清晰地检测出人体的基因表达，预测疾病的发生，同时也蕴涵着巨大的隐患，如在利用和解释遗传信息时，如何维护个人的隐私权，在技术应用过程中如何保护受试者利益和维护知情权等问题。个人的基因图谱是一个人生命的全部秘密，它可以被用于对个人的性格、智力、健康水平尤其是个人的某种潜在素质的解释。基因芯片技术为大规模平行检测不同样品的基因表达差异，推断基因之间的相互关系，揭示基因与疾病发生、发展的内在联系，鉴定和检测某些严重的肿瘤组织中基因表达谱提供了新的科学方法。在基因芯片技术应用和实践的过程中，除了技术的安全性问题之外，能否作到知情同意？个人的隐私权能否得到切实保障？选择权在医生还是在患者？选择的标准是什么？如何公平地合理地使用个人的遗传信息？等等一系列伦理道德问题会接踵而致。由于各种技术的发展都有一个从起步到成熟的发展过程，所以当前采用的任何基因检测和治疗技术都是试验性的，一种技术的不确定性及预后的不可预测性都将对患者造成潜在伤害的可能性，所以知情同意是患者自愿地选择行为的基本原则和前提，也是对患者个人尊严的基本尊重。试验的利益和风险问题既是科研人员、医生、伦理学家要考虑的内容，同时也是受试者本人关注的焦点。而对医生来讲，保守患者的基因秘密是对其人权的尊重和保障。非法泄露个人的基因秘密，就会给个人的升学、就业、保险和婚嫁造成严重影响，同时对个人基本的人权及尊严构成侵犯。

其次是公平和公正。

基因决定了人们的身材、肤色、身体的其他特征及人们的身体健康的大致状况乃至具有家族遗传，这是众人皆知的。但是“基因决定论”的思想是错误的。尽管科学研究资料表明了某些疾病具有家族遗传性，如心脏病、肿瘤等，但是，人类通过基因的检测与治疗，包括人为地改变人的生活方式是完全可以避免的。目前，世界上有3000多人正在接受试验性的基因治疗，如癌症、艾滋病、冠心病等①。因为某些人具有了某些疾病的家族病史，就断定这个人将会患同一种疾病，而使得他在各种社会性活动中受到歧视和遭到拒绝，是社会的不公平和不公正。2001年4月2日，我国科学家在“联合国教科文组织生命伦理与生

① 郭自力．生物医学的法律和伦理问题．北京：北京大学出版社，2002：183.

物技术及生物安全研讨会”上明确指出：我们必须坚决反对“基因决定论”，因为一个人的智力、性格等必将受到环境、教育和社会的多重影响，基因不能决定一切，比基因重要的是它的表型，即基因表达的结果和功能。① 当然，人类对基因的治疗亦即对生命的干预是一项十分复杂的技术，它的费用是相当昂贵的。在美国，一个患有免疫缺陷综合征的儿童一个月的基因治疗费用高达2万美元，对于广大发展中国家的普通民众来讲可望不可及。

可见，基因检测与治疗技术要真正体现社会的公平和公正，就必须在增加安全可靠性的同时，降低治疗费用，以达到在全社会推广，真正满足广大民众的需要。社会的公平和公正体现着人与人之间不论国籍、种族、肤色、宗教信仰的差异，在生命和健康权，在享有医药保健和预防疾病的服务方面机会的均等性。由于种种原因，或许在相当长的一段时间内，基因芯片技术的应用服务范围是有限的。

第三是道义和责任。

生物芯片技术、蛋白质组学及干细胞研究主要用于医学和药学实践领域，而医药学是充满人道的科学，在中国古代就将其称为“仁学”。生物技术推动着生命科学的发展，生命科学是研究生命起源、生物体从生殖细胞的发生到受精、生长发育、成熟、病变、衰老、死亡整个生命过程中变化机理的学科。它旨在研究生物体整个生命周期发展变化的规律，从而利用这些规律调节和控制其生命健康，以促进社会发展和造福于人类。科学家在控制生命、实践生物技术的过程中，其行为时刻面对着道德选择。由于人胚胎干细胞研究与“克隆人”仅仅是“一步之遥”，在人胚中收集胚胎干细胞必须要考察行为人的动机。人的胚胎是生命的一种形式，它具有发育成一个个体人的潜力，随意破坏人的胚胎是在扼杀人的生命，是不道德，也是非人道的。尽管世界各国的政府和科学家对“克隆人”技术表示强烈反对，但是对于人类胚胎干细胞克隆技术应用于人体医学科技领域给予了高度关注。如英国政府组织专家在广泛调研的基础上，于2000年8月16日发表了《干细胞：负有重责的医学进展》的报告，建议政府允许科学家克隆人类早期胚胎的研究用于医学目的，并明确规定任何做实验的胚胎不能超过14天。2002年5月7日，中国的科学家在北京召开专门会议研究人类胚胎干细胞的伦理问题，明确指出允许某些实验室在满足伦理要求的条件下进行胚胎干细胞研究。② 科学家的道义和责任在此具有极为特殊的意义。准确把握科学研究的发展方向，坚持“以人为本”的人道主义立场，尊重人的生命，珍爱自然万物，只有如此，科学家才能担负起人类的道义责任。

事实上，1997年11月11日联合国教科文组织第29次全体会议通过的《人类基因组与人权问题的世界宣言》既保证了对人权的保护和尊重，又给予科学研究以基本的自由和保障。长期以来，国际社会为了确保基因技术造福于人类，已经制定了许多法律、法规，强调必须尊重伦理的可接受的科学活动的自由并保护科学应用所达到的利益，尊重患者的权利与尊严，展示了人权至上的原则。

超越“后基因组时代”的伦理困境，人类必须增强法律意识和道德责任感，建立、健全各种规章、制度，加强统一规范管理，对科研、医务人员个体而言，还应形成高尚的道德伦理理念，按照《日内瓦宣言》（1969）提出的精神践履道德原则和道德规范。用良心和尊严履行“救死扶伤”的崇高职责，即使在受威胁的情况下，也坚决不做违反人道主义

① 刘祥麟，马胜林，许沈华. 认识基因. 北京：人民卫生出版社，2003：186.

② Human Embryonic Stem Cell Research in China, *A September* 2002 *Report from U.S. Embassy Beijing*, http://www.usembassy-chin.org.cn; 2003-10-11.

的事情。

由于技术具有过程性的特点，因此人类的道德伦理也渗透在技术的研发及应用的全过程中。作为实践技术的主体的人类为了有效解决生物技术发展中的伦理难题，也必须建立基本的伦理原则和统一的规范。1964年的《赫尔辛基宣言》是具体指导医生进行人体生物医学研究的国际性建议，提出了首先考虑患者健康是医生的道义责任及知情同意的基本原则。生物芯片技术的应用在当前涉及内容最紧密的是人体试验的基本原则，科学家应在患者知情、自愿选择的前提下，严密科学研究的各项准备将风险降低到最小限度，并保护个人隐私，不对个人的心理、精神和人格产生严重的影响和致命的损害。

当然，已有的伦理原则及法律规范仍然具有巨大的约束效力，在实践中仍然是科学共同体的行为准则。但是，不断丰富、完善和发展新的条例、规范，建构新的伦理原则仍是人类摆脱生物技术伦理困境的重要任务。《人类基因组与人权问题的世界宣言》，国际人类基因组组织（HUGO）伦理委员会发表了关于利益分享的声名，各国政府结合本国的社会文化背景及具体实际，制定的一系列生物技术研究与发展的行为准则，都以强烈的道义和责任感，为世界各国的科学家严格遵守。例如，关于胚胎干细胞研究，美国国家卫生院在2000年8月23日发布了“关于允许科学家利用联邦资金进行克隆人类胚胎研究的指导方针”，成立了特别的干细胞检查组，确认了伦理和法律规范。日本在2001年9月25日起实施了“关于制作和使用人类胚胎干细胞的方针”，规定只限于基础性研究，不得用于临床研究和医疗相关的其他领域，等等。这些法律、法规及伦理原则、规范为确保生物技术的发展起到积极作用。

总之，国际社会及各国政府的制约是确保生物技术健康发展的必要条件，而科学家共同体的个人行为范式是确保生物技术造福于人类的决定性因素。科技共同体的个人觉悟，道德情操，思想品格，献身科学的勇气及高尚的人文精神，都将对21世纪生物技术的发展起到极大的推动作用。

当代生命伦理学已经伴随现代生物技术的进步有了长足的发展，它研究的视阈更加广阔，研究的伦理问题更加具有前瞻性，而且触及人们生命和健康的实质问题和终极目标。当然，随着生物技术的发展，生命伦理学也由20世纪70年代的初步形成日益走向成熟。

生命伦理学伴随现代高技术的发展不断迎接新的伦理挑战。随着今天信息技术与纳米技术的日益融合并对医药领域带来的最新技术成果的应用，个人数据和信息保密、隐私保护等伦理问题更加突出。例如，纳米遥感器的应用。在原子尺度上制作的纳米生物传感器与传统的传感器相比，尺寸减小、精度更高，应用的领域十分广阔。利用纳米技术制成的传感器，可用于疾病的早期诊断、监测和治疗，使各种癌症的早期诊断成为现实。据资料报道，美国科学家已经利用纳米传感器在实验室环境下实现了对前列腺癌、直肠癌等多种癌症的早期诊断。其基本原理是根据纳米传感器灵敏度很高，在进行血液检测时，当传感器中预置的某种癌细胞抗体遇到相应的抗原时，传感器中的电流会发生变化，通过这种电流变化可以判断血液中癌细胞的种类和浓度。① 专家预测，未来可能会有多种纳米传感器集成在一起被植入人体，以用来早期检测各种疾病。纳米传感器在不久的将来可能成为纳米信息技术的主流。

① 刘凯，邹德福等．纳米遥感器的研究现状与应用［J］．仪表技术与传感器．2008（1）：10－12.

纳米医学信息技术伦理具有超越性。一是，“隐私”问题从医学领域向商务领域的转移主要表现为个人健康数据的交易。这些新型的信息处理方式的出现将把隐私权的首要辩论重点从对信息处理本身和存储它的数据库的管理的限制上，转向对支持信息流动的纳米制品的限制上。二是，在这样一个应用纳米技术的世界，个人“隐私”将因此越来越与纳米制品的信息处理性能以及用环境情报把人们包围起来的专门设计的材料的信息传导性相关。[①] 由此将使设计纳米材料和制品的伦理选择变得更加突出。

综上，纳米医学信息技术已经将“隐私”保护问题带入更加敏感的领域。一些敏感问题已经超越了一般技术引发的伦理问题，实现着一般技术所不及的对“隐私”的冒犯。例如，人类可以利用纳米基因芯片查出自己的遗传密码的错误，再用纳米技术进行修正，使得各种遗传疾病的状况得以改善。纳米机器人蚂蚁大小，但却可以监视、监听以及可以窃取他人的“隐私”和军事秘密。如果纳米传感器加到人的衣服里面，可以跟踪和反馈人的各种信息和活动，“隐私”保护的意义受到挑战。

随着大数据（Big Data）时代的到来，利用数据分析预测流感疫情以及建立数学模型得出艾滋病感染人群的分布情况等都将成为现实。有资料表明，谷歌把5000万条美国人搜索词和美国疾控中心在2003~2008年间流感传播期的数据进行了比较，建立数学模型，结合45条检索词条，在2009年甲型H1N1流感爆发的几周前，就给出了预测，与随后疾控中心公布的数据相关性达97%。[②]

大数据时代的医疗已经将个人信息无偿共享，“隐私”的定义和概念抑或在新技术飞速发展的今天将受到质疑并被改写。

可见，这些新的医学信息技术与生命现象结合，在生命伦理学领域开拓出新的研究空间，推进医药伦理学的发展不断走向更高层次。

重点小结

中国医药伦理学的发展经历了萌芽、雏形到形成理论体系三个阶段。孙思邈的《大医精诚》和《大医习业》是中国古代医药伦理思想形成的标志。“赤诚济世、仁爱救人；清廉正直、不贪财色；普同一等、一视同仁；勤奋不倦、理明术精；精心炮制、谨慎用药；谦和谨慎、尊师重道；治学严谨、开拓创新”是中国传统医药伦理思想的精华。希波克拉底誓言、迈蒙尼提斯祷文、胡弗兰德《医德十二箴》是西方医药伦理思想的经典。当代生命伦理学的形成伴随生命科学和生物技术的发展、纳米医药学技术的进步、大数据时代的医疗等不断呈现新的特点，人权和尊严、公平和公正、道义和责任等深刻彰显了生命伦理学的实质。

思考题

1. 简述中国医药伦理学的历史发展概况。
2. 简答中国传统医药伦理思想精华的主要内容。

---

① Jeroen Van Den Hoven a; Pieter E. Vermaas. Nano-Technology and Privacy: On Continuous Surveillance Outside the Panopticon [J]; Journal of Medicine and Philosophy, 32: 3, 283-297, Online Publication Date: 01 May 2007.

② 邬贺铨. 大数据思维 [J]. 新华文摘, 2014 (12): 122.

扫码“练一练”

3. 简述国外医药伦理思想的发展阶段及特点。

4. 简要分析“后基因组时代”生物技术伦理问题的实质。

5. 通过列举当代生命科学技术发展中的任一伦理问题，分析原因并试图提出解决问题的对策建议。

（赵迎欢　马晓微　马运彬）

第三章　医药伦理学的理论基础

学习目标

通过本章内容的学习，要求学生掌握医药伦理学理论基础的主要内容；医药道德品质的主要内容。熟悉义务论和公益论对医药伦理思想发展的影响。了解人道论、美德论、义务论和公益论思想的渊源。本章难点是公益论在当下中国的发展。

医药事业的发展相随于人类生存进步的漫漫历程，构成了人类生命交响曲中不可或缺的重要乐章，而贯穿其始终的主旋律则是对生命的珍爱和敬重，对于人类健康与尊严的尊重和维护。正是这种人道思想的传统伴随着人类走过风风雨雨，推动着医药事业的健康发展。医药事业发展的每一步都体现着人类伦理思想的光辉。

第一节　人道论

扫码“学一学”

自古以来，医药一家。药是医的基础，离开了药学的发展，医学将寸步难行。因为医学维护人类生命的目的一直借助于药学的手段和能力而得以实现，医与药的目的一样，宗旨一样，发展方向一样，因此其遵循的原则和基本规范也具有相当的一致性。并且药学伦理的发展先于医学伦理的发展，因为医学发展的早期阶段最基本的医疗手段就是用药，因此这一领域最早提出的伦理观念多数是针对用药的伦理。可见药学伦理是医学伦理发展的基础。医药伦理在本质上是一致的，它们具有共同的理论基础和基本内容，其核心思想是人道论。它包含了对人的生命的尊重、爱护和强烈的职业责任感，包含了对人的尊严、权利、信仰和自由的尊重与保护。

一、生命观

生命观是人们对于生命的基本认识和看法。它随着社会条件、社会观念的变化以及人类把握生命的能力和水平的不同而有所不同。医药伦理学的生命观正是随着社会的发展和医药事业本身的进步而不断成熟的。医药伦理学关于生命观的认识是一个历史的动态的进步过程。它与人类崇拜生命、爱护生命、维护生命的伟大实践同步发展。

医药伦理学的生命观起源于人类对于生命的渴望和珍重。而人类对于生命的珍重可以追溯到原始社会对生命的自然崇拜。由于原始社会中人的平均寿命很短促，因此他们寄希望于人死后灵魂不死，从而表现出生命不死。原始社会的人们正是通过对灵魂的崇拜而展示出生命神圣论的萌芽。在原始医学阶段，这种生命神圣的观点几乎是以一种本能的信念推动着人类维护生命的医学实践的发展。

随着社会进步与社会分工的形成，人类把握生命、控制生命的能力伴随着医药业自身的独立和发展而不断增强。医药业本身的存在和发展正是人们爱护生命、珍重生命的一种具体体现。人类崇拜生命、爱护生命的观念由此真正成为医药事业发展的强大的内在动力。医药事业的发展始终置身于生命神圣这一至高无上的原则之下。在经验医学阶段，医药界人士已经开始自觉地把维护生命作为自己的宗旨指导着医学实践。无论是东方医学还是西方医学，在这个阶段的所有医药文献中都不断地重申着这一宗旨。中国第一部医学经典著作《黄帝内经》就曾经鲜明地指出：“天覆地载，万物悉备，莫贵于人。”中国唐朝名医、被后代世代尊称并供奉为“药王”的孙思邈也提出：“人命至重，有贵千金。”而“西方医学之父”希波克拉底在他的著名医德文献《希波克拉底誓言》中也提出，“我决尽我之所能与判断为患者利益着想而救助之，永不存一切邪恶之念。即使受人请求我亦决不给任何人以毒药，亦决不提此议。绝不行堕胎之术；我决定保持我之行为与职业之纯洁与神圣。”德国著名医学家胡弗兰德在他的《医德十二箴》中强调：“即使患者病入膏肓无药救治时，你还应该维持他的生命，解除当时的痛苦来尽你的义务。如果放弃就意味着不人道。当你不能救他时也应该去安慰他，要争取延长他的生命，哪怕是很短的时间，这是作为一个医生的应有表现。”无数的医药学家把维持患者的生命作为自己最崇高的职责，竭尽全力维护每一个生命。正是他们的伟大实践才推动着人类医药事业不断从幼稚走向成熟。生命神圣的观点始终激励着医药人员在医药学发展的过程中竭心尽力，尽职尽责，从根本上保证了患者的生命利益，推动了医药学的健康发展，维护了医药事业崇高和圣洁的性质。

科学技术的飞速进步推动着医学走进实验医学的殿堂。在实验医学条件下，医药界人士的思维方式从自然哲学的整体推论转向自然科学的具体实证。人们对生命的认识也从宏观的整体平衡深入到微观的具体的器官、组织和细胞，人们维护健康的手段进一步精确到生物的理化的科学方法和指标。药学也因此有了快速的发展，更加准确，更加精致。借助于实验科学的深入研究，生物医学和药学的长足进步，医药学似乎具有了确切的把握生命的能力，从而使人类有可能从单纯追求生命的时限转向追求生命的质量，由此提出了生命质量的观念。人们开始重视生命的质量，不仅要求活着，而且要求活得更好。人们不再满足于大自然赋予人类的生命水平，人们期望通过自身的努力获得更完美的生命，所以开始讨论如何生得更优秀，活得更舒适，死得更安逸，即提高生命的质量。

生命质量观是伴随着实验医学的技术进步和医药学的飞速发展而产生的。医药学的进步为生命观的进步提供了物质保障。生命质量观是对生命神圣论的必要补充。

在现代医学条件下人们应用高新技术不仅能够挽救生命，延长生命，甚至在某些情况下可以起死回生，用人工的方式去维持那些在原有医疗水平下不可能保存的微弱的生命。面对高新技术维持人类生命能力的急剧增长，面对应用高新技术维持着的各种人工的、植物性的生命，人们从对生命时限、生命质量的追求中，又进一步开始思考生命的价值问题，提出了生命价值论的思想。人们不仅追求生命的时限，追求生命的质量，而且追求生命的价值。所谓生命的价值包括两个方面：一是生命的内在价值，它是指生命自身的内在质量；二是生命的外在价值，即生命对他人、对社会的意义。生命的内在价值和外在价值共同构成了生命的整体价值。在考虑生命价值的问题上我们不能唯内在的生命质量而论，生命的内在价值是生命价值的基础，生命的外在价值才是生命价值的真正实现，内在价值与外在价值的统一才是真正的完整的生命价值。现代医药伦理学对生命价值的认识日益得到普及。特别是在优生问题上、在死亡的判定标准上，在终末期患者的抢救问题上都具有重要的指导意义。

医药伦理学关于生命观的认识，经历了生命神圣观、生命质量观和生命价值观的发展过程。它的每一个认识都是适应当时社会和医药学发展的需要而产生的，具有客观的必然性，并且都对医药学的发展起到了积极的促进和保证作用。它的每一次进步都是社会和医药学发展的体现，都是对前一观点的扬弃过程，是继承和发展的过程。医药伦理学的生命观奠定了整个医药伦理学重要的理论基础。

二、人道观

医药伦理学的人道观反映了医药事业的根本宗旨和性质。它通过生命观所体现出来的对人类生命的珍重、爱护也正是对人本身的尊重和爱护的体现。医药伦理学的人道观表明，医药事业是一项以人为本的人道的事业。它的根本目的就是维护人的生命、人的利益和人的尊严，这是医药事业的本质所在，也是医药伦理学的本质所在。

医药伦理学的人道观是建立在相应的客观物质基础和社会意识基础之上的，是医药学和社会意识发展的产物。它既是传统的人道思想的继承发扬，又是人道主义思想理论原则在医药领域中的具体体现。

医药伦理学人道观产生的客观物质基础是医药事业自身的存在和发展。从医药学的发展过程及与之相应的观念中，我们可以看到医药学具有几乎是与生俱来的那种人道思想的内涵。医药学发展的早期阶段所体现出来的对病弱者的同情、怜悯和帮助可以说是最原始的朦胧的人道思想的萌芽。在中国最早的文字甲骨文中，关于医药的单字表现出一种互助的观念。甲骨文中的“药”字写成“𤕫”，它表明人卧在床上，旁边放有一束草。“病”字写作“HI”，象征一个人病卧在床，在人的旁边加上一点、两点或者四点，象征着药物和食品以及照顾的人。“医”字写成“𤕫”，象征着有人在为患者做按摩。从甲骨文中的“药”和“医”等字的写法中，我们都可以体会到来自于他人的关心和帮助，这种互助的意识反映出原始的朦胧的人道思想的萌芽。随后古籍中记载的“神农尝百草之滋味，一日而遇七十毒”的医药实践，则体现出远古时期医药界人士的献身精神和对人的生命的高度责任感。

继医药业成为独立的社会职业之后，东西方分别出现很多医德经典文献，对从事医药职业的人提出了全面的职业行为要求，其中包含了对患者生命的珍重，对患者人格的尊重和对同行的敬重等鲜明而广泛的人道思想。古希腊的《希波克拉底誓言》中曾经明确提出，“当我进入任何人之房舍，皆为患者之利益，绝不存任何谬妄与害人之企图”。印度医学体系的著名论著《妙闻集》对医生提出的要求中，包括对患者的同情和尽一切力量为患者服务的精神，要求“尽一切力量为患者服务，甚至牺牲自己的生命也在所不惜”。伊斯兰医学的早期誓言中写到：“我们的职业就是照顾生命和智慧。这是上帝最宝贵的礼物。”并提出要对患者一视同仁，用美德和知识为患者服务。阿拉伯著名医学家迈蒙尼提斯在他的祷文中提出了很高的道德标准，表达了令人感动的奉献精神，同时他本人就是祷词精神的忠实实践者。中国的传统医药学更是明确定性“医乃仁术”，并且遵循儒家“仁者爱人”的原则，制定了相应的医德原则和规范，其核心就是“爱人、行善和慎独。”要求医生重视人的生命，贯彻无伤原则，精究医术，致意深心，精勤不倦，一视同仁，充分展示出中国传统医药学深刻的人道精神和性质。

随着生物技术的飞速发展，医药学控制生命能力的增强，社会对坚持医药学维护人类健康的根本目的和人道方向提出了更为迫切和坚决的要求。特别是第二次世界大战之后，人们从法西斯反人道的医药学实验中接受了惨痛的教训，通过纽伦堡军事法庭的审判，制定了《关于人体实验的十点声明》，对坚持实验医学条件下医学人道主义的原则，确保医药学发展的正确方向奠定了重要的基础。1949 年世界医学会采纳的《日内瓦协议法》中规定，“我要为人道服务，神圣地贡献我的一生；我要凭自己的良心和庄严来行医；……即使在威胁之下，我要从人体妊娠的时候开始保持对人类生命的最大尊重，决不利用我的医学知识，做违反人道原则的事。”此后世界医学会等组织先后通过和颁布了一系列的宣言，如护理人员必须遵守的《护士伦理学国际法》；关于人体实验道德准则的《赫尔辛基宣言》；关于对拘留犯和在押犯医生行为准则的《东京宣言》；关于精神科医师的道德准则《夏威夷宣言》等等，都体现了鲜明的人道主义精神。正是由于社会和医药学自身的进步，医药学的人道主义原则才得以真正的确立。

现代科学技术应用为医药学的进步展示了前所未有的广阔前景，同时也引起了人们关于生命价值和医药学价值观念的重大变化。医药学手段和成果的现代化，使医药学作用于人类的能力更为增强，作用范围更为扩大，它们的科学价值和社会价值得到了越来越充分的实现。面对过去无法想象更无法实现的“起死回生”，面对试管婴儿的健康成长，面对异体甚至异种器官的成功移植，面对人类基因的修复和改造以及人群的健康与保健，由医药学高新技术应用所引发的生命价值问题，生与死的标准问题，人工生殖的伦理性质问题，基因药物与基因工程对人类生命质量和长远利益的影响以及医药资源的公平分配等问题，都提示人们现代医药学与个人及社会整体利益密切相关。医药学的社会化进程把人们从原来狭窄的医疗领域引入保护和增进人类健康的广阔天地，人们对医药学道德责任的认识，已从对个人的救助义务发展到对人类健康利益负责。这种社会公益价值观的产生构成医药学伦理观念上质的飞跃。新的价值观立足于人类社会的整体利益和长远利益，着眼于保护和增进全人类的健康事业，因而在新的高度上更全面体现了尊重人的价值、权利和尊严，爱护人的生命的伦理价值和道德意义，从更高的层次上体现了医药学人道主义的伦理原则。以社会公益论为其基本内涵的现代医药学人道主义是医药学高技术发展和社会化发展的产物，是人类优秀文化的历史结晶，是人道主义在新的历史条件下的升华和发展。

医药学的人道论一方面源于医药学自身的发展所提供的科学手段和能力，同时也来源于人类的思想文化成果的哺育。人道主义思想理论的发展包含了两个方面：一是作为世界观和历史观的人道主义，一是作为伦理原则的人道主义。

作为世界观和历史观的人道主义是产生于14～16世纪欧洲文艺复兴时期。这是新兴资产阶级反对封建专制和等级制度的思想武器。针对中世纪神学以“神”为中心，贬低人的地位，蔑视世俗（即非宗教的）生活，提倡禁欲主义的观点，作为新兴资产阶级思想代表的人文主义者提出了以“人道”为中心的思想。他们要求尊重人性、“人的尊严”“人的自由意志”等等，成为反对封建专制和等级制度的一面旗帜，在资产阶级革命进程中起了重要作用，并产生深远的影响。它在反对神权统治和封建制度的斗争中，在为资产阶级革命做思想准备的过程中发挥了进步的历史作用。但是作为历史观来说，它以抽象的人和人性、人的善良天性和理性作为历史发展的动力，因而是唯心的。它不能对人类社会历史作出科学的解释。胡乔木在《关于人道主义和异化问题》中转引恩格斯的观点认为，资产阶级人道主义者提出的“人道”“正义”“自由”“平等”“博爱”这样一些“或多或少属于道德范畴的字眼”“在历史和政治问题上却什么也证明不了。”作为新兴资产阶级思潮的人道主义所提出的以“人”为中心的思想，要求尊重人性和人的尊严的思想与人道主义伦理原则中的关心人，尊重人的人格和生命权利等内容相一致，成为医药学人道主义思想发展与成熟的理论源泉之一。

作为伦理原则和道德规范意义上的人道主义古已有之，是指社会生活中对待人的一种态度和调整利益关系的行为准则，是人类文明的积淀，属于整个人类的精神财富。医药学人道主义作为一种特定的职业道德属于这一范畴。它源于人类基本的生存欲望和医药学救人性命的职业宗旨及社会实践。只要这种欲望和宗旨不变，医药学维护人的生命利益、尊重人的生命权利和尊严的人道主义传统与性质也决不会改变。因此，它是伦理范畴的人道主义发展的必然产物，是其重要的组成部分。

如前所述，医药学的人道观是与医药学的实践相伴而生的，它通过对病弱者的同情、关心以及对人的生命的珍重爱护，对人的尊严、权利的维护，对人类整体利益的关注而贯穿于医药学发展的全过程。它经历了从思想萌芽，观念意识到伦理原则体系的发展过程，是医药学发展的思想成果和本质所在。

第二节 美德论

扫码“学一学”

美德论是伦理学发展史中关于人们优良的道德行为和道德品质方面的概括总结。不同时代的不同伦理学家对此有不同的论述。这是人类思想文化宝库中的一份财富，是人类思想品德不断发展与扬弃的丰富源泉。

在中国历史中，殷、周时代就产生了“忠”“孝”，以及“敬天 ”“保民”等品德要求。春秋战国时代，孔子特别强调了“仁”，并把它作为道德品质的根本，由此提出了“爱人”“忠恕”和“克己”的基本内容，进而提出“智、仁、勇”三德，以及“恭、宽、信、敏、慧”等具体德目。孟珂进一步发展为“仁、义、礼、智”四德。荀子则强调了“权利不能倾，群众不能移，天下不能荡”的“德操”，等等。

在西方历史上，古希腊的赫拉克利特曾强调“品性是一个人的守护神”，他提出“守法、律己和节制情欲”的品德要求。苏格拉底和柏拉图提出“克己、勇敢、正直、虔诚、聪明、节制”作为品德内容，并系统论证了以“聪明、勇敢、节制和正直”为内容的“希腊四大德性”，对以后西方伦理学品德论的发展有着深远的影响。亚里士多德对这四种基本德性作了更为具体的分析和引伸，提出了许多具体的品德范畴。中世纪基督教伦理学围绕着宗教神学的要求，分别提出了“虔诚”“节制”“现实、公正、坚毅”等作为基本的德性，托马斯·阿奎那特别强调“仁爱”，认为“仁爱”是一切德性中最高的最完善的德性，是“复归于上帝”。资产阶级伦理学反对神学品德论，确立了以个人主义为原则的道德品质要求，在提倡“人道”“博爱”的同时，强调“自爱”“自由”和“幸福”，认为品德就是“自我生存的努力”“就是幸福的本身”。有些资产阶级伦理学家还提出了“自制”“节欲”“谦逊”“耐心”“沉静”“诚实”“怜悯”“礼貌”等作为品德要求，把一些品德要求作为评价人的德性美的基本范畴。

当代著名的英美哲学家麦金太尔在他的名著《德性之后》中以历史审视的眼光来考察德性，针对近现代流行的功利主义和个人主义道德观，主张回归到亚里士多德的古典的美德伦理中。他认为以德性为中心的“道德传统”是以一个“共同体”的存在为前提的，此共同体代表其成员的共同利益；而现代社会则是其成员争取个人利益的竞技场。追求共同利益的实践就是德性的践行。他提出在亚里士多德的德性传统之上建构起现代德性论，试图拯救当代社会深刻的道德危机。麦金太尔关于德性的实践性、德性的内在价值、德性的整体性等论点，对当代有一定的启示。

在几千年的社会发展过程中，广大的劳动人民也同时在自己的生产劳动和社会实践中培养出诚实、善良、勤劳、刻苦、朴素以及勇敢、团结、互助等优秀的道德品质。

在中外伦理学史上，关于道德品质内容的概括具有十分复杂和极其丰富的内容。不同时代、不同民族和不同阶级，甚至不同的职业和行业，都有各自不同的道德品质要求。而在同一时代和同一社会，几乎可以说人们有多少实践活动领域，就有多少相应的道德品质要求。因此，道德品质不但具有时代特征，而且具有历史的继承性，这是一个复杂的、多层次的结构体系。自觉地批判地吸收历史上一切优秀的健康的品德论内容，逐步形成为新时代所需要的道德品质内涵，是社会发展的需要。

一、医药道德品质的含义及特点

道德品质，通常也称作品德。是一定社会的道德原则和规范在个人思想和行动中的体现，是一个人在一系列的道德行为中所表现出来的比较稳定的特征和倾向。一般说来，道德品质由道德认识、道德情感、道德意志、道德信念、道德行为五个要素构成。

道德认识，是指对于客观存在的道德关系以及处理这种关系的原则和规范的认识。道德认识包括对道德概念的理解、道德判断能力的形成和对道德情感的陶冶。道德判断是运用道德概念进行道德评价的认识活动，同时又是揭示道德概念所包含的本质内容的道德认识的更高阶段。道德判断能力的形成，使个人道德行为的调节具有理性的指导，从而有能力全面认识和评价自己的道德行为。道德观念指导着道德判断，帮助人们进行行为选择。道德观念和道德判断能力的形成，使人们产生对现实道德关系的一种爱憎和好恶的道德情感。这种情感一经形成就会成为一种稳定的强大的动力，积极地影响人们的道德行为选择。道德情感在人们的道德行为选择中具有重要的催化作用。道德认识可以帮助道德判断，却不一定产生确切的道德行为，但是强烈的道德情感却可以帮助人们进行道德行为选择。它是道德认识的深化，道德行为的助动力，是介于道德认识和道德意志之间的具有重要作用的中介环节。

道德意志，就是人们在履行道德义务的过程中所表现出来的自觉地克服一切困难和障碍，作出抉择的力量和坚持精神。道德意志和道德信念是密切联系的，当人们把道德认识变成个人的行动原则并坚信它的正确性和正义性的时候，就在内心里形成一种坚定不移的实现道德义务的信念，同时也就形成了体现这种信念的道德意志。

道德认识是形成道德品质的基本条件，道德意志是形成道德品质的关键环节。没有道德意志，道德认识就不能转化为道德行动。道德认识对道德行动的支配，集中表现在道德意志方面。从这个意义上说，道德意志对道德品质的形成具有决定意义。

道德品质的形成最终是以道德行为作为标志体现的。道德认识和道德意志的作用只在于指导和影响行动和对行动的抉择。如果只停留于此而不付诸行动，它就毫无实际的道德意义。道德品质的形成是从实践开始，进而得到道德认识和道德意志，再回到实践中去，变成实际的道德行动，并坚持下去。道德认识和道德意志必须转化为实际行动，并在经常的锻炼和修养中使之成为一项道德行为习惯。只有这样，道德认识和道德意志才能得到巩固，凝结为道德品质，在个人行为整体中表现出稳定的特征和一贯的倾向。

道德品质具有三个基本特点：

1. 道德品质和道德行为密切相关 道德行为是道德品质的客观内容，道德品质是道德行为的综合表现。一定的道德行为持续不断地进行，形成一定的道德习惯，就表现为一个人的道德品质，而一定的道德品质只有通过道德行为才能表现出来。道德品质是道德心理、道德意识和道德行为的统一。

2. 道德品质是一种自觉的意志行为过程 人的道德品质是一种道德习惯或习性，但它不是自然形成的一般生活习惯，而是一种自觉的意志行动过程。是凭借一定的判断和选择，凭借自觉意识控制和处理感情与行为的结果，是一个人的自觉意志的凝结。

3. 道德品质是在道德行为整体中表现出来的稳定特征和倾向 人的道德行为，不只是由个别行为动作或举动构成的行为整体，而且是由各个活动领域和各个活动时期的一系列行为结合起来构成的行为整体。因此一个人的道德品质不但表现在它的某个持续进行的行为中，而且更充分的体现在他的一系列行为所构成的行为整体中。道德品质既是一个人的内部意志和外部行动的统一，也是他的个别行为和行为整体的统一。可以说道德品质就是一个人的一连串行为，是一个人在道德行为整体中所表现出来的稳定的特征和一贯的倾向。

医药道德品质，通常是指医药人员的品德。它是一定社会的道德原则和规范在医药人员个人的思想和行动中的体现，是从事医药实践的个人在一系列的职业道德行为中所表现出来的比较稳定的特征和倾向。

医药道德品质是由医药人员自身的道德认识、道德情感、道德意志、道德信念和道德行为构成的。是在社会实践的客观基础上，经过个人的主观努力形成的，它是医药人员个人对医药道德原则和规范自觉认识和行为选择的综合体现。

医药人员的道德认识则主要是指对医药道德理论的理解和接受，以形成医药道德观念。通过理解和掌握医药道德原则和规范，达到对医药领域道德关系和道德行为本质的把握，以指导自己的行动并用于分析医药领域的道德现象。医药人员道德判断能力的形成是其道德认识水平的重要反映。医药人员的道德意志是指他们在履行自己特定的职业道德义务过程中所表现出来的克服困难和障碍、作出正确抉择的力量和坚持精神。医药人员在履行自己道德义务的时候也会遇到各种各样的困难和障碍，有客观条件方面的，也有主观愿望方面的；有舆论方面的，也有物质利益方面的，能否坚持按照医药道德原则的要求选择自己的道德行为，既是对医药人员道德意志的检验，也是对他们道德意志的锤炼。

医药人员个人在职业活动中表现出来的道德认识、道德情感、道德意志、道德信念和道德行为的统一及其稳定、一贯的活动方式构成了医药道德品质。

医药道德品质除具有一般道德品质的特点外，还有四个方面特性：

1. 人道性 医药道德品质是医药人员在职业生活中所表现出来的特有的道德品质。它受到医药职业性质的制约，服务于医药职业的目的，指导、约束着医药人员为实现医药事业的目标而规范自己的行为，因而它必然反映医药职业的根本宗旨。医药职业以“活人为务”。无论在东方还是在西方，无论是古代还是现代，医药事业的基本职责始终不变，因此医药道德品质所体现出来的以维护人的生命为最高宗旨的人道性也贯穿于医药道德发展的始终。它不仅仅是某一个时代的需要，某一个阶级和群体的需要，更是全人类的需要。医药道德品质所具有的人道性是全人类性的一个突出体现。无论是两千多年前的《希波克拉底誓言》中“遵守为病家谋利益”的信条，中国传统医学关于“医乃仁术”的定性，1949年世界医学大会通过的《日内瓦宣言》中“要为人道服务”的郑重宣告，还是新中国“救死扶伤，实行社会主义人道主义”的新医德，一以贯之地体现了医药道德品质的人道性。它从本质上规定了医药道德品质的基本性质，决定了医药道德品质的发展方向，是医药事业发展史中最珍贵的一笔精神财富。

2. 科学性 医药道德品质是体现在医药人员服务于人的生命与健康过程中的一种基本道德素质。这一使命必然要求并包含了严格的科学精神和科学态度，因为这是医药事业的根本宗旨得以实现的最基本的保证。在用医药手段直接服务于人的生命这样一个神圣的职业中，科学性决不仅仅是一项技术要求，更是保证人的生命利益，对人的生命负责的重要的道德要求。医药道德品质科学性的特征表现在两个方面，一方面医药道德建立在医药事业的科学基础之上，是医药科学发展的产物，医药事业维护人的生命这一人道目的得到了科学手段和能力的保障，因而医药道德品质具有科学的基础。另一方面从事医药事业的工作人员必须具有科学的态度，进行科学的操作，在履行医药工作职责的时候要尊重科学规律，一丝不苟地执行科学规程和操作规范，用万无一失的技术操作保障医药事业宗旨的真正实现。这是科学性在医药人员个体身上的体现。就是说，医药道德品质的科学性既表现在这个职业本身的科学性上，又体现在医药人员个体的操作实践中。

3. 理智性 医药道德品质约束指导着医药人员为维护人的生命和健康去履行自己的职责。在这个生与死的交汇点上，医药人员承受着巨大的感情压力。面对强大的感情冲击波，医药人员必须具有强烈的理智感，这包括：①要有同情感：人的生命只有一次，当一个人面临生死与健康考验的时候，将痛苦万分，情绪激动。面对虚弱的，需要帮助的生命的呼唤，面对患者的痛苦呻吟，面对人群对健康的企盼和渴求，医药人员应该具有深厚的同情感。这种同情感可以激发强烈的工作责任感，继而树立神圣的事业感，激励自己努力做好工作，为实现医药事业的宗旨，挽救生命，维护健康，奉献自己的力量。同情感是责任感和事业感的基础，也是医药人员必备的道德情感，没有对生命的珍爱，对痛苦的同情，就不可能成为优秀的医药工作者。道德情感是把道德认识转化为道德行动的催化剂，也是医药人员为医药事业奋斗的重要动力。②不能感情用事：医药实践是建立在科学基础上的，科学并不直接反映情感，只反映规律。按照科学规律进行的医药实践并不一定能得到所有人的认同，甚至可能因为现实的短暂的痛苦和损失而遭致反对。此时的医药人员面对不理智、不科学的要求，应该有勇气为了维护人的生命和健康而承担责任。这种理智感要求医药人员不能感情用事，不要迁就他人非理的要求，不施舍廉价的同情，当断则断，说服相关者，坚持按科学规律办事。③坚强的自制力：医药人员作为提供医药服务的普通人，也会有自己的喜怒哀乐，有自身的强烈感受和需要。但是由于他们处于医药工作的主导位置，具有技术上的优势地位，承担着他人的生命和健康责任，因此要求他们在工作中克制自己的情感和情绪，设身处地地为他人着想，把人民的健康利益放在首位，全身心地为人民的健康服务；在任何情况下保持理智，甚至在患者失去理性控制的时候，医药人员也必须控制自己的行为和语言，尽力维护患者、服务对象的正当利益。医药人员的自制力还包括面对各种诱惑时的自尊、自爱。医药人员从事的神圣职业要求他们把人民的健康利益放在首位，控制和约束自己的行为。面对各种不正当的诱惑，医药人员应该有能力自控和拒绝。

4. 恒定性 古人云："无恒德者不可以为医"。医药人员面对的是人的生命，是"生死所系，性命相托"的职业，不允许有丝毫的闪失。因此要求医药人员具有稳定的持续的优良品质才足以胜任这一职业。医药道德品质的恒定性一方面表现为对医药人员自身持之以恒的道德行为要求。由于医药实践性质的特殊性、独立性以及高度的自主性，导致了相当程度的不可控制性，加之医药实践强烈的利益相关性，更要求医药人员具有十分自觉的稳定的道德行为能力。这种稳定的道德行为能力来源于坚定的道德信念。只有通过不断的修养磨练，使医药道德观念深入内心，形成坚定的信念，才能保证医药人员在各种情况下遵循医药道德原则行事，保证医药道德的恒定性。另一方面，医药道德品质的恒定性是源于医药职业的人道主义性质，医药职业的人道主义精神反映了人类健康的根本利益，是医药事业优秀道德思想的结晶，它体现为一种世代相传的职业精神，贯穿于医药事业发展的始终。它所包含的优秀品德传统是历代医药人员在长期实践中形成的，是不朽的永恒的。可以说，是医药学人道主义的本质决定了医药道德品质的恒定性。

二、医药道德品质的历史发展

医药道德品质的形成和历史发展受一定社会的生产方式、社会意识和医药学发展水平的影响。生产方式的演化促成了社会分工，进而产生了适应人们不同利益需要的社会职业。医药职业是源于人们维护健康和生命的需要及生产方式的进步所提供的社会条件，以及人们在维护健康的实践中不断积累起来的医药学知识和技能而产生的。医药职业的出现导致特定的医药人际关系的形成，它包括对个人、对社会、对医药界内部人际之间的关系。这三类关系依社会发展与医药学水平不同而表现为不同的主要矛盾。对医药学领域各类矛盾进行调解的客观需要构成了医药道德产生的直接前提，而主要矛盾的演变则推进了医药职业道德的发展水平。医药职业道德在医药人员个人身上的内化和外化过程即是医药道德品质的形成过程。医药领域各类矛盾的演进促成了医药道德的发展，也推进了医药人员道德品质的进步。

医药道德品质的内容是医药道德领域矛盾调整的结果。在医药学发展的早期，医药人员作为分散的个体活动于民间。人们由于医药学知识的贫乏而毫无能力对他们的行动进行监督，社会也没有相应的功能，人们只能寄希望于医药人员个人具有良好而稳定的道德品质。因为只有医药人员个人的良好品质才能保证人们的生命利益和健康需求的实现。同时由于当时医药水平的低下，缺乏更好更有效的手段为人们解除病痛的痛苦，因而也就更多地依赖于医药人员的责任心、耐心、细心以及观察、分析、解决健康问题的能力，热情周到的态度等个人的良好品质来予以弥补。因此，无论是以希波克拉底为代表的西方早期医德思想，还是以孙思邈为集大成者的中国传统医德，都提出了以美德论为核心的医药道德品质要求。因为当时医药人员是个体行动为主，医药领域的矛盾主要是个人之间的矛盾。因此当时的医药道德主要用以调整医药领域中医药人员与社会其他人员之间的个人关系。针对当时的特有矛盾，医药道德特别强调医药人员个人应具有良好的品德，从而形成了以美德论为核心的医药道德。它要求医药人员仁慈、审慎、富于同情以及不贪财好色、洁身自爱，清廉淳良，等等。这是当时社会和人们的健康利益需要所决定的。它不仅在当时保证了医患之间的良好关系，促进了医药学的发展，而且奠定了整个传统医药伦理思想的重要基础。今天医药学的发展使其控制人的生命的能力日益增强，但是人们和社会对医药职业的监督能力仍然有限，实现医药学宗旨在很大程度上仍然要靠医药人员内在的美德来予以保证。因为外因只有通过内因起作用，对一个完全失去同情心和责任心的人来说，任何规范都难以发挥作用。所以，美德论仍然是现代医药道德中十分重要的内容之一。

随着医药技术的发展，医药道德品质的内涵也在不断充实。它从调整医药领域内个人之间的关系发展为调整个人及社会等众多复杂纷繁矛盾的道德要求。医药人员不仅要通过洁身自律来保证医药领域内个人关系的协调，同时也要着眼于社会和广大人民群众的健康需求，在道德意识、道德行为选择中进一步强化公益的观念，对个人和社会整体的健康利益负责，这是新时期对医药人员道德品质的新的要求。

医药道德品质内容的发展是适应社会和医药学自身进步需要的必然结果，医药人员应该以历史唯物主义的观点来看待医药道德品质的发展，自觉把握医药道德品质发展的方向，努力培养适应时代发展所需要的道德品质，成为适应新时代需要的优秀医药工作者。

扫码“学一学”

第三节　义务论

义务论是伦理学发展史中一个重要的学派，它强调人的品质、行为的动机，人的道德义务感和履行道德义务的自觉性，而不看重行为的结果，不以行为结果作为道德评价的主要标准。由于医药学对于人的生命具有特殊的影响，其行为后果具有特殊的严重性和复杂性，应用义务论的观点制定具有普遍意义的医学人道主义原则和规范，强化医药人员履行道德原则规范的义务感和自觉性就具有十分重要的意义。义务论观点对医药伦理思想的发展产生了重要的影响。

一、义务论的含义及特点

义务论在伦理学理论中也称为规则非结果论，其主要代表者是康德（Kant）。它的道德理论基础不是行为的结果，而是某种道德义务。例如，判定人的行为时只看是否履行道德义务，不看其结果；判定人时，只看其品质、动机，不论其做事的效果。

康德认为，作为道德的基础的理性，是善良意志。善良意志是理性的表现，是道德行为的来源，又是道德行为评价的依据。善良意志就是对道德规律的尊重，或者说是一种义务感，也可以说是按绝对命令办事。康德认为，从善良意志出发的行为，才是唯一道德的行为。一个人好的意志之所以好，不是因为他工作有成就，不是因为他意欲达到某个预期的目的，乃是因为意志的作用，就是说，好意志本身就是好。这是康德道德评价的标准。康德讲善良意志，强调把义务感作为道德评价的标准有其合理的一面。

康德还提出了关于先验的、普遍的、绝对的道德规律的内容。简言之，就是“绝对命令”。它存在于理性之中。“它不是说：如果你要快乐或成功或完善，你做这个；而是说，因为做这个是你的义务（为义务而尽义务）做吧。”①

“绝对命令”有三个公式。

第一个公式讲了道德规律的普遍有效性，即外部规定性。就是说，无论做什么事情你的行为所遵循的原则必须具有普遍的意义。换言之，某条行为准则不管其内容如何，必须有超时间、空间和个人经验的普遍适用性。它能够为每个人所接受所实行，即普遍有效，人人能行。只有如此才能成为客观的，真正的道德律令。如说谎和自杀之所以不道德，是因为他们不能成为社会人人遵守的普遍规则。如果人人都说谎，社会就不存在信任和遵守信约了；人人都因为痛苦而去自杀，人类社会就无法存在下去。

第二个公式，康德说：“你须要这样行为，做到无论是你自己或别的什么人，你始终把人当目的，总不把他只当做工具。”②这条公式提出了道德规律的内部规定性，即把道德的主体—人作为行为的最高目的的思想，这是“绝对命令”真正的思想精华之所在。把人作为目的而不是看作手段或工具，体现了人的价值之所在。按此原则，假若某医生在患者身上用了一种新疗法，尽管此疗法效果是肯定的，但是此医生仅仅是为了其科研的需要，而不是为了治愈患者，那么这一行为在道德上是有问题的，因为这位医生的所作所为不是把患者视为目的，而仅仅当作手段。

---

① 梯利．西方哲学史．下册．北京：商务印书馆，1975：189.

② 康德．道德形而上学探本．北京：商务印书馆，1957：43.

第三个公式讲意志自律，即道德规律是自觉、自订、自守，也就是说，法由己出。自己为自己制定准则，不是别人强加的，正源于此，所以才必须遵守它，服从它，意志自律的根源在于意志的本性是自由的。“自由”是康德伦理思想的最高范畴。“自由这个概念是解释意志自律的关键。”①

康德关于道德规律的三个公式，第一个公式说明了道德规律的一般特征。第二个公式表述了道德规律的基本内容。第三个公式提出了道德规律的源泉和实行道德规律的保证。三个公式是一个有机的整体，构成“绝对命令”的全部内容。

康德的义务论具有如下的特点：

（1）它建立在唯心主义哲学的基础上，认为靠逻辑推理，就能建立起正确的、绝对的道德规则。

（2）它强调道德真理具有普遍性，必须能毫无例外地应用于一切情况，而不是仅仅应用于一些情况或者大多数情况。

（3）它强调道德评价的标准是人的义务感，是善良意志。认为从善良意志出发的行为，才是道德的行为。而善良意志就是对道德规律的尊重，或者说是一种义务感。他由此强调了行为的动机。

（4）它强调人应该为义务而尽义务，而遵守道德律令就是尽义务，道德不是出自人的爱好，情感和欲望，也不是出自人的利害考虑，而纯粹出自人的理性自身，人的行为应该与人的利益、欲望无关，而纯粹按照道德律令行事。这才是道德。

（5）他提出了人是目的的思想。认为人不仅是有理性的存在，而且是当作目的而存在。否认人有先天的等级差别，肯定人作为目的具有绝对的价值。

（6）他提出的意志自律指出了道德规律的源泉和实行道德规律的保障，体现了道德具有自律性的本质特征。

马克思、恩格斯曾经指出，康德的道德律是德国资产阶级革命要求在伦理思想上的反映。他提出了一些好的见解，如道德规律的普遍性；还有与功利主义本质上注重个人利益（利己主义）相反的利他主义倾向；为义务而义务的道德原则，这是康德对伦理学的贡献。但他夸大道德规律的普遍性，把它说成是绝对的，超时空的道德观，认为道德规律存在于先天的理性之中，这是其唯心史观和资产阶级人性论的反映。否认道德与利益的关系，动机与效果的联系，也是片面和不正确的。

义务论强调人的动机和道德责任。

20世纪50年代以来，道德责任问题又被重新置于伦理学研究中的重要地位，并获得了现代意义，形成了以德裔美籍哲学家汉斯·约纳斯（Hans Jonas）为代表的责任伦理学学派，凸显道德的实践维度。随着人对自然界的改造所带来的诸多问题，伦理学界越来越关注如何使人承担起道德责任的实践。约纳斯在他的《责任原理》中从责任的时空维度和责任关注对象等方面对道德责任做了更多的扩展和深入。他认为，真正的伦理精神是利他主义的精神。他认为，科学技术存在巨大的风险，一旦失控，它不但会破坏世界的生态环境，甚至会毁灭整个人类。由于人对自然界的其他生命体是一种非对称的关系，人在自然界中处于优势地位，因此人应当承担重大的责任，应从长远着眼，而不应只从眼前利益出发；应站在人类整体的立场上，而不应站在个体的立场上，对全人类、并对自然界承担责任。

---

① 康德．道德形而上学探本．北京：商务印书馆，1957：45，47．

二、义务论对医药伦理学的意义

义务论对医药伦理思想的发展产生了重大影响。由于医药学行为后果的特殊复杂性，社会及医药界总结了医药学发展历史中的正反经验与教训，制定了具有普遍意义的医药学人道主义原则和一系列的医德规范、条例等等，要求医药人员自觉的实行这些原则和规范，按照这些原则和规范的要求，承担起为患者的生命和健康服务的道德义务。如同义务论的伦理观所要求的那样，医药人员必须无条件地遵守这些道德规范，不论个人的好恶、情感和欲望，不计个人的利害得失，甚至不考虑医药学行为的后果是否确实能达到预期目的，都必须出于职业的道德规则和善良的愿望而积极抢救或治疗，以患者为目的，为维护患者的生命利益和人格尊严，自觉地尽自己的责任与义务。不论结果如何，只要医药人员尽心尽力了，只要他们按照医药学人道主义原则的要求努力履行自己救死扶伤的义务了，他们的行为就会得到社会的认可和自我良心的肯定。

古希腊的《希波克拉底誓言》，著名的《胡佛兰德医德十二箴》，我国古代孙思邈的《大医精诚论》，1945 年以来世界医学会和一些国家医学会等组织颁布的医学伦理法规以及世界医学会 1949 年通过的《医学伦理学日内瓦协议法》等经典医德文献，都贯穿着鲜明的义务论思想。主张医药人员应当遵照这些既定的原则和固有的正当性去行动。义务论的道德观把医药人员为患者服务当作绝对的义务和责任，强调医药人员高尚的善良的动机与为患者服务的信念，而不论行为或不大考虑行为的后果。这种道德观曾经并且仍然在继续鼓舞广大医药人员去和各种疾病作斗争，拯救千千万万人的生命。

义务论的医药伦理思想的意义在于：①它提供了一种处理医药人员与患者关系的重要准则，这种准则要求把为患者服务放在第一位，这就从根本上确定了医药学的基本道德观，并构成了全部医药学道德的核心；②义务论的医药伦理学为从事医药职业的人提供了一种高尚的道德信念，正是这种信念构成了医药人员的道德理想和道德追求，构成了他们的精神支柱。

可以说，这种义务论的伦理观对塑造医药人员的道德品质，确保医药事业的人道主义性质，以及保证医药学完成自己所承担的社会职责都发挥了重要作用。

第四节　公益论

扫码“学一学”

公益论来自对公正的追求。其实质是如何使社会利益分配更合理，更符合大多数人的利益。公益论的理论着眼于公众利益和社会利益的公正分配，即行为的结果应符合社会大多数人的利益。面对当代医药学技术的飞速发展和影响力的迅速扩大，公益论的伦理思想对于规范当代医药学的发展方向和保证人民大众的健康需求将具有重要的指导意义。

一、公益论的思想渊源

公益论的思想来自公正。公正要求公平、合理地对待每一个社会成员，即要求行为的结果或行为应该达到的目的，能使社会利益分配得更合理，更符合大多数人的利益。这就与义务论观念有了极大的不同。它对结果和利益的关注，使其具有了一定的功利主义性质，其思想渊源可追溯至边沁（Bentham）和密尔（Mill）的功利主义以及近代西方哲学的价值论思想，他们强调行为的结果，强调以行为的结果是否有利以及对人类的价值作为道德评价的标准。

伦理学史上的功利主义以边沁和密尔为主要代表。他们把行为的结果和效用作为检验行为的道德标准。一个行为在道德上是否正确，要看它的后果是什么，而判断一个行为的后果，主要是看它能不能带来快乐和幸福。为自己带来幸福和快乐，是利己主义的功利主义；为他人带来幸福和快乐，则是利他主义的功利主义。功利主义理论认为，每一个人的行为或所遵循的道德规则应该为相关者带来最大的好处或幸福。这是功利主义的行为规则。

功利主义一般分为行为功利主义和规则功利主义两种类型。

行为功利主义认为，任何人都应使自己的行为给影响所及的每一个人带来最大的好处。它认为，由于人们所处的环境、条件各不相同，因而无法为所有的行为制订规则。人们应根据所处的具体情况，选择可能带来最大好处的行为。如医疗实践当中的药物选择问题，不可能确定一个普遍适用的绝对原则，只能根据具体情况，选择对患者最有好处的处理方法，用什么药，什么价格的药应该根据特定的情况而定。行为功利主义的长处是具体问题具体分析，具有相当的灵活性。其缺陷在于：第一，行为结果的好坏在行为前有时很难判断；第二，缺乏任何规范的道德理论很难被人们掌握。

规则功利主义认为，人们应当遵守能给一切有关者带来最大好处的规则。规则制定应符合多数人的利益。如此，按规则去做的行为便是道德的行为。规则功利主义的长处是克服了行为功利主义的随意性，制订出人均应遵守的道德准则，这样就不用在每一个具体行为中都考虑其利弊后果，规则更容易被人掌握。但是，规则功利主义也有其不足：其一，制定放之四海而皆准的规则很困难，常常会有例外情况。任何一个原则规范无论制定的多么严密准确，都不可能适用于所有情况，因此也还需要具体问题具体分析。其二，规则制定是根据最大多数人的利益，但却容易忽视对少数人不利的后果。例如医药人员用100名儿童来做药物人体实验，实验可能会给这些儿童带来痛苦甚至伤残，即使医药人员能够保证通过实验可以有利于所有的儿童，那么这个实验也是医药道德所不允许的。因此对这类问题就需要遵从义务论的伦理观来加以限制。

功利主义强调行为的后果及其所带来的利益，并以此作为行为判断的道德标准，“至少有一个优点，即表明了社会的一切现存关系和经济基础之间的联系。”①

二、公益论对医药伦理思想的意义

当代医药学面临的主要矛盾包含了：①个人和社会之间的矛盾，如照顾个人的健康与保护全民的健康利益之间的矛盾，满足某一患者的要求和影响他人利益的矛盾；②效能与公平之间的矛盾，如医药资源的有效利用与资源的公平分配之间的矛盾，医药资源的消费与这些资源消费所获效益之间的矛盾；③眼前利益与长远利益的矛盾，如向现有人口提供完善的保健服务与发展仅仅对后代有利的医疗技术之间的矛盾。这些矛盾使得医药领域中很多问题处于两难境地，传统的义务论及以个人为目的的功利主义和价值论都难以作出完满的回答。因为当代医药学所面临的实际上是个人伦理与社会伦理的矛盾。有时医药人员按照传统的道德观念好心地尽自己最大的努力，结果却使个人或者社会陷入痛苦和烦恼，甚至受到非难和指责。面对这样一种现实，社会公益的道德思想就应运而生了。

公益论的伦理观要求把社会利益尽可能公平、合理地分配给每一个社会成员，使每个

① 马克思恩格斯全集．第3卷．北京：人民出版社，1971：484.

社会成员都能享受到相应的一份利益。当医药学从狭窄的治疗领域扩大到整个社会保健和维护全人类健康的广阔领域之后，社会公益的分配问题变得十分突出。例如，满足患者的治疗需求与有限的社会医疗资源之间；满足患者的某种需求与这种需求的不良社会后果之间；维护患者的现实利益与发展医学科学，保证人群的长远利益之间；发展高精尖医药技术与普及初级卫生保健之间都存在着尖锐的利益冲突，反映出合理分配社会公益问题的重要意义。公益论要求合理分配有限的社会医疗资源，既要满足患者的治疗需求又要保障社会人群的健康保健，同时还要满足后代的健康利益；要正确处理患者和社会广大人群之间存在的某些利益冲突，注重医药行为的社会后果，强调生命神圣与生命质量相统一，对患者负责和对社会、对他人和后代负责相统一的价值观念，要求在对患者救死扶伤的同时着眼于社会的人群的利益和历史的责任。公益论是对美德论、义务论的补充和完善，是对传统功利主义和价值论的发展，是医药伦理学发展的新阶段。

现代医药学已经从医药人员与患者个人之间的技术上的相互作用变成一种由各层次人员、机构组成的庞大的社会组织，涉及整个社会各个阶层和所有人的利益。面对有限的医药资源，必然出现复杂的资源分配是否公正等问题。例如，耗资巨大的医药高技术的临床应用，受益者只是社会中的极少数，但它的发展及大量现代化新型设备的研制，毫无疑问地增加了社会每一个成员包括绝大多数非受益者的负担。那么应该如何处理发展医药学高技术和普及初级卫生保健的关系，保证社会中绝大多数人的利益呢？

社会公益问题主要体现在社会的卫生政策、卫生发展战略的制定和医药卫生体制与制度的确立之中。例如计划生育的政策限制了个人生育权，但维护了整个社会包括其每个成员的生存权利；优生政策保证了人类的长远利益；“预防为主”的方针保护了社会广大人群的健康；“人人享有卫生保健”的发展战略体现了卫生服务的发展方向，等等。特别是2009年党中央国务院颁布的新医改意见中，以“从我国国情出发，着眼于实现人人享有基本医疗卫生服务的目标，着力解决人民群众最关心、最直接、最现实的利益问题。坚持公共医疗卫生的公益性质，建设覆盖城乡居民的基本医疗卫生制度，不断提高全民健康水平，促进社会和谐。”为指导思想，在新医改基本原则中强调了“坚持以人为本，把维护人民健康权益放在第一位。坚持医药卫生事业为人民健康服务的宗旨，以保障人民健康为中心，以人人享有基本医疗卫生服务为根本出发点和落脚点，从改革方案设计、卫生制度建立到服务体系建设都要遵循公益性的原则，把基本医疗卫生制度作为公共产品向全民提供，着力解决群众反映强烈的突出问题，努力实现全体人民病有所医。”“坚持公平与效率统一，政府主导与发挥市场机制作用相结合。强化政府在基本医疗卫生制度中的责任，维护公共医疗卫生的公益性，促进公平公正。同时，注重发挥市场机制作用，提高医疗卫生运行效率、服务水平和质量，满足人民群众多层次、多样化的医疗卫生需求。”这些战略、方针、政策都体现了社会公益的伦理思想。在具体的医药实践之中，医药人员也要以公益的伦理原则为指导，把对患者负责与对社会、对后代负责的道德义务统一起来，以便在大量的两难道德问题当中作出正确选择。

社会公益论的思想代表了现代医药伦理思想新的高度和发展方向。

随着医药手段的现代化，医药学造福于人类的能力不断增强，对人类和社会的作用范围不断扩大，它的科学价值和社会价值得到了越来越充分的实现。医药学的社会化进程把人们从狭窄的治疗领域引入保护和增进人类健康的广阔天地，人们对医药道德责任的认识，已从对患者个人的救助义务发展到对全人类健康利益负责。这种社会公益价值观的产生构成了医药伦理观念上一次质的飞跃。这种价值观立足于人类社会的整体利益和长远利益，着眼于保护和增进全人类的健康事业，它在新的高度上全面地体现了医药学珍重人的价值、权利和尊严，爱护人的生命的伦理价值和道德义务，因而也在更高的层次上体现了医药学人道主义伦理原则。

以社会公益论为核心的现代医药伦理思想是医药学高技术发展和社会化发展的产物，是人类优秀文化的历史结晶，是医药学人道主义在新的历史条件下的升华和发展及其在更高层次上的体现。它对于保证现代医药学发展的正确方向，进一步开拓医药学发展的道路，丰富人类的思想文化宝库具有重要意义和不可低估的价值。

第五节　价值论

扫码“学一学”

价值论研究的价值问题是一个全局性的、普遍性的问题，价值论也并不仅仅是哲学研究的某个问题，而是哲学基础理论中的一个重要分支。价值论与本体论、认识论共同构成哲学的全部内容。“价值”一词看似抽象，实则与现实生活中的“好－坏”“值得－不值得”等表达相同的意思。所有的学科都离不开对价值的追问，离不开对利益的判断，尤其是将人与人关系作为重要研究对象的伦理学。价值论是医药伦理学重要的理论基础，医药人员不能仅仅满足于主观上尽到了职责，还必须顾及行为的后果和意义，还必须考虑自己的医药行为给病人带来的究竟是福还是祸。一句话，顾及行为的客观价值。

一、关于“价值”的争论

扫码“看一看”

价值是价值论研究的核心问题。价值概念作为关于美、善和最佳生活状态的思考存在于许多学科，如美学、经济学、社会学、政治学、法学等等。价值论的最早阐述者多为伦理学家，他们对于价值问题的理解也是基于伦理学的。与许多其他哲学问题相比，价值论是争议较多的分支学科，对于什么是“价值”等问题学者们并未形成一致意见。伦理学中的价值论作为伦理学发展过程中的一个学派，是19世纪后叶出现的。20世纪后很多伦理学派都曾讨论这一问题，并建立了各自伦理学的价值论。康德从动机论出发，认为只有好的动机才是有价值、有意义的。康德认为价值论属于实践论，存在于意志范围内，价值的基础就是意志自由，即是自由地摆脱了一切感性支配的理性的欲求和欲望。在西方的价值论发展过程中，尼采也是一个重要的人物。他认为意志自由与创造密不可分，创造就是自由，价值也是创造而来的。

价值论问题在中国的正式讨论开始于20世纪80年代。在讨论的过程中，也是仁者见仁，智者见智，形成了许多观点和派别。我国学者王玉樑把这些研究归结为三大类型，即主观价值论、客观机械论和主客体关系论，目前占主导地位的是基于马克思立场的主客体关系论。马克思主义认为，价值是客体满足主体需要的一种属性，或者说是客体与主体需要的一种关系。客体对于主体的作用是价值关系的基础。但道德价值并不能简单归结为有用性。行为的道德价值，决定于该行为在调整或协调人们相互关系过程中的作用与意义。同时也不能把利益和道德价值混为一谈。既不能把利益排斥于价值之外，也不能把道德价值等同于利益。只有在正确调解了个人与他人及社会相互关系前提下的利益，才能构成道德的价值。社会利益是客观价值基础的主要内容。依此理论，价值论强调道德行为、道德实践的意义和作用，强调道德实践对主体的关系。由此，关系论克服了主观价值论和客观价值论的片面性，较为全面地、科学地反映价值的本质。

二、价值论对医药伦理思想的意义

价值论对所有的社会科学来说都具有重要意义，对于好坏、值得不值得的正确理解和判断是各学科领域和社会生活中必须做到的。价值论的细小的错误和偏差会以扩大的方式传播到各处，这也正是树立和践行社会主义核心价值观重要性之所在。

价值论对医药伦理思想也具有重大意义。价值就其性质而言，可分为肯定性价值（正价值）或否定性价值（负价值）。医药道德思想的树立及践行能创造出更多的社会价值和自我价值。作为医药企业，如果能承担更多的社会责任，发扬更多的医药道德精神，不仅为企业自身创造更多的价值，获得更多的利润，而且可以增进企业利益之外的更多的社会价值。因为善的理念与医德的弘扬能获得消费者的信任，直接影响他们的消费取向。同时增强企业员工对企业的认同感，从而激发员工为企业、为社会创造更多的价值。在这种情况下，医药企业创造的是正价值。在现实社会中，也存在着个别企业不遵守医药道德，进行违法的生产和经营，对公众与社会带来了负面的影响，甚至伤害。在这种情况下，他们的价值只能是负价值。作为医药人员也是如此，良好的医德带给自身及社会的是正价值，否则是负价值。

作为医药人员，和社会中的每个成员一样，必须实现人生的价值。人生价值是人的活动对于自己及社会所具有的作用和意义。个体的活动对自己所具有的意义是自我价值，对社会所具有意义是社会价值。这两种价值相互区别，同时又密切联系，相互依存。医药人员只有不断地自我反省，通过提升专业技能及加强医药道德修养才能为自我及社会创造更多的价值，在实现人生自我价值的同时，也可以很好地实现人生的社会价值。

社会的进步是物质文明与精神文明共同推动的结果，价值的评价既要看对社会和个人所作的物质贡献，同时也要考虑精神贡献。医药人员与医药企业弘扬医药道德精神，提升医药道德修养，既能创造物质价值，同时也能创造精神价值。从物质方面来说，医药研发人员认真钻研，遵守科研道德规范，新药的成功研制和正确应用能为社会、为患者带来更多的物质利益，减少患者的医疗费用，为社会创造更多的物质价值。从精神方面来说，医药道德的遵守和弘扬能提升社会的正能量，发挥榜样的示范力量，为社会带来更多的精神价值。

重点小结

人道论、美德论、义务论、公益论和价值论是医药伦理学的理论基础。生命神圣观、生命质量观和生命价值观是人道论的主要内容。关注人类行为动机和结果统一的新义务论伦理学是传统义务论的发展。培养人道性、科学性、理智性、恒定性是高尚医药道德品质的主要内容，也是美德论思想的具体再现。正确处理医药资源的公平分配和人人平等享有医疗服务是公益论思想的主旨。

思考题

1. 简答构成医药伦理学理论基础的主要内容。
2. 简述义务论与公益论的区别及各自对医药伦理思想的意义。

3. 分析下列材料并回答：（1）对某幼儿园的行为作出道德评价；（2）结合某医院改革的经验，谈谈公立医院如何告别“以药养医”，回归公益化轨道。

某幼儿园吃药事件

2014 年 3 月，某幼儿园因为给孩子服用“病毒灵”药物而被社会舆论推到了风口浪尖。事件源于 3 月初该幼儿园一些家长陆续发现幼儿园为自己孩子服了不明药物。个别孩子将药物带回家中，经家长查询后发现该药物为俗称“病毒灵”的抗病毒药物。孩子告诉家长，“园长妈妈”对他们解释说，这种药对身体好，是好药。据进一步了解，有的孩子从入园吃到现在，已经三年了。3 月 10 日，当一位家长通过微博发布这一消息后，引发众多家长及全社会的关注与愤怒。

事发后记者来到这家幼儿园，操场上正在举行有关部门与家长的沟通会，教室与医务室里凌乱不堪，家长们情绪非常激动，有的人失声痛哭。他们最担心的是孩子的健康为此而受到影响，一位王先生告诉记者，自己的孩子经常出现头晕、腿疼、肚子疼等症状。该市卫生局组织多家医院各科室的医生对药品本身及毒副作用等进行讨论，5 名相关责任人已被公安部门刑拘。

稿件来源：百度百科 http：//baike. baidu. com/view/12398064. htm？ fr = aladdin ［2014 - 07 - 28］改编

某医院回归公益告别“以药养医”

长期以来，“以药养医”体制阻碍了降价药的实行，降价药品虽然经常在医院消失，但大都为“新瓶装旧酒”的“新药”所代替，“看病难，看病贵”问题依然没有得到彻底解决。

某医院着眼于“外放权力，内增活力”，以体制改革为突破口，通过实现法人治理结构建设，使医疗机构实现公益性与积极性的有机统一。整个医院的院长和副院长构成管理层，同时设有 7 名理事组成的理事会及 5 名监事组成的监事会，三部门分别承担决策、执行和监督的职责，对医院的人才引进、设备投资、中长期运营等重大事项进行决策，以实现医院的自主管理与平衡发展。该医院特别推出了基本药物“零加价”制度，即 456 种基本药物的进价、销售金额与考核医生无关，该公立医院改革正式驶入深水区。他们还计划将这一举动逐步扩大到全部药品，努力解决公共医疗服务的公平性和覆盖性，减弱医生开药的“冲动”，真正缓解“看病贵，看病难”问题。此项改革由地方财政大力支持，医院由此而减少的药品加成收入由上级财政和区财政来补足，力图使诊疗、护理、手术等医疗技术服务收费合理化，并纳入医保支付范围。沿着这一公益性路径，全新的考核机制由此而诞生。“控制医疗费用”成为主要指标之一，过度医疗会影响医生的绩效薪酬。专业的第三方考核机制开展社会满意度的调查，对诊断是否准确、药品使用是否合理等项目进行量化考核。

通过这一场持续的长途角力，不断地完善配套制度改革，该医院会彻底地告别“以药养医”，回归医药事业公益化轨道。

稿件来源：四川日报 沈鹏 http：//yy. china. com. cn/new/sd/gypp/34180. html ［2012 - 12 - 28］改编

扫码“练一练”

（王丽宇　董晓丽）

第四章　医药伦理学的规范体系及医药道德的基本原则

学习目标

通过本章内容的学习，要求学生掌握医药道德基本原则的含义，理解医药道德基本原则的内容要求；掌握医药道德一般原则的主要内容及重大意义。熟悉医药道德基本原则在医药伦理学规范体系中的地位作用。了解医药伦理学的规范体系与伦理学的规范体系之间的关系。本章难点是医药道德的基本原则和国家基本药物制度的重要意义。

医药伦理学是伦理学的一个相对独立的分支学科，正像一般伦理学具有自己的规范体系一样，医药伦理学也有自己独特的规范体系及其内容。正因如此，才能深刻表明它与伦理学及其他应用伦理学的区别及联系，体现出一般伦理学对其具体的指导作用。从本章开始到第十二章进入了医药伦理学的完整规范体系学习内容。我们将系统研究和探讨医药伦理学的规范体系结构，医药道德的基本原则、基本规范和基本范畴以及在医药科研、新药开发、药品生产、经营、使用和质量监督管理等六大特殊实践领域中的基本道德要求。

第一节　医药伦理学的规范体系

扫码“学一学”

一、伦理学的规范体系

“循规蹈矩”是人类社会行为的重要特点。在人类社会生活中，道德规范现象带有相当的广泛性和普遍性。人们在各种社会关系中表现的各种行为无论主体是否意识到，实际上始终贯穿着某种基本的道德原则。如果我们从人的行为总体上分析可以看出，每个人不仅遵循着多种道德原则，而且各种道德准则之间还存在着各种错综复杂的交织关系，相互之间有着内在的密切联系，构成一定道德的完整的规范体系。因此，马克思主义伦理学认为，从广泛的道德现象概括出道德规范体系的结构应首先从历史和现实的道德实际出发，以各种道德行为准则以及它们之间的相互关系为基础。从这个意义出发，观察历史上各种道德规范体系均可见其一般的层次结构。一个或几个道德原则或叫道德基本原则；几个道德规范；若干个道德范畴以及某些特殊领域的道德要求。这样的层次结构好似一张纵横交织的道德科学“网”，其中的各要素之间相互联系，相互渗透，是一个完整统一的整体。

道德原则居于主导地位，是道德规范体系之“网”的“纲”，具有广泛的指导性和约束力，是整个道德规范体系的核心和精髓。它反映社会经济利益和阶级关系的根本要求，是处理个人利益和整体利益关系的根本准则，是调整个人与社会、人与人之间相互关系的各种规范要求的最基本的出发点和指导原则，是不同类型道德相互区别的最根本、最显著的标志。

道德规范是围绕相应道德原则展开的，是一定社会或阶级对人的道德行为和道德关系的基本要求的概括，是各个重大社会关系领域中的普遍道德要求，是道德规范体系之“网”的“目”，是道德规范体系的骨骼，因而也是不同类型道德相互区别的重要标志。

道德范畴作为道德规范体系的组成部分，是反映和概括道德现象的基本概念。它从属于道德原则和道德规范，同时又是道德原则和道德规范的补充，是道德规范体系之“网”上的“纽结”。

某些重大实践领域中的特殊道德要求，虽然不对全体社会成员的全部行为构成同等的指导性和约束力，但它是道德原则和道德规范以及道德范畴在这些领域中的具体体现和贯彻，并对整个社会的道德生活产生着极大影响。

历史上各种类型的道德规范体系，虽然各有不同的社会性质及时代内容，在规范、范畴的数量上各具差异，但总是由这四个方面和四个层次共同架构的。追溯20世纪伦理学在中国的发展历史可以看出，探索和构建伦理学的规范体系始终是学者们研究的热点和重点之一。

20世纪伦理学在中国的研究与发展就宏观总体而言包含着三个内容：①关于伦理学的基本内容及学科体系。它涉及和揭示伦理学的研究对象及基本问题和伦理学的建设系统化和科学化，它是伦理学的基本理论。学者讨论的结论是：伦理学是全面研究道德现象的科学，其学科体系由道德基本理论，道德原则、规范和道德活动三部分构成。②关于道德的本质和类型。这是涉及对道德内在含义的理解和对道德根本特征的把握问题，是伦理学基础理论的重要组成部分。其结论认为伦理学的道德本质问题是主体性与约束性的统一。其类型有二元说和三元说，二元说认为道德主要区分为社会道德和个体道德两大类，三元说则将道德从人与自然的关系、人与社会的关系和人与自身的关系区分为自然道德、社会道德和自身道德三大类。③关于社会所需的道德原则及其规范体系，尤其在社会主义道德原则研究方面出现了一元说和多元说等理论，有人说社会主义道德原则有多个，适应社会主义社会调整人与人、集体与集体关系的道德原则应该是社会主义人道主义和热爱社会主义，忠于共产主义。也有人认为现在的三大领域（即人与人、人与自然、人与自身的关系）调节需要的道德原则应该是社会主义集体主义、社会主义人道主义和社会主义公正三大原则。而一元说则坚持认为社会主义道德原则只有一个，就是社会主义集体主义。关于社会主义道德规范除了爱祖国、爱人民、爱劳动、爱科学、爱社会主义之外，有人主张加上爱自然规律。

学术上的争鸣反映了中国伦理学界思想的活跃，但作为一个学科规范体系的建构总该有一个共识。1996年中共中央第十四届中央委员会第六次全体会议通过的《中共中央关于加强社会主义精神文明建设若干重要问题的决议》中指出：“社会主义道德建设要以为人民服务为核心，以集体主义为道德原则，以爱祖国、爱人民、爱劳动、爱科学、爱社会主义为基本要求，开展社会公德、职业道德、家庭美德教育，在全社会形成团结互助、平等友爱、共同前进的人际关系”。2002年党的十六大报告中指出：社会主义道德建设要“以为人民服务为核心，以集体主义为原则，以诚实守信为重点，以爱祖国、爱人民、爱劳动、爱科学、爱社会主义为基本要求，以社会公德、职业道德、家庭美德为着力点，以爱国守法、明礼诚信、团结友善、勤俭自强、敬业奉献为基本道德规范。”依此，我们构建马克思主义伦理学的规范体系是：一个道德原则，即社会主义集体主义。五条道德规范即社会主义现阶段“五爱”：爱祖国、爱人民、爱劳动、爱科学、爱社会主义。四个基本范畴即义务、良心、荣誉、幸福。三个特殊领域即社会公德、职业道德、婚姻家庭美德。当然这种社会主义道德的规范体系也不是一成不变的，它将随着不同社会发展阶段的变化表现出不同的内容和模式，也必将随着人类认识的发展而日益精确和完善。

二、医药伦理学规范体系的内容

医药伦理学作为伦理学的一个组成部分的分支，它同样应该遵从一般道德规范体系的结构模式，由基本道德原则，基本道德规范，基本道德范畴和特殊领域的道德要求等几个方面组成。结合医药实践的特殊性，在伦理学基本理论指导下，构建医药伦理学规范体系内容如下：医药道德的一个基本原则，即“保证药品质量，增进药品疗效，实行医药学人道主义，全心全意为人民的健康长寿服务”；四个一般原则：尊重、无伤、公正、公益。医药道德的基本规范有八条：仁爱救人，文明服务；严谨治学，理明术精；济世为怀，清廉正派；谦虚谨慎，团结协作；淡泊名利，精心育人；坚持公益原则，维护人类健康；宣传医药知识，承担保健职责；勇于探索创新，献身医药事业。医药道德的基本范畴有六个：良心、责任、荣誉、幸福、信誉和职业理想。医药伦理学的规范体系中还包括六大特殊实践领域的具体道德要求，即医药科研、新药开发、药品生产、药品经营、医院药学、药品质量监督管理领域中的具体道德要求等。综上内容构成医药伦理学的规范体系，各个部分内容相互渗透，相互补充，缺一不可。

三、医药伦理学规范体系与伦理学规范体系的关系

医药伦理学的规范体系与伦理学的规范体系是个别与一般的关系，它与伦理学的规范体系密切联系又相互区别，其具体表现如下：

1. 从属关系 医药伦理学的规范体系不是一个完全独立的道德规范体系，它从属于伦理学的规范体系，是伦理学规范体系的职业道德范畴，是一个部分或叫一个层次，只具有相对独立的意义。因为在当前阶段，医药道德调节人们行为的基本原则、规范和范畴都是社会主义道德原则、规范和范畴在医药实践领域中的具体化，二者是具体和一般的关系、被指导和指导的关系。

2. 层次关系 医药道德规范体系体现的是医药人员遵从的一般道德要求，是社会主义道德规范体系中的职业道德层次，具有鲜明的职业特征。

3. 适用特定对象和特定范围 医药伦理学的规范体系只适用于医药人员，只适用于医药人员在医药职业行为中应有的具体表现。而社会主义道德规范体系适用于社会全体成员，涉及的领域有社会公共生活、婚姻家庭生活及职业活动。

可见，医药伦理学的规范体系是伦理学规范体系指导下的一个分支体系，是具有鲜明职业性的一个特殊层次。

第二节　医药道德的基本原则

扫码“学一学”

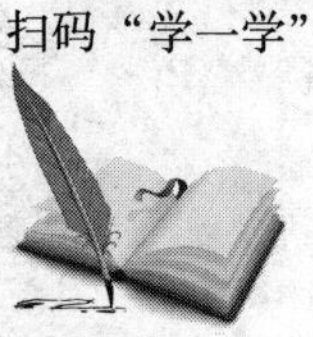

一、医药道德基本原则的含义

医药道德的基本原则也叫医药道德原则或叫医药道德准则。它是在医药职业实践活动中调整医药人员与服务对象之间、医药人员与社会之间以及医药人员同仁之间的关系所应遵循的根本指导原则，是医药道德规范体系的核心内容。它贯穿于医药道德发展的始终，

是衡量医药人员道德水平的最高标准。一般而言，任何一种类型的医药道德规范体系中都贯穿着一个最根本的医药道德原则，它集中地反映一定历史时期的社会和阶级的根本利益和根本要求，从总体上回答个人与他人、个人与社会之间的利益关系，在医药道德规范体系中居于主导地位，具有最普遍的指导性和约束力，是区别于不同类型道德的最根本、最显著的标志，是医药道德规范体系的精髓。

二、医药道德基本原则的内容及作用

（一）医药道德基本原则的内容

医药道德基本原则是在社会意识形态的影响下，反映社会的经济关系及医药道德关系，体现医药事业的根本宗旨和职业特点以及医药科学技术发展对医药道德提出的新要求，具有医药实践指导意义的根本准则。纵观我国医药道德实践历程，总结归纳我国医药道德基本原则的内容表述如下：“保证药品质量，增进药品疗效，实行医药学人道主义，全心全意为人民的健康长寿服务”。

（1）“保证药品质量，增进药品疗效”其目的在于保证人们用药安全有效，这是医药事业的根本任务，也是实现医药道德目标的途径和手段，是实现和达到医药学为人类的健康长寿服务的基本保证。这两句概括深刻揭示出医药职业的特殊性，标示出医药职业区别于其他职业的显著特点，构成医药道德基本原则的核心内容。它具有无条件性和相对稳定性，要求所有医药人员都必须执行，它是衡量医药人员个人行为和品质的最高道德标准。

扫码“看一看”

（2）“实行医药学人道主义”是医药道德继承性和时代性的有机统一。医药学人道主义思想贯穿在医药道德发展的始终，它体现着尊重人的生命权，人的生命价值，患者、服务对象的个人人格权等方面。它要求医药人员在爱护尊重患者、服务对象的前提下，同时遵守国际有关医药学人道主义的规定，从而使医药学人道主义思想的弘扬对全社会的文明进步起着积极的推动作用。

（3）“全心全意为人民的健康长寿服务”是为人民服务思想和医药学人文关怀宗旨在医药实践领域中的具体化。社会主义道德理论已经深刻揭示出为人民服务是道德建设的实质和核心，医药人员追求的医药道德理想和目标必须紧密结合社会道德建设的目标并保持一致。“全心全意为人民的健康长寿服务”是医药道德的根本宗旨，也是医药实践活动要达到的最高境界。

在上述内容中，“保证药品质量，增进药品疗效”是医药道德实践的手段和前提条件，构成医药道德基本原则的基础层次；“实行医药学人道主义”是医药道德实践的思想保证；而“全心全意为人民的健康长寿服务”是医药道德实践的根本目标，三者相辅相成，缺一不可，互为基础，相互促进，共同发展，构成了贯穿医药道德的一条红线。

（二）医药道德基本原则的要求

医药道德的基本原则要在实践中发挥应有的作用必须通过诸多的具体要求而展开，而实施这些具体要求就从客观上丰富和发展对医药道德基本原则的理解，这些具体要求表现在如下三个方面：

1. 确保药品安全有效　医药人员研发、生产、经营和使用药品其根本目的是为了防病治病，保障人们身体健康和用药安全。安全第一表明，防病治病之药品首先不能对人体构成伤害，这种伤害具体指致死、致残和致畸。其次是有疗效，即确保药品不是假药、劣药，二者合而为一是药品的质量。保证药品质量，增进药品疗效是维护人类健康的前提，也是医药道德的首要内容。随着人们物质文化生活水平的提高，随着医疗条件的改善，医药服务对象在日益扩大，现已从患者扩大到健康人群，朝着提高人的自然素质和寿命的方向发展，为了防止衰老，使人们健康长寿，一方面医药人员必须努力发展药品生产，增加品种，满足人们身体健康的需要。另一方面要提高药品的质量，保证药品安全有效。“人命重千金”，如果医药人员生产药品质量低劣，掺杂使假；仓库工作人员不妥善保管药品，使其霉烂变质；经营部门不能文明经商，唯利是图，出售假药、劣药；医院的医护人员不认真负责，差错不断；药品质量监督执法人员明知某种药品有严重不良反应而置之不理，玩忽职守，不仅不能为人们防病治病，而且损害人们的健康，甚至危及人们的生命安全。因此，确保药品安全有效是医药道德基本原则内容的首要要求，它充分体现了医药道德的一般原则无伤。无伤原则虽然局限于某些医药条件和其实践过程的复杂性而具有相对性，但是医药人员在研发、生产、经营和使用药品的过程中，力争做到无伤或者将伤害减到最低限度，只有如此，才能确保药品安全有效。

2. 尊重人的生命和服务对象人格 医药道德中强调实行医药学人道主义，从伦理方面体现了对绝大多数人的权利、利益的关心和人格的尊重。它要求医药人员始终把为人民谋利益、谋福利当作自己工作的出发点和归宿，充分重视人的生命价值，尊重人的人格，维护人的生存权利，把全心全意服务奉为神圣义务和最高职责。

尊重人的生命实际上体现了医药道德的一般公正原则。尊重人的生命是古今中外医药伦理思想中的一贯主张。之所以要尊重人的生命是因为与世界上其他万物相比人的生命是至高无上的。生命对人只有一次，生的权利是人的基本权利，故而尊重人的生命就要尊重人生的权利。这体现了传统的生命神圣论。然而，随着人们观念的进步，在近代医药伦理思想中又提出了尊重人的生命的同时，还要考虑生命的意义、价值。

生命并不是绝对神圣的，人类生命本身是可以用价值来衡量的。就某个病患来说，其生命价值与社会需要、医疗需要、生命质量、治愈率、预期寿命成正比，而与维持其生命所需的代价成反比。在现实生活中，生命的权利和生命的质量在对医药人员行为选择时往往产生两难，二者有着冲突和抵触。如在“安乐死”的行为过程中，医药人员往往既要尊重人的生命权利，全力救治，延长其寿命，又有考虑病患追求生命质量的要求。尊重生命一方面是指尊重那些具有生命价值的人的生命，另一方面又意味着对那些生命质量极低，社会为维持其生命存在所花费代价太高的生命是否应该承担救治的义务。这种道德挑战困扰着医药人员。

[实例 4 - 1]

2001 年中央电视台新闻调查节目报道：在我国西部某市，一位身患肝硬化的青年男子，在疾病晚期十分痛苦的情况下，通过一家报纸向社会呼吁“谁能救救我?!”他希望他的医生能为他实行“安乐死”。但他的主治医生认为：把患者从死亡线上拉回来是医生的天职，除此之外，采取任何手段帮助患者加速死亡都会使自己的良心不安。其原因在于人都有求生的欲望，渴望死亡违背人的真实意愿及生命神圣观，是不人道的。

基于上述两个方面的理解，我们不难看出医药实践始终将维持患者、服务对象生命的权利视为第一职责，无论国籍、肤色、宗教信仰等方面差异，在医药人员面前的身份只有患者、服务对象，应不分亲疏，平等相待。这就是我们所认为的公正的根本所在。对有同样需要的人给予同样的对待，以同样的服务态度对待有同样需要的服务对象，不因其他原因亲疏彼此，特别是在稀有医药卫生资源分配时，也应做到公平对待、公平分配。强调公正原则就是要承认人人均有生命和健康的权利，人人享有医药保健和预防疾病的服务和照顾。但是在公正原则的执行中也应打破平均主义，因每个人的具体需要给予服务和照顾，若对不同需要的人给予平均主义的医药保健反倒是一种事实上的不公正现象。

人都有自己的人格尊严，自己的主张与思想，包括精神患者和残疾人。医药学人道主义特别强调尊重患者的人格，关心人、同情人、体贴人、爱护人，尤其对一些有生理缺陷之人也应同等对待，一视同仁。那么尊重患者、服务对象的人格是医药道德一般自主原则的体现。自主就是指“自己做主”。它包括思想自主、意愿自主、行动自主。思想自主系指一个人具有正常、稳定的情绪和正确的理性思考力；意愿自主指一个人具有自由决定自己意愿的能力与权利；行动自主指一个人具有自由行动的能力和权利。自主原则体现对自主的人和他的自主性的尊重，尊重自主的人和他的自主性就是承认他有权根据自己的考虑就他自己的事情作出合乎理性的决定。在医药实践中，尤其在新药的研发及临床试验时，医药人员应完全尊重受试者的意愿要求，时刻视人的生命，人的人格独立为第一位，为最高价值。

［**实例**4－2］

某药厂对某种药物进行Ⅲ期临床观察，该药物主要是通过对肌体免疫功能的调节作用而抑制肿瘤生长。根据临床药物的观察原则要求，选择的观察对象标准之一是确诊为实体肿瘤并停用抗肿瘤治疗3个月的患者。一般而言，对于药品生产企业不断开发新药以达到为民防病治病的目的可选择的手段很多，但一般符合的原则不能背离安全、高效。从客观上说，临床试验该种药物，对肿瘤患者的辅助治疗是有益的。但是该药在观察时要求选用的病例试验对象必须停抗肿瘤治疗3个月，这是违背患者自身利益要求的，若必须如此也必须取得试验者本人的同意。单纯地从研究和开发新药的角度出发而不考虑患者自主的行为是不道德的。

在当前医药管理改革中，OTC药物的使用和选择充分展示出对患者、服务对象个人自主权的尊重。而在某些药物的使用过程中适当必有的严格限制也不能简单地说医药人员的行为就是违背自主性的，如对精神药物的管理等，医药人员有责任和权利对非理性的行为加以阻止以保护行为者的利益不因他们自己的行为而造成伤害，这种干预是完全正当的。

由于我国社会的经济、文化水平相对落后，部分医药人员由于利益驱动，在某些方面表现出不道德行为，不人道行为。如对白痴、精神病患者及弱智者不能与正常人同等对待；在个别情况下，一些人违背有利无伤原则，违背自主原则在患者身上进行药物试验等；还有些研究人员及生产厂家，在新药说明书中未注明禁忌及毒副作用，以致对受用者造成伤害，对这些不道德行为我们必须坚决反对。

［**实例**4－3］

2003年，在首都北京的一家医院发生了药物人体试验的不道德现象。来自河南的39名艾滋病病毒感染者被选中参加“胸腺核蛋白制剂”（英文缩写为TNP）的药物试验。患者在对药物试验风险不完全知情的情况下，带着康复的美好愿望走进医院。结果试验造成多人死亡。事件发生以后，原国家食品药品监督管理局公开声明，该药物临床试验没有经过国家药监部门批准，是违法的。

人的生命和健康保障是人的最根本的需要，医学和药学的产生和发展正是适应人类的这一基本需要而不断进步。人道地对待人的生命安全，尊重患者的行为自主，合法地开展药学研究，是人类理性的行为选择和道德觉悟的升华。相反，违背道德要求和法律规定的行为，既是不人道的，也是非理性的。

3. 德术精良，全心服务 医药实践是社会事业的组成部分，因此要求医药人员全心全意为人民的防病治病服务，这不仅是医药道德的根本指导思想，也是医药道德基本原则的精髓和本质特征。要做到全心全意为人民的健康长寿服务，要求医药人员正确处理医药人员与服务对象的关系，正确处理个人利益与他人利益、集体利益的关系，正确处理德与术的关系，做到德术精良，全心服务。

医药人员的直接服务对象是患者和保健用药人员，在二者关系中，一般而言医药人员处于主动地位，患者、服务对象处于被动地位。医药人员生产、销售的药品质量如何，往往是服务对象无法直接监督的。这就需要医药人员时刻以患者、服务对象的利益为重，以高度负责精神确保药品质量，保证人民的生命健康。

一般而言，从力量方面讲，药品在生产、储藏、经营的过程中，个人力量总是有限的，只有依靠集体力量才能生产出更多、更高质量的药品来满足人民的需要。从利益方面来讲，集体利益在一般情况下是与个人利益相一致的，只有在发展集体利益的前提下，才能使个人利益得到保障和满足以及发展。因此，个人利益应该服从集体利益，离开了集体利益也无从谈及个人利益。反对把个人利益凌驾于他人、集体利益之上的利己主义行为。

医药人员要做到全心全意为人民的防病治病、健康长寿服务，既要有良好的道德品质，又要有过硬的技术本领，二者缺一不可。仅有为人民防病治病，维护健康的愿望，没有过硬的科学技术知识，不能在实践中研制出疗效更高、质量更好的药品，同样达不到为人民服务的目的。反之，有了精湛的技术，但缺乏为人民服务的热情，缺乏关心人、同情人、爱护人、帮助人的品质，缺乏爱岗敬业的精神，粗制滥造药品也不能更好地为人民服务。

[实例4-4]

20世纪90年代末期，发生在我国南方某市的一家医院，负责配制手术消毒药液的医药人员工作中粗心大意，将已经是1%浓度的戊二醛按照惯例稀释20倍，结果消毒液无效，使大量病员的手术刀口难以愈合并造成继发感染。有的患者因为伤口不愈合，竟做了6次手术。病例达到160余例，给患者造成严重的身心创伤，行为极不道德。

因此，在德与术的关系上，鄙薄技术或轻视思想品德及作风修养都是不对的。但是在德与术之关系上还应该看到德具有统帅作用，有了为人民服务的愿望和热情，有了强烈的责任感和道德意识，就会对学习科学技术产生推动和促进作用。正如北宋政治家司马光所说：“夫聪察强毅之谓才，正中直和之谓德。才者，德之资也；德者，才之帅也……是故才德全尽谓之圣人，才德兼亡谓之愚人，德胜才谓之君子，才胜德谓之小人也。”只有德才统一，坚持德育首要地位，医药人员才能不断在实践中加强修养，践行全心全意为人民服务的高尚道德责任。

坚持全心全意为人民的健康长寿服务还要求医药人员在实践中要坚持医药道德的一般公益原则。公益原则主要有三层含义：①从宏观上讲，现代医药卫生事业是一种社会性事业，医药卫生事业的方针、政策的制定与实施，必须以维护公众的利益、社会的利益为出发点；医药资源的配置必须符合大多数人的利益。如在我国医药卫生事业中的“预防为主”方针，就从根本上体现了医药实践的社会公益性。②在具体医药实践活动中，医药人员不仅要考虑服务对象的利益，对患者负责，而且要考虑社会的公益，对社会公共利益负责。如在制药过程中，不仅要在生产过程中严格执行药品生产的质量标准，而且对废物的处理、排放要严格按国家的环保政策行为，不损害其他单位和社会的整体利益。③医药道德的公益原则包含着医药实践中的社会可持续发展战略思想。药品的研制、开发人员在创制新药及试验新药过程中，一方面考虑个人对服务对象的责任，另一方面也要考虑对子孙后代的影响，不能顾此失彼。在医药史上的“反应停”事件及20世纪90年代某大国的AZT药品人体试验都警示人们，药物通过母体遗传对胎儿后代造成的影响是令人触目惊心的。医药人员在具体实践过程中，只有坚持医药道德的一般公益原则要求，才能做到实现医药道德的根本原则，实现为维护人类的健康长寿服务的目的。

（三）医药道德基本原则的作用

医药道德的基本原则是医药道德规范体系的总纲和精髓，因此，它在医药伦理学的规范体系中起着总的根本指导作用，具体表现在：①医药道德基本原则在整个规范体系中起统帅作用，只有深刻理解基本原则，才能对医药道德的规范和范畴有深刻的理解和把握，从而才能领会医药伦理学的真谛。②医药道德的基本原则具有调整医药人员与社会、与服务对象及医药人员彼此关系的作用，坚持医药道德的基本原则有利于新型人与人关系的建立。③医药道德的基本原则解决了医药为谁服务的大方向问题，以利于在这个大方向的规定和指导下，提高医药人员的道德水准，促进医药事业的发展和进步。④医药道德的基本原则从实践中规定了医药实践行为哪些是道德的，哪些是不道德的标准和界限，从而帮助医药人员明确了道德修养的正确方向和崇高目标，会极大地有助于纠正医药行业的腐败现象和不正之风，促进社会风气的根本好转。

三、医药道德一般原则的内容及意义

作为学科理论的核心内容，医药伦理学的基本原则占据了20世纪中国医药伦理学的主导地位。生命伦理学的兴起反映了人们对个体生命、健康认识的深化及人权意识的觉醒，具有普遍性、概括性的基本原则有待于细化与深化，医药伦理学的一般原则继而成为学界广泛探讨的内容，它是在坚持医药伦理学基本原则的基础上，对其所进行的全面展开与具体运用，从而保证基本原则得以更好地贯彻与执行。

（一）医药道德一般原则的内容

1. 尊重原则　美国学者马斯洛从心理学角度分析了尊重对自我实现的人的重要意义。他强调“对于另一个人的尊重意味着承认他是一个独立的存在，是一个独立自主的个体。自我实现者不会随便地利用别人、控制别人、忽视别人的愿望。他愿意给予对方以一种基本的，不能降低的尊严，不会毫无必要地侮辱他。”[①] 如今，尊重作为基础道德论已为全世界人们所认可，成为处理人与人之间、民族与民族之间、国家与国家之间关系的最基础的道德原则。“己所不欲，勿施于人”已成为全球伦理中的黄金法则。1993年8月，世界宗教会议通过了《走向全球伦理宣言》，其间最核心的道德要求就是“尊重”，即呼吁世人要尊重个体的生命人格、权利尊严与自主性等。

在医药道德中，狭义的尊重原则要求医患关系双方要彼此尊重对方的人格。我国人格权法规定的具体的人格权包括生命权、健康权、身体权、姓名权、肖像权、名誉权、隐私权及其他具体人格权。医患双方相互尊重人格不仅是医药道德的基本要求，同时也是重要

① 马斯洛著．许金声、刘锋等译．自我实现的人．北京：生活·读书·新知三联书店，1987：10.

的法律规范，“公民的人格尊严受法律保护。”其中，医药人员应将患者的健康与生命放在首要地位。同时还要注意尊重患者的隐私权，不得随意泄露其身体部位、生理特征、心理状态及生活经历等隐私。

广义的尊重原则还包括自主原则，即医药人员的行为可以完全自主选择，而患者、服务对象也可理性地为自己选择诊治药物及治疗方案。后者反映了医药道德的完全的自主性特征，包括自主知情、自主同意及自主选择。医药人员在向患者及其家属交待病情的基础上，向他们征求诊治意见，患者及家属在经过深思熟虑的抉择后，以契约或其他具有承诺力的方式表达意愿，最终明确诊疗方案。在这一过程中，医药人员首先有主动告知的责任，告知要充分，即需告知患者及家属所必须了解的全部信息，不充分的信息会影响服务对象决择的客观性及科学性。医药人员不仅做到让患者及其家属充分知情，而且要通过通俗而详细的解释帮助他们正确地理解信息，对判断错误与选择不当的行为，医药人员应站在患者立场上分析利弊、耐心劝导，不能听之任之、不闻不问，在规劝无效的时侯只能选择尊重患者及家属自主权，只有当患者的选择损害了他人及社会利益时，医药人员才能行使特殊干涉权。

值得注意的是患者的自主性不是绝对的，必须在年龄、精神状态及情绪方面符合一定标准和要求。我国法律规定年满 18 周岁及 16 周岁以上不满 18 周岁的以自己劳动所得为主要生活来源的人可以具备自主能力，同时在精神上符合医学所规定的标准。患者情绪必须保持稳定，避免在过度紧张、恐惧或冲动情形下做出决定。

实现尊重原则的关键是医药人员尊重患者及家属，但尊重是相互的，也要求患者及家属尊重医药人员。在我国，异化为消费关系的医患关系日趋紧张，医患暴力冲突不断升级，严重影响了医药人员的工作热情和进取心。医患之间关系的改善最首要的前提就是尊重，医生是生命的保护神，尊重医生就是尊重生命。

[实例 4-5]

2013 年 10 月 25 日，某市第一人民医院发生一起患者伤害医生案件。犯罪嫌疑人连某因对之前在该院进行鼻腔微创手术结果有异议，对多家医院的复诊结论极度怀疑不满而刺伤三名医生，其中耳鼻咽喉科主任医师王某因抢救无效而死亡。国务院总理李克强对此案件十分关注，呼吁相关部门采取大力措施化解医患矛盾，维护正常的医疗秩序。2014 年 1 月 27 日，此案犯罪嫌疑人被判处死刑，剥夺政治权利终身。

缓解日趋紧张的医患关系，责任的双方必须协调，在共有认知的基础上相互尊重，加强理解，只有如此，才能实现对生命的最高尊重。

2. 无伤原则　西方医学的奠基人希波克拉底的誓言蕴涵着不伤害患者的伦理思想，“我愿尽余之力和判断力所及，遵守为病家谋福利的信条，并检束一切堕落及害人行为。”无伤原则作为人道主义原则中最重要的组成部分，引发了后来许多思想家从不同视阈的关注与探讨。自由主义代表人物密尔将无伤原则视为对政府行为的一种规约，要求政府在行使权力的过程中，必须关注个人权利，不能侵害个人利益。罗伯特·E·古丁及哈特更是将无伤原则上升到了法律的高度，在揭示道德和法律相互关联的基础上，强调阻止对他人的伤害是对道德进行法律强制的理由之一。生命伦理学家对此也进行了相对统一的认识与探讨，无伤原则已成为医药伦理学重要的原则。

无伤原则是指在医药领域的实践中，医药人员应当从动机和结果上避免对患者和家属造成实际的或潜在的身体、心理及感情上的伤害。医药实践领域中不可避免地存在着伤害，无论是医学手段还是药物应用，其后果注定具有两重性，医疗上必须的符合适应证的救治在达到预期目的时，也不可避免地为患者带来某些方面的伤害。因此，无伤原则的真正含义并不是要消除一切伤害，而是要求医务人员以人道主义原则为出发点，关爱患者的健康与生命，防范或减少不可避免的伤害以及意外伤害的出现，努力使患者免受不应有的伤害。

按伤害的内容，可将伤害分为躯体伤害、心理伤害和经济损失。躯体伤害是指由于行医问药而给患者造成的躯体疼痛、功能损害、伤残甚或失去生命。精神伤害是指医药人员泄露患者隐私、侵犯患者人格尊严而使患者受到的伤害。经济损失是指为补救躯体伤害和精神伤害而额外支付的医药费用，由此而减少的正常收入。按医药人员所负的责任来区分，伤害可分为技术性伤害和行为性伤害。技术性伤害是指医药人员的技术使用不当给患者带来的伤害。其中临床用药指征不明确、剂量过大或过小、违反禁忌用药等会给患者带来或隐或显的严重危害，药源性疾病涌现、药物依赖性增强及国家医药资源的浪费都与此有关。医疗检查过程中，由于防护缺失或不当而造成的放射性损伤、造影剂及有创性的检查等给患者带来的伤害、医疗手术中的可预见性与不可预见性的伤害都属于技术性伤害。行为性伤害是指医药人员对患者使用歧视、侮辱、威胁及谩骂性的语言及所采用的拒绝、强迫、疏忽及暴力等行为。根据医药人员的主观意志，伤害可分为责任伤害与非责任伤害。医药实践中出现的有意的、可知的、可控的伤害都属于责任伤害，而无意的、意外的及不可控的伤害则属于非责任伤害。

[实例4－6]

大量研究及实践已证明，滥用药物会对人体带来巨大伤害。如对该药物过敏会引起过敏反应，严重者会致死。抗生素类药物的滥用增强了病菌的耐药性，结果引起病菌的变异，人类有可能面临新一代不死的病菌。2014 年 8 月 18 日，安徽省卫计委公布了 53 种不需要使用抗生素输液的疾病清单，要求该省医疗机构遵循“能口服就不注射，能肌肉注射的就不静脉注射”的用药原则，对一些外科、妇科炎症及小儿的疾病，只有患者出现吞咽困难、严重呕吐及严重腹泻等病症时才使用静脉输液，防止使用抗生素无效，反而导致滥用。①

无伤原则是对医药人员德与术的双重考量，要求医药人员医术要精、品德要好。因此，在医药实践中，要增强医药人员为患者服务的动机与意愿，从人道主义原则出，“仁爱为怀，济民救人”，坚决杜绝有意伤害、努力防范无意伤害，避免给患者带来躯体、精神及经济上的伤害。同时通过认真思考、刻苦钻研提升专业技术水平，审慎明察，胆大心细，提升预测和诊治能力，依凭精湛的技术使患者免除伤害。

3. 公正原则　康德断言：“如果公正和正义沉沦，那么人类就再也不值得在这个世界上生活了。”②罗尔斯说：“假如正义荡然无存，人类在这世界生存，又有什么价值?”③作为一个古老的话题，公正始终是人类共同的期盼和永恒的追求。公正有多种分类方法，其中依自身性质可以分为形式公正与实质公正。形式公正强调公正的表现形式或执行程序，而实质公正指的是公正的实质性内容，蕴含着一定的价值和目标。在特定时空的具体事件中，形式公正与实质公正必须同时得到关注，没有实质公正的形式公正是空洞无物的抽象，没有形式公正的实质公正是毫无结果的争论。在21 世纪的中国，改革开放的步伐必然会引发利益关系的深化与调整，各类深层次的矛盾终将浮出水面，新一轮利益调整必须在公正

---

① 朱晨薇，于丹丹．扬子晚报．2014 年 08 月 20 日。

② ［德］康德著，沈叔平译．法的形而上学原理［M］．北京：商务印书馆，1991：165.

③ 许纪霖．世间已无罗尔斯［J］．文汇报，2002 年 11 月 28 日。

的框架内来展开。

医药伦理学的公正原则主要是用来规范医药卫生资源的分配，包括宏观资源的分配与微观资源的分配。宏观分配确定医药资源在国民总支出中的合理比例、医药资源投入在各地区、各部门的配额，以保证医疗资源覆盖整个群体。在医药实践中，排除性别、种族、职业、地位等差别的影响，尤其是基本的医疗保健应覆盖全体成员。我国新型农村合作医疗制度集中体现了公正原则。长期以来，由于医疗保障制度的缺失，我国农村居民因病致贫、因病返贫的问题凸显，严重影响了农民的健康水平和生活质量。2010 年 10 月，《中华人民共和国社会保险法》将新农合制度纳入我国社会医疗保障制度范畴内，新农合制度正式启动。新农合制度以县为单位统筹、以农户为单位参加，政府负责大部分所需资金，为农民减轻了医疗负担。自此，政府每年不断加大农村医疗救助工作力度，提高政策范围内住院报销比例，增加重大疾病保障种类，体现了宏观分配的公正原则。微观分配是具体的医药机构思考如何将稀缺的资源分配给需要的患者，器官移植、住院床位、手术机会等都属于此类分配。与宏观分配追求形式公正相比，微观分配在承认个体差异的基础上更加侧重实质公正，即对不同需要给予不同满足，当面临稀缺资源的分配决择时，医药人员可以依据患者病情需要和治疗价值、患者既往和预期贡献、患者在家庭中的地位和作用、该项诊治对医药科学发展的意义及患者治疗后可能的生存期限等因素来确定优先使用者的资格。

医药伦理学的公正原则不仅体现在资源分配公正，而且还体现在人际交往的公正。医药人员对患者要普同一等、一视同仁。排除患者的地位、职业、文化水平等差异，一律公正对待，应给予同样的尊重和关心，尤其弱势群体患者，应给予更多的人道主义的关怀和帮助。

[实例 4-7]

大数据时代会让传统医疗、医药行业更公平透明

互联网、智能手机改变了传统的传播方式，为人们的生活带来了翻天覆地的变化。阿里巴巴支付宝、网络微信平台纷纷加入传统医药行业，“看病难、看病贵、挂号难、医药贵”问题将有可能迎刃而解，从而保障公正原则更好地实现。2014 年 8 月某医院联合支付宝打造该省首家“未来医院”，两个星期内就有 4000 多人通过支付宝挂号、侯诊、交费、诊疗，解决了排队、耗时等难题。据相关负责人介绍，信息化平台的完善将会实现网上智能预约、智能分诊、远程候诊、诊间支付、查看报告、免费 WIFI、室内导航、在线医患互动、建立个人健康档案、在线理赔乃至大数据预警等多个强大功能。①

毫无疑问，大数据时代会使传统医药行业更加透明公正，督促医药行业改善自身产品及服务质量，更好地保障国人健康。

4. 公益原则 思想家们对利益的评价存在着两种不同的理解，以罗尔斯等为代表的自由主义者主张个人利益优先，而以桑德尔等为代表的社群主义者主张公共利益至上，即要优先考虑普遍的善。这是对个人与社会、个体与整体关系两种不同的理解。强调社会公益的本义在于制定合理的规范来调节个体利益与社会利益的矛盾，凸显的是社会普遍价值或利益的优先地位。卢梭认为：“我们每个人都以其自身及其全部的力量共同置于公意的最高指导之下，并且我们在共同体中接纳每一个成员作为全体之不可分割的一部分。”② 公共利

---

① 中国制药网. http://www.zyzhan.com/news/detail/42352.html. 2014-12-20.

② ［法］卢梭著，何兆武译.《社会契约论》［M］. 北京：商务印书馆，1980：20.

益不以个体或团体的利益偏好为取向，面向社会每个成员提出要求，致力于满足每个主体的利益。

作为医药伦理学的一般原则，公益原则强调以公共利益为基点，实现公共利益与个人利益的统一。国家通过公正合理地分配资源与解决利益冲突，使医药事业的发展有利于患者、社会、医药科学及子孙后代。作为医药伦理学的理论基础，义务论始终将治病救人视为医生的职责和使命，强调为尽义务而尽义务，有利于医药从业者树立崇高的道德信念与职业理想，确保了医药事业的人道主义的宗旨。随着社会的进步及医药科学事业的发展，出现了患者的需要同社会有限医疗资源之间的矛盾，患者利益与他人利益、子孙后代利益及社会整体利益之间的矛盾，患者与医药科学发展之间的矛盾，单纯的义务论无法应对诸多难题，公益论由此应运而生。公益论强调社会利益、集体利益及个人利益的有机统一，反对以社会利益和集体利益去抹杀个人利益，当三者发生“非此即彼”的矛盾与冲突时，社会利益注定优先。

公益原则是药品政策制定的首要道德原则，药品政策要与社会发展的总目标相一致，要制定基本药物政策，保证人人用得起药，同时在城镇居民用药得到满足的情况下，要重点解决农村、边远地区及贫困地区人民用药问题。基本药物是指那些适应基本医疗需求，剂型适宜，价格合理，能够保障供应，公众可公平获得的药品。为了使公众得到基本药物供应，降低医疗费用，促进药品的合理研制、生产及使用。我国从 1992 年开始正式启动遴选国家基本药物药品，1996 年公布第一批目录，每两年修订一次，至 2006 年已公布第六批目录。1997 年，党中央、国务院在《关于卫生改革与发展的决定》中，作出了建立并完善基本药物制度的决定，将基本药物政策作为国家的责任加以贯彻落实。自 2009 年 8 月国家基本药物制度正式启动以来，卫生部先后印发了《关于建立国家基本药物制度的实施意见》《国家基本药物目录（2009 年版）》《国家基本药物目录管理办法（暂行）》《国家基本药物临床应用指南》《国家基本药物处方集》等有关文件，相关部门出台了国家基本药物定价、报销、采购、质量监管以及基层医疗卫生机构补偿、化解债务、乡村医生队伍建设等配套文件。国家基本药物制度相关政策逐步完善，有力地推进了国家基本药物制度的顶层设计和在基层医疗卫生机构的稳步实施。截至 2011 年 10 月，全国 31 个省（区、市）和新疆生产建设兵团均实现了在所有政府办基层医疗卫生机构配备使用基本药物，并实行零差率销售，国家基本药物制度初步建立。经过科学评价而遴选出基本药物，具有临床必需、安全有效、价格合理、使用方便、中西药并重等特点，将临床必需用药摆在第一原则，要求每病必需（至少）要有 1 ~ 2 种药物品种，以适应绝大多数人口医疗的需要。国家基本药物制度的实行，为广大人民群众提供了最安全、最有效、最适宜、最经济的治疗药物，有效地遏止了药品费用的过快增长，减少了浪费，合理地利用了我国有限的医疗卫生资源，充分体现了药品政策的公益性原则。

（二）医药道德一般原则的意义

医药伦理学的四个一般原则是基本原则的具体化，是调节医药人员与患者、医药人员与社会、医药人员相互之间关系的具体准则，也是医药人员行为实践的出发点和依据。它实现了对单纯的义务论与功利论的超越，即强调医药人员的责任又关注患者的利益，致力于动机与效果相统一。虽然它们各自内涵不同，但核心都是强调尊重、不伤害及有利于人的生命和健康。“在全部造物中，人们所想要的和能够支配的一切也都只能作为手段来运用；只有人及连同人在内所有的有理性的造物才是自在的目的本身。”① 人是目的而不是手段，尊重、无伤、公正及公益是生命伦理的最核心及最基础的道德要求，突出强调了人的生命的无价性与至高无尚性，关爱生命是灵魂、是宗旨。

尊重、无伤、公正及公益等四项原则实现了从主体性思维方式向主体间性思维方式的转向，彰显了平等、自由及交互等现代性观念，有利于实现医药领域各方面的和谐。传统的医药伦理思想秉承的是主体性思维方式，在医药实践中，占有主动地位的医药人员享有特殊干涉权，最终决定行医问药的措施和方案。医药伦理关系的多样化增加了医药实践领域中的利益矛盾和纷争，加之个别医药人员滥用特殊干涉权而引发的不正之风，医药伦理思想开始了由主体性思维向主体间性思维的转向。主体间性思维凸显的是在承认价值与利益多元化的前提下，平等独立的主体通过协商对话达成共识，从而实现和谐与团结。医药人员与患者相互尊重，在坚持患者自主权的基础上共同商议行医用药方案，最大限度地降低对患者的伤害，使每个患者都能够得到公正的对待，保证每个患者的最大利益。

作为衡量医药人员品行的基本道德标准，医药伦理学的一般原则贯穿在整个医药实践领域中，成为评价医药人员品德、指导医药道德行为及加强医药道德修养的重要宗旨。它有利于解决医药实践领域中的矛盾和冲突，实现各方面的和谐。当今世界面临的资源短缺、人口激增及生态环境等问题使医药领域中的矛盾不断扩大，医药人员不仅考虑服务对象的利益，而且要关注公众的社会利益、子孙后代的利益及保护和改善生态环境，实现人与人、人与社会及人与自然的和谐。

重点小结

伦理学的规范体系是由道德原则、规范、范畴和特殊领域的道德要求共同架构的。医药伦理学的规范体系是以伦理学规范体系为基础的一个特殊层次。“保证药品质量，增进药品疗效，实行医药学人道主义，全心全意为人民的健康长寿服务”是医药道德的基本原则。“尊重、无伤、公正、公益”是医药道德的一般原则。国家基本药物制度确保了医药卫生资源的公平利用，充分彰显了医药道德公益原则的深刻意义。医药道德原则是医药伦理学规范体系的“纲”。

思考题

1. 简答医药道德基本原则的含义。
2. 简答医药道德基本原则的内容要求。
3. 联系实际，论述医药道德基本原则在医药伦理学规范体系中的地位作用。
4. 联系实际，论述医药人员的德与术的关系。
5. 简答医药道德一般原则的内容及重大意义。
6. 分析下列材料，论述国家基本药物制度的重要意义。

在儿童医院的重症监护室里，罗某已两次被下达了病危通知单，她只能依靠气管插管维持生命，她正等待着一种救命药——复方磺胺甲噁唑注射针剂，即十几年前普遍应用于

① ［德］康德著，邓晓芒译．实践理性批判［M］．北京：人民出版社，2003：119.

临床的特效药复方新诺明。罗某的家人寻遍了上海各大药店与医院，也没有发现这种药的踪影。由于复方磺胺甲噁唑平均只有 1 元多一支，低廉的价格使企业无利可图，厂家已经停止生产，市场上根本买不到这种药。据《河南商报》报道，近年来，全国短缺廉价药已达 342 种，从 2004 年开始，因为断货而见诸报端的廉价药就有 10 种，平均每年一种。具体目录如下：

药名	治疗病症	价格	断货时间
维脑路通片	血栓静脉炎	8 元/100 片	2004 年
麦角新碱注射液	妇科出血	0.42 元/支	2005 年
注射用回苏灵	呼吸衰竭	2 元/支	2006 年
简装氯霉素眼药水	眼部感染	0.3 元/支	2006 年
西地兰	心血管病	3 元/支	2009 年
注射用红霉素	儿童肺炎	2 元/支	2010 年
牙周宁片	牙周病	2 元/100 片	2010 年
鱼精蛋白	心脏外科疾病	11 元/支	2011 年
盐酸环丙沙星胶囊	泌尿生殖系统感染	6 元/20 粒	2012 年
他巴唑	甲状腺功能亢进	2 元/100 片	2013 年

针对廉价药从盛行到短缺，再到停产、断货这一事实，业内人士认为，这是因为国家限价，药厂亏本不愿生产。而在厂商看来，公立医院“以药养医”，压缩廉价药空间才是症结所在。无论如何，只有深化医疗体制改革，进行政策调整，尤其是完善国家基本药物制度才能彻底解决这一难题，保障人民群众的健康与生命。

改编自网络：http：//epaper.hljnews.cn/shb/html/2013－12/30/content_1072287.htm

（赵迎欢　董晓丽）

扫码“练一练”

第五章 医药道德的基本规范

学习目标

通过本章内容的学习，要求学生掌握医药道德规范的含义、特点和作用；医药道德基本规范的内容和要求。熟悉医药道德规范在医药伦理学规范体系中的地位。了解医药人员与服务对象关系的特点。本章难点是医药道德基本规范的内容和要求。

虽然医药道德的基本原则是调节医药人员行为的总的指导方针，具有概括性和稳定性，但是，它不能取代对医药人员实践行为的具体要求。换句话说，医药道德的原则必须通过具体的行为规范加以体现和贯彻。因此，医药道德的基本规范是调整医药人员与服务对象关系、医药人员同仁关系、医药人员与社会关系的具体准则，它在医药道德的规范体系中同样占有十分重要的地位。

第一节 医药道德规范的概念

扫码“学一学”

一、医药道德规范的含义

规范就是规则和标准的意思。在现实社会中人们制定了各种规范，诸如语言规范、技术规范、法律规范等，这些规范都对人们的某些行为构成约束。

当前，在西方伦理学研究中，将规范（Code）和规约（stipulation）进行了重新认识。

规约的概念最早是考尔贝格在论及道德意志的发展理论中首先使用的名词。他认为道德发展分为三个层次：第一叫“前规约层次”，包含着将“正当”作为主体严格接受权威和法则，符合个人利益与目的的权利；第二叫“规约层次”，包含着将“正当”作为主体在社会中为维护社会或集体的福利必须履行的义务；第三叫“后规约层次或原则化层次”，包含着主体在维护社会基本权利与价值，维护社会最大多数人利益的全过程中接受全人类能够遵循的普遍性伦理原则的指导，进行正当性行动的理由就是接受普遍性伦理原则的有效约束，规约是正当行为的价值尺度。这种观点自洽了现代汉语中规约的名词性质，即为主体在实践中应遵守的共同条款。事实上，仅将规约做名词使用是有其局限的，它还应显现一种动词的性质，即限制和约束，具有过程性特点。①

与规约相比较，规范则只具有名词性质。规范就是规则和标准的意思，“范”则具有示范之意，就是告诫人们要这样去做，这样做行为的结果就是典范。规范关注结果。

规约，从字面上认为，名词性质理解为要求，准则，标准之意；动词性质理解为约束，限制之意。规约的外延要大于规范。在伦理学研究中，认为规范是在原则基础上所派生的具体要求，原则是“纲”，规范是“目”。

作为规范伦理学，伦理规约既包括伦理原则又包括伦理规范，同时还应该包括伦理

① 赵迎欢．高技术伦理学．沈阳：东北大学，2005：12－13.

范畴。

那么，医药道德规范是调整和处理医药人员在从事医药科研、生产、经营、使用、管理等实践过程中形成的道德行为和道德关系的最普遍规律的反映，是医药人员在医药实践过程中所遵循的处理个人与患者、服务对象关系；与集体、社会之间关系；及医药人员同仁关系的行为准则。它也是一定社会或阶级对医药人员道德行为的基本概括，是衡量医药人员道德水平高低的标准和进行道德评价的尺度。

二、医药道德规范的特点

医药道德规范是医药人员在药品生产等实践活动中道德行为和道德关系的具体反映，是医药实践过程中社会需求的集中表现。所以，它除了具有一般道德规范所共有的稳定性、连续性和阶级性等特点外，还有针对性、理想性和现实性等特点，综合如上特点，我们将其总括为三个统一。

1. 多样性与针对性的统一 医药道德规范是在医药道德原则指导下，适应从事医药学实践的各个不同类别的道德关系而对医药人员的行为提出的有一定差异的、具体的特殊要求。因此，在内容上它表现为丰富性和多样性，它依据医药学各个实践领域的特殊性，有针对性地提出对医药人员的道德要求，而不是随心所欲地丰富其内容，表现出多样性和针对性的结合。如针对医药科研领域中的特殊问题、热点问题，突出强调医药人员对科学的探索精神和奉献境界；针对药品生产过程的特点，强调医药人员应爱岗敬业等，如此，使医药道德规范的具体内容丰富多样而且不空泛，针对性极强。但是我们在看到该特点的同时还应该认识到医药道德规范作为医药道德原则的表现和补充，在适用范围和具体内容上有一定的局限性和可变性，在某些具体实践内容发生变化以后，这些医药道德的基本规范也要做相应地调整，使其针对性更强。

2. 理论性与实践性的统一 医药道德规范的出现总是不同历史条件下医药伦理学的基本理论和基本观点紧密结合当时当地的医药学具体实践和需要的产物，具有理论性和实践性的高度统一。如我国在1984年9月20日第五届全国人民代表大会常务委员会第七次会议通过并于1985年7月1日起实施的《中华人民共和国药品管理法》，在当时就是将医药道德规范的许多内容以法律的形式固定下来，从而推动医药道德规范的落实。随着改革开放的深入，医药实践中的许多具体内容发生着深刻的变化，如我国的药品已开始实行分类管理；对药品广告的内容有许多具体的规定。为适应医药学实践发展的要求，我国在2001年2月28日第九届全国人民代表大会常务委员会第二十次会议上修订了《中华人民共和国药品管理法》并由2001年12月1日起施行。2013年12月28日第十二届全国人民代表大会常务委员会第六次会议第一次对该法进行了修正。2015年4月24日第十二届全国人民代表大会常务委员会第十四次会议第2次修正，2019年8月26日第十三届全国人民代表大会常务委员会第十二次会议第二次修订。这说明医药道德规范是从医药学实践中做出的高度的理论概括，并以此指导人们的实践行为，它是理论性与实践性高度统一结合的产物。

3. 现实性与理想性的统一 由于医药道德规范直接源于人们的医药实践活动，所以许多医药道德规范的具体内容是医药人员认同并接受的，如文明服务；不谋私利；用户至上，文明生产等，广大医药人员在思想上接受并能在不同程度上身体力行，使医药道德规范在执行中具有坚实的社会基础和法律后盾，因此，医药道德规范具有社会现实性。此外我们还应该看到，医药道德规范是随着医药事业的不断发展而有所变化和提升的。目前制定的道德规范，还包括有经过坚持不懈的医药道德教育和道德修养才能形成的高层次内容，诸如以国家、民族利益为重进行创造性劳动，公而忘私，全心全意为人民服务等都属于高层次的示范性道德规范的内容，具有先进性和理想性，它源于社会现实，又高于社会现实，具有示范作用和引导作用，是医药人员在医药实践活动中应不断追求的最高境界。

三、医药道德规范的作用

对医药人员的实践行为加以约束和规范其意义在于促进医药科学的发展和进步，为维护人类的健康长寿服务，医药道德规范的作用主要表现为以下两个方面。

1. 协调作用 医药道德规范的重要作用在于协调医药实践中人们之间的关系，以促使医药人员在从事药品科研、生产、经营、使用、管理等实践过程中彼此紧密配合，使医药人员与患者、服务对象之间，医药人员与集体、社会之间关系协调一致，从而保证医药事业有序、稳定、协调地向前发展。

2. 评价作用 医药道德规范不仅是调整医药人员行为的准则，也是评价和判断医药人员行为是非、善恶的标准。马克思主义认为，在阶级社会里，每一个阶级进行道德评价的标准都是依据从本阶级利益中引伸出来的道德原则和规范。医药道德规范则代表了人民的利益，以此为评价标准具有广泛的群众性和科学性，同时通过医药道德的评价作用，可以激励医药人员积极向上、勇于进取、廉洁奉公、献身事业的热情和志向，为社会进步和人类健康而奋斗终身！

医药道德规范是医药人员在长期的医药实践中概括和总结出来的行为准则，因此，从形式到内容，历代医药学家对医药道德规范都十分重视，无论是《希波克拉底誓言》，还是《迈蒙尼提斯祷文》，无论是孙思邈的《大医精诚论》，还是近代的《药师信条》，都是医药道德规范的具体形式，它们都具有如上两个方面的作用，是医药人员道德自律的基础。

第二节 医药道德规范的主要内容

扫码“学一学”

一、医药人员对服务对象的道德规范

在医药学实践中，医药人员对服务对象的关系是医药道德关系的最主要表现，因为患者、服务对象是医药人员直接面对的实际对象，如药品的研制目的主要是为服务对象服务，药品的生产、经营等过程中始终贯穿着医药人员与服务对象之间利益的调整，因此，要调整和处理好二者关系首先必须清楚医药人员与患者、服务对象关系的特点；其次明确医药人员对服务对象道德规范的内容要求。

（一）医药人员与服务对象关系的特点

在人类社会生活中，医药人员与患者、服务对象建立起来的是一种特殊的人际关系，在以往很多人称它为“一医一患”关系，在药学实践领域中我们也叫它“药患”关系，这里的“患”不单纯是指患者，还包括与患者本人有直接关系或间接关系的亲属或监护人及单位同事，这些人在某种特定条件下都可以称为是医药人员的服务对象。因此可以说，医药人员对服务对象关系是医药人员群体与以患者为中心的群体之间的关系。这种特殊的人际关系其主要特点表现为：

1. 双向性 在这个实践活动过程中，医药人员和服务对象其交往目标和指向是明确的

而且是共同的，患者、服务对象求医买药是为了治疗疾病；而医药人员提供服务的目的也是为了治病救人。没有患者、服务对象，医药人员无法提供服务，无法创造，无法贡献；而没有医药人员，患者、服务对象的治病要求也无法得到满足，因此双方各自的利益是在对对方利益的要求和满足中得到体现，这种双向性反映出二者价值目标的一致。

2. 时代性　当下医药人员与患者、服务对象关系尽管存在着现代科学技术发展所带来的某些“物化”现象，但从根本上说人与人之间并不是雇佣关系和金钱关系，而是“人人为我，我为人人”新型的同志式平等关系，为满足各自需要而产生的物质利益和精神利益的关系都是在社会主义物质利益原则指导下互助、平等的人际关系的反映。这种平等关系是任何一个社会都无法比拟的。

（二）医药人员对服务对象道德规范的内容要求

1. 仁爱救人，文明服务　医药人员对服务对象一定要具有仁爱之心，同情、体贴患者疾苦，对患者、服务对象极端负责，应做到不是亲人胜似亲人，无论在药品的科研还是生产实践中，都应该始终把人民的利益放在至高无上的地位，尊重患者、服务对象的人格，一视同仁，满腔热情地为患者、服务对象服务。如在医药经营领域的营销人员，包括药店或医院的司药人员都应该做到文明服务，态度和蔼可亲，急患者所急，想患者所想，而且要做到热情为服务对象宣讲药物知识，指导患者用药，使患者感到一种亲情，同时也通过医药人员的行为透视社会的风气。

仁爱救人还应一视同仁，对所有患者、服务对象不论是在医院的药房取药还是在药店经营部购药；不论男女老少还是熟人、生人；不论职位高低还是容貌美丑；也不论患者对自己是否有利，以及而后是否对其有所求，医药人员都应该一视同仁，平等地对待服务对象。所谓一视同仁，一是要求医药人员在指导患者、服务对象用药上，要严格按照科学原则办事，不能对有权势者阿谀讨好，对普通群众冷若冰霜；二是医药人员对患者要平等相待，要尊重患者、服务对象的自尊心、名誉等人格上的独立，对任何患者、服务对象的正当愿望和合理要求均应给予满足，不可对亲近者、有权势者恭敬而对无权者拒之门外或敷衍塞责。历史上许多医药学家都提倡“凡诸疾病者，一视如同仁”“贫富虽殊，施药无二”或“不分贵贱，普同一等”。这种行为有利于在平等的基础上建立起和谐的人与人关系。

2. 严谨治学，理明术精　医药科学是生命科学，医药道德和医术是决定医药服务质量好坏的关键和重要因素。医药技术是基础，医药道德是保证。因此在医药实践中要求医药人员既要有高尚的医药道德，同时又要有精湛的技术，二者缺一不可。医药科学的深入发展需要从业人员有严谨治学的学风，尤其是对从事自然科学研究的人员更应如此。科学来不得半点虚假和马虎，在医药科学发展中因为具有严谨学风成功的例子很多；而因为缺少严谨治学的学风失败的教训也有。

[实例5－1]

英国细菌学家弗莱明（1881～1955年）发现青霉素就是一例。弗莱明在第一次世界大战期间做过军医，他亲眼目睹了许多伤员死于感染，死于可怕的败血症。他暗下决心要潜心探求一种能够杀灭细菌的物质。1922年，他从某种植物和动物的分泌液中发现一种能杀灭细菌的溶菌霉。1928年，弗莱明在帕丁顿的圣玛丽医院作主任细菌学家研究葡萄球菌的生长，他做好了一些玻璃皿培养，盖上了玻璃盖，就去度假。数日，当他回来后马上去看培养皿，他发现培养皿的盖子滑开了，经常存在于房子灰尘中的霉菌污染了培养皿。在被霉菌污染的周围没有葡萄球菌生长。弗莱明没有放过这一偶然事件，而是进行了认真的研究，最终发现了青霉素。青霉素的发现使人类摆脱了许许多多传染病的威胁，使医药学的发展跨入了一个崭新的时代。从此，抗生素在人类战胜疾病的斗争中广泛地使用。而与之相对，世界上著名的有机化学家李比希由于粗心大意而失去了发现溴元素的机会。李比希是德国著名的有机化学家，一次他在海藻的植物灰母液中提取碘时，发现在蓝色的碘溶液上面有一层深褐色液体，他不加思索就断定这是"氯化碘"，贴上标签放到了实验室。一年以后，一位法国的大学生巴拉做了一个与李比希完全相同的实验，他同样发现了这层深褐色液体，他没有放弃，深入研究，结果发现了溴元素。李比希知道后非常懊悔，他到实验室揪下"氯化碘"的标签在背面写上"今后除了有切实可靠的证据来证明自己的发现，再不可主观臆断出来什么理论了"放在实验室以教育自己，警醒后生。

当代科学技术发展的速度越来越快，医药科学也必将伴随着科学发展的步伐大踏步前进。新药物、新剂型、新工艺、新材料不断涌现，竞争十分激烈。如果医药人员不紧跟时代步伐勤奋求知，严谨治学，理明术精、开拓创新，就会落在时代的后面。当前，纳米技术已经广泛应用于制药研究和医疗实践。德国医生已经尝试借助磁性纳米微粒治疗癌症，并在动物实验中取得了较好疗效。其具体做法是将极其细小的氧化铁纳米微粒注入患者的肿瘤中，然后将患者置于可变的磁场中，氧化铁纳米微粒升温到45～47℃。利用这个温度慢慢热死癌细胞。一些纳米药物制剂已进入规模化生产阶段，并陆续开始投放市场。科学家在研究开发纳米药物的同时也发现一些具体问题。问题之一是每个人都知道1nm在长度上是十亿分之一米或千分之一微米。现已有药典记载的药物在制备中将中药粉碎到细胞壁破壁级一般在30～50μm之间，这样药物与传统的中药以原药粉制成的丸剂和散剂没有达到细胞破壁的药物相比，已经大大提高了有效成份的提取率，或者已大大缩短了提取时间，若直接服用可以提高药物的利用度。但是纳米级粉末的粒度范围是在1～100纳米之间，那么当中药粉碎到纳米级时，它还能否具有原有的药效或者变为什么样的性质，甚至它还是不是药物都是一个未知数。问题之二是若简单地说将中药加工到纳米级是可以的也是可能的，但是粉碎技术受制于两个方面，一是设备的技术水平，现已没有问题；二是物料的选择，这个问题就一般材料也没有问题，但是当它与药物这个关系到人类的生命健康的物质产品相联系时就具有了特殊性。其问题在于目前缺少防止药物污染的加工方法以及若真的生产出纳米中药，检验它的真假就需要研制出来可供药检部门普及使用的快速检测仪器。当然我们应该相信，随着纳米中、西药物的开发，会带来许多药物制备的新技术、新方法。纳米级粉碎后带来的团聚、固体附吸、固液混融等问题困扰着中、西纳米药物的开发，开发中的许多挑战也要求医药人员具有严谨治学的优秀品格和理明术精的基本素质，不断在实践中寻找治疗疾病的有效物质，探索其作用机理，经过结构改造、提高药物疗效、减少副作用、并制成适当剂型，安全有效地为人们防病治病服务。

3. 济世为怀，清廉正直 医药产业在今天被人们喻为"黄金产业"，一些道德境界水平不高的医药人员将从事这一职业认为是赚钱的手段，许多人在个人私利和人民生命之间选择行为时没有牢记医药的根本是济世救人，从而利用手中职权在药品生产、经营及使用中拉关系走后门，获取患者的财物或劳务，更有甚者利用职权将贵重药品赠送亲友，化公为私。因此在医药实践中，要求医药人员廉洁奉公，作风正派，只有如此，才能将保证药品质量，防病治病，维护人民的健康长寿放在第一位。尤其在药品质量监督管理工作中，更应时刻牢记这条准则。当发现药材腐烂霉变时，应从人民的利益出发，不徇私情，秉公执法，一定当机立断，销毁报废。在历史上许多医药道德规范中都有这样的要求，如胡佛兰德《医德十二箴》中讲到："医之处世，唯以救人，非为利已，乃业之本旨也。不思安逸，不图名利，唯希舍己以救人，保全人之生命，医疗人之疾病，宽解人之苦患，其外非所务矣"。

［实例 5－2］

2006 年，原国家药品监督管理局的一些官员受到查处，由此暴露了我国在药品注册管理中存在的问题。一些官员以权谋私，官商勾结，滥用职权，玩忽职守，给人民的生命健康造成损害。还有一些官员公开将企业报批的资料拿出来转卖给其他企业，而且对有明显缺陷的医疗器械违规注册，对弄虚作假的所谓新药不能及时清理，以致连续发生"齐二药"事件、欣氟事件、广东佰易"丙种球蛋白"事件。

医药人员在职业实践中牢记医药学事业的崇高目标和服务宗旨是十分重要的。医药职业不是为自己谋利的手段，而是为民众健康服务的崇高事业。济世救人，清廉正直是医药实践人员确保服务质量的前提条件和思想基础。

二、医药人员同仁关系的道德规范

医药人员同仁关系在医药伦理学中也叫医际关系，它是指从事医药职业实践的人员形成的一种业缘关系。一般来说将这种同仁关系分为两大方面，即广义是指所有医药人员相互之间的关系，如某个实践领域的医药人员与其他实践领域医药人员的关系，如药品生产工人与科研人员的关系；狭义是指同一个实践领域中医药人员彼此关系，如药品的科研人员之间的关系，医药营销人员彼此关系等。医药同仁关系为古今中外医药学家和伦理学家十分重视，并把这一关系的道德作为道德教育、评价和修养的重要内容。

扫码"看一看"

（一）建立良好的医药同仁关系的意义

1. 良好的医药同仁关系是当代医药科学发展的客观需要　英国技术预测专家詹姆斯·马丁曾预测人类知识的发展速度：19 世纪是每 50 年增加 1 倍；20 世纪初是每 10 年增加 1 倍；20 世纪 70 年代是每 5 年增加 1 倍；而目前已到了大约每 3 年增加 1 倍。这个预测告诉人们人类知识的更新速度在加快。随着人类知识的不断更新，许多新药物的制备方法不断涌现。随着克隆技术和转基因技术的广泛应用，基因药物在未来人们防病治病中发挥着越来越重要的作用。研究和开发出一种新的基因药物需要无数科学家和研究人员的协作，如果没有优秀的医药道德品质和科研道德就很难寻求到合作的伙伴。

［实例 5－3］

1990 年美国国会决定用 30 亿美元搞人类基因组计划。基因，就是决定一个生物物种的所有生命现象的最基本的因子。人类基因组计划就是要了解我们所有的基因，搞清楚这些基因在基因组的什么位置——"基因定位"；把每个基因都标在一张图上——"基因作图"；把这些基因一个个拿出来，在试管里扩增放大再进行研究——"基因克隆"；把基因组所有基因的基本结构——"DNA 序列"都搞清楚，最终解读遗传密码，这是人类基因组计划的目的。2000 年 6 月 26 日人类基因组序图谱草图公布于世。美国、英国、日本、法国、德国、中国六个国家协作完成了基因组"工作框架图"（草图）的测序，分别完成了 54%、33%、7%、3%、2%、和 1% 的测序工作。中国在其中完成了百分之一的任务。

试想如果一个人在新的历史条件下不能加强多学科知识的更新和相互渗透，加强专业间的技术交流与合作，联合攻克医药学研究中的难关，就很难适应科学飞速发展的要求。

2. 良好的医药同仁关系有利于充分发挥单位的整体优势，提高效率　任何一个药品的科研及生产单位都是一个相对独立的整体，若每个工作人员心情舒畅，就可以充分发挥其潜力，激发其积极性、主动性、创造性，使工作效率极大提高。若在工作过程中，某个环节上人际关系紧张，矛盾丛生，是非不断，难以配合，这样在工作中就会形成反向张力，使得集体丧失合力，产生负效应。

3. 良好的医药同仁关系有利于医药人才的成长 任何人才的成长都离不开两个条件，一是社会的宏观条件和本单位的微观条件，这是人才成长的外因；二是个人自身努力的主观条件，这是人才成长的内因。而在外因条件中，人际关系是十分重要的，尤其是单位内部的人际关系。良好的医药同仁关系可以使人心情愉快地在工作实践中发挥自己的才能，为社会做出更大的贡献。

（二）医药人员同仁关系道德规范的内容要求

1. 谦虚谨慎，团结协作 谦虚谨慎，团结协作是医药道德的一条重要的行为准则，是科技人员成才的思想基础。谦虚不是自卑，也不是虚伪客气，而是一种虚怀若谷的精神态度。谦虚谨慎的含义是指医药人员在对己对人的态度中表现出虚怀若谷，永不自满的思想境界和求实精神以及重视客观实际的慎重和仔细的态度。在中国古代传统道德思想中多次提到同道之间要谦和谨慎，这种思想对今人仍具有重要指导意义。谦虚谨慎是团结协作的前提基础，团结协作又是事业发展必不可少的条件。随着科学和技术的不断发展，科技、生产活动的规模和组织形式也在不断扩大，科技的生产活动方式也逐渐由个体劳动发展成为一种社会化的集体劳动。在现代的医药科技活动中，若发明一个在临床上有很好疗效的新药，必然要涉及到药物化学、药理学、药物分析学、药剂学、医学等各个方面的专家参与合作，并要经过漫长的实践过程。在这个过程中已远远地超出了单独个体的劳动所能成功的范围。要生产一种药品需要有科研人员的研究试验成功；进行生产时，从原料的采购、粗加工、细加工、提取有效成分到药品的分析、鉴定、检验、以及包装、储存保管等各个工艺过程和环节，均需要各部门许多医药人员的共同努力，不能做到团结协作，许多生产活动就无法进行，因此，要求医药人员之间、各科室之间、甚至生产单位与经营单位、使用单位之间都应该从患者和社会整体利益出发，谦虚谨慎，团结协作，取长补短，具体应该做到：①正确对待自己，合理评价别人，反对孤高自傲，自我吹嘘。对于一个科研人员尤其表现在对待自己的科研成果的署名问题上的利益之争时，应表现出严于律己，宽以待人，并以谦虚的态度尊重同行的科研成果。如链霉素是在美国医药学家瓦克斯曼领导下发现的，但到后来发表有关这一成果的论文时，他却把自己的名字署在几个研究生的后面。当然，科学界并没有否定他的决定性贡献，公正地将 1952 年诺贝尔生理学和医学奖授予了他，同时他的高尚风格也受到后人的称赞。②应该以谦虚的品格尊重科学规律，尊重事实，反对科研成果中的剽窃。随着人类对知识价值的重视和对知识产权保护的尊重，要求医药科研人员要善于学习别人的先进知识，同时又勇于改正自己的缺点和不足，而不是剽窃别人的成果据为己有。由于科学在其发现过程中本身就带有可错性，人们在探索未知世界的过程中应具有勇于修正错误的勇气和胆略。

[实例 5－4]

1973 年 4 月，美国著名科学家赛宾在美国科学院的一次集会上宣布，他发现疱疹病毒可引起某些人体肿瘤。但一年以后，他在一次研究班会上宣布收回以前发表的材料，因为这个实验不能重复做出，无法证实其可靠性，且赛宾把自己收回材料的声明发表在美国科学院报上。谦虚就要求人认识到自己的不足勇于改正。

在医药学史中，世界发达国家的科学家曾经因为艾滋病病毒的发现者是法国人还是美国人引起过纷争。美国的一家毒理研究所在与法国蒙太尼研究小组合作的过程中，一方面由于科研人员的不严谨而导致技术秘密的泄露；另一方面由于研究人员的不实事求是，窃用了别人的成果，行为有悖科研道德而引起争端。科研领域的腐败和学术不道德行为的出现，在客观上反映出行为主体的道德品格。谦虚谨慎，团结协作规范的实质在于医药人员应该相互尊重，诚实守信，虚怀若谷，戒骄戒躁。医药人员只有具备如此良好的道德品质，才能在竞争中求得合作的伙伴，以共同探索和创造医药科技新产品，满足社会需要。

2. 淡泊名利，精心育人　众所周知，人类文化的传递是一个前后继起，不断发展的实践过程。任何人创造的物质成果和精神成果都有一个对前人成果的“扬弃”过程。而对于一种新药的创制和发明在其成果的转让过程中还会遇到利益纷争。作为医药同仁彼此应保持高洁，淡泊名利，追求卓越。尤其在药品转让过程中不可见利忘义，损害本单位名誉、本单位与其他单位关系、本单位人员与其他单位人员关系。

[实例5-5]

尼卡地平（Nicardipin）是一种新型的选择性作用于血管的第二代二氢吡啶类钙通道阻滞剂，可以通过抑制钙离子内流，使血管平滑肌扩张，血压下降。近年在临床上应用已经取得了广泛的疗效。但是这种药物的生产制剂条件要求极高，因为该药易受环境因素的影响而降解，特别是易受光、湿、热影响，使药物疗效和质量不能得到保证，故而生产条件十分苛刻。我国北方某大学的教授研制出生产工艺后准备将其转让给某市一个制药厂，但是当他考察了这家制剂企业的生产条件后，这位教授告诉前来洽谈合作的该厂技术人员不要签这个项目，因为该厂不具备生产此药的设备条件。若投入资金开发这个项目不但不能盈利，反而会给企业带来损失。这种视责任在名利之上的行为受到同仁的深深敬仰。

在医药同仁关系中，很重要的一个方面要求老先生向青年人传授技能，精心培育青年人成长。淡泊名利的另一种表现就是强调一种甘为人梯，精心育人的境界。我国著名药物化学家，中国工程院院士梁晓天教授，一次他帮助四川抗菌素研究所搞清了一个抗菌素的化学结构，该所同志将署有梁晓天名字的论文寄给他审阅，他对论文做了认真修改后，将自己的名字删掉了。这种淡泊名利，甘为人梯的精神为后人树立了学习榜样。

三、医药人员对社会关系的道德规范

医药人员各项实践活动都是在一定的社会关系中进行的，处理各种问题不仅要考虑到医药人员与服务对象的关系，而且也要考虑到社会的利益，医药人员对社会的责任。因此，医药人员与社会关系道德已成为医药伦理学研究的重要内容。

（一）医药科学的社会功能

科学技术是第一生产力，医药科学作为科学技术的一部分同样成为保护劳动力，发展生产力的重要手段。

在生产力中，人是最积极、最活跃的因素，没有健康的劳动力就无法进行人类的生产活动，因此，医药科学的重要任务就是要防病治病，促进健康，延长寿命，保护劳动力，使人群的发病率、死亡率下降，劳动者体质增强，为社会创造更多的物质财富。现已有资料表明，由于医药科学的发展和人民生活水平的提高，发达国家的人均寿命已由20世纪初的40岁提高到70岁以上，预计21世纪科学的进步将使人均寿命提高到150岁。

医药科学在稳定人口数量，提高人口质量的同时，还协调着人口增长与经济发展的比例关系。在我国，计划生育是一项基本国策。人口作为一个经济范畴是社会生产力和消费力的对立统一体，它参与生产、分配、交换和消费等经济活动的全过程。对于一个社会而言，要保持良性运行和协调发展就要认识到人口的过快增长将不利于社会发展的趋势。因此必须通过医药学知识和技术的广泛应用，做到少生优生，同时开展各种疾病预防，避免严重缺陷的疾病遗传对人体的伤害，提高人口质量。据世界卫生组织（WHO）报告，每年第三世界有1200万15岁以下儿童死于麻疹、白喉、百日咳、破伤风、小儿麻痹和结核这六种本来可以预防的传染病，而死亡造成了巨大的经济损失和社会损失，如果对他们进行免疫接种只需3亿美元，就可以避免比3亿美元高几倍甚至几十倍的经济损失。当前，人类已经通过多种途径研制生产出预防多种疾病的疫苗药物，为改善人们的生命质量做出了突出贡献。

医药科学在不断提高人类医疗卫生水平的同时，对社会的精神文明建设也起着十分重要的作用。据统计，在我国目前的疾病死亡普查中，不良的生活方式引起的疾病占死亡疾病的44.7%。这些源于“自我创造危险性”行为所致的疾病被称为“文明病”“公害病”。如“肥胖病”“电视综合征”“电脑视疲症”等，这些都可以通过人们普及卫生知识和药物调节加以控制和解决。医药科学在解决“社会文明病”的同时，对社会的精神文明建设起着推动作用。

基于如上医药科学在社会中表现的功能分析，可以看出医药人员在社会中担负着诸多的社会责任，如面向社会预防保健，提高人口质量和生命质量的责任；发展医药科学的责任等。要担负、完成这些重任，医药人员在实践中应严格遵守医药人员对社会关系的道德规范，践行道德。

（二）医药人员对社会关系道德规范的内容要求

1. 坚持公益原则，维护人类健康 医药人员在实践中运用自己掌握的知识和技能为患者、服务对象工作的同时，还肩负着对社会公共利益的维护责任。在药学实践中会遇到许多具体问题：服务对象利益与社会利益发生冲突；本单位、本部门利益与社会公益发生冲突。如在人体试验中，发展科学技术与保护受试者利益冲突。在优生和计划生育中，个人的生育权的维护与生命质量间矛盾的冲突。在开发新药过程中，本单位效益与合理保护环境、资源的冲突等等。医药人员应坚持做到对服务对象负责与对社会负责的高度统一。应坚持本单位利益服从社会、全局利益原则，在实践中坚决杜绝滥用药品，开大处方，发现药物不良反应不及时上报等危害群众和社会利益的不良行为，使自己的行为符合社会道德规范的要求，实现医药学维护人类健康的崇高使命。

此外，坚持公益原则，维护人类健康还要求医药人员及医药单位对社会上重大灾害如火灾、水灾、地震及传染病流行、工伤、车祸等意外事故，负有参与现场急救的社会职责。对于医药企业而言，及时提供急需药品是其义不容辞的社会责任。如在1998年中国水灾害的救灾工作中，许多医药企业都捐出大批救灾药品，为挽救人民的生命，维护社会远离传染病的侵害做出了贡献，这些行为都是医药人员对社会应尽的义务。与之相反，有些医药企业单位捐赠的是假药、劣药，行为极其恶劣、严重，是极不道德的。

[实例5-6]

2005年，灾情波及东南亚诸国的印尼特大地震和海啸引起国际社会关注。世界各国政府和人民纷纷伸出援助之手。中国政府和人民也展开了大规模的人道主义救援行动。中国政府不仅承诺提供6000多万美元的人道主义援助，而且派出救援医疗队赶赴印尼、泰国和斯里兰卡等地。中国医疗队的精湛医术和无畏精神深深地感动了受灾地区的人民。联合国人道主义事务办公室的官员评价说：“中国救援医疗队的救助能力是一流的”。

2014年2月自埃博拉病毒在非洲爆发以来，中国响应世卫组织的号召向非洲派出救援医疗队，这是最伟大、最无私的国际主义援助。截止到2014年11月12日，中国已经为防治埃博拉捐款7亿多元人民币。中国驻利比里亚医疗队不仅给当地医生开展埃博拉病毒防治培训，而且前往居民社区义诊，宣传预防知识，在非洲本土成为抗击埃博拉病毒的尖兵。

医药人员和医药企业承担社会急救责任不仅表现在国内，从更高的意义上看，还有国际主义精神和国际主义义务。这也是最广泛意义的社会责任。

2006年初，东南亚一些国家包括中国在内发生了禽流感。疫情发生后，对禽流感病毒最有效的预防办法就是“达菲”制剂。但是，由于药品的专利保护，“达菲”并不能在医药企业中普遍生产，只能得到美国生产“达菲”企业的授权后，方可生产。是保持“达菲”的垄断权，还是以人们的生命为第一位，是金钱与责任的博弈。对医药企业而言，如何选择行为也是企业能否履行社会责任的实际检验。企业与社会的关系、企业员工与公民的关系、以及企业员工与企业的关系等都是道德关系的直接表现。坚持公益原则，就要求企业及其员工要对社会履行责任，对人们的生命健康负责，对社会环境负责，对社会发展和文明进步负责。责任在今天已经内在地成为伦理学的重要范畴。

伴随医药科学的发展，生物技术在制药中的广泛应用，将给社会和人们的生活质量带来一个全新的变化。为适应科学的不断进步，要求医药人员负起对人民和社会的崇高责任，以实际行动促进医药科学的发展。

2. 宣传医药知识，承担保健职责 医药科学的进步和医药学功能的日益社会化趋势对人们追求健康的良好愿望起到推动作用。医药的应用不仅在于治疗疾病，在今天特别要强调预防疾病发生。提高人口质量和生命质量已成为医药人员的社会职责。为确保药品对人们的健康不构成威胁又能起到治疗、保健作用，要求医药人员必须自觉履行向服务对象宣传医药知识，保证正确、合理用药的职责。尤其是随着我国药品分类管理的深入进行，科学地指导患者选择、使用非处方药已成为药学人员义不容辞的职责。随着各种药物新剂型的不断变革，极大地提高了药品的有效性。怎样合理用药才能充分发挥药效，都需要药学人员的宣讲，如肠溶红霉素片，对于经验丰富，道德水准高的药师就会主动地告诉服务对象不要嚼服，因为该药对胃粘膜刺激性非常强，制成肠溶片就是为了克服这一副作用，违反了服药规则就失去了肠溶意义。

当前，全球范围内的不合理用药现象十分普遍。据世界卫生组织报告，世界上1/3的患者并非死于疾病和其他危害，而是死于用药的不当。这些现象的主要表现是：抗生素的不合理使用及滥用；药物的配伍不合理及重复用药；用药剂量及服用方法不当等。仅以抗生素的不合理使用为例，尽管造成危害人类健康的后果十分严重，但人们在今天对此还缺乏足够的认识并采取有效的措施。

不合理用药现象的普遍化其原因在于三个方面，一是客观上讲，医药学人员对药物自身的负面性认识不足，或者有些不确定的因素人们还无法完全认识，某些药物的不良反应发生在试验阶段并未得到证实，而是在药物上市后广泛使用时得以发生。这在客观上也启示人们科学探索是无止境的。二是主观上讲，是患者心理的原因。一些患者有病讳疾忌医，仅凭自己的一些常识用药，往往在缺乏医药学知识和对负作用无知的情况下，造成对身体产生许多意外的伤害，同时也会引发药源性疾病。三是人为原因和利益驱动所致。这里包括医药学人员对患者缺乏责任心，处方行为扭曲；生产厂家追逐经济利益而造虚假宣传；信息反馈机制不健全等诸多原因。透视这些原因，实质是责任的缺失。医药学人员对患者、服务对象缺少责任感，患者缺乏自我负责的精神，药学实践企业缺乏社会责任，这些是造成不合理用药的直接根源。

因此，在具体医药实践中，医药人员对服务对象宣讲医药知识，药品的确定疗效及使用方法，药物对疾病的预防、保健作用等都是为了提高人口素质，减少疾病发生，保持劳动者旺盛的工作热情，为社会发展服务，这是医药人员义不容辞的责任。

3. 勇于探索创新，献身医药事业 为解除人类疾病之痛苦，不断满足广大人民群众日益增长的健康的要求，不断在科学发展的道路上探索新理论、新技术是医药人员的使命和职责。在医药实践中，必须严格遵循科学规律，研制新药一定要遵照可靠的科学实验获得数据，实事求是，决不可夸大其作用。在科研创新过程中全身心地献身于医药科学事业，追求至善至美的境界。

[实例5-7]

2003年“非典”在全球爆发。为探索“非典”病原体，全球的科学家通力合作，夜以继日，攻克难关。在短时间内确定了“非典”病原体。同时，积极研制“非典”疫苗，以最快速度进行人体临床试验。为防治疫病，医药学科研人员展示了勇气和胆识，做出了杰出贡献。

“SARS”英文的全称为“Severe Acute Respiratory Syndrome”，即严重急性呼吸道综合症，亦称非典型肺炎。自2002年11月中旬首先在我国的广东发现病例以后，引起世界各国专家及国际卫生组织的高度重视。对“SARS”进行的病原学研究已经证明引起“SARS”疾病的冠状病毒是与以往已知的冠状病毒亲缘关系很远的新种类，即SARS C_0V。

既然是一种新冠状病毒，就要寻找其来源。德国科学家研究指出，新冠状病毒与人类原有冠状病毒差异很大，却与动物冠状病毒相近。香港中文大学病理学专家认为，该病毒可能是家禽外其他动物的冠状病毒转变而来。“SARS”是人受动物病毒基因的重组而引发疫情的新病毒。① 此外，美国科学家研究发现SARS C_0V基因序列图中主要包括老鼠和禽类体内的冠状病毒基因。② 美国《科学》杂志网站2003年9月4日发表了中国研究人员对“SARS”病毒溯源的研究论文，指出他们已经从动物果子狸体内分离出非典样病毒，全基因组测序及比较分析显示，果子狸体内发现的病毒与作为非典病原体的人类非典病毒具有99.8%的同源性。③ 尽管科学家的研究在不断深入并会不断有最新的发现，但有一点已经被世界卫生组织证实，“SARS”是由寄生在某些动物身上的冠状病毒的变异体引发的急性传染病。虽然目前科学家尚不清楚病毒是由什么动物通过什么途径传染给人类的，但科学界已有这样的共识：“SARS”与人类的环境行为密切相关，病毒的变异与自然环境的变化、特别是与环境污染有密切关系，病毒的传播很可能是由于人与动物密切接触造成的。根据资料分析，“SARS”很可能是动物传染给人类，而人类又对它没有自然免疫力的一种疾病。④

在生态环境中与人类的“SARS”疾病的传播紧密相关的是人与动物的密切接触。这种

① 赵永新．科学对待野生生物．http：//www. Snweb. com，2003-09-01.
② 张传海，王一飞，张美英等．SARS及其病原体研究进展．生命科学，2003，15（3）：129-133.
③ 毛磊．非典的动物原凶究竟是谁？．中国青年报，2003-09-06（1）.
④ 邱仁宗．SARS在我国流行提出的伦理和政策问题．自然辩证法研究，2003，19（6）：1-5.

密切接触包括人类随意地宰杀野生动物、生食野味、及其他亲密接触的不适当的行为。人类在行为这些活动的过程中犯下的一个巨大错误就是没有尊重动物自身的权利和尊严。在以往的行为中，人类总是以万物主体而自居，为了满足生存的需要无休止地向自然开发和掠夺，以致于使人类的发展陷入重重困境之中。“SARS”疾病的发生在某种程度上预示了人类被疾病困扰的现实处境，同时也在另一个方面带给人类深深地思考。

医药学事业是崇高的，医药科学的发展是无止境的和充满艰难的。推动医药科学事业的进步，就是为社会发展和人类健康做贡献。在人类发展的进程中，一些疾病和人类面临的风险还具有很多不确定性，需要人们不断认识并寻求解决的办法。因此，医药人员担负起推动医药科学的发展是责无旁贷的使命。

重点小结

医药道德规范是调整医药人员与服务对象关系、医药人员同仁关系、医药人员与社会关系的具体准则。它具有多样性与针对性的统一、理论性与实践性的统一、现实性与理想性的统一三个特点。它对医药人员的实践行为具有协调作用和评价作用。医药人员与服务对象道德规范的内容有仁爱救人、文明服务；严谨治学、理明术精；济世为怀、清廉正直。医药人员同仁关系道德规范的内容有谦虚谨慎、团结协作；淡泊名利、精心育人。医药人员与社会关系道德规范的内容有坚持公益原则、维护人类健康；宣传医药知识、承担保健职责；勇于探索创新、献身医药事业。医药道德规范是医药道德原则在实践领域的具体化，是医药伦理学规范体系的“目”。

思考题

1. 简答医药道德规范的含义、特点及作用。
2. 简述建立良好的医药同仁关系的意义。
3. 联系实际，论述医药道德规范的主要内容。
4. 结合下列材料，分析医药科研人员的创新精神与医药科学事业发展的关系。

施一公：揭示细胞凋亡 研发抗癌新药

施一公是国际著名的结构生物学家，清华大学教授。2014 年 3 月 31 日，伴随着斯德哥尔摩音乐厅悠扬的乐曲，身穿燕尾服的施一公走上领奖台，从瑞典国王手中接过 2014 年爱明诺夫奖，成为首位获得这一国际大奖的中国科学家。

获奖后，施一公曾向媒体表示：“能得到这个奖项很高兴。这是对我在细胞凋亡领域研究成果的一个认可。细胞凋亡和人类疾病的关系特别大，比如阿尔茨海默病和癌症等都是细胞凋亡相关疾病。希望我的研究成果能为新的抗癌药物的发明做贡献。”施一公的研究领域是结构生物学。这是现代生命科学研究的重要主流前沿方向，对于解决一系列生命领域重大基础科学问题，帮助人类更好地理解生命现象本质，指导新药研究与开发具有重要意义。细胞凋亡又称为程序性细胞死亡，与细胞分裂、分化等过程共同协同保证机体的健康和稳定。细胞凋亡的异常是癌症发生的重要指标之一。揭示细胞凋亡的分子机理不仅可以加深对这一基本生命过程的了解，还能够为开发新型抗癌药物提供重要靶点和线索。此次获奖表彰了他过去15年运用X射线晶体学手段在细胞凋亡研究领域做出的开拓性贡献。

回国前，施一公曾是美国普林斯顿大学最年轻的终身教授。2006年底，他在清华大学建设实验室，2007年实验室开始运行。2008年，41岁的他辞去普林斯顿大学的教职，全职回到清华大学工作。回国后，施一公在继续细胞凋亡研究的同时，开辟了与疾病相关的重要膜蛋白的结构与功能以及具有重要生理功能的大分子机器组装及调控这两个结构生物学的前沿研究方向，并取得一系列重要成果。推动了我国在生物物理和结构生物学相关领域的整体发展。

资料来源：林莉君．施一公：揭示细胞凋亡 研发抗癌新药［N］．科技日报，2014年4月16日。新华文摘，2014（12）：124－126

扫码“练一练”

（赵迎欢）

第六章　医药道德的基本范畴

学习目标

通过本章内容的学习，要求学生掌握医药道德范畴的含义、内容及作用。熟悉良心、责任、荣誉、幸福、信誉和职业理想六个医药道德基本范畴的内涵和意义。了解医药道德范畴在医药伦理学规范体系中的地位。本章难点是良心、责任、荣誉、幸福、信誉和职业理想六个医药道德基本范畴的内涵和意义。

医药道德的基本范畴是医药伦理学的重要组成部分。它反映医药人员在道德关系和行为协调方面的一些最基本的概念。它既受到道德基本原则和基本规范的制约，同时又是道德基本原则和基本规范的必要补充。学习医药道德的基本范畴对于增强医药人员的责任感具有十分重要意义。

第一节　医药道德范畴的含义和作用

扫码"学一学"

一、医药道德范畴的含义

伦理学中的"范畴"一词是从哲学中移植而来的。哲学中范畴是指在实践基础上人的思维对客观世界的本质和联系的一般概括，是反映客观世界普遍联系和发展规律的最基本概念，是人们掌握和认识客观世界规律性的工具。

道德范畴是反映和概括人类道德的各种现象及其特性、关系等方面的本质的基本概念，它包括道德的社会性、发展规律和社会作用的所有基本概念；反映和概括道德的意识现象、规范现象和活动现象的所有基本概念；以及反映个体道德行为和道德品质的所有基本概念。一般说，伦理学中讲的道德范畴有三个主要特征：①必须反映个人与社会、个人与他人之间最本质、最主要、最普遍的道德关系的基本概念；②道德范畴的规定性必须体现一定社会整体对人们的道德要求，显示人们认识和掌握道德现象的一定阶段；③道德范畴作为一种信念存在于人的内心深处，并时刻指引和制约着人们的行为。

医药道德范畴则是对医药道德实践普遍本质的概括和反映，是反映医药人员在医药实践中医药道德现象的一些最基本的概念。医药道德范畴是一般道德范畴在医药职业实践中的应用，换言之，它也是一般道德范畴和医药职业实践相结合的产物。它告诉人们某种行为在何种范围内是道德的或是不道德的，促使医药人员在医药实践中自觉履行道德责任。

二、医药道德范畴在医药伦理学规范体系中的地位及作用

医药道德范畴是医药道德的基本原则和规范的具体体现，它在医药道德规范体系中占有十分重要地位，同时它又是广大医药人员进行道德实践活动的基本依据。其具体表现如下：

1. 医药道德的基本范畴是医药伦理学规范体系之"网"上的纽结　在医药伦理学的规

范体系这张“网”中，医药道德的基本原则是这张“网”的纲，医药道德的基本规范是它的经纬线，而医药道德的基本范畴就是这张“网”上的纽结。若没有医药道德范畴，医药道德的基本原则和规范就不能交叉、依辅、联系，因而就难以构成完整的有机体系。正如列宁所说：“范畴是区分过程中的一些小阶段，即认识过程中的一些小阶段，是帮助我们认识和掌握自然现象之网上的网上纽结。”① 因此，没有医药道德的基本范畴，医药道德原则和规范就不可能发挥应有的作用。它既受医药道德基本原则和规范的制约，同时又反映医药道德基本原则和规范的要求，是医药道德规范体系中的重要组成部分。

2. 医药道德基本范畴是医药人员道德行为的内在动力 医药道德范畴是医药道德原则和规范在一定的社会条件下医药道德关系的具体反映，医药道德范畴可以把这种客观的、外在的医药道德要求转化为医药人员主观的、内心的医药道德意识，形成道德信念，并促使医药人员按照一定的医药道德要求，正确地选择、调整、评价自己的医药道德行为，在实践中践行医药道德的基本原则和规范。在我国以往医药学家把“仁爱”“慎独”等医药道德范畴转化为自己的道德要求，对患者“一视同仁”“一心赴救”。在现实生活中，也有许多医药人员在实践中把医药道德的良心、责任等范畴要求变为自己自觉的道德行为，一切从人民的利益出发，全心全意地为人民的防病治病服务。

[实例6－1]

屠呦呦获得诺贝尔奖的启示

屠呦呦，中国中医研究院终身研究员，新型抗疟药青蒿素的发现者，2015年度诺贝尔奖获得者。获奖理由是“因为发现青蒿素——一种用于治疗疟疾的药物，挽救了全球特别是发展中国家的数百万人的生命。”

青蒿素是从中药黄花蒿中提取的一种抗疟成分，具有抗白血病和免疫调节功能。美国期刊杂志《细胞》曾发表标题为《青蒿素：源自中草药园的发现》的文章，高度赞扬了屠呦呦和她的同事们一起研发的抗疟药物青蒿素对人类健康的改善所起的作用和意义。指出这种新药挽救了无数的生命，其中大部分是生活在全球最贫困地区的儿童。

2011年9月12日，2011年度拉斯克奖的获奖名单揭晓，中国科学家屠呦呦获得临床医学奖，获奖理由是“因为发现青蒿素——一种用于治疗疟疾的药物，挽救了全球特别是发展中国家的数百万人的生命。”这也是中国生物医学界获得的世界级大奖。尽管在青蒿素到底是谁先发现的问题上曾引起争议，但屠呦呦提出用乙醚提取这一步，至今被认为是当时发现青蒿素提物有效性的关键所在。许多学者认为，屠呦呦虽年过八旬，其履历除了发现青蒿素之外，关于她的介绍平凡得不能再平凡，但她的成就与袁隆平的水稻一样获得世界承认。

20世纪60年代初，全球疟疾疫情难以控制。此时正值美越交战，美国政府称，1967～1970年，在越美军因疟疾减员80万人，疟疾同样困扰越军。美国不惜投入，筛选出20多万种化合物，最终也未找到理想的抗疟新药。越南则求助于中国，1967年，中国正处于“文革”时期，毛主席和周总理下令，联合研发抗疟新药。1967年5月23日在北京召开“全国疟疾防治研究协作会议”，“5·23”就成了当时研究防治疟疾新药项目的代号。遍布全国60多个单位的500多名科研人员开始研发抗疟新药。中药部分的不同研究小组开始尝试多种中药，包括常山、乌头、乌梅、鳖甲、青蒿等成千上万种中药，筛选出的4万多种

① 列宁选集．第38卷．北京：人民出版社，1979：90.

抗疟疾的化合物和中草药，均未能有令人满意的效果。1969 年，39 岁的屠呦呦加入“5·23”。她从整理历代医籍开始，四处走访老中医，编辑了以640方中药为主的《抗疟单验方集》，继而组织鼠疟筛选抗疟药物。经过 200 多种中药的 380 多个提取物筛选，最后将焦点锁定在青蒿上。但大量实验发现，青蒿的抗疟效果并不理想。但历史记载认为青蒿确实可以治疗疟疾，并且收效显著。屠呦呦认为，很有可能在高温的情况下，青蒿的有效成分就被破坏掉了，因此她改用乙醚制取青蒿提取物。1971 年 10 月 4 日，经历了 190 多次的失败之后，在实验室里，屠呦呦终于从中药正品青蒿的菊科植物的成株叶子的中性提取部分，获得对鼠疟、猴疟疟原虫 100% 的抑制率。屠呦呦成为青蒿素的第一发明人。①

青蒿的抗疟研究是基于中国传统瑰宝——中药，但其中运用了现代技术方法。青蒿素研究的动力是拯救生命，源于责任。青蒿素研究是团队力量的展示，也是个人与集体关系的明证。集体是个人发展的平台，个人能动性的发挥与群体的合作与和谐密不可分。青蒿素研究展现了科学家的创新型思维。科学要创造，技术要创新。一种新方法的诞生是在诸多失败中成功的，“失败是成功之母”。科研的成功是在失败中不断总结经验不断前进的过程，需要科学家的求异思维的力量。②

医药人员的责任和使命感是行为的动力源泉，而行为又是医药道德范畴在实践中的具体转化。

3. 医药道德范畴是医药道德评价和修养的依据　医药道德范畴是对医药道德关系和道德行为的概括和总结，因而它反过来又成为医药人员道德评价和道德修养的依据。医药道德范畴良心、责任、荣誉、幸福、信誉、职业理想体现了医药人员对服务对象、对同仁、对社会等道德关系认识的深化。同时这些范畴也是医药人员认识自己道德行为，形成高尚的道德品质，树立正确的道德理想的反映。医药人员在实践中依据这些理论概括进行自我道德评价和道德修养，有助于把外在的道德要求转化为内在的道德信念，从而支配自己的道德行为，培养道德责任感和自我评价能力。

总之，医药道德范畴是医药道德原则和规范发挥作用的必要条件。如果医药人员不能在内心形成良心、责任、信誉等道德信念，医药道德的基本原则和规范就变成了空洞的说教。

第二节　医药道德范畴的内容

扫码“学一学”

一、良心

（一）良心的定义及本质

马克思主义伦理学认为，良心不是什么神秘不可捉摸的现象，也不是个人“自然情感”的简单表现，在本质上，它不过是人们在社会生活中，在履行对他人和社会的义务中形成的一种道德意识；它既是体现在人们意识中的一种强烈的道德责任感，又是人们在意识中依据一定的道德准则进行自我评价的能力。可见，作为一种道德情感它是个人对他人、对

① 韩娜．中国81岁女药学家屠呦呦离诺贝尔奖仅一步之遥．北京晨报，2011，9，14：第1版。

② 赵迎欢，董晓丽，赵徵羽，科研反哺教学在医药伦理学课中的应用——从屠呦呦获诺奖谈起［J］．甘肃医药，2017，36（3）：119－120，154.

社会义务感的强烈表现；作为一种自我评价的能力，它是一定社会或阶级的道德原则、规范在个人意识中形成的稳定的信念和意志。如果给良心下个完整的定义可表述如下：良心就是人们在履行对他人、对社会的义务的过程中形成的道德责任感和自我评价能力，是一定的道德观念、道德情感、道德意志和道德信念在个人意识中的统一。

良心是人的内心信念、道德情感的一种深化。良心是一个社会范畴，它不是人们先天具有的所谓“善良之心”“良心是由人的知识和全部生活方式来决定的”，[①] 是一定社会关系和道德关系的反映，是人们社会关系的产物，它是在社会实践中经过学习和教育逐步形成的一种道德意识、道德情感，是外部的义务要求转化为人们内心的道德要求和个人品德的结果。因此，良心是与义务紧密联系的范畴。

良心的本质主要表现在如下两个方面：

1. 良心是反映个人对他人、对社会义务关系的一种意识 在人类社会发展史上，自从有了人类社会生活以来，人们在相互交往中产生了道德感的萌芽。以后随着社会生活的发展和人们意识能力的提高，人们逐渐意识到个人在群体或社会生活中应有的使命和职责，在内心深处逐渐形成了应当履行义务的责任感，以及依据社会要求评价自己行为的善恶的能力，由此形成了人们的道德良心。在阶级社会里，这种自觉意识就在阶级关系中发展，反映着一定阶级的利益和义务要求，体现着一定阶级的道德责任感和依据阶级道德的原则和规范评价和调节自己的行为，人们的良心也就成为个人情感和阶级情感、个人意志和阶级意志、个人信念和阶级义务的统一。

2. 良心是对社会道德关系的自觉反映 良心作为一种社会意识，它的形式是主观的，表现为人们内心的情感和信念，但是它的内容是客观的，它是一定社会关系和生活实践在人们意识中的反映，是一定社会道德关系的反映。首先，构成良心的重要方面的道德责任感是在个人意识发展到对他人和对社会的义务时才产生和形成的，没有客观存在的人与人之间的义务关系就不可能产生和形成道德责任感。其次，良心据以评价和选择行为的道德原则和规范是客观存在的一定社会或一定阶级的道德要求，如果没有这些道德要求存在，人们就谈不上在实践中接受它并使它成为人们个人内心的准则以形成稳定的信念和意志，同时也就不可能形成在道德上的自我评价能力。

（二）良心的特征及社会作用

医药人员的医药道德良心就是指医药人员在处理与患者、服务对象及社会的关系时，对自己的职业行为具有的道德责任感和自我评价能力。医药道德的良心范畴具有如下特征：

1. 良心具有强烈的道德责任感 医药实践的特殊性决定了医药道德良心比一般其他职业良心更重要。因为医药人员的服务对象是身心遭受疾病折磨和痛苦的患者和患者家属，其工作性质直接关系到人们的生命健康和千家万户的悲欢离合，而且医药人员的行为常常在无人监督，患者意识障碍或亲属不了解实情的特殊情况下完成的，这就要求医药人员时刻以职业良心来约束自己，形成强烈的道德责任感和义务感。

2. 良心具有深刻的自省能力 医药道德的良心范畴是医药人员以高度的负责精神，对自己行为的善恶价值进行自我判断和评价，对自己提出“这样做会产生什么后果”“假如我是用药者”等问题，指导人们正确选择自己的行为。

3. 良心是多种道德心理因素在人们意识中的有机结合 因为良心是道德意识、道德情

---

① 马克思恩格斯全集. 第6卷. 北京：人民出版社，1975：152.

感、道德意志、道德信念相互作用的结果，是如上四个要素的有机统一。

基于上述良心范畴的三个特征，我们结合医药实践的特殊性可以看出良心在指导人们实践过程中表现如下重要作用。

1. 良心对确定行为的动机起制约作用　任何行为的选择都离不开动机的确立，这时良心便会根据履行义务的道德要求，对行为动机进行检查，对符合道德要求的动机给予肯定，对违反道德要求的动机给予抑制或否定，从而确定正确的行为动机。同样医药人员在医药实践活动中的行为选择，既受社会客观环境条件的制约，又受个人良心的支配。在同样的客观环境条件下，医药人员选择什么样的行为将直接受良心的支配和决定。它要求医药人员对工作要极端负责，要有正直纯良之心，要视患者如亲人，有高度的同情心和责任感，在与违反医药道德要求的不良现象做斗争中做到全心全意地为人民服务。

2. 良心在行为过程中具有监督保证作用　医药道德良心是医药人员的内心“立法”，是不外露的内心世界。医药实践的特点决定了医药道德良心的监督保证作用具有极端重要性。

[实例6-2]

药房的配药人员，若不具备满腔热情地为患者、服务对象服务的境界和思想，工作拖沓，马虎大意，就会造成严重后果。在药品的用途上，有时仅一字之差，药品治疗的病症却是迥然不同。如地巴唑与他巴唑，利血平与利血生。地巴唑是降血压药，可用于轻度高血压，脑血管痉挛等症治疗；他巴唑又叫“甲硫咪唑”，为抗甲状腺机能亢进及其手术前准备及术后治疗。利血平为降血压药；利血生则是促进血细胞增生药，用于防治各种原因所致的白细胞减少以及再生障碍性贫血等症。那么能否做到严格认真，一丝不苟，依靠医药道德良心的监督保证。

良心对符合医药道德要求的情感、意志和信念给予支持和鼓励；对不符合医药道德要求的私欲、邪念予以纠正和制止，弃恶扬善，以避免造成不良影响和后果。

3. 良心在行为之后对行为的后果和影响具有评价和矫正作用　良心对履行了道德义务的良好后果和影响，得到内心的满足和欣慰；对没有履行道德义务的不良后果和影响进行内心的谴责，表现出内疚、惭愧和悔恨。当医药人员在实践中意识到自己的行为给服务对象带来健康和幸福，给社会带来利益时，内心就会得到极大的满足；而当感到自己的行为违反了医药道德要求，给患者带来痛苦，损害了服务对象和社会利益时，感到悔恨和懊丧，良心受到谴责，并希望矫正自己的过失以弥补和挽救造成的不良影响。

总之，医药道德良心是医药人员思想和情操的重要精神支柱之一，没有职业良心的约束，医药人员就可能在具体实践过程中发生行为偏差，造成恶劣影响和严重不良后果。

二、责任

（一）责任的含义

责任在伦理学中与义务、职责、使命等是同义语。它是伦理学的重要范畴之一，也是医药伦理学的重要范畴。责任是指一定社会或阶级在一定的社会条件下，对个人确定的任务及活动方式的有意识的表达或规定个人应尽的义务。医药道德范畴的责任是指医药人员对患者、对他人、对社会应尽的义务以及对这种义务的认识。医药人员只有认识到自己的道德责任才会产生强烈的责任感，从而形成一种深入内心的精神力量。

责任范畴的实质一般表现为：

1. 责任根源于现实的社会关系 在人们的交往过程中，之所以存在着各种责任关系是由社会物质生活条件以及人们在相应的社会关系中所处的地位决定的。人们生活在一定的社会关系中，总是要作为社会成员对与自己相关的他人和社会承担起一定的使命、职责和任务。正如马克思所说："作为确定的人，现实的人，你就有规定，就有使命，就有任务。至于你是否意识到这一点，那都是无所谓的。这个任务是由你的需要及其与现存世界的联系而产生的。"① 因此，责任源于历史发展的客观过程和社会关系的客观要求，源于某种利益和社会分工的要求。人们履行各种责任，均是现实地把个人力量用于为他人和社会整体的利益服务，为他人和社会整体利益尽自己应尽的职责，完成应当完成的使命。责任范畴就是现实道德关系和个人道德活动方式的有意识的表达。

2. 责任的内容总是由一定阶级的道德原则和规范要求决定的 在阶级社会里，道德责任总是同一定的阶级利益和要求相联系的，各个社会的阶级总是把实践本阶级的道德原则和规范看作是人们应尽的义务。剥削阶级提出的道德义务，除了规定剥削阶级内部相互之间的职责外，主要是要求劳动人民安分守己，忍受剥削和压迫。如在古希腊奴隶主哲学家柏拉图的《理想国》中，将人分为三个等级，第一等级是智者，具有统治国家的能力；第二等级是武士，具有保卫国家的刚毅品格；第三等级是手工业者和自由民，这些人应安于自己的身份，节制欲望，用自己的劳动供养如上两个等级人的生活。奴隶主阶级对手工业者和自由民提出的道德要求就是节制欲望，甘于低下的被统治的地位。而无产阶级提出的道德责任是体现本阶级利益的道德信念和道德理想，它注重个人对他人、对社会的责任，体现着为人民的利益而奋斗的高度自觉性和坚定的信念。

3. 责任是人对社会义务与对个人自身义务的统一 马克思主义伦理学认为：生活需要及健康需要是个人对自身应尽的义务。个人的发展，事业的成就，只要对社会、对人民有利就是责任的统一。这也是人们常说的履行对社会的义务就等于尽到了对自己的责任。因此，马克思主义伦理学是从个人和社会的关系上来了解对自己的责任。一个人为了能对社会有所贡献而履行自己应尽的责任，这样的人在当对社会责任和对个人自身责任发生冲突时，能毫不犹豫地使对自己的责任服从于对社会的责任，以至不惜做出最大的牺牲。这种行为只有在一定的社会关系中才可以做到。而医药道德责任是从医药人员与服务对象和社会关系中产生出来的，是社会道德责任感在医药实践领域中的具体体现。它既是医药人员对服务对象和社会所负的道德责任，又是医药道德原则和规范对医药人员的具体要求。它表现为医药人员对患者、服务对象和对社会的高度使命感和对医药事业发展的献身精神。

（二）责任的特点、内容和作用

在人们现实的生活中有各种不同的责任存在，如政治责任、法律责任及道德责任。而在政治、法律条文中所规定的责任不仅强调权利和义务的一致性而且带有强制性。任何社会成员若要享有一定的权利就必须尽相应的义务，权利与义务就象一对孪生兄弟。当人履行了某种义务时，他也可以同样享有相应的权利。而道德义务则不同，道德义务也叫道德责任，具有自身特点：

1. 道德责任不以享受某种权利和获取某种报偿为前提 道德责任是一定社会道德原则和规范对人们的道德要求，是依靠人们内心信念自觉履行的社会职责。履行道德责任不仅不能从社会或他人处得到某种奖赏和报偿，而且常常意味着要做出或大或小的牺牲。尽管

① 马克思恩格斯全集．第3卷．北京：人民出版社，1975：329.

人们在履行了自己的道德义务之后，可能会得到社会舆论的赞扬，也可能会得到社会给予的一定权利或报偿，但作为行为者的行为动机而言，并不是为了得到某种权利或报偿而去履行职责，更不会以这种道德的履行邀功请赏。

2. 道德责任是人们自觉自愿履行的一种特殊责任　道德责任主要是通过思想教育，依靠人们在社会生活中形成的意识、风尚、习惯、社会舆论或传统观念来约束、支配和引导人们的行为，因此，它是依靠人们的内心信念，高度自觉地履行的一种道德责任，它不靠任何外在的强制力来执行，它是人们在理解和认识了社会关系的客观要求，从而自觉地承担自己的使命、职责和任务的基础上形成的内心信念和道德责任感。

当下，医药人员最基本的道德责任是全心全意为人民的健康长寿服务，这是从医药人员与服务对象、与社会的关系中产生出来的，是社会道德责任在医药实践领域中的具体体现。因为人民是历史的创造者，满足人民的利益要求就是在推动社会的发展进步。因此，医药道德的责任要求医药人员对他人、对社会有高度的使命感和对医药事业的献身精神。其具体内容要求如下：

1. 热爱医药学事业，培养高度的使命感　医药学事业是十分崇高的伟业，医药人员的责任和使命是维护人类健康。因此，医药人员应无限热爱这一事业并立志献身于这一事业。在具体实践中，医药人员应时刻牢记职责，想患者的痛苦和安危，在工作中认真负责，一丝不苟，刻苦钻研，精益求精，把全心全意地为人民服务看成是自己应尽的道德责任。

2. 把对人尽职和对社会尽职相统一　祖国医药学发展中的光荣传统历来将“救人”与“济世”相统一。“救人”是为了挽救人们的生命和健康，其目的是保证人们能以饱满的工作热情和旺盛的精力投身到社会发展的事业中。这就要求医药人员在处理个人与社会整体、全局利益时坚持集体主义道德原则，坚持个人利益服从集体利益，眼前利益服从长远利益，局部利益服从全局利益。而有的制药企业在药品生产过程中排出废液和有害气体污染了社会环境，严重危害了人民健康。

[实例6－3]

在我国某城市一家制药厂，浓盐酸废液倒入了居民生活垃圾堆里，上面浮盖上许多民用垃圾。一天，一个十岁男孩和妈妈放风筝时，风筝飘落到垃圾上面，小孩踩着垃圾去拾风筝，结果可想而知，浓烈的盐酸冒着白烟，烧得男孩从脚趾到膝盖无一完肤。

这样的害民行为恰恰说明某些医药企业和医药人员丧失道德责任感，其行为与医药道德责任的要求背道而驰。

3. 在民族交往中自尊自强　医药道德责任所要求的使命感还应包括医药人员由于认识到医药事业的重要地位，对自己所从事的医药事业的价值的确认而产生的光荣感和自尊心。它要求医药人员在医药实践中不鄙薄自己的职业，追求真理，反对邪恶，同时在对外交往的过程中，自尊、自立、自信、自强，保持国家、民族和医药行业的尊严，既不妄自菲薄，也不崇洋媚外，奋发努力，锐意进取，为振兴祖国医药事业倾于开拓，献身求索。

医药人员在医药实践中自觉地履行自己的道德责任，对于调节医药人员与患者、与集体和社会关系具有十分重要作用。一方面可以增强医药人员的责任感、使命感和事业心；另一方面能在实践中不断升华医药人员的道德认识，提高觉悟，培养奉献精神，为医药事业的发展做出更大的贡献。

当前，对责任的研究已经在伦理学发展过程中形成了“责任伦理”学派。责任（Responsibility）作为伦理学的基本范畴早已有之。但是提到责任伦理学，人们必然首先想到的是德裔美籍学者汉斯·约纳斯（Hans Jonas）。1979年，他在《The Imperative of Responsibility：in Search of an Ethics for the Technological Age》中最早提出责任伦理这一思想。他指出：生态环境的破坏，动植物物种的消失，土地与食品的被毒化，人的生存和发展受到威胁等科技时代的文明危机使人看到“人类行为之变化的特性要求伦理学也发生变化”。[①] 人类在现代应该具有一种责任意识：即通过自己的驾驭进行自愿的责任限制。“以前没有一种伦理学曾考虑过人类生存的全球性条件及长远的未来，更不用说物种的生存了。”[②] 美国学者雷德（John Ladd）及德国学者伦克（Hans Lenk）也具有这样的思想。德国著名技术哲学家Hans Lenk指出：在历史上人类从来没有像现在这样掌握如此巨大的力量和能量，技术及其技术进步使技术不再是简单的工具，它已经成为改造世界、塑造世界、创造世界的因素，在技术领域中出现的变化趋势使责任伦理问题突出出来。他不仅提出责任伦理思想，而且致力于研究责任的分配。并认为责任的分配并非减弱了道德责任，而是提示人们应该在实践中关注责任的类型，既要看到个体责任，同时也应该关注组织及团体责任。人类技术力量的无边增长，使得伦理问题表现出无限性。[③] 是科技的发展造成的全球性后果使得人类有了生存的危机感和忧患意识，从而萌生和觉醒了责任意识。高技术的发展引发的伦理问题更是在客观上提出了责任的现实重要性。责任伦理学是适应科技时代应运而生的、新的、宏观性极强的现代伦理学。

医药伦理学的责任范畴理应在药学的发展进步中拓展其广阔的研究视阈，不仅强调医药实践人员的个体责任，还应该研究医药人员的群体责任、医药企业责任以及医药学为人类健康服务的终极目标责任。在某种意义上可以说，生物工程制药技术和生物医疗技术都在“远距离”上展示了责任的重要意义。

[实例6-4]

随着20世纪70年代世界爆发的高科技革命的迅猛发展，生物技术及信息技术引发的诸多社会问题的出现使科学家的社会责任问题在新的历史条件下变得更加突出。特别是基因技术给人类生活和思想观念带来的影响，加剧了社会对基因技术共同体的社会责任的关注。1972年，以美国科学家Berg为首的基因技术研究小组在实验中认识到把在老鼠身上引起癌肿瘤的癌病毒SV40引入大肠杆菌，可能会引起这种病菌在人类中传播的实验的严重后果，向全世界的科学家发出号召，要停止研究与基因的细菌胞质素相关的实验，因为科学家不知道这些病毒能否引起人类的肿瘤。[④] Berg教授的行为是科学家社会责任的典型表现。

医药人员的责任反映了医药实践中科学精神与人文精神的统一，同时也表明责任是高于一般义务的一种使命。

三、荣誉

（一）荣誉的含义

在伦理学中，荣誉是指人们履行了社会义务以后应得到的道德上的褒奖和赞许。它是

① Hans Jonas：《The Imperative of Responsibility：in Search of an Ethics for the Technological Age》，15，28，University of Chicago Press，1984.

② Hans Jonas：《The Imperative of Responsibility：in Search of an Ethics for the Technological Age》，15，28，University of Chicago Press，1984.

③ Hans Lenk. Distributability problems and chanllenges to the future of responsibility conflicts. SPT. Volume3. Number4. 1998.

④ Bennet W.，Gurin G. Sciencl that frightens scientists：The great debate over DNA-Analitic. Boston，1997，1（2）：49.

同良心特别是同责任紧密联系的一种鼓舞和推动人们自觉地为社会和他人尽义务、做贡献的精神力量。荣誉的完整定义表述应为：一定的社会整体或行为的当事人以某种赞赏性的社会形式或心理形式，对一定义务或相应行为具有的道德价值所表示的肯定性判断和态度。从上述荣誉的定义中可以清楚看出荣誉包含着两个方面的含义：一方面是指社会用以评价人们行为的价值尺度，即依靠社会舆论对履行义务的道德行为予以褒奖和赞颂，诸如人们对医德高尚、医术精湛的医家及药家称颂为“杏林春暖”“华佗再世”等，这些都是人们在履行了医药道德义务后得到的社会公众的肯定性评价；另一方面指个人对行为的社会价值的自我意识，即由于人们履行了社会义务而产生的个人情感上的满足感和意向，即个人的欣赏感和尊严感。

荣誉是一个历史范畴，不同时代、不同阶级、不同社会对荣誉有独特的理解，正如恩格斯说：每个社会集团都有他自己的荣辱观。剥削阶级的荣辱观是以财产和特权为基础的，在地主阶级看来，权势、等级、门第就是荣誉；资产阶级则把金钱、财富的多寡视为荣誉，金钱越多，资本越雄厚，荣誉就越大；无产阶级和劳动人民则把诚实劳动，全心全意地为人民服务视为荣誉；广大医药人员则以保护人民的身心健康，努力发展现代医药学事业作为最高荣誉。可见，在今天，人们对荣誉的内涵有了全新的认识。

荣誉范畴主要由三个关系构成：

1. 集体荣誉与个人荣誉的关系 这一关系是集体利益与个人利益的关系的反映。在私有制社会里，集体荣誉与个人荣誉的关系是对立的，因为统治阶级的集体是“虚幻”的集体，从根本利益上分析，统治阶级利益与人民的利益是根本对立的。只有在公有制社会里，集体才是“真实”的集体，统治阶级代表着人民的根本利益，集体利益与个人利益是一致的，集体荣誉与个人荣誉也是一致的。集体荣誉是个人荣誉产生的基础和归宿，个人荣誉是集体荣誉的组成部分和具体体现。同时个人利益也只有在集体利益中才能得到实现。

2. 社会赞誉与个人尊严的关系 这种关系一般来说是一致的，个别情况下也会出现不一致。一般情况下，当一种社会赞誉与个人尊严一致时，并且都是实事求是的，就应顺应社会赞誉，坚持个人尊严，履行自己的义务；不一致时，若二者都未实事求是，应坚决拒绝；若有一方实事求是，就应顺应实事求是的情况，或顺应社会赞誉，或顺应个人尊严。

3. 自尊与谦逊的关系 荣誉感和自尊心总是同正直和谦逊的美德相联系的。一个有道德觉悟的人，一方面，他不仅有强烈的集体责任感和荣誉感，而且应该有高尚的个人荣誉感和自尊心，对人民和集体给予的荣誉深切珍惜，感到内心鼓舞，充满欣慰。另一方面，他又保持有谦虚谨慎，不骄不躁，虚心学习，勇于进取等可贵品质。在这方面，医药界的许多专家为我们树立了学习榜样。中国工程院院士、烧伤医学专家、第三军医大学教授黎鳌在一生中获奖许多，1996 年，国际医学大奖伊文思奖授予这位老科学家，但每次当他领奖回来，总是给组里的同事深深地鞠上一躬，说他领奖是代表大家领的，成绩是集体的，荣誉是大家共有的。他的谦逊的品质深深激励全组同事，感染着年青人，受到同仁的尊敬和爱戴。

（二）荣誉的作用

医药道德的范畴荣誉是指医药人员履行了对社会和患者应尽的义务之后得到的社会和患者的赞扬和肯定，同时也包含有医药人员的自我意识。荣誉对医药人员的道德行为起评价、自尊和鼓舞作用。

1. 荣誉对医药人员的道德行为起评价作用 为了科学地评价医药人员的行为，荣誉通过社会舆论来表达社会支持什么，反对什么，以促进医药人员关心自己行为的社会效果，对自己的行为负起高度的责任。

2. 荣誉能培养个人的知耻心和自尊心 荣誉可以使医药人员在实践中培养维护集体荣誉光荣，损害集体荣誉可耻的思想观念，并树立起以诚实劳动和奉献获得荣誉为荣，弄虚作假，骗取个人荣誉为耻的思想意识，指导个人在实践中争取荣誉并努力维护荣誉。

3. 荣誉是一种精神力量 荣誉总是在一定条件下，对社会物质生活的发展具有积极或消极影响。争取荣誉，自尊自爱，避免耻辱，是人们共同的心理。关心荣誉，努力在实践中做出优异成绩，受到领导、患者及同仁赞誉是进取心、上进心的表现。因此，荣誉给人一种很强的激励作用，使人在实践中关心荣誉，争取荣誉，维护荣誉，不断完善自己。荣誉是人前进的不竭动力。

四、幸福

（一）幸福的含义

扫码“看一看”

幸福是人们在现实社会实践中因实现理想和人生目标而产生的一种心理、精神满足和成就感。它的形式是主观的，内容是客观的。幸福是与人生目的和意义、与人生理想和现实生活联系极为密切的道德现象，是较高层次的道德范畴。它由特定的社会经济关系和社会生活条件决定，是一定社会意识在人们思想和情感中的反映。马克思主义伦理学认为，幸福与集体主义思想是一致的，科学的幸福观应建立在集体主义基础之上。

（二）幸福观的主要内容及作用

幸福观是人们关于什么是幸福及如何行为才能获得幸福感的根本看法。医药伦理学的幸福观主要内容包括：

1. 物质生活幸福与精神生活幸福相统一 精神与物质从来都是紧密相关且互为基础的两个概念。一个社会的发展需要物质文明与精神文明建设同步，一个人的发展进步也需要在物质基础上追求精神的进步。物质决定精神，精神反作用于物质。医药人员的行为选择和追求固然不能离开物质利益的获得，但医药人员的更高境界是在满足基本物质利益需求的情况下，尽心为服务对象服务，在为人民服务的实践中实现自己的人生价值，从而得到精神的满足和快乐。离开了精神需要的实现，单纯的物质利益索取就会变得苍白。可见，物质生活幸福与精神生活幸福是相辅相成的统一。

2. 个人幸福与集体幸福相统一 个人幸福与集体幸福的统一实质反映了个人与集体的关系的一致。集体幸福是建立个人幸福的基础，离开了集体幸福的个人利益的满足和精神愉快是畸形的，因为集体是个人发展和价值实现的前提。医药人员的个人幸福是建立在集体幸福之上，一方面集体幸福高于个人幸福，另一方面，个人幸福的建立也要以国情和单位实际为基础条件。任何超越集体和单位实际情况的所谓个人幸福的追求都是空中楼阁，难以实现。可见，个人幸福与集体幸福是统一的。

3. 创造幸福与享受幸福相统一 劳动和创造是幸福的源泉。创造幸福是享受幸福的前提，没有劳动和创造就没有物质和精神需要的满足。医药人员只有通过社会劳动，不断地为社会创造物质和精神财富，满足他人和社会的需要，得到社会的肯定和赞誉，才能真正获得物质上的利益和精神上的享受，并且这种贡献越大，满足感越强。可见，医药人员的幸福感寓于劳动和创造的过程之中，是创造幸福与享受幸福的统一。

树立正确的幸福观有助于医药人员在职业实践中正确处理个人选择与他人利益关系、个人行为与集体幸福关系，从而自觉地履行道德义务，在实现职业理想的实践中获得精神的满足及成就感。

五、信誉

（一）信誉的含义

信誉和良心、责任、荣誉、幸福一样，也是医药伦理学的重要范畴。信誉就是人们通过自己的活动赢得社会信任和赞誉。一般来说，信誉的获得主要是行为人或行为团体通过一个个具体行为赢得的信任和赞誉，这种信任和赞誉一经获得则会对行为人的全部其他行为产生深远的影响。信誉的获得主要是通过多种形式的舆论表达，特别是群众舆论，它表现为一种广泛性和深刻性的评价能力。信誉同时又是行为人或行为团体的一种高尚的道德追求，是行为人的意志品质和心理特征。

（二）信誉的作用

医药伦理学的信誉突出表现为行为人或行为团体的诚信无欺的道德情感和道德风尚。一旦主体有了这种道德情感和道德风尚就能在实践中做到平等待客，童叟无欺；信守合同，保证质量；货真价实，文明服务等。在我国医药企事业单位的实践中，两个著名的中药店是北京的同仁堂和杭州的胡庆余堂。在胡庆余堂的门面上方挂着一块大匾，上面写着“戒欺”两个大字。他们非常重视用精选药材配制膏丹丸散。为了使药店配制的全鹿丸真材实料，他们自己办了一个养鹿场，每次杀鹿时，他们都事先沿街鸣锣，以示真品，在国内外享有盛誉。中药质量与药材质量和制做方法不无关系。在中成药的生产过程中，操作人员不按炮制规程炮制，将大捆药材同时下锅，石膏不粉碎，有效成分不能充分析出，有些甚至通过高回扣，用名店名牌产品的包装，包装劣药、假药等方法招徕顾客，损人利己。这些行为在实践中很难赢得信誉。

[实例6-5]

在我国制药企业中有八成以上都是中小企业，普遍规模小。我国目前出口至国外的药品、大多以粗放式的原料药为主。许多医药企业不愿按照严格的质量管理程序进行药品生产，尽管通过了GMP认证，但仍然偷工减料，导致药品质量不合格，严重损害医药企业的信誉。素有普药大王之称的某企业，在国家食品药品监督管理局对其生产基地进行的飞行检查中发现，该企业中药制药生产车间多处地板存在裂缝、生产记录不齐全等严重违反GMP规范的行为。还有部分医药企业明知工业明胶是不能用于制药业的，但为了获得高额利润，采用了由工业明胶制成的胶囊药品而导致铬超标，重利轻誉，对公众生命健康造成严重威胁。①

因此，医药伦理学中强调信誉对行为主体选择行为起着机制作用，使行为主体在采取具体行动前思考行为对赢得信誉产生的影响，并在行为过程中和行为结果产生后，行为主体不断思考自己的行为是提高了信誉还是降低了信誉，若判断是肯定的，行为主体将继续行为；若判断是否定的，行为主体将总结经验、教训，指导以后的行为选择。

---

① 中国论文网．中国已不需要以牺牲环境来换增长［EB/OL］．http：//www. xzbu. com/6/view－3286953. htm，2014－11－22.

六、职业理想

理想是人类特有的一种精神现象，是与人生奋斗目标相联系的有实践可能性的想象，是鼓舞人奋斗前进的巨大精神力量。理想深深地植根于人的需要，是一定物质生活条件下社会关系的反映。

理想从其内容和层次上看是一个纵横交织的多层次结构：①在内容上，理想分为社会理想和个人理想；在社会理想中分为共同理想和最高理想；在个人理想中又包含着生活理想、职业理想和道德理想；②理想在层次上分为最高理想和共同理想。可见，职业理想是理想结构中的重要组成部分，它具体分为专业理想和成才理想。它是职业道德的反映，同时又受社会理想的指导和支配。

医药道德的重要范畴之一是职业理想，它同样包括医药职业道德理想。其中具体要求有如下内容：一是医药人员对自己从事的职业所要取得的成就目标的追求，它表现为医药人员渴望通过医药实践活动实现自己理想和抱负的心理和意识，以及由此为动力产生的对医药事业的无限热爱和献身精神；二是医药人员对自己应达到的道德境界和道德理想人格的目标追求。它是医药人员渴望追求的一种最能体现医药道德原则和规范的理想的医药道德关系和医药职业道德的风貌。一个人一旦树立了崇高的职业理想，就明确了前进的方向，有了奋斗目标和动力，并能在遇到困难和挫折时，百折不挠，奋力进取，在职业实践中为实现自己的职业理想，脚踏实地，无私奉献。可见，医药职业理想是医药人员的精神支柱和行为动力。

重点小结

医药道德范畴是对医药道德实践普遍本质的概括和反映，它反映了医药道德现象的最基本概念。医药道德范畴是医药道德原则和规范践行的动力之源，是医药伦理学规范体系中医药道德原则和规范交织的“网”上“纽结”。良心、责任、荣誉、幸福、信誉和职业理想是医药道德的基本范畴，它们不仅是医药人员道德行为的动力，而且是对医药人员行为开展道德评价和加强道德修养的依据。

思考题

1. 简述医药道德范畴的含义。
2. 联系实际，谈医药职业良心的作用。
3. 简答责任的特点、内容和作用。
4. 分析下列材料，论述信誉在医药实践中的道德意义。

医药企业诚信建设必须落在实处

据了解，医药企业诚信建设已经开展多年，各级监管系统陆续出台了药品生产、经营企业诚信体系建设的相关文件和措施，并取得了一定的成绩。不少企业也进行了大量的研究实践，并且在医药企业诚信建设方面积累了丰富经验。但总体来看，医药企业的诚信建设相对滞后，除近年来国家在查处虚假广告、假冒伪劣药品方面力度明显加大外，其他方面动静不大，尤其是齐二药、华源欣弗、完达山刺五加等事件更引发了社会公众对医药行业诚信度的普遍质疑。

企业诚信建设是一项系统工程，社会、企业的意识形态变革不是一朝一夕能够完成的。造成医药企业诚信建设滞缓的原因，主要有三个方面，一是体系建设不完善；二是奖惩措施不到位；三是社会监督不充分。其中，奖惩措施不力、标准只软不硬是诚信体系建设发展迟缓的关键所在。因为诚信建设没有落到实处，遵纪守信企业没有得到实质性的鼓励，而违规失信企业也没有得到有效性惩处，导致整个行业对企业诚信建设的重视度严重不够。因此，医药企业诚信建设发展缓慢、成效不大。

此外，由于药品生产、经营及使用的特殊性、信息的不对称性，老百姓对企业的认识主要来自于广告。很多人盲目地认为，谁的广告打得多、叫得响，谁的广告上中央台，谁的药品就好。因此，消费者不能对医药企业形成有效的监督、反馈与选择。

诚信建设的关键是要制定完善、有效的约束机制和奖惩措施，且必须落到实处。一方面，制定的奖惩措施必须便于相关部门执行；另一方面，制定的奖惩措施必须有利于市场、消费者的了解与监督。通过约束机制和奖惩措施，鼓励诚信度高的企业再接再厉，不断引导诚信度一般或较差的企业向诚信企业看齐，逐渐淘汰诚信度很差或屡教不改的企业。

对于药品生产企业可采取多种方式标明企业的诚信等级。电视广告必须持续标注。当企业的诚信等级发生变化时，广告和包装盒的诚信标志必须适时修改。药品批发、零售单位一接到药监局通知，即应在经营场所显著位置张贴药监部门发布的生产企业诚信等级变化公示。在广告和包装盒上标注企业的诚信等级，目的是通过自然法则，让市场、让消费者选择企业。

对于药品经营企业不论是药品批发企业还是零售药店，都必须在经营场所显著位置摆放企业诚信等级评级牌。

此外，应建立完善的企业诚信信息发布平台与舆论监督机制，定期向社会公布企业诚信评定结果，及时公布企业违规行为，使公众及时了解药品生产、经营企业的诚信状况，真正起到监督作用。还应建立动态的长效监管机制，企业一旦出现质量等诚信问题，立即曝光、立即评估，符合条件的立即降低诚信等级。情节严重的依法停业整顿或吊销生产、经营许可证，而一般没有问题的企业可以定期评定。

节选自食品商务网 2009 - 12 - 29，http：//www. 21food. cn/html/news/35/533112. htm [2012 - 01 - 17]

（赵迎欢）

扫码“练一练”

第七章　医药科研领域的道德

学习目标

通过本章内容的学习，要求学生掌握医药科研领域的一般道德，《纽伦堡法典》和《赫尔辛基宣言》的道德要求；熟悉药品临床试验伦理审查的过程及原则；了解医药科研面对的伦理挑战，安乐死药物研发道德，基因药物研发道德。本章难点是医药科研风险与医药科研道德，医药科研面对的伦理挑战。

前苏联科学院生物有机化学研究所主任、曾经是最年轻的科学院副院长尤里·沃夫钦里克夫曾经在他的一篇题为《科学和道德》的文章中写道：“科学家必须对自己时代的意识形态问题有精深的了解。不肩负起这样的使命，那么对什么是真什么是假、什么是道德的什么是不道德的，都会失去判别，也都会失去意义。”① 差不多五个世纪以前，著名作家弗兰西斯·拉伯雷也曾写道：“科学没有良心就意味着灵魂的毁灭”。当今时代，科学技术的惊人发展，既包含着为人类带来巨大利益的可能性，也同样给我们的生存带来了巨大的威胁。一方面科学的成果可以应用于人类的幸福事业，改善人类的生命质量，另一方面科技成果也可以用于破坏性的目的，造成毁坏人类家园甚至生命的悲惨后果。而科学技术发展所带来最大的威胁是来自于人类的精神态度和行为方式的缓慢进展。“科学和良心之间、技术和道德行为之间的这种不平衡冲突已经达到了如此地步：它们如果不以有力的手段尽快地加以解决的话，即使毁灭不了这个星球本身，也会危及整个人类的生存。”②科学技术的进步源于科学家的科技研究与探索。只有科研人员具有高尚的道德意识和情操，才能确保自己的劳动成果有利于人类和社会。面对当今时代科学技术的飞速发展，科研道德尤显重要，而直接作用于人的生命的医药科研道德就更显得不可或缺。

扫码“学一学”

第一节　医药科研道德的意义

医药科研直接作用于人的生命，在这个领域中我们面对的是生命、科学与道德三者之间的矛盾，这是医药科研人员始终都要面对并须加以妥善解决的课题。

一、医药科研的意义

科学研究是人类最基本的实践活动之一，是社会发展最重要的推动力。科学研究的基本任务是解决人类对客观世界“不知”与“知”、“不能”与“能”的矛盾。人类对客观世界的认识正是通过科学研究而实现的，人类对客观世界的改造也是通过科学研究这个必不可少的过程而达到目的的。

医药科研则是人类为满足自身健康需求，以认识生命现象和完善人类自身的生命为目的而展开的研究实践活动。医药科学研究所要解决的主要是人类对自身生命、健康、疾病

①② 转引自：21世纪的人道主义. 北京：东方出版社，1998. 1. 1.

等现象及其相互之间关系的“不知”与“知”、“不能”与“能”，“想做”与“能做”之间的矛盾。它的具体任务是发现人类生命的本质和规律，揭示疾病与健康发展的客观过程与规律，探寻战胜疾病，增进人类身心健康与长寿的有效的医药学手段。其中，既包括了对生命自身奥秘的探索，也包含了理化等自然因素对人体的作用机理的研究。它是医药学发展的内在动因，是推动医药学发展的必不可少的环节与手段。

二、医药科研风险与医药科研道德

荷兰学者 Sabine Roeser 在她的著作《The Ethics of Technological Risks》中指出，“风险分析是伦理学的一个分支，因为它本质上是规范性的并且关注重要的伦理问题。(Risks Analysis is actually a branch of ethics, since it is inherently normative and concerns important ethical issues.)”①

医药科研风险也同其他技术风险一样具有迟延性特点，并表现出风险与实际的不可确定性，强化对医药科研风险的认识和分析，将有助于解决实际的伦理问题和利益冲突。

医药科研是人类的科学实践活动，却具有强烈的道德性质，表现出强烈的道德色彩。因为医药科研直接涉及人的生命和健康。普通科学研究所要解决的“知”和“能”的问题，在医药领域中，由于直接关涉人的生命，就更敏感地体现出“应该”与否的问题。而道德所关注的正是“应该”的问题。

医药科研不同于一般的科学研究，药品的特殊性客观决定了药品负面性的存在，尽管在药品上市后仍然有后续的不良反应监测及管理，但“源头”治理是防患于未然的首选良策。药物的源头在创新、在药物的设计，如果药学实践人员、特别是药物设计者能够在药物研发的起始阶段，将价值考量寓于技术的设计实践之中，对于防治药物风险、确保药学的人道主义性质意义将十分重大。

由于医药学科研直接涉及人的生命，在研究的目的、方法和手段的选择上，实验方式的采用上，实验的结果及成果应用方面，都与参与研究的各方面的利益密切相关。在研究过程中，实验主体与客体之间，实验客体与社会群体之间，主体群体内部同行之间，现实与长远之间的利益冲突，有时是十分尖锐的。比如实验者本身的劳动价值、科学声誉、地位与受试者的生命利益、健康利益之间，受试者的身心健康利益与科学发展利益之间，少数受试者的实验风险与社会广大人群的健康利益需要之间，医药学自身的治疗价值与医药学发展的科学价值之间都存在着尖锐的矛盾。在这些矛盾面前，医药科研人员应该如何选择自己的行为，如何确保自己的行为符合医药学人道主义的性质，符合人类整体健康利益和受试者个人至高无上的生命利益的需要，有时是非常困难的，这就需要医药科研道德的参与。医药科研道德是调整医药研究实践中各种利益矛盾的原则、规范的总和；它能够指导医药人员根据确定的道德原则，在两难境地中做出正确的行为选择。

医药科研道德是医药道德的一个重要组成部分，是普通科研道德的一个特殊领域；它是调整医药学研究实践中各种利益追求的反映，是医药科研道德活动现象、意识现象、规范现象的总和。

医药科研道德是医药科研和医药学发展的精神动力和必要导向，它规范着医药学发展的正确方向，确保了医药学的人道主义性质。

---

① Lotte Asveld, Sabine Roeser. The Ethics of Technological Risks. Earthscan in the UK, London · Sterling, VA. 2009. 6.

医药科研实践中“是”与“应该”之间的矛盾应该既对立又统一。科学所要解决的“是”的问题，与伦理学所要解决的“应该”问题具有本质上的统一性。科学着眼于求真，道德侧重于扬善。而在现代医药学的发展过程中，求真与扬善的统一才是医药学发展的本质需要。因为医药科学的目的本身就是二个：求真并且扬善。求真是扬善的基础，扬善是求真的目的。为了扬善而求真才是医药科研最本质的目的与性质。因此保证求真与扬善的统一就构成了医药科研道德最根本的意义。

医药科研道德的意义还由它所具有的功能体现出来。医药科研道德具有说明功能、调节功能和进取功能。

1. 说明功能 医药科研道德的说明功能在于通过正确的医药科研道德观念，指导人们认识科研过程中的“善”与“恶”，明辨“是”与“非”，分清“正确”与“错误”，进而解决“应该”与“不应该”的问题，指导医药科研人员在进行行为选择的时候做出正确的判断。医药科研道德的说明功能依据于正确的医药科研道德观念和意识而得以实现。

2. 调节功能 医药科研道德的调节功能主要在于调节医药科研领域当中的各种利益矛盾，包括科研主体与客体，主、客体与社会及科研主体内部群体之间的利益矛盾。医药科研道德通过制定各种规范来指导和约束科研人员的行为，解决“做什么”和“怎样做”的问题，从而使医药科研人员的行为有所遵循，保证医药科研能够正常有序地进行。医药科研道德的调节功能依赖于其规范性和特定的社会维系手段而发挥作用，它包括正确的社会舆论、主体的内心信念，传统的观念习俗以及必要的社会制约手段等。

3. 进取功能 医药科研道德的进取功能主要在于引导医药科研人员树立正确的科研目的，追求更远大的目标，不断完善自身的道德人格。医药科研人员的道德人格历来是保证医药学人道主义性质，推动医药学向前发展的重要动力和最根本的条件。爱因斯坦在评价居里夫人时曾经非常深刻的指出：“第一流人物对于时代和历史的意义，在其道德品质方面，也许比单纯的才智成就方面还要大。既使是后者，他们取决于品格的程度，也远超过通常所认为的那样。”① 医药科研道德的进取功能就在于帮助医药科研人员树立这种高尚的道德人格，追求崇高的道德境界，从而保证医药科研事业的完美和发展，解决“做得更好”的问题。医药科研道德的进取功能需要社会的激励和医药科研人员高度的自律性，在于推动医药科研事业的不断发展。

第二节 医药科研中的道德要求

扫码“学一学”

医药科研道德具有规范性。它既有与其他专业科学研究相同的一般的道德要求，也有独具医药科研领域自身特点的特殊的道德要求。

一、医药科研中的一般道德要求

医药科研作为人类科学研究的一个组成部分，医药科研人员也应该遵守所有科研人员共同的道德要求，其主要内容包括：

1. 实事求是的精神 科学最本质的特征就是尊重事实，实事求是。医药科研要揭示人体生命现象的本质，探寻增进人类健康，战胜疾病的途径和方法，就必须在客观事实的基

① 爱因斯坦文集. 第1卷. 北京：商务印书馆，1976：339.

础上，实事求是地抽取反映客观实际的规律。只有尊重事实，尊重科学，坚持诚实客观的原则，才能真正揭示医药学的客观规律。科学的发展历史证明，凡是科学真理都是建立在客观事实的基础之上的。18世纪琴那创造了接种牛痘预防天花的科学方法，是因为他没有放过挤奶女工得过牛痘之后就不再传染天花这样的事实，由此开始了他对牛痘预防天花的伟大研究。美国牙科医生梅尔斯发现的“笑气”——氧化亚氮的麻醉作用，是因为他注意到一个人吸入“笑气”后，被意外碰倒，鲜血直流，却没有感到疼痛的现象。弗莱明发现青霉素，也是因为他没有放弃一次失败的细菌培养实验的现象，并立足于这个事实进行深入研究，探索造成细菌培养失败的原因，取得了划时代的伟大成果，开创了抗菌素的新时代。著名的生理学家巴甫洛夫也非常注重事实，他在解剖狗的时候，细心地数着从玻璃管中流出来的狗的唾液，把数字详细地记下来，一干就是四、五个小时。他对青年们说：“你们要学会研究事实，对比事实，积聚事实。应当百折不挠地探求支配事实的规律。”真正的关注事实，研究事实，在事实的基础上进行科学推理，是医药科研人员必备的唯物主义思想素养。

扫码“看一看”

只有立足于客观事实才能经得住时间的考验。在本世纪出现的孟德尔、摩尔根基因学说及与之相对应的前苏联勒柏辛斯卡娅提出的“活质学说”在前苏联的争论，尽管有政府和社会意识形态的参与，但最终必然要以科学为标准，以客观事实为基础才能评价，真理只能建立在客观事实的基础上。这件事说明了忠诚于事实的原则对于科学来说是何等的重要。实事求是是科学的生命。

实事求是应该做到：研究以事实和科学理论为依据；实验设计要具有科学性和可行性；在实验中要严格遵守操作规程，保证实验结果的准确性、可靠性和可重复性；观察实验要认真，如实记录实验数据，客观的记录实验反映，不得隐瞒编造实验结果；科学总结、撰写科研论文要尊重客观事实、对于实验中获得的各种数据、原始材料，经过归纳、科学统计处理，通过科学思维进行抽象和概括，作出符合实际的总结和科学结论；报道科研成果要实事求是。

2. 坚持真理的勇气　认识科学真理是一个艰难的过程，在认识之后坚持真理也需要非凡的勇气。有时坚持真理比认识真理需要更强的意志。敢于突破传统的观念束缚，冲破社会舆论的攻击、诽谤，冲破权威的压制，甚至冲破整个社会习俗的反对，需要相当大的勇气。在这样巨大的压力面前是否能坚持真理，这是对医药科研人员的严峻考验。因为科学的灵魂就在于创新。每一个科学创新都表现为对权威的挑战，对世俗的挑战，对传统观念的挑战，这些挑战必然使创新者面临着巨大的压力甚至压制，没有坚持真理的勇气，没有敢于冲破传统观念束缚的勇气，任何创新都是不可能的。坚持真理可能会付出个人声誉、名利、甚至是生命的代价，但是真正的科研人员，出于对科学的忠诚和实事求是的基本品质，一定勇于坚持真理，否则就不可能有所前进。大量的例证说明了这一点。第一个提出血液小循环学说的西班牙医学科学家塞尔维特因为反对教会的错误观点，受到惨无人道的严刑拷打，但毫不畏惧。他说“我知道我将为自己的学说、为真理而死，但这并不会减少我的勇气。”在他被教会判处火刑即将执行的时候，他镇静地说：“烧吧，真理是不怕火烧的！”他为真理献身的勇气，来源于他对医学事业和科学真理的坚定信仰和追求。

3. 团结协作的群体意识　现代科研已经进入到了群体创造的时代。任何一个科研工程或项目都是群体合作的结果。因此科研人员必须具有群体协作意识。群体合作意识在本质上是正确对待个人和他人劳动的内在关系。从历史唯物主义的观点看，科学具有继承性，每一代人的成绩都离不开前人的劳动成果，后代人继承前人的科学成就，在原有基础上向新的高峰攀登。医药学的继承性尤为明显，没有前人的劳动，就不可能有后人的成功。从某种意义上说，尊重他人的劳动正是取得新成绩的基础所在。现代科学发展具有更广阔的范围和内涵，它需要更广泛的横向合作。因此现代科研成果也是同代人共同劳动的结晶。医药学的发展也是如此。尊重他人的研究成果，实事求是地对待合作者的贡献，正确处理与合作者的关系，正确评价他人的科学成果，特别是正确对待自己的名利，这体现着一个科研人员的优良品德。科学史上的伟大人物都是这方面的典范。《物种起源》的作者达尔文经过 20 年的苦心研究，在即将发表这一观点的前夕，他收到了另一位生物学家华莱士寄来的论文，其观点与自己的不谋而合，这时的达尔文想到的不是抢先发表自己的文章以取得首创权，而是决定只发表华莱士的文章。后来经别人再三劝说，达尔文才联名发表了自己的观点。华莱士知道这一切以后也谦虚地表明：达尔文比自己高明，他建议把生物进化论命名为“达尔文主义”，他自己则以“达尔文主义者”的身份而感到自豪。胰岛素的发明者班廷把自己所得奖金的一半分送给他的助手贝斯特，说：“在我这一份中，你是同我在一起的，永远如此。”他关心的是患者的生命，而不是区区的荣誉和地位。他说：“人生最大的快乐不在于占有什么，而在过程，”如果别人拿走了你的功劳，这仅证明你的工作是多么重要。对于一切荣誉，他都抱以微笑；而对于工作，则谦虚地继续进行。西班牙举世瞩目的神经组织学家卡哈曾经说过：“科学的发现总是集体脑力劳动的产物，因此很难评价某一个学者所作的贡献。”在一片歌功颂德声中，他一点儿也不自鸣得意，而是高度评价他同时代其他学者的工作。他们所具有的这种科学道德素养，为他们的成功奠定了基础，创造了条件。

根据上述道德要求，医药科研人员应该具有如下的基本道德品质。

1. 仁爱之心 医乃仁术，非仁爱之士不可托也。医药科研人员必须满怀对人类和生命的热爱与崇敬，愿意为挽救和维护人类的生命与健康贡献自己的毕生精力。如果对人类的痛苦没有同情，对人类的生命缺乏珍爱，这样的人不能从事医药科研工作。只有满怀对人类生命的高度责任感和爱心，医药科研人员才可能克服无数困难，开拓和发展医药学事业。中国古代的李时珍、现代的安静娴、当代的屠呦呦以及胰岛素的发明者班廷等，都是出于对人类生命的深切关爱，才在各自的领域中作出了重要的贡献。

2. 有理想，有志向，有献身于医药事业的责任感和事业心 在医药学上作出卓著贡献的人无一不是富有理想和志向者。他们十分关心人类的健康事业，对于人类的健康事业负有强烈的责任感，因而总是尽力用自己的学识来造福于人类。“伟大的精力产生于伟大的目标”。法国生物学家巴斯德曾经说过：“立志是件很重要的事情，工作随着志向走，成功随着工作来，这是一定的规律。”他认为：“立志是事业的大门。”理想要远大，目标要具体，而且要坚定执著，锲而不舍。一个人如果真正有了理想和志向，就必然会对自己的事业有如痴如醉的迷恋之情。医药学更是如此。

3. 勤奋刻苦，坚韧不拔 成就任何一项事业都不能一蹴而就，它需要人们花费巨大的心血，甚至耗尽毕生的精力。李时珍用了 27 年才写成《本草纲目》；获得 1977 年诺贝尔生理学奖和医学奖的吉耶曼和沙利，经过整整 22 年你追我赶的奋斗，才获得分离下丘脑激素的成功。他们从上百万个下丘脑中分离出几毫克的下丘脑激素，而且为了这上百万个下丘脑要收集和处理上百万只羊或猪的脑壳才能获得。脚踏实地、埋头苦干是成就事业的基础，也是获取知识，增长才干的最根本途径。在医药学发展的进程中，新事物层出不穷，新理论、新发现不断涌现，没有强烈的求知欲望和刻苦精神，没有坚定的意志和顽强的毅力，是不可能获得成功的。

4. 正直、严谨、热情　医药科研人员从事的是直接关系到人类的生命与健康的事业，没有什么事的重要与崇高能与之相提并论，更不能与之相媲美。医药科研人员只有把人类的生命利益放在首位，完全的投身于其中，才可能在这样艰深的领域当中做出贡献。而如果为了个人的名利，或者其他利益而去发展医药学，将不可避免的给人类或者实验对象带来无可挽回的损失。医药科研的特殊属性在于它直接关系人的生命利益，因此，它不允许科研人员有任何私利所图，不能把个人的私利掺杂进来，否则他将对人类生命犯下不可饶恕的罪过。因而医药科研人员必须是正直、崇高的，是真正为了人类的生命利益去奋斗的优秀人才。

发展医药学是在探索生命的奥秘，而生命对于每个人只有一次，它不允许医药科研人员有任何的疏忽或者失误。因为每一次失误都可能付出生命的代价，而人的生命却是一辆没有返程的单程列车，失而不能复得。因此科研人员必须具有严谨的作风，一丝不苟，谨慎小心。这是医药科研人员必备的作风，在这个特殊的领域中，它具有强烈的道德意义。

发展医药学、探索生命的奥秘，可以说是宇宙间最艰难的事情，只有对医药科学抱有极度的热情，才能执著探索，付出自己的全部心血，这种发自内心的热爱之情，才能激励医药科研人员在艰难的行进中去体会探索的乐趣，去享受成功的喜悦。对生命的热爱决定了投身医药学事业的热情，它成为医药科研人员不断进取的永不衰竭的动力。

5. 谦虚谨慎，永不自满　谦虚的品德是科研人员共有的品质。再大的成就在医药学发展的历史长河中也不过是一朵小小的浪花，在知识的海洋中更不过“沧海一粟”。在成绩面前永不自满，是医药科研人员能够不断进取的源泉。在社会进化和科学进步的今天，仅仅依靠一个头脑来发展科学已经不可能，单枪匹马包打天下的英雄已经不复存在。任何一项事业都是千百万人共同创造的成果，任何一项成果都不知道浸透着多少人的血汗和辛劳，因此，保持谦虚谨慎的作风，团结协作，成为医药科研人员必备的道德品质。

6. 不断进取、勇于献身的精神　医药学每前进一步都面对着未知的必然王国。只有勇于进击，敢于探索，才能迈进新的领域。没有探索和创新，科学前进的步伐就会终止。科学不承认“终极”真理，更不允许为它划定“禁区”。科学在本质上是革命的，批判的。因此探索和创新必须破除迷信，解放思想。医药学发展史上每一个新的建树，无一不是对它以前的某种权威理论的挑战，因此医药科研人员必定要以不迷信、不盲从、思想解放为信条，做勇于开辟科学新道路的勇士。例如，维萨里是向盖伦解剖学挑战的勇士；塞尔维特是向宗教血液循环学说挑战的勇士；林巧稚是向封建传统挑战的勇士……不论在社会生活中，还是在自然科学中，探索和创新就必须敢于冲破陈旧的传统观念的束缚。面对用旧观念不能解释的现象和新的见解，不轻易放过，更不轻率断定哪是不可能的。爱因斯坦说：“科学迫使我们创造新的观念和新的理论。它的任务是拆除那些常常阻碍科学向前发展的矛盾之墙。”医药科研人员用科学思想否定传统观念不可能一帆风顺，困难、失败、挫折都是不可避免的。任何成功都是千百次失败换来的，没有顽强的意志，没有彻底的献身精神就不可能完成创新的事业。科学对人们意志的考验，常常是十分严峻的。它不仅需要耗尽心血，有时甚至需要作出重大牺牲，包括宝贵的生命。英国杰出的医学家哈维在创立血液循环学说时说：“我不仅害怕会招致几人妒恨，而且想到我将因此与全社会为敌，不免不寒而栗。匮乏和习俗已成为人类的第二天性，加之以过去确立的已经根深蒂固地理论，还有人们尊古师古的僻性，这些都严重的影响着全社会。然而，木已成舟，义无反顾，我信赖自己对真理的热爱以及文明人类所固有的坦率。”哈维没有为个人得失而廉价拍卖科学的真理。在他的血液循环学说公开发表之后，的确招引来不少的攻击、诽谤和诬蔑，但是科学实践作出了公正的判决：真理属于哈维。英国医生辛普逊为了实验制作麻醉药，亲自检验药水的效果，和助手们冒着风险一起嗅它的气味，结果失去了知觉。当他们醒来时，一种比较理想的麻醉剂——氯仿也就诞生了。细菌学家巴斯德为了征服狂犬病，甚至亲自用嘴从疯狗的下颚吸取唾液，然后再将唾液注入到兔子身上进行实验。一个在场的人后来写到："这是巴斯德生命中千钧一发的时刻"。它把有毒的唾液一点一滴的吸入口中的滴管，极其安祥，好像忘记了这样做是在同死亡调情。在摄足了唾液之后，巴斯德转过身来对他的助手说："好啦，各位先生，实验可以继续进行了。"他的视死如归同样源于对事业的忠诚。

无数先驱正是以这样无畏的献身精神推动着医药学事业的前进，成为我们学习的榜样。

7. 关注科研风险、具有对人类和社会长远利益负责的责任感 医药科研成果既关系到个人的生命利益，也关系到人类的整体利益。特别是面对现代医药高科技的飞速发展，医药科学的研究将直接关系到人类的未来和自身的长远利益。由于现代医药科研的复杂性，客观决定了医药科研风险的不可避免性，因此医药科研人员的研究不是一次终止的过程，而是一个动态风险分析和评估的过程。这就要求医药科研人员自身具有关注科研风险的理念和意识，在研发实践中既要考虑“当下”，更要考虑未来，增强对人类和社会长远利益负责的责任感，具有“负责任创新（RI）”意识，以确保医药学善的目的的实现。如对基因工程及药物的研究，对克隆技术的研究，在生命控制及生命繁衍领域当中高科技的应用等等，都关系到人类的整体利益。因此今天的医药学研究必须具有对全人类整体利益负责的高度责任感，才能确保医药科研与医药高科技发展能够有利于人类。对人类和社会利益的高度责任感是今天医药科研人员重要的道德素质之一。

二、人体试验的道德要求

人体试验是医药科研的一种特殊手段和表现形式。它以人作为受试者和研究对象，运用科学的手段，有目的、有控制地对受试者进行试治、试验、观察等项研究，以最后验证医药科研成果对人的作用与价值。它是医药科学研究的最后环节。

人体试验的价值是由医药科研的特殊性决定的。医药科研的目的是为了维护人的健康，其成果最终要应用于人类，因此就必须经过人体实验的验证。因为在实验前期所进行的各种动物实验毕竟与人存在着不同的种属差异，动物与人之间存在着不同种属的疾病模型。人类有些疾病甚至根本不可能以动物来复制模型。所以动物试验所获得的研究成果还必须经过人体实验加以验证之后才能推广应用于人类。特别是药物研制，人体试验不仅可以用来验证新药物的疗效，还可以查清新药的毒性作用以及二者之间的关系。因此，在医药科研中，人体试验是不可跨越的必要环节，具有无可替代的价值。这在历史上是有深刻教训的。例如，20 世纪 50 年代，西德生产出一种俗称“反应停”的镇静类药物，对缓解早孕反应效果十分明显。在没有进行必要的人体实验的情况下，很快将这种药投入临床使用，随之出现了严重后果。从 1959 年开始，西德、英国等十几个国家陆续发现“海豹症畸形胎儿”，经过深入研究证实，“海豹症畸形胎儿”正是“反应停”强烈的毒副作用所致。无数事实证明，医药科研成果不能仅由动物实验来证明，而必须经过人体实验的验证。

由于医药学人体实验直接涉及到人的生命利益，因此，在医药学发展与人的生命利益的矛盾面前如何摆正并正确处理两者之间的关系，就成为医药科研道德必须面对的问题。医药科研人员的专业科学道德素质突出地表现在人体实验中正确处理科学研究主体与客体、医药科学发展与人的生命利益、现实与长远利益之间的关系等问题之中。这也是医药科研道德特殊要求面对的首要问题。

国际上关于人体实验的第一份正式文件，是1946年第二次世界大战之后纽伦堡军事法庭审判战争罪犯之后发表的《纽伦堡法典》，它提出了关于人体实验的10点声明，主要内容包括：

（1）受试者必须知情同意。

（2）实验对社会有利，且非做不可。

（3）人体实验前应有完备的动物实验。

（4）实验应避免给受试者以精神和肉体的痛苦和创伤。

（5）实验的危险性不得超过人道主义的重要性。

（6）禁止进行估计受试者有可能伤残或死亡的实验。

（7）实验中如发现受试者有可能伤残或死亡，应立即停止实验。

（8）精心安排，采取一切措施杜绝实验发生意外伤残。

（9）实验期间，受试者有权停止实验。

（10）实验必须由受过科学训练的人进行。

《纽伦堡法典》关于人体实验的十点声明奠定了人体实验道德原则的基础。1964年在芬兰赫尔辛基召开的第十八届世界医学大会上通过了“指导医务卫生工作者从事包括以人作为受试者的生物医学研究方面的建议”即《赫尔辛基宣言》，之后，分别在1975、1983、1989、1996、2000、2008和2013年进行了七次修正，并于2002年和2004年分别对第29条和第30条进行了补充。《赫尔辛基宣言》发展和完善了《纽伦堡法典》的精神，成为现代指导人体实验的有权威的纲领性的国际医德规范。

1982年，医学国际组织理事会及世界卫生组织制定了《涉及人体受试者的生物医学研究的国际准则提案》，其目的在于阐明《赫尔辛基宣言》中新确立的指导涉及人体受试者生物医学研究进行的伦理学原则如何有效地加以运用。该准则在广泛征求意见并补充之后于1992年2月经世界卫生组织有关健康研究的全球咨询委员会和医学国际组织理事会行政委员会批准得以出版并广泛发行。

根据《赫尔辛基宣言》提出来的人体实验道德原则是指导医药学人体实验的根本原则，主要内容包括：

1. 坚持符合医学目的的科学研究　医药科研成果会导致对人的生命的认识程度更加深刻，对生命的控制能力更为增强。因此医药科研必须对人的生命负责，必须有利于维护人的生命。这是医药学的目的，也是医药科研的目的。因此，医药科研中的人体实验必须以“增进诊断、治疗和预防措施，以及为了针对疾病病因学与发病机理的了解”增进人类健康为目的。这是医药人体实验必须遵循的最高宗旨和根本原则。违背这一原则的医药人体实验是不道德的。历史曾经有过惨痛的教训。第二次世界大战中，日本军国主义和德国法西斯把人作为实验品，进行伤害性的人体实验，这种反人道的罪恶行径在激起全世界愤慨的同时，也警示所有的医药科研人员，一定要牢牢把握医药人体实验的人道主义方向，确保医药研究和医药学能够围绕人道的目的而进行。坚持医药学的人道目的是进行医药科研的前提和宗旨。现代科学技术为医药学研究提供了强有力的手段，使医药学具有了更广阔的领域和前景，它预示着医药学对人的控制能力的无限增长。在这种背景下，只有坚持医药学人道目的的方向，才能确保医药学对人类具有积极的意义。在当今世界，医药卫生事业所具有的强大的经济前景可能诱使医药研究走向利润挂帅的歧途；某些战争狂人也可能会应用医药学的成果为其扩张野心服务；商业的、经济的、战争的利益需要，都可能影响到医药学的研究目的。在如此复杂的社会背景下，医药科研人员必须牢牢把握医药学的研究目的和方向，确保自己的劳动成果为人类的健康利益服务。正如爱因斯坦说过的那样："关心人的本身，应当始终成为一切技术上奋斗的主要目标，用以保证我们科学思想的成果会造福于人类，而不致成为祸害"。医药学研究尤其如此。

2. 维护受试者利益 医药人体实验中的很多方法和措施都可能包含对人体的某种伤害或潜在的危险。因此以人为对象的生物实验必须坚持以维护受试者利益为前提，严格遵守人体实验的道德规范。《赫尔辛基宣言》指出：对于受试者或其他人们利害关系的重要性，一定要始终压倒对科学研究和人类社会方面的影响；科学研究工作的正义性服从于保护他或她的完整，这个原则必须永远受到重视；用人作实验，科学和社会的利益绝不能高于受试者的利益。医药科学研究的重要性要服从于保护受试者的利益不受伤害，不能只顾及医药科研成果而牺牲受试者的利益，这个原则要贯穿于医药人体实验的整个过程。医药科研人员应该自觉地制止或阻止受试者出于各种目的而参加具有可预测的高风险性人体实验，即使这种实验对科学或者对社会具有重大意义也不能例外。受试者的利益重于医药科研和社会的利益，医药科研人员应该自觉地把受试者的利益摆在首位。这是医药科研道德的特殊性所在。

维护受试者利益原则要求实验者全面保障受试者的整体利益，包括受试者的身心健康、社会影响、经济负担及福利等方面问题。《赫尔辛基宣言》中规定："保障科研受试者完整性的权利""减少在研究时对受试者肉体和精神的完整性以及对其人格的打击"等。

3. 尊重受试者的人格和知情同意的权利 在医药人体实验过程中，受试者常常处于一种相对被动的位置。这是由于实验双方在医药人体实验中各自不同的角色、任务决定的，并不表明双方地位、人格和权利的不同。所有医药科研人员必须知道，受试者具有自己完整的人格尊严、人身权利和自由。实验者必须给予他们完全的尊重，包括他们自主的知情同意的权利。《赫尔辛基宣言》中规定："必须尊重受试者的隐私""任何以人体作受试者的研究，事先必须把科研目的、方法、预期效益和潜在危险、可能遇到的不适等，全面告知预备受试者。应该告知他或她有拒绝参加科研的自由，并有随时撤销同意的自由。医生因此必须特别注意受试者是否在压力之下，他或她处于依从关系当中给予同意的。在这种情况下，最好由不参加该项研究的医生和完全同这一正式关系分开的医生去取得知情同意。""受试者在法律无资格做出知情同意的情况下，可以从符合国家立法的监护人处取得知情同意。在肉体和精神方面缺乏能力做出同意时，或者受试者未成年，可以符合国家立法的相应亲属代替受试者。"① 因此，实验者必须原原本本地向受试者介绍所要进行的实验，使他们清楚地了解实验的目的、方法、过程以及实验对他们自身可能造成的各种影响，使他们在充分知情前提下，在没有任何压力的情况下自主地做出决定，自主选择自己的行为。他们有权参加或者拒绝，享有完全的自主权利。医药科研人员必须尊重他们的这种权利。不能因此对他们进行任何的非难或者歧视。对于具有可预测的风险性实验，即使受试者同

① 张鸿铸，何兆雄，迟连庄．中外医德规范通览．天津：天津古籍出版社，2000：1073－1075.

意，医学科研人员也应该禁止受试者参加。更不允许实验者以各种借口胁迫或者诱使受试者参加这种高危险性实验。这是所有医药科研人员必须遵守的道德规范，是医药科研人员应该具备的科学道德素养。

知情同意是当前世界各国在药物人体实验中面对的共同问题。尽管人们已经共识以“知情同意书”的文本签署作为标志，但实际中存在的问题仍然需要人们以“动态同意”过程来考量药物人体实验的道德标准。药物风险的迟延性特点决定了在某种情况下药物研发人员对风险的“未知”或不完全“已知”而由此引发的受试者“不完全知情”，成为当下药物人体试验的伦理困境。因此，如果药学研究人员在不断深入的研究中发现某些药物的新风险或可能的危害，就必须以负责任的精神告知受试者，帮助受试者实现事实上的自主的“知情同意”。

4. 坚持科学性原则　以人作为受试者的生物医药学研究直接涉及人的生命，而科学性是人的生命利益的基本保证。因此医药科研人员必须严格遵守科学性原则，这是对人类生命负责，对人的生命利益负责的具体表现，因而不仅是科学要求而且是道德要求。《赫尔辛基宣言》中关于人体实验应遵循的科学性原则内容包括：实验必须符合普遍认可的科学原理，实验程序的设计必须得到科学的说明。除对人类特有的部分疾病研究以外，人体实验必须有充分的动物实验依据。实验要由胜任者进行并由胜任者监督。发表科研成果要准确，要有责任感。医药科学研究应该是一丝不苟，严格准确，精益求精的。医药科研的科学性反映的是对人的生命的责任感，因此体现着道德性质，具有深刻的道德意义。

5. 进行伦理审查的原则　修订后的《赫尔辛基宣言》中明确提出，“试验方案应提交给一个特别任命、独立于研究者、主办者、不受不适当影响的伦理审查委员会研究、评定、指导和批准。伦理审查委员会须遵守实验所在国的法规，并有权对正在进行的试验进行监控。研究者有义务将监控情况，尤其是将出现的一切严重的不良反应报告给伦理审查委员会。研究者还应向伦理审查委员会提供有关资金、主办者、研究机构、可能出现的利益冲突及对于受试者的奖励等信息，供其审查。”进行伦理审查是保证人体实验符合伦理要求的必要的组织程序。它对于确保人体实验的正当性具有不可替代的重要作用。特别是在新药临床试验中，通过伦理审查保证临床药理人体实验的伦理正当性是医药伦理实践发展的一个标志，具有重要的现实意义。

《赫尔辛基宣言》的基本精神是指导医药人体实验的根本性道德原则。

三、我国药物临床试验的道德要求

1. 我国药物临床试验的伦理审查　药物临床试验是指在人体上（患者或健康志愿者）进行药物的系统性研究，以证实或揭示试验药物的作用、不良反应及试验药物在人体中的吸收、分布、代谢和排泄规律，目的是确定试验药物的疗效与安全性。这是最常见的一种人体实验，是新药研制开发过程中必不可少的一个过程。目前世界各国遵照《赫尔辛基宣言》的基本精神，通过《药品临床试验管理规范》（GCP）的形式具体管理药物临床试验。20 世纪 90 年代初，世界卫生组织制定了适用于各成员国的《WHO 药品临床试验规范指导原则》。我国于 1998 年 3 月 2 日，出台了中华人民共和国《药品临床试验管理规范》（试行），于 1999 年 9 月 1 日正式实施，并于 2003 年 9 月 1 日重新颁布并改名为《药物临床试验质量管理规范》。随着药物临床试验的国际化和产业化进程，在中国开展的国际多中心药物临床试验越来越多，为保护我国受试者的权益和安全，伦理委员会的审查工作需要与国际规范接轨。因此，国家食品药品监督管理局于 2010 年 11 月 2 日又制定颁布了《药物临床试验伦理审查工作指导原则》，旨在促进伦理委员会伦理审查能力的提高，规范伦理审查工作。

上述文件对药物临床试验中保障受试者的安全和权益问题做了严格的规定，明确要求各临床药理基地必须成立伦理委员会，依据《赫尔辛基宣言》精神对药物临床试验有关文件进行认真的伦理审查，充分保障受试者的安全和个人权益。文件对伦理委员会的性质、组织结构、职责、应遵循的伦理原则以及工作任务和程序、进行伦理审查的内容、审批形式，特别是对受试者的知情同意权利的内容和实现方式作出了具体而明确的规定，尤其关注弱势群体的权益保障问题。我国针对药物临床试验的伦理审查必须按照上述文件的规定要求进行。

我国《药物临床试验伦理审查工作指导原则》是在《药物临床试验质量管理规范》（GCP）的基础上，参考了国际上的有关规定制定的，共 9 章 52 条。包括总则、伦理委员会的组织与管理、伦理委员会的职责要求、伦理审查的申请与受理、伦理委员会的伦理审查、伦理审查的决定与送达、伦理审查后的跟踪审查、伦理委员会审查文件的管理。伦理审查的主要内容、伦理委员会存档的文件目录和术语表以附件的形式列出。重点对伦理审查中的关键环节提出了明确的要求和规定。《药物临床试验伦理审查工作指导原则》中提出药物临床试验应遵循的两大基本原则——研究的科学性和伦理的合理性。明确要求，伦理委员会“对药物临床试验项目的科学性、伦理合理性进行审查，旨在保证受试者尊严、安全和权益，促进药物临床试验科学、健康地发展，增强公众对药物临床试验的信任和支持。”要求“不断完善组织管理和制度建设，履行保护受试者的安全和权益的职责。”规定伦理委员会“对申请人提交的药物临床试验项目的伦理问题进行独立、公正、公平和及时的审查。”“伦理审查会议应特别关注试验的科学性、安全性、公平性、受试者保护、知情同意文书及知情同意过程、利益冲突等问题。”

《药物临床试验伦理审查工作指导原则》明确规定了进行伦理审查的主要内容，包括：

（1）研究方案的设计与实施。

（2）试验的风险与受益。

（3）受试者的招募。

（4）知情同意书告知的信息。

（5）知情同意的过程。

（6）受试者的医疗和保护。

（7）隐私和保密。

（8）涉及弱势群体的研究。

《药物临床试验伦理审查工作指导原则》还规定了批准临床试验项目必须符合的标准，要求试验方案做到：

（1）对预期的试验风险采取了相应的风险控制管理措施。

（2）受试者的风险相对于预期受益来说是合理的。

（3）受试者的选择是公平和公正的。

（4）知情同意书告知信息充分，获取知情同意过程符合规定。

（5）如有需要，试验方案应有充分的数据与安全监察计划，以保证受试者的安全。

（6）保护受试者的隐私和保证数据的保密性。

（7）涉及弱势群体的研究，具有相应的特殊保护措施。

伦理审查委员会可在机构、地方、地区、全国甚至国际等不同层次运行，应遵守所在国的法律和法规。

我国《药物临床试验质量管理规范》和《药物临床试验伦理审查工作指导原则》的实施，对加强药物临床试验的质量管理，规范药物临床试验工作，保障受试者的安全、健康和权益，保证药物临床试验的伦理合理性，提高药物临床试验伦理审查工作质量发挥了重要作用。

2. 流行病学研究过程中的伦理要求　流行病学是研究特定人群中与疾病和健康相关的状态和事件的分布及其影响因素，并借此为预防、控制和消灭疾病及促进健康提供科学决策依据的学科。它不仅是预防医学领域的主干学科，也是现代医药学领域重要的一门基础学科，其分支众多，如临床流行病学、药物流行病学、传染病流行病学、慢性非传染性疾病流行病学、分子流行病学、循证医学等。流行病学研究的对象是特定人群，研究过程中不可避免地会涉及伦理学问题；这些伦理学问题既具有上述部分的特征，也具有流行病学独特之处。因此，如何正确地认识、解决流行病学研究涉及的伦理学问题，保护研究人群的权利已越来越受到流行病学领域的关注。

既往对流行病学研究的伦理学问题仅重视实验流行病学，随着学科的交叉融合，越来越多的流行病学研究和疾病监测活动会涉及伦理学问题，如人类基因组流行病学。研究认为，欧美女性具有乳腺癌易患基因 BRCA1 突变时，70 岁前患乳腺癌的概率较高，乳腺癌患者的一级亲属若出现 BRCA1 突变，则其患有乳腺癌的危险性更高。此时，若筛检出某女士具有 BRCA1 基因突变，则医护人员将面临是否告知该女性患病可能性及其家属在遗传上患病风险的伦理学问题；不同的人，知道自己患病可能会带来不同的影响。故，医护人员对患者的病情是否如实相告一直是具有争议性的问题。

流行病学研究中，无论是疾病的预防、诊断、疗效评估，还是健康相关因素的调查研究，都必须遵循“收益大于风险”原则，即有利于增进人体健康，尽可能避免各种潜在的风险。流行病学研究立项前，应进行大量的文献检索，并做循证分析。只有在有证据证明研究的必要性时，流行病学研究才有开展的基础。研究方案完成后，必须报伦理委员会审批。流行病学研究中基本的伦理学原则如下。

（1）尊重原则　流行病学研究要充分尊重研究对象的人格及其作为一个自主个体所应享有的权利，包括：①知情。向研究对象说明研究的目的、方法、实施过程、经费来源、可能的利弊风险，以便受试者充分了解加入研究项目对其自身的意义和价值；②自愿。对于有自主行为能力的研究对象，必须在其完全自愿的前提下签署《知情同意书》；自主性受限的研究对象，如儿童、昏迷者、痴呆者等，必须按法律规定从合法代理人处获取知情同意；③保密。研究对象的个人信息、行为习惯、健康状况等资料严格保密，充分尊重其隐私权。

（2）受益原则　流行病学研究过程中，应尽量保证研究对象受益最大化、风险最小化，一旦发现潜在风险可能大于受益或已经得到预期研究结果，则应立即终止试验。在研究得出确切结论后，应确保每个参加研究的对象都能够利用课题所证实的最好的方法。

（3）公正原则　研究者在确定研究对象时，应该遵循科学的原理，合理制定纳入标准、排除标准、剔除标准，不应只针对老幼、残障、囚犯、有色人种等弱势群体；在分配研究对象到不同试验组时，应一视同仁，分配前应说明分组原则与操作方法。

伦理学问题应引起流行病学研究者的重视，一项流行病学研究方案应包含一个独立的保护研究对象的计划。适用于实验流行病学、临床研究中针对受试者的保护方案并不适用于流行病学数据回顾性分析等类型的研究；对临床数据的二次分析，保护研究对象的隐私是最重要的，同时要充分保护数据的机密性和个人的隐私权。

四、动物实验的伦理要求

医药学研究离不开动物实验。人们借用于动物实验来探索生命的起源，揭示遗传的奥秘，研究各种疾病的机理，攻克各种疑难疾病。特别是在药学的发展中动物实验更是不可替代的。动物作为人的替身，是药品安全性评价和效果检验的载体之一。动物实验的数据成为科学交流、成果比较的可参照的科学标准。

由于动物实验的重要性，用于实验的动物自然成为促进人类医药学发展的有功之臣。同样作为生命的载体——实验用动物理应受到人们特别是医药科研人员的尊重和善待。1979 年，由英国反活体解剖协会（NAVS）发起，确定每年的 4 月 24 日为“世界实验动物日（The World Lab Animal Day）”，前后一周则被称为“实验动物周”，旨在倡导科学、人道地开展动物实验，严格遵守 3R 原则（替代、减少、优化），最终完全取消动物实验。“世界实验动物日”已经成为受联合国认可的、国际性的纪念日，在世界各地都有动物保护者为这一天以及前后的一周举行各种活动。

实验用动物和实验动物的概念有所不同。实验动物是指经人工培育，对其携带微生物实行控制，遗传背景明确，来源清楚，可用于科学实验、药品、生物制品的生产和检定及其他科学研究的动物。实验用动物则是指一切能用于科学实验的动物，其中除实验动物外，还包括野生动物、经济动物和观赏动物。通常把上述凡能用于科学实验的动物统称为实验用动物。我们所作的关于动物生命权利的讨论主要限定在这一范围之内。

医药学实验直接作用于生命，因而不可能也不允许直接用人作为受试者进行，因此不得不借助于少量动物作为人类的替身或模型来完成各种实验。因此，尽管用于实验的动物的生命也应该受到尊重，但在一定条件下，为了人类的利益，还是在严格控制下，有条件地牺牲了这部分动物生命的权利。这体现了道德以人为本的根本立场，离开了这一基本立场，讨论将失去基本的依托。

我们在这样的前提下讨论动物的生命权利问题。动物的生命权利从根本上说应体现在人类善待动物的态度和行为上。在医药学实验中，为了人类的利益，动物实验不可能取消，重要的问题是如何限制实验给动物造成的痛苦，使实验用动物在实验过程中免遭不必要的伤害。各国都为此制定了动物实验管理法律，既保证了实验结果的科学性，也保护了实验用动物免受不必要的损伤。美国早在 1873 年联邦法中就记载了人道地对待动物的立法条文，几经修改，到 1976 年，在有关动物保护法规中明确规定了有关动物容器、运输和保护的标准，全文共有 16 大项。美国国立卫生研究院在 1979 年拨款并用奖励方式支持科研、生物医学研究中对动物的保护政策。在申请科研基金，签订合同时必须阐明动物种类、数量、在实验中是否采取措施避免对动物引起不必要的伤害或减轻动物的痛苦。对此，科学基金评审团可根据对待动物保护的规定，对申请报告进行评定。加拿大、英国、日本及欧美各国均制订了相应的法律文件。我国对此也给予了高度重视。在 1988 年国务院批准的《中华人民共和国实验动物管理条例》中，对实验动物的营养、饲养管理、操作规程以及检疫和传染病控制等提出了严格要求，并要求工作人员爱护动物。

对动物生命权利的尊重应体现在日常对待动物的管理和使用方面。在动物生活环境的设置方面，应保证动物的生存需要：如清洁、通风、透光、适当的居住密度、必要的活动空间、噪声控制等。动物的饮食必须保证卫生、营养全面、饲料配比科学；食具要清洗，符合卫生要求。在使用动物进行实验时，要尽量减轻实验动物的痛苦，避免不必要的伤害，如必要的消毒、麻醉，绝不允许不经麻醉而进行活体解剖等极具痛苦的实验。实验后要认真处理伤口，给实验用动物以“人道”的对待。对实验动物的尸体要给以妥善处理，不得乱扔乱放甚至陈尸街头。要深埋或火化，既是为了安全，也是对动物本身的尊重。尊重动物的生命权利是医药科研人员应具备的道德素质之一。

“权利”这一概念如同“尊严”一样都是人类独有的意识现象，动物自身并没有权利和尊严的要求。保护动物，维护动物的生命权利和尊严，是今天科技发展对人类提出的崇高道德要求。这种道德责任要求科研主体在科研实践中时刻关注动物的生命，尽可能避免给实验动物带来人类可感知的“痛苦”，避免不必要的生命损害发生，“人道”地对待动物，把人类的道德责任和情感惠及给动物以及自然万物，实现人与自然的和谐发展。历史上的动物保护主义对动物的权利提出了更尖锐的要求。以辛格（P. Singer）为代表的动物解放论认为：动物的解放是人类解放事业的继续。雷根也指出，动物权利运动是人权运动的一个部分。他们认为人类应当把“平等地关心所有当事人的利益”这一伦理原则扩展应用到动物身上去。因此，要把动物的苦乐也纳入“道德计算”中来：带来痛苦的行为就是不道德的行为，不管痛苦的承受者是人还是动物。因此，人类有义务停止那些给动物带来痛苦或遭受折磨的行为：如把动物应用于科学研究、商业性的动物饲养业、商业性的和娱乐性的打猎和捕兽行为等；同时，人类有义务成为素食主义者。显然，动物解放（权利）论的哲学基础是“非人类中心主义”立场。他们强调人类之外的动物以及自然万物均具有自身的内在价值，如同大地也有伦理要求一样，“泛化”了人类的道德意识，步入了“人类中心主义”立场的对立面而走向极端。但对这种思想给传统的道德观念和生活习惯带来的巨大挑战，仍然值得我们深思。然而，在今天人类仍然无法找到药物动物实验替代品的前提下，出于对人类生命和健康保护的人道主义目的，必要的科学的动物实验依然是符合人类道德标准的。这一点毋庸置疑。

第三节　医药科研面临的道德挑战

扫码“学一学”

科研实践推动了社会的进步，也推动着医药事业的发展，而医药事业的每一步前进都面临着道德的挑战。

一、安乐死药物研究中的道德

医药学一直在努力实现人的延年益寿的追求与梦想。然而，死亡是无法超越的，它必然成为所有人的最终归宿。因此，随着人类文明的发展和理智的成熟，人们在要求高质量的生的同时，也开始直面人的死亡，追求高质量即无痛苦的死，从而引起了关于安乐死的历时长久的讨论。

最早的安乐死实践可以追溯至史前时期。当时有些游牧民族为了部落整体的生存，也为了减少病弱者在迁徙中的巨大痛苦，将一些患者和老人留下，用原始的方法加速他们的死亡，这种做法形成了最原始意义的安乐死。后来随着科技和文明的进步，人们首先在希腊文中，使用了“euthanasia”一词，其原意是指“快乐的死亡”或“尊严的死亡”。在一些英文词典中，被解译为：无痛处死患不治之症而又痛苦者和非常衰老者。它是西方文明中杀死那些身患不治之症，老年或身体严重畸型者的社会政策下产生的专门术语。曾被马克思誉为“英国唯物主义和整个现代实验科学的真正始祖”的弗兰西斯·培根，在他的《新大西洋》一文中说：“医生的职责是不但要治愈患者，而且还要减轻他的痛苦和悲伤。这样做，不但会有利于他健康的恢复，而且也可能当他需要时使他安逸地死去。”他所说的“安逸地死去”即是在现代意义上使用的“安乐死”的含义。现代人类特别是一些伟大的先驱已经接受并身体力行了“安乐死”的作法。恩格斯在马克思逝世的第二天给他们亲密战友的信中谈及了对安乐死的态度。他说：“医术或许还能保证他勉强拖几年，无能为力地活着，不是很快地死去，而慢慢地死去，以此来证明医术的胜利。但是，这是我们的马克思绝不能忍受的，……受着……唐达鲁式的痛苦，这样活着，对他来说，比安然地死去还要痛苦一千倍……。不能眼看着这个伟大的天才像废人一样勉强地活着，去给医学增光。”①

现代意义上的安乐死是指无痛苦死亡和安然去世的一种死亡状态。有广义与狭义之分。广义的安乐死泛指各种无痛苦死亡，有人认为也应包括自杀。狭义的安乐死则局限于对患不治之症，死亡已经开始，并且极为痛苦的患者，不采取人工干预的办法延长痛苦的死亡过程；或者为了解除难以忍受的痛苦，不得不采用有可能加速死亡的人为措施。医药伦理学讨论的安乐死，一般专指狭义安乐死的内容。据此，我们把安乐死定义为：患不治之症的患者在危重濒死状态时，为解除精神和躯体的极度痛苦，在患者的要求下，经过医生的鉴定认可，用人为的方法使患者在无痛苦状态下度过死亡阶段而终结生命的全过程。

定义表明：①安乐死是针对已进入濒死状态的患不治之症的患者。换言之，对这类患者，死亡已经开始，因此安乐死只是对已经到来的死亡方式和死亡过程中状态的选择，而不是死因或致死的手段。正如西方学者约瑟和弗莱彻指出的：安乐死并未涉及生与死的选择，而只是对面临的死亡方式——痛苦的死还是安逸的死的选择。②安乐死的目的只在于解除患者无法克服的精神和躯体的痛苦，是出于人道主义的目的，给患者以没有他法可以替代的对痛苦的最终解脱。而不能出自任何其他的目的，包括对家属，对社会的各种功利目的。③安乐死必须是临终患者自己真实的、自主的要求。因为生命的权利是个人最基本的权利，任何其他人无权在法律范围以外对之作出决定。因此，要求安乐死的权利只应该属于生命所有者自身。这一点必须得到充分的肯定。这也是保证安乐死的人道性质，避免产生谋杀或他杀等社会不良后果的关键所在。在执行患者自主要求的原则时，应特别注意考察患者的要求是否真实，是一时的软弱冲动，还是深思熟虑后的决定；是迫于其他的社会压力，还是出于摆脱自身无以忍受的痛苦的要求等。④医生的鉴定认可应由与患者毫无利益关系的医生进行，以确保其科学性和公正性。⑤“人为的方法”必须符合“无痛苦”的基本要求，并且应保证死亡的全过程均无痛苦，这是安乐死的根本目的所在。

根据实施的方法，安乐死分为被动安乐死和主动安乐死二种。被动安乐死是指对无法救治的终末期患者，终止维持其生命的医疗措施，任其自然死亡，不加以人工干预的方式，亦称消极安乐死，这种方式在临床上早已有之，伦理争议不大。

主动安乐死是指对生命无望、痛苦的终末期患者，应其要求，以减轻其痛苦为目的，采用药物或其他的人为手段，主动地促进死亡的过程，实现安然、没有痛苦的死亡，亦称

① 恩格斯：马克思恩格斯全集．第35卷．北京：人民出版社，1971：459.

积极安乐死。由于这种方法将医药人员“解除痛苦”与“延长生命”两项道德义务对立起来，从而导致了安乐死的两难选择。在这种情况下，解除患者的痛苦将以缩短生命为代价，而延长生命又将以增加患者的痛苦为前提，因而医药人员置身于两难困境。传统的伦理观认为，生命是至高无上的，医药人员不能以任何理由、任何方式主动结束它。因为这样做将违背医药事业的人道主义目的和职责。所以，尽管国际上进行了几十年的激烈讨论甚至争论，而真正立法通过安乐死执行法案的却只有荷兰一国。

关于安乐死的道德争论一直在持续，赞成的一方认为：

(1) 安乐死解除了患者生命终末期无法克服的痛苦，是人道的。他们认为，医药学的发展不可能尽如人意、无所不能，对医药学无法缓解的生命末期的痛苦，无效的维持无异于对患者的残忍。因此从人道主义原则出发，医药学应该正视现实，对无法挽救的生命和无法解除的痛苦给予解脱。

(2) 生命质量是生命神圣的基础，低质量甚至由于无法忍受的痛苦而造成的负价值的生命应该接受本人的放弃要求，同意其实行安乐死。

(3) 实行安乐死有利于维护患者的尊严。人有生的权利，也应该有选择尊严的、无痛苦的死亡的权利。这是人的生命权利之一，也是其尊严的体现。

(4) 对危重、濒死、极度痛苦的生命，实行自主要求的安乐死，有利于节约社会医药资源，有利于节省家庭和亲属无谓的感情和经济支出以及人力资源的无谓浪费。

反对安乐死的理由也相当有力，特别是法律界人士持反对意见者居多。他们认为：

(1) 安乐死对象的客观标准难以做科学的界定。所谓的不治之症，本身就是一个因不同医院和医生的能力及科学发展水平而呈现着日新月异的，或者因时因人而异的不确定的概念。随着医药学的发展，昨天的不治不等于今天不治，今天的不治更不等于明天的不治，况且，医生的水平、患者的心理、意志都可能对病情的发展产生极大影响，凭什么宣判“不治之症”？生存着就意味着机会。

(2) 医药人员的职责在于维护生命，而医药学的发展正是源于对生命的热爱和追求。实行安乐死将可能降低医药人员对生命的责任感，甚至将导致医药界维护生命的人道主义信念的衰退，其后果是十分可怕的。而对危重生命的放弃也将影响人类对生命的探求，从而影响医药学的发展。

(3) 无法严格界定“仁慈杀人”与“谋杀”的区别，不利于社会的法制建设。实行安乐死将为某些不法之徒提供借“慈善杀人”之名，行“谋杀”之实的契机。而由医药人员执行的安乐死也可能为某些坏人利用，从而败坏医药人员或医院的社会信誉，造成社会的信任危机。

(4) 广泛实行安乐死可能造成对弱势人群的一种社会的、道义的压力，使他们最终背离真正的自主和自愿而被迫选择安乐死。这样的后果将对社会的道德风尚产生极为严重的不良影响。

(5) 生命是神圣的，实行安乐死等于放弃了患者生存的机会和权利，因而违背了社会和医药界维护每个人生命权利的义务。

总之，关于安乐死的讨论具有非常复杂的社会、经济、文化、法律和科学的背景，受到各方面因素的制约。对安乐死的争议则在道德与法律层面，尽管多数国家未将安乐死合法化，但却逐渐接受“尊严死”或“自然死”的观念。安乐死的争论已不是一般的伦理学中的善恶冲突，而是善与善的冲突；更重要的是建构严肃、谨慎的评估机制。医药人员对此应有清醒的认识，既关注讨论的进程，又依法行事。

执行安乐死主要依赖于药物手段。虽然安乐死的讨论还在继续，但关于安乐死的药物研究却在进行。根据安乐死的根本目的，研究安乐死药物应遵循下列道德要求：

（1）用于安乐死的药物研究必须遵循人道主义原则，以减轻患者痛苦为直接目的，并且在使用中应确实具有减轻痛苦的药效，不能为了加速死亡而产生新的痛苦。

（2）有利于维护患者的尊严，不能因药物作用而产生任何有损患者形象或人格的后果，也不能因药物而导致对患者或亲属的恶性刺激和情感伤害。

（3）药物的剂型等外观感觉不应对患者或其他人产生恶性的感官影响，不应使应用者产生恐惧、压力等心理负担，应符合安乐、安逸的整体要求。

（4）药物应用应便于操作，不应由于操作过程的复杂化给应用者增添额外的精神或身体负担。

（5）必须严格控制安乐死药物的研究和应用，制定严格的审批制度，确保其不被滥用。

（6）对有身后捐献器官要求的安乐死应用者应尽可能保证其身后器官的可用性。由于安乐死药物的作用，有时可能会使应用者出现全身器官的衰竭或毒性反应，导致尸体器官的无法利用，造成宝贵资源的浪费。因此，安乐死药物研究应尽力保护非生命根本指征的器官，以适应医学器官移植的需要。

安乐死的问题是一个集科学、文化、法律与社会经济发展水平在内的复杂问题。安乐死药物的研究是建立在对安乐死认识基础上的，应立足于安乐死问题的总体道德原则和观念，体现安乐死的道德性质。

二、基因药物研究中的道德

基因研究是人类在二十世纪最重要的科研成果之一，也是本世纪最有前途的科学领域之一。

基因是人类的遗传信息。通过对基因的认识，可以揭示人类生命的奥秘，在分子水平上把握人类的生命本质，进而控制或操纵生命。基因技术可以用于诊断、治疗疾病以及优生，对攻克肿瘤、遗传缺陷等人类主要疑难疾病具有重要意义。同时也可以用于构建新的病毒，新的物种，包括动物、植物的新品种等等。基因技术的突飞猛进，使人类生命和社会面临了前所未有的伦理挑战。

在 1980 年提出，1990 年正式启动的人类基因组研究计划（HGP）已经取得了令世人瞩目的非凡成果。该计划的具体目的是鉴定所有人类基因和将整个基因组排序。HGP 的完成将为生物学和医学提供一本原始资料。

人类基因多样性研究计划（HGDP）是 HGP 的补充，通过分析人群，家庭和个人的 DNA 来考查人类基因组的变异。它有可能帮助我们认识人类的基本单位，人类的生物史，人群运动，以及对种种人类疾病的易感性或抵抗性。

由于基因组研究的深刻功能，它可能面临前所未有的伦理挑战。1996 年国际人类基因组组织在关于遗传研究正当行为的声明中将其归纳为：

（1）基因组研究可能导致对个人或人群的歧视和侮辱，被滥用来助长种族主义。

（2）由于专利和商业化而丧失了为进行研究而获得发现成果的机会。

（3）将人归结为他们的 DNA 序列，将社会和其他人类问题归诸于遗传原因。

（4）缺乏对人群、家庭和个人的价值、传统和完整性的尊重。

（5）在计划和进行遗传研究时科学共同体与公众没有充分的交流。

为此，它提出四个原则：

（1）认识到人类基因组是人类共同遗产的一部分。

（2）坚持人权的国际规范。

（3）尊重参与者的价值、传统、文化和完整性。

（4）承认和坚持人类的尊严和自由。

用以确保遗传研究的正当性。

1997年联合国教科文组织发表了《世界人类基因组与人权宣言》提出：严禁克隆人，严禁用自然状态的人类基因组牟利，严禁为所欲为进行基因组研究，严禁违反这一宣言的明确规定。这份宣言开始使“全世界认识到必须就科学与技术进行伦理探讨”。2018年11月，一对基因编辑婴儿在中国健康诞生的消息被公布，这是中国、也是世界首例免疫艾滋病的基因编辑婴儿；这对双胞胎的一个基因被修改，使她们出生后即可能天然抵抗艾滋病。该消息迅速激起轩然大波，震动了中国和世界。这一事件不仅将这对双胞胎置于完全不可预知的健康风险之下，而且肆意践踏基因编辑技术临床应用的伦理底线、违背有关人类受试者试验研究的基本规范；在人类毫无准备的情况下，为人类物种打开了一个面临巨大进化和道德风险的疯狂入口，并引出了许多值得思考的伦理学问题。譬如，被基因编辑而出生的个体被他人作为实现某种目的的手段或工具，其人性尊严已被先天贬损；被编辑个体的生命被操控，其生命尊严已被先天贬损；被编辑个体对自我评价和外界评价的感知无法预测，其人格尊严已被先天贬损。无论基因编辑婴儿最后给人类基因带来什么样的改变，从道德伦理而言其结果都不会是美好的。

基因疗法是通过把基因植入人体来达到治疗疾病，增强体质，改善人种的目的。其基本原理就是用正常的基因代替有病的基因，其潜在的伦理学问题是人类物质的纯洁性和神圣性是否受到亵渎。从伦理学的角度分析，基因疗法分为体细胞基因和幼体细胞治疗（包括生殖细胞基因，增强和优生基因工程），前者仅对个人的基因缺陷进行校正，后者不仅影响个人而且影响后代。现今只允许进行体细胞基因治疗的临床试验，在实践中必须遵循安全、知情同意、保密和公正的道德原则，其中安全是最重要的。例如，逆转录病毒随机整合入人体染色体中，有可能激活隐性致癌基因或导致某些重要活性物质的缺乏，也可能因基因重组而产生具有感染力的野生复制型病毒而威胁患者、医务工作者乃至公众。因此，社会和医学一定要对这一方法进行安全控制，以不伤害患者、医务人员、患者家属和公众为基本要求。安全性原则不仅指向患者个体而且指向人类。对涉及有可能影响人类未来的基因治疗应慎之又慎，严格遵守安全性原则。采用基因疗法要取得患者的知情同意，因为，目前基因治疗技术还是实验性的，具有不确定性和预后的不可预测性。因此必须坚持患者知情同意的原则，在对患者完全告知的前提下，由其自主决定是否接受治疗。基因治疗的前提是获得患者的全部遗传信息，这对患者个人、医务人员、企业和保险公司都提出了重要的伦理问题。它涉及到患者平等的人格权利、工作权利、健康权利，甚至可能导致社会歧视或基因歧视。因此必须严格保守患者的遗传秘密，坚持保密原则。

现阶段的基因治疗还处于治疗效果不确定，治疗对象面狭窄，费用昂贵的发展阶段，因而坚持社会公正原则就应该以预防基因病的出现为主要手段，防止环境污染，纠正不良生活习惯，避免诱发基因突变和染色体畸变。同时采用生育指导和遗传咨询方法进行原发性预防；采用出生前筛查，新生儿筛查及隐性基因携带者筛查方法进行继发性预防。在此前提下，有选择地进行符合社会伦理原则的基因治疗研究，这样才能体现社会公正。

总之，基因工程所涉及到的伦理挑战是十分深刻的，它包括基因工程所产生的杂种分子或杂种生物对人类可能具有广泛的潜在危险，特别是当这种杂分子或杂生物从实验室逸到自然界，其危险性就更加咄咄逼人。另外，基因工程可能利用基因手术对不同物种的遗传物质 DNA 进行手术处理，并按照执行者事先的设计，产生出新的遗传特性，从而打破了自然的生物屏障壁垒，产生出某种危险的“怪物”，那将导致不堪设想的后果。

对基因工程技术进行有效的道德控制，使其向着有利于人类的方向发展，是今天医药伦理学的重要使命之一。

基因药物的研制和使用同样需要进行道德价值的判断和选择。

基因药物是应用基因工程技术而生产出来的特定的药物。基因药物的研制可以是应用基因工程技术，通过对基因的重新构建，减低毒性来制造疫苗，或重新构建它的基因，让它分泌一些有用的物质来制造药品的过程。也可以是借助于克隆手段，运用基因技术向动物取药的过程。

通过构建新的基因制造基因药物，可以研制出高效的新型药物，满足人类的健康需求；也可以研制出新抗原性的、毒力更强的病毒。这可以因为实验室的错误而造成，技术人员本来想构成一个减毒的病毒，因为实验错误，产生了一个毒力更强的或者抗原变异的新的病毒。也因为实验室的错误，这种新病毒传播到社会上，其后果是不堪设想的。甚至还有可能人为地、有计划地制造，如生物武器等。因此，应用基因技术人工制造基因药物最重要的道德判断标准，就在于它的应用结果是有利于人的健康，还是有害于此。加强社会管理和控制，实行严格的道德与法律的监督，有利于促进这种基因研制方式沿着符合人类利益的方向发展。

借助克隆的手段向动物取药，这是一项全球性的超前的新科技。荷兰在 1992 年成功地培育出世界上第一头转基因牛犊，取名为“前程”。这头小牛植入了人的促红细胞生成素基因，其蛋白质能刺激红血球的生长，是治疗贫血的良药。这种药物是用动物的细胞在生物反应堆中制造的。即从人身上提取所需蛋白的基因，将此配备控制基因植入人工受精的母牛卵细胞，再将正具备这一人体基因遗传特征的受精卵植入母牛子宫，日后降生的转基因牛犊的所有细胞便都有新的基因，即基因药物。1992 年苏格兰一家制药中心已培育出 1500 头转基因绵羊，母绵羊的奶可制造治疗肺气肿的药物。英国的 PPI 公司是世界上最早成功的制造转基因羊药物的公司，这种转基因羊的羊奶中含 α－1 抗胰蛋白酶的原料，用来治疗肺气肿。美国的 GTC 公司用转基因羊生产抗凝血酶Ⅲ，产值每年可达 5 亿美元。LAS 公司是以色列最大的用羊生产的血清蛋白的转基因家畜公司，每年每头羊产值 3 万美元。

1995 年美国加州圣地亚哥的斯克里普斯研究所的研究人员发现两种用基因工程合成的蛋白：LH609 和缩氨酸具有阻挠向癌症供应营养的血管生长，使癌症营养枯竭而消退的作用。

现在一系列转基因药物相继问世，并迅速用于临床，如治疗肝炎、癌症的干扰素，治疗糖尿病的胰岛素，治疗侏儒症的生长激素，休克疗法的白蛋白，用于器官移植的 CD－3，治疗艾滋病的 CD－4 等。

基因药物的发展势不可挡。应用基因技术向动物取药除了具有前述的基因药物的伦理问题外，还涉及到人畜种系间的伦理矛盾。例如，应用转基因动物产生的药品是否会带有某些现在还不能认识的动物疾病的基因，而对人类的未来构成潜在的威胁？甚至影响人类基因库的纯洁性？人畜基因的“融合”是否有损人的尊严？是否会导致人畜共病？用转基因动物生产药物的廉价、高效是否会由于其巨大的商业利益，而诱发反人道的违规行为：如忽视药品生产的科学性、针对针、有效性，而单纯追求功利和财富的目的？忽略药品对人的重要影响，轻视实验过程，匆匆推向临床应用？

总之，基因技术提高了人类对生命的期望值，给人类带来了新的生命希望，但它所蕴含的严重问题必须得到重视。如外源细胞进入宿主细胞，将导致宿主细胞遗传信息的改变；将可能激活原癌细胞，导致肿瘤的发生；在基因操纵过程中，可能使后代产生缺陷，甚至影响种族繁衍；作为新基因载体的病毒潜在的危险性以及社会和个人的权利与尊严等问题。从事基因研究的科研人员必须遵循联合国教科文组织提出的《世界人类基因组与人权宣言》和《国际人类基因组组织关于遗传正当行为的声明》中提出的道德原则，确保自己卓越的科学活动成为人类进步与发展的动力。

三、罕见病用药研究中的道德

罕见病又称孤儿病，世界卫生组织（WHO）将罕见病定义为患病人数占总人口的0.65%～1%的疾病或病变。据统计，全球目前大约有5000～8000多种罕见病，约80%的病因源于基因问题，全球罕见病患者人数粗略估计为4亿。

美国对orphan drugs（罕用药物，也称孤儿药，因患者极少，不合成本效益而遭停产的药物）在研发中面临的道德问题研究中发现，在生物伦理学方面资助研究时，优先考虑道德因素仍未见先例。这反映出政府对企业研发资助方面考虑道德因素的缺失。学者们认为对于资助罕用药（orphan drugs）捐赠和分配决策的道德责任引起的矛盾的解决似乎需要对orphan drugs进行不同水平上的资助。对于稀有病和tropical diseases（被遗忘的疾病）这两种orphan disease（罕见病）在道德层面上很难去质疑如何去分配研究资金。这种困境的超越应该通过对判断的原则、永不放弃以及高级专业的医学研究的职责三个角度加以分析。在美国，orphan drugs是指除非有其他因素刺激否则不太可能有私人生产的药物。个人生产商对orphan drugs不感兴趣的主要原因有两个：一是药品的市场太小以至于无利可图；二是常见于发展中国家，即药品的成本价格太高，普通消费者根本无法接受。这两个原因究其一点都是因为经济的考虑而忽略了责任的考虑。为有效解决这个问题，许多工业国家都通过一系列定义流行病或经济标准的法律条款来说明罕用药物的现状和结果以用于不断刺激工业对这些病例感兴趣。继美国在1983年颁布了世界上首个《罕用药法案》（Orphan Drug Act）后，日本（1993）、中国台湾和澳大利亚（1997）以及此后的欧盟（2000）都通过免税和垄断等政策鼓励药品和生物技术工业对orphan drugs进行研究。这反映了国际社会在药物研发方面道德意识的觉醒和社会责任感的增强。

在欧洲对于罕用药的定义是可以预防、诊断和治疗对生命有威胁或慢性疾病的药物，并且这种疾病的发病率小于万分之五。因此对罕见病的定义也可将其扩展，只要是危及生命，十分痛苦，或严重的慢性病都可以包括其中，而且“相应产品带来的市场不只是药品研发过程中带来的”。在以上两种情况下，只有疾病预防、诊断和治疗的有效方法或新方法对疾病治疗没有较大完善的药物才能称之为orphan drugs。并且，该药在临床或相应的税务方面享有税务信用。但如果生产商不能提供足够的药品或其他生产“效果更显著”，例加更有效、更安全或对诊断或护理更有好处等，药品生产商的垄断地位将会被剥夺。

事实上，功利论者认为，为一个不常见的病花费大量的资金是不道德的，因为这并不是社会的最高利益，有限的资金应将其花费在其他一些可预知的情况下才有意义。这在客观上反映出实践者道德标准的差异。从另一个角度讲，社会的道德责任是不能放弃那些不幸患上罕见而还未得到有效治疗方法的病人，而且医学专家的义务就是用自己的专业知识来开发新疗法。不能为了保护受试对象的权益而阻碍孤儿药临床试验的发展，也不能盲目地为了临床研究的利益而损害受试者的权益。这些道德责任上的不同看法使得在资助 orphan drugs 的研究与开发上表现出不同的层次。那么，究竟应该如何选择行为？对药学实践者就构成了道德和伦理挑战。

由于罕见病治疗药物市场规模极小，企业不愿对其投入生产研发，导致罕用药和罕见病患者长期得不到关注和治疗，成为被遗弃的“孤儿”，究其原因在于经济利益的驱动。美国《罕用药法案》（ODA）为罕用药品专营权提供了强力保障，即 7 年期的市场独占权。这项保护政策的实施成为激励美国企业研发罕用药的主要动力。同时，规定罕见病患者享有政府医疗保健计划和商业保险双重保障。据估计，超过 800 万的美国患者从该法案中获益。这种旨在维护罕见病患者享受医疗服务的平等权利的法案，提高了社会医疗服务公平性和公益性。欧盟国家通过实施罕用药特殊审批政策来解决罕见病患者药物的可及性。欧盟罕用药委员会（Committee for Orphan Medicinal Products，COMP）负责具体政策的制定和实施。截止到 2010 年 12 月，欧盟 38% 的药品是通过特殊情况的审批程序上市的，而只有 5% 是通过条件性批准上市的。1993 年，日本正式实施了《罕用药管理制度》，并修正了日本《药事法》以鼓励罕见病用药的开发，2002 年重新修正的《药事法》则引入了关于罕用药研发及认定的具体条款。一些被认为具有高度必要性的罕用药在日本可被认定为“特殊罕用药”，例如，抗艾滋病的罕用药就可以得到比其他罕用药更高的优待。日本有规定：抗艾滋病罕用药的申请者可以直接递交英文版的新药申请文件包，而对一般罕用药而言，该申请文件必须以日语形式提交，此外，还给予特殊罕用药绝对的审批快速通道，即仅在 4 个月内完成审批。荷兰政府决定将患者集中在几个中心接受治疗，这些中心可以得到 100% 的报销，但必须随时提供用以研究的各项临床数据，以利于研发工作的开展。

孤儿药临床试验是孤儿药研发上市的重要途径。以保护、尊重、公平、有益的伦理原则，认识孤儿药临床试验方案的特点，严格地筛选受试对象，保护其隐私，秉持有益最大化、风险最小化，用伦理保护为研究提供一道安全保障。鉴于罕见病患者特殊的病理特征以及我国孤儿药可及性差的困境，发达国家在罕用药研发、审批及社会医疗保障等方面的政策启示我国要加快罕用药的立法保护，强化激励措施，以改变到目前为止我国在罕见病治疗药物的研制方面为零的状态。同时，将罕见病纳入基本医保来解决药价昂贵的问题，以解决患病人群罕用药的可负担性，也是我国实现罕见病药物可及的有效途径。

四、人类胚胎干细胞研究的伦理争议

胚胎干细胞具有无限增殖和多向分化的潜能，可以分化成体内各种组织细胞，因此在临床上具有广阔的应用前景。20 世纪 90 年代以来，对人类胚胎干细胞的研究开始兴起，随之出台了一系列的伦理学原则，这些原则主要来源于基因研究、胚胎研究、人体实验、生殖技术等方面。胚胎干细胞来自胚胎，因涉及到对人类胚胎的应用，有学者认为胚胎是具有“人”的地位，从受孕那一刻起便是有生命的个体，故有人认为对人类胚胎干细胞的破坏无异于谋杀生命，其引发的伦理道德方面的争议也日趋激烈。目前的争议主要涉及以下方面。

（1）干细胞的来源　来自选择性流产的胎儿争议的焦点主要集中在胎儿是否是“人”的认定，来自体细胞核转移产生的胚胎争议的焦点主要集中在如何对待和处理在体外发育到囊胚阶段的人胚胎，来自体外授精制造的胚胎争议的焦点主要集中在如何做到捐卵者完全的知情同意，来自体外授精制造的剩余胚胎争议的焦点主要集中在如何对待和处理用于科研或废弃的剩余胚胎。

（2）卵子供应问题争议的焦点主要集中在如何保证供卵妇女的身体健康和卵子供应符合伦理道德。

（3）胚胎干细胞应用于肿瘤性问题争议的焦点主要集中在胚胎干细胞在生长繁殖过程中难免会产生一定的变异，控制不当可能会形成肿瘤细胞。

（4）胚胎干细胞研究的导向问题，一是不能伤害人，二是要尊重人；治疗性克隆已被医学界和科学界广泛接受。

（5）胚胎干细胞研究规范化问题争议的焦点主要集中在胚胎干细胞研究是否可以任意进行，是否允许克隆人；各国的研究者态度一致，坚决反对克隆人。

人类胚胎干细胞研究必然会迅猛发展，也必将为促进人类健康带来新的希望与可能，其伦理学争议的问题也将随着时间的推移而不断发生改变。各个国家对胚胎干细胞研究态度的改变，表明胚胎干细胞的研究成果将逐渐被认可。人类胚胎干细胞研究必须坚持正确的伦理导向和原则，引导人们充分重视合理的利益诉求，并以开放的眼光看待既有的价值观念及伦理原则，达成利益各方均能接受的伦理共识。

重点小结

医药科研道德是调整医药研究实践中各种利益矛盾的原则、规范的总和。它具有说明功能、调节功能和进取功能。实事求是的精神、坚持真理的勇气、团结协作的群体意识是医药科研中一般的道德要求。《纽伦堡法典》提出药物人体实验的十点声明。《赫尔辛基宣言》提出药物人体实验的五个基本原则：坚持符合医学目的的科学研究、维护受试者利益、尊重受试者人格和知情同意的权利、坚持科学性原则和进行伦理审查的原则。研究的科学性和伦理的合理性是我国药物临床试验遵循的两大基本原则，也是伦理审查的基本原则。安乐死药物研究中的道德、基因药物研究中的道德是医药科研面临的道德挑战。

思考题

1. 简述医药科研道德的意义。
2. 简答医药科研中的一般道德要求。
3. 简述药物人体实验的基本道德原则。
4. 简答《纽伦堡法典》提出的人体实验道德要求的内容。
5. 简答我国药物临床试验伦理审查的原则。
6. 分析下列材料并回答：①联系《赫尔辛基宣言》的基本要求，分析“‘731’活人细菌实验”违反伦理正当性的现象及根源；②分析“印度医生用儿童试药”，评述药物试验保护弱势群体的人道性意义。

“731”活人细菌试验

731部队是旧日本军（关东军）防疫给水本部的别名。731部队是在抗日战争（1937～1945年）和第二次世界大战期间，日本帝国陆军于日本以外领土从事生物战、细菌战研究和人体试验相关研究的秘密军事医疗部队的代称，是日本帝国陆军在第二次世界大战期间犯下的许多战争罪行之一。

众所周知，日本法西斯为实现其称霸世界的罪恶目的，违背国际公法组建“731”部队，惨绝人寰地利用各种非人道手段研究、生产生物武器。最新史料发现，1939年至1945年，至少有3000余无辜生灵被侵华日军第七三一部队在哈尔滨平房区本部直接用作活体细菌试验材料，无一生还。大量资料及证词证明，“731”部队活人实验曾经施之于中国人、蒙古人、前苏联人、朝鲜人、荷兰人、英国人。此次确认的3000余受害人名单，只限于“731”部队在平房细菌基地进行活体细菌试验时的受害者。据“731”部队部长军医少将川岛清说，每年被押进“731”部队本部监狱用作试验材料的有400至600人，每年因受实验而死去的至少有600人，最保守估算，5年内至少有3000人丧生。此次获得的3000余受害者确切名单是揭露侵华日军非人道罪行的最直接证据。

节选自 http：//cul. cn. yahoo. com/10－05－/861/28mli. html［2012－01－09］

印度医生用儿童试药

据媒体报道，印度中央邦12名医生用幼儿及其他认知困难患者“私试”药物，由此招致调查。阿南德·拉伊医生是试药风波的揭黑者。他向当局投诉，中央邦印多尔市一些医生在没有通知患者情况下便拿患者测试新药，而对象通常为儿童和认知障碍患者。据悉测试药品包括治疗性功能障碍药物等。

匿名医生告诉媒体，印度缺少监管药物试验的有效法律，一些制药企业及医院经常在偏远和经济落后地区“收买”穷人参与药物试验。

拉伊也表示，印度每年都有相当数量的参与者因临床药物试验而患病或死亡，只不过具体人数尚无统计。

时间：2012－01－05 08：24 来源：新京报节选自 http：//www. druggcp. net/homepage/a/shoushizhe/2012/0105/27178. html［2012－01－09］

扫码“练一练”

（赵迎欢　王丽宇　宫　建）

第八章　新药开发中的道德

学习目标

通过本章内容的学习，要求学生掌握新药审批、医药专利保护、药品商标保护中的道德要求和医药知识产权保护的道德意义。熟悉医药知识产权的含义、特点及种类。中药知识产权保护的道德意义。了解医药专利保护中的道德挑战。本章难点是中药知识产权保护的意义。

新药研究与开发是一项高投入、高风险、周期长、见效缓的复杂的系统工程，从药物的筛选到最终产品上市，往往需要经历10年以上。据了解，目前开发一种新的化学药物需要花费8～10亿美元，而每上市10种新的药品平均只有3种能够盈利，其中只有一种盈利较多。面对这种情况，医药知识产权保护对激发研制者积极性具有十分重要的意义，而如何使法律创设的良好外在条件与研制开发者优良的内在道德素质有机统一起来，是医药伦理学研究的全新视角和重要内容之一。本章重点阐述新药开发中的道德要求，旨在帮助新药开发者及医药知识产权保护方面的具体职业人员提高道德水平，在实践中践行道德。

第一节　新药开发中的知识产权

知识产权是民事主体基于智力的创造性活动取得成果后，依法享有的专有权利。

知识产权分为两大类，一类是著作权（版权）；一类是工业产权，主要包括专利权和商标权。根据我国民法总则的规定，我国民法所保护的知识产权客体共有下列八种：作品；发明、实用新型、外观设计；商标；地理标志；商业秘密；集成电路布图设计；植物新品种；法律规定的其他客体。知识产权是一种民事权利，在新药开发中的知识产权是指医药知识产权。

扫码“学一学”

一、医药知识产权的含义及特点

医药知识产权，是指一切与医药行业有关的发明创造和智力劳动成果的财产权，它除了具有民事权利的共同特点外，还有自己独有的特点。

扫码“看一看”

1. 专有性　知识产权的专有性是指权利人对其智力成果享有独占、垄断和排他的权利，任何人未经权利人的许可，都不得使用权利人的智力成果（法律另有规定的除外）。知识产权的专有性意味着权利人排斥非权利人对其智力成果进行不法仿制、假冒或剽窃。这种权利只授予智力成果的创造者，而且只授予一次。

2. 地域性　知识产权的地域性是指对权利人的一种空间限制。任何一个国家或地区所授予的知识产权，仅在该国或该地区的范围内受到保护（签有国际公约或双边互惠协定的例外）。也就是说知识产权不具有域外效力。

3. 时间性　知识产权的时间性是指这种权利仅在法律规定期限内受法律的保护，一旦超过法律规定的有效期限，这一权利就会自行消失，即使作为知识产权客体的智力成果仍能发挥效用，但因其保护期限的终止，该知识产品成为全社会的共同财富，为所有人和整个社会所有和使用。如我国《专利法》规定发明专利的保护期为20年。

4. 无形性 知识产权的客体是一种无形的财产，既不是物，也不是行为，而是智力成果，是一种没有形体的精神财富。虽然智力成果不具有物质形态，也不占据一定空间，但权利人却能用法律赋予的权利控制他人对其智力成果的使用，这是知识产权最重要、最根本的特征之一。

医药知识产权是知识产权的一项具体内容，因此，它同样具有知识产权的一般特点。

二、医药知识产权的种类

医药知识产权并不限于某一新产品、新技术，也不限于某一专利或商标的保护，它是一个完整的体系，是相互联系、相互作用、相互影响的有机体。概括地说，医药知识产权的种类如下：

1. 专利和技术秘密 主要包括要申请专利和不要申请专利的新产品、新物质、新技术、新工艺、新材料、新配方、新构造、新设计、新用途以及动植物、微生物和矿物新品种的生产方法等。如一类新药的研究开发中，化合物必需申请专利，否则开发者的利益无法保障。另一方面，中药祖传秘方，一般不申请专利，申请专利就公开了秘密。

2. 商标和商业秘密 商标主要指已注册的标志，如胃药“三九胃泰”的商标为“999”。商业秘密，是指不为公众所知悉，能为权利人带来经济利益，具有实用性并经权利人采取保密措施的技术信息和经营信息。如医药企业拥有的涉及管理、工程、设计、市场、服务、研究开发、财务分析和技术转让等方面的信息。

[实例8－1]

东北某制药厂发明了一种具有国际先进水平的维生素C生产工艺技术，通过运用该技术使该厂在市场上占有极大的优势。对于这项技术，企业采取了严格的保密措施，包括指定保密守则，工艺技术保密制度，重点车间的保密规则等规章制度，在职工中培养保密意识；外来人员到该厂参观，必须由厂领导或保卫干部陪同；调离企业的技术人员必须交出所有掌握的技术资料，并签定跟踪保密协议；涉外谈判，只谈指标，不谈工艺流程和数据；外商来厂参观考察，只准进入接待室；对外提供资料，只许提供产品说明和工厂简介，严禁提供技术资料；对技术资料实行分割保管办法，由三人各保管一部分资料，只有三人保管的资料合起来才可以构成完整的技术资料；在生产工艺上，实行工段控制法，每个工人只知道添加剂的数量，不知道是何种添加剂和化学成分。

3. 涉及医药企业的计算机软件 这类软件如GLP控制系统，GMP控制系统软件等。

4. 涉及医药企业组织人员行为的著作权 由医药企业组织人员创作或提供资金、资料等创作条件或承担责任的有关百科全书、书鉴、辞书、教材、摄影画册等编辑作品的著作权。

5. 合作中的智力研究成果 同其他单位合作中涉及研究开发、市场营销、技术转让、投资等与经营管理有关的需要保密的技术、产品信息和药品说明书等。

三、医药知识产权保护的道德意义

在科技日新月异，经济飞速增长的今天，人们已清楚认识到药品作为技术发明的成果，其中凝结着发明人创造性的智力劳动、物化劳动和辅助性的体力劳动。药品作为一种具有价值和使用价值的特殊商品，其知识产权保护的道德意义更加深远。

1. 在鼓励权利人更多地创造智力成果的同时，要求发明人尽快向社会公开发明成果，以促进人类的科技进步　从发达国家几百年和我国已实行 30 多年的专利制度实践可以看出，专利制度不但不会阻止科学技术的发展而且还会大大促进科学技术的进步和创新。一方面专利制度对花费了巨大投资进行风险性技术开发的发明创造者给予对市场一定时间的独占权，使其得到丰厚的回报，可以大大调动其技术创新的积极性，并继续新的发明创造；另一方面，专利制度促进了技术情报的提前公开，从而避免了大量低水平重复研究，使得有限的科研资金得到合理的配置，全部用于研究开发新产品和新技术。据美国一著名经济学家研究分析，如果没有专利保护，60% 的药品发明不能研究出来，65% 不会被利用；化学发明有 38% 不会研究出来，30% 不会被利用。由此足以见其积极意义所在。

2. 医药知识产权保护有利于合理调整智力成果创造者的个人与社会利益关系　知识产权保护的时间性限制主要在于满足发明人的个人利益，使新药开发者认识到冒大风险就会有高额的利润回报，使个体利益得到满足。但保护时间不益过长，因为智力成果的长期个人垄断就会对社会造成不公平，干扰社会正常使用这一财富而难于服务人类，医药知识产权保护合理地调整了这两者的利益冲突，以法律的强制力保证权利人的智力成果既满足个体物质利益需求，又为人类造福。

3. 医药知识产权保护有利于形成尊重知识、尊重智力成果、公平竞争机制　社会进步和经济发展需要良好的外在环境和制度保障。医药知识产权保护以制度形式通过有效地保护发明创造活动中的智力成果，达到保护专利发明人、专利所有人、专利使用人三方的合法权益。做到尊重知识、尊重发明人付出的艰辛劳动、尊重专利权人的正当权益，通过公平竞争推动科技进步和创新。

4. 医药知识产权保护有利于加强国际交流和技术贸易　中国加入世界贸易组织（WTO）后，为我国医药产业发展带来千载难逢的机遇，首先一点就是使我国医药产品的对外贸易环境得到了改善，医药参与到国际开放的多边贸易体系中。在如此激烈的贸易竞争中，要改变中国 97% 的化学药品是仿制国外品种的局面就需加大创新力度。自加入 WTO 后，国家加大了对知识产权的保护力度，以促进医药产业的发展。

当前，在我国医药知识产权保护实践中的难点是中药的知识产权保护。由于中药来源于天然原料，目前尚无测定手段确切鉴定产品的最终组成，只能采用性能，如适应症或功能主治以及原料和制备方法等方式加以定义。加之中药复方是由多味中药材制成的产品，增减一味中药就可能影响总体药效，因此增减药味即不构成侵权。这种情况下，就为中药的专利保护提出了迫切需要解决和应对的问题。此外，中医药还要实现走向国际的战略，采用现代化制备方法及测试手段以实现中药现代化是中药技术创新的长远考虑。

第二节　新药开发中的道德要求

扫码“学一学”

一、新药审批中的道德

（一）新药审批管理的主要内容

一个新药从研制开发到批准生产、上市过程中的许多技术要求都要通过新药审批检测、验证，这是药品能否用于满足人民和全社会需要的一个中心环节。在我国新药研制管理的核心问题是严把药品质量第一关，克服药品低水平重复研究、重复生产；鼓励创新、研究、开发新药；在审批程序上强调公开、公平、公正的原则，加快新药审批进度；在质量标准上从严要求，强调药品的安全性、有效性、质量的可控性和标准的可操作性；在审评审批药品上，将化学原料药、相关的辅料和直接接触药品的包装材料和容器调整为与制剂一并审批，同时对药品质量标准、生产工艺、标签和说明书也一并核准，建立以药品上市许可持有人为责任主体的药品质量管理体系，提高药品质量和效率，保证药品的安全性、有效性和质量可控性。负责新药审批的管理机关是国家药品监督管理局。

在我国新药审批管理的主要内容包括：新药临床前研究、新药临床研究、新药的申报与审批、新药的技术转让。

新药临床前研究的内容包括药物的合成工艺、提取方法、理化性质及纯度、剂型选择、处方筛选、制备工艺、检验方法、质量指标、稳定性、药理、毒理、动物药代动力学研究等。中药制剂还包括原药材的来源、加工及炮制等的研究；生物制品还包括菌毒种、细胞株、生物组织等起始原材料的来源、质量标准、保存条件、生物学特征、遗传稳定性及免疫学的研究等。进行安全性评价研究必须执行《药物非临床研究质量管理规范》（GLP）的要求。

新药临床研究包括临床试验和生物等效性试验。新药临床试验分为Ⅰ、Ⅱ、Ⅲ、Ⅳ期。在Ⅰ期临床试验中，观察人体对于新药的耐受程度、药物代谢和药物动力学，为制定给药方案提供依据，这是初步的临床药理学及人体安全性评价试验。在这个阶段的观察病例为20～30例。Ⅱ期临床试验是对新药治疗作用作出初步评价，其目的是初步评价药物对目标适应证患者的治疗作用和安全性，也包括为Ⅲ期临床试验研究设计和给药剂量方案的确定提供依据。在这一过程中试验的病例一般要大于100例。Ⅲ期临床试验是遵循随机对照原则，对治疗作用进行确证，进一步验证药物对目标适应证患者的治疗作用和安全性，评价利益与风险关系，最终为药物注册申请的审查提供充分的依据。试验一般应为具有足够样本量的随机盲法对照试验。这个阶段是扩大的多中心临床试验，一般而言，观察的病例数要在300例以上。Ⅳ期临床试验主要是新药上市后应用研究阶段，其目的是考察在广泛使用条件下的药物的疗效和不良反应，评价在普通或者特殊人群中使用的利益与风险关系以及改进给药剂量等。在广泛使用条件下考察疗效和不良反应，尤其注意罕见的不良反应。这个阶段观察病例要在2000例以上。生物等效性试验，是指用生物利用度研究的方法，以药代动力学参数为指标，比较同一种药物的相同或者不同剂型的制剂，在相同的试验条件下，其活性成分吸收程度和速度有无统计学差异的人体试验。对新药临床研究的监督管理完全依据《药品临床试验管理规范》（GCP）的有关规定，而作为新药的研究开发者其行为选择无论从法律意义上还是从道德意义上都应以GCP为准则规范行为。

为了加快新药的上市速度，使药品实现更快地为人民健康服务，国家规定和建立了优先评审制度。2017年中共中央办公厅、国务院办公厅发布《关于深化审评审批制度改革鼓励药品医疗器械创新的意见》，对加快上市审评审批作了相关规定：加快临床急需药品医疗器械审评审批。对治疗严重危及生命且尚无有效治疗手段疾病以及公共卫生方面等急需的药品医疗器械，临床试验早期、中期指标显示疗效并可预测其临床价值的，可附带条件批准上市，企业应制定风险管控计划，按要求开展研究。鼓励新药和创新医疗器械研发，对国家科技重大专项和国家重点研发计划支持以及由国家临床医学研究中心开展临床试验并经中心管理部门认可的新药和创新医疗器械，给予优先审评审批；支持罕见病治疗药品医疗器械研发。国家卫健委或由其委托有关行业协（学）会公布罕见病目录，建立罕见病患者登记制度。罕见病治疗药品医疗器械注册申请人可提出减免临床试验的申请。对境外已批准上市的罕见病治疗药品医疗器械，可附带条件批准上市，企业应制定风险管控计划，按要求开展研究；严格药品注射剂审评审批。严格控制口服制剂改注射制剂，口服制剂能够满足临床需求的，不批准注射制剂上市。严格控制肌肉注射制剂改静脉注射制剂，肌肉注射制剂能够满足临床需求的，不批准静脉注射制剂上市。大容量注射剂、小容量注射剂、注射用无菌粉针之间互改剂型的申请，无明显临床优势的不予批准；实行药品与药用原辅料和包装材料关联审批。原料药、药用辅料和包装材料在审批药品注册申请时一并审评审批，不再发放原料药批准文号，经关联审评审批的原料药、药用辅料和包装材料及其质量标准在指定平台公示，供相关企业选择。药品上市许可持有人对生产制剂所选用的原料药、药用辅料和包装材料的质量负责；支持中药传承和创新。建立完善符合中药特点的注册管理制度和技术评价体系，处理好保持中药传统优势与现代药品研发要求的关系。中药创新药，应突出疗效新的特点；中药改良型新药，应体现临床应用优势；经典名方类中药，按照简化标准审评审批；天然药物，按照现代医学标准审评审批。提高中药临床研究能力，中药注册申请需提交上市价值和资源评估材料，突出以临床价值为导向，促进资源可持续利用。鼓励运用现代科学技术研究开发传统中成药，鼓励发挥中药传统剂型优势研制中药新药，加强中药质量控制；建立专利强制许可药品优先审评审批制度。在公共健康受到重大威胁情况下，对取得实施强制许可的药品注册申请，予以优先审评审批。公共健康受到重大威胁的情形和启动强制许可的程序，由国家卫健委会同有关部门规定。

新药技术转让系指新药证书（正本）的拥有者，将新药生产技术转与生产企业。接受新药技术转让的企业不得对该新药进行再次技术转让。

国家为保证申报新药和仿制药品的科学性、真实性，加强防范，加大对弄虚作假行为的处罚，一方面国家制定法律来约束生产企业及新药研究开发者的行为，另一方面强化国家药品监督机构的管理职能，同时通过道德教育手段帮助生产企业和新药开发者提高职业道德觉悟，培养高尚道德品质。

（二）新药审批中的道德要求

在新药审批过程中主要涉及到两类人员：一类是生产企业或科研单位的新药开发人员；一类是负责药品审批的国家药品监督管理各级部门的管理人员，包括药政人员和药品检验人员。基于如上两类人员所从事的医药实践工作的区别和特殊性，我们将分两大部分表明具体道德要求。

近年来，在新药审批实践中，发现一些值得新药开发研究人员注意的问题。本书以中药新药开发为例进行讨论，主要存在如下两大类问题：①有的生产企业或研制单位担心处方泄露被仿制，申报处方与实际处方不一致；有些单位为了便于选择含量测定指标而改变组方结构，将本应为佐药或使药的变为君或臣药；报批用样品在药厂实验室制备或由研制单位承制，并无经过放量中试或批量生产，掩盖了实际生产中可能带来的种种问题，这些也是造成日后药品不合格的原因之一。②有的单位对稳定性研究不够。在稳定性研究中所选指标不能反映药品考察期内的变化，如含大量的泻下作用成药测定总蒽醌的含量等；测定次数和测定时间不按要求进行；考察内容少于规定等。为严格规范新药开发人员的行为，应按如下道德要求加以约束：

1. 坚持实事求是，反对弄虚作假　如前所述，每一种新药的研究与开发必经药物的临床前和临床研究，而药物临床研究的目的在于通过实验获得科学性、真实性、可靠性的实验数据以证明药品的性能和疗效。这就要求实验研究人员实事求是，严格认真，不弄虚作假，如实记录和整理观察到的有效数据，切不可依据预先了解的试验用药的性质、作用、疗效及安全性就主观臆断，而忽视观察中得到的真实情况。为获得批准，谎报材料，以欺骗手法达到目的是极不道德的。同时药物临床试验批准后，新药研究人员及单位应当从具有药物临床试验资格的机构中选择承担药物临床试验的机构，应提供充分可靠的研究数据，证明药品的安全性、有效性和质量可控性，并对全部资料的真实性负责，一定严格按照国家规定，确保申报材料科学、真实、完整、规范。

2. 保守科研秘密，切忌见利忘义　新药的研究开发中自始至终要求科研开发人员要保守科研秘密，直到获得专利后方可公开研究成果。在这样的要求下，新药开发人员应做到重义轻利，而不应该见利忘义。有一些研究人员在实践中违背了道德要求，在未获批准之前，将此单位研究资料私自转给彼单位申报，自己从中获取个人好处；还有些科研人员或新药研制单位，为获小利以多种形式将新药研究资料、试制样品转让多家研制单位，使之成为新药申报者，这种行为是违反道德要求的。新药开发单位及个人在实践中要严格以道德要求约束行为，正确处理个人、集体、国家三者利益关系，尊重同仁劳动，实事求是评价自己的贡献，切忌偷窃别人成果，切忌将集体成果化为个人所有，只有如此，才能在实践中携手共进，促进医药科学事业的发展。

新药审批过程中涉及的另一类人员就是负责审批的国家机关工作人员，这些人员掌握着国家和人民赋予的权利，其职责是严格审批标准，依法行使权利，对人民的健康负责。其具体道德要求为：①保护研究者利益，不泄露科研秘密。药品监督管理部门、相关单位以及参与新药审批的人员，对研究者提交的技术秘密和实验数据负有保密的义务，因为个人利益随意泄露科研秘密，给新药研究人员及单位造成经济损失的行为是极不道德的；②及时审批，不拖延时间，使新药更快地投入生产，为人民和社会发挥作用，绝不能因未满足个人利益而横加阻拦；③坚持审批标准，严把药品质量关口，绝不能为不合格药品开绿灯，坚决杜绝批准虚假申报的现象发生；④在受理转让申请时，要做到公正无私，坚持原则，清廉正派，在人民群众中树立药品监督管理执法公正的好形象，赢得人民的信赖。

二、医药专利保护中的道德

（一）医药专利保护的意义

按照专利授予的条件，专利是具有新颖性、创造性和实用性的技术，是技术中的精品，是企业生存和发展的原动力。专利制度作为一种动力机制，激发着人们的创造力。从各国的历史发展情况均可以看出专利制度实行的意义在于保护和鼓励技术创新。而技术创新对于一个国家经济的发展和社会进步的意义十分重大。21 世纪中国的医药产业要走在世界前列，依赖于一整套激励技术创新的机制去推动，其中专利制度就是激励技术创新的最有效的手段和机制。专利权是一种私权，是一种民事权利，属于财产中的动产，英、美、法称其为无形动产，而作为一种财产权，它可以转让和继承。在全球科技竞争日趋激烈的形势下实行医药专利保护的意义，一是建立社会主义市场经济体制的需要，有利于建立一个良好的市场秩序和运行机制；二是科技进步的需要，有利于保护发明创造，激励科技人员创新；三是依法治国，建设法治国家和社会精神文明建设的需要；四是有利于开展国际交流与合作。实行知识产权制度，实行专利保护就是要奖励有贡献的发明人，使他们个人正当的物质利益需求和自尊的成就心理得到满足，从而激发他们无穷的创造力，与此同时，专利保护有利于科研秘密尽早的公开，以为社会服务、造福人类。

（二）医药专利保护的类型

1985 年 4 月 1 日《中华人民共和国专利法》的实施标志我国专利制度的正式建立，为进一步实现我国知识产权制度与国际知识产权制度接轨，我国《专利法》曾经于 1992 年、2000 年和 2008 年进行三次修正，现行《专利法》是 2009 年 10 月 1 日起施行的。在我国以专利、商标、版权为三大支柱的知识产权法律框架已经形成。与此同时，我国还实现了对药品的行政保护，如《中药品种保护条例》和《药品行政保护条例》普遍实施。经过多年发展，我国已基本形成了以《专利法》《商标法》等为主的法律保护和以《中药品种保护条例》《药品行政保护条例》等为主的行政保护有机结合、互为补充的药品知识产权保护体系。

上述药品行政保护虽然是对药品专利保护的必要补充，但与专利保护相比却有极大区别：①专利保护是以全国人大通过的《专利法》为依托，是一种法律保护体系，而行政保护是由有关政府部门依据行政规章，依靠行政手段予以保护；②专利保护是绝对垄断的、排他的，而行政保护则是相对排他，有时并非由权利人独占成果。如果一种药品受专利保护，市场上的该种药品应该都是药品专利权人的产品或其授权他人生产的产品。而行政保护是有条件的，如果一种药品在被授权行政保护之前，已经有其他单位获得政府批准的生产许可，该许可在行政保护期内同样有效，行政保护申请者没有独占自己的成果的权利。为更好地在我国实施专利保护制度，从 2010 年 2 月 1 日起施行《中华人民共和国专利法实施细则》，这个《细则》对《专利法》的有效实施起到保障和推动作用。

《中华人民共和国专利法实施细则》中明确规定，取得专利权的药品，是指解决公共健康问题所需的医药领域中的任何专利产品或者依照专利方法直接获得的产品，包括取得专利权的制造该产品所需的活性成分以及使用该产品所需的诊断用品。

在我国，医药领域与其他技术领域一样，专利也分为发明、实用新型及外观设计三类。发明、实用新型和外观设计在专利法上统称为发明创造。上面三种也可对应称为医药专利的三种类型。

1. 医药发明专利 发明是指对产品、方法或其改进所提出的新的技术方案，包括产品发明和方法发明。产品发明是指人工制造，以有形物品形式出现的发明；方法发明则是指为解决某一问题所采用的手段与步骤。

医药领域可授予专利权的发明创造分为两大类：

产品发明：包括新化合物、已知化合物、药物组合物、微生物及其代谢物，制药设备及药物分析仪器、医疗器械等。①新化合物包括如下：无论是活性成份，还是非活性成份但有医药用途；无论是合成的还是提取的；无论是有机物、无机物、高分子化合物、还是结构不明物和中间体，对该新化合物及其药物组合物都可以申请医药产品的发明专利。制药领域中涉及到新原料、新辅料、中间体、代谢物和药物前体。②已知化合物，或是首次发现其有医疗价值或发现其有第二医疗用途的可以申请药品的发明专利。③药物组合物是指由两种或两种以上物质组成，至少一种是活性成分，一般要求这种组合具有协同作用或增强疗效作用，具有显而易见的优点的，可以申请药品的发明专利。

方法发明：包括生产工艺、工作方法和用途发明。在这里关于药物的新用途是指对于一种老药，发现了其具有新适应证，可通过限定用途的形式申请方法发明专利。

2. 实用新型 实用新型是指对产品的形状、构造或其结合所提出的适于实用的新的技术方案。在医药领域中，某些与功能相关的药物剂型、形状、结构的改变，尤以避孕药及药具居多；诊断用药的试剂盒与功能有关的形状、结构；生产药品的专用设备；某些药品的包装容器的形状、结构；某些医疗器械的新构造等，可以申请实用新型专利。

3. 外观设计 外观设计是指对产品的形状、图案或者其结合以及色彩与形状、图案的结合所作出的富有美感并适于工业应用的新设计。

在医药领域中，药品包装容器外观等，可以通过外观设计专利给予保护。其中包括：①有形药品的新造型或其与图案、色彩的搭配和组合。②新的盛放容器（如药瓶、药袋、药品瓶盖）。③富有美感和特色的说明书、容器等。④包装盒等。

《专利法》在对上述发明给予保护的同时还规定下列各项不授予专利权：①科学发现。②智力活动的规则和方法。③疾病的诊断和治疗方法。④动物和植物品种。⑤用原子核变换方法获得的物质。⑥对平面印刷品的图案、色彩或者二者的结合作出的主要起标识作用的设计。其中，对④所列产品的生产方法，可以依照本法规定授予专利权。

（三）医药专利保护中的道德要求

医药专利保护中的道德要求与《专利法》中规定的专利权人的权利和义务紧密联系在一起，医药人员或医药企业单位侵犯了专利权人的权利既违法也违背道德要求；专利权人违背了应遵守和履行的义务，滥用专利权，或不能将自己的成果广泛服务于社会、服务于人民，其行为既是违法的也是不道德的。

1. 尊重专利权人权利，维护专利权人利益 在《专利法》中明确规定：发明和实用新型专利权被授予以后，法律另有规定的除外，任何单位或者个人未经专利权人许可，都不得实施其专利，即不得为生产经营目的制造、使用、许诺销售、销售、进口其专利产品，或者使用其专利方法以及使用、许诺销售、销售、进口依照该专利方法直接获得的产品。外观设计专利被授予后，任何单位或者个人未经专利权人许可，都不得实施其专利，即不得为生产经营目的制造、许诺销售、销售、进口其外观设计专利产品。

在医药实践中，医药专利的侵权现象时有发生。一般而言，专利侵权是指在专利权有效期内，行为人未经专利权人许可，以生产经营为目的实施其专利的行为。我们知道，医药专利保护的目的与其他专利保护目的一样，都是为了保护发明人的利益，通过保护，使得发明人或发明单位的投入得到应有的社会回报，如果不能通过法律对发明人和发明单位的正当利益给予保护就难以对发明创新产生激励，从而通过科技促进社会经济发展的愿望就会落空。如果侵害个人利益的行为影响整个社会的进步，对整个社会的发展造成潜在的危害，这种严重侵权所造成的社会危害就不只是针对个人，而是整个社会。从这一点足以见维护专利发明者的个人利益从根本上讲最终还是为了促进社会的进步，个人正当利益与公共利益从根本上说应该是一致的。

2. 以社会利益为第一位，履行专利权人义务 虽然《专利法》规定，在国家出现紧急状态或非常情况时，或者为了公共利益的目的实施发明专利或者实用新型专利的强制许可，但是作为医药人员和医药单位应该从自身做起，严格从法律的角度和道德的高度约束行为，既不要侵害专利权人的利益，也不要违背专利权人的义务，在个人和本单位利益基本得到满足的条件下，尽快实现专利产品的社会化服务，做具有高尚道德情操的合格医药人员和社会公民。

3. 以科学态度面对医药专利保护中的道德挑战　在医药专利保护中的道德挑战激发起人们对许多新问题的探索，尤其对生物技术的专利保护面临着挑战，也冲击着法律固有的特定内容，比如：由于动物和植物是有生命的，其传统生物学的繁殖往往难以保持可重复性，因此多数国家的专利法规定了对动物和植物品种不授予专利权。然而，随着生物技术的发展，转基因动物和转基因植物已被创造出来，由此人们认为应当以法的形式保护这种极有价值的发明，若经过争议后，能以法律形式加以保证发明人的权利，随之而来的伦理问题便接踵而至。还比如关于人体基因是属于科学发现还是技术发明，能否授予专利。当前许多人认为人体基因属于科学发现，肯定不能授予专利，但是，从客观存在的全长 DNA 序列中选择特定的片段，第一次用技术的手段将其分离出来或者克隆出来，使其显示出特有的应用价值，例如可以用来制备治疗某些疑难病症的生物药品，这就是改造客观世界的技术发明，多数国家都可以将这种人体基因依法授予专利权。在这种关系到全人类共同财富的利益问题上如何解决、协调好发明者个人利益与全社会共同利益的关系成为专利法律和伦理道德争议的焦点。例如，异议者认为对人体基因授予专利是不道德的，是现代奴隶制的一种表现形式，相当于肢解人体分块出售，不尊重人的尊严，伤风败俗。而申诉者认为：该专利不会造成控制人类，不会影响人的自决权，其作用恰恰是在有人自愿地捐献一次组织的基础上克隆人体基因，以后无限制地用来造福人类。

伦理道德标准是一个十分复杂的问题，它既涉及到人的尊严，又涉及到人的权利。基因及 DNA 不是生命，而是化学物质，对其授予专利不等于对生命授予专利。而利用人工方法改变胚胎的细胞系，克隆和制造人与动物的胚胎则无疑是违反社会公德的，无论方法还是产品都不能给予专利保护。由此可见，上面涉及的问题并不是专利法所能单独解决的问题，它涉及到民族、宗教、社会及文化等多方面因素。要保证科学和技术切实地造福于人类这一崇高目的，科研人员以科学态度面对这些新的道德挑战，并着力探索解决的新方法，具有十分深远的道德意义。

三、药品商标保护中的道德

商标是识别商品和服务的标记，是指商品的生产（包括制造、加工、拣选）和经营者在商品或商品的包装、容器上使用具有显著特征，用以区别自己的商品与他人生产或经营的同类商品的标记。由于服务项目在现代社会中已经商品化，也属于广义上的商品。因此，《商标法》中规定，商品的概念往往包含服务项目在内。

我国《商标法》从 1983 年 3 月 1 日开始实施以来，经过 1993、2001、2013 和 2019 年四次修订。《商标法》规定在我国一切依法经核准登记的企业、事业单位、个体工商业者和个人合伙，都可以申请商标注册，成为商标权主体。现行《商标法》第三条规定，经商标局核准注册的商标为注册商标，包括商品商标、服务商标和集体商标、证明商标，商标注册人享有商标专用权，受法律保护。这一条确立了我国商标权只有基于注册才能取得的原则。

（一）药品商标保护的意义

药品是防病治病、康复保健、防疫救灾、计划生育的重要物质，是直接关系到人民生命安危的特殊商品。为了保证药品质量，保障人民用药安全，我国《商标法》第六条规定：“法律、行政法规规定必须使用注册商标的商品，必须申请商标注册，未经核准注册的，不得在市场销售。”

保护商标专用权，促使生产、经营者保证药品和服务质量，维护商标信誉，保障消费者和生产、经营者的利益，促进社会主义市场经济的发展，是实行药品商标权保护的根本目的。其意义在于：①可以使商标权主体的利益得到保护而免于受到侵犯，从而促进社会生产的发展。②监督商品质量，维护消费者利益。③在国际市场上保护我国商标合法权益，发展对外贸易。

（二）药品商标保护中的道德要求

商标权的保护是指商标注册人依法取得商标权的注册商标，在法定有效期限内受法律保护，任何人不得侵犯商标注册人的权利。我国规定注册商标的有效期限自核准注册之日起为10年，注册商标有效期满，需要继续使用的，商标注册人应当在期满前十二个月内按照规定办理续展手续；在此期间未能办理的，可以给予六个月的宽展期。每次续展注册的有效期为十年，自该商标上一届有效期满次日起计算。期满未办理续展手续的，注销其注册商标。依据上述定义，商标权的保护范围是以核准注册的商标和核定使用的商品为限。基于此，在药品商标权保护中的道德要求主要涉及到对注册商标专用权人的要求和对其他医药人员或医药单位的商标使用人的要求。

1. 保证药品质量，维护商标信誉 保证药品质量，维护商标信誉是药品生产者的义务，其目的在于维护消费者利益。我国《商标法》第七条明确规定，申请注册和使用商标，应当遵循诚实信用原则。商标使用人应当对其使用商标的商品质量负责。各级工商行政管理部门应当通过商标管理，制止欺骗消费者的行为。商标使用人不得粗制滥造，以次充好，欺骗消费者。若违反了这一义务，既是滥用商标权，同时也是违背道德要求的，给患者和消费者利益带来不良后果。

2. 自觉维护商标权人利益，杜绝侵权现象发生 商标侵权行为，是指他人出于商业目的，未经商标注册人的许可，在同一种商品上使用与其注册商标相同的商标的；未经商标注册人的许可，在同一种商品上使用与其注册商标近似的商标，或者在类似商品上使用与其注册商标相同或者近似的商标，容易导致混淆的；销售侵犯注册商标专用权的商品的；伪造、擅自制造他人注册商标标识或者销售伪造、擅自制造的注册商标标识的；未经商标注册人同意，更换其注册商标并将该更换商标的商品又投入市场的；故意为侵犯他人商标专用权行为提供便利条件，帮助他人实施侵犯商标专用权行为的；给他人的注册商标专用权造成其他损害的。若有上述现象发生，在法律上构成侵犯注册商标专用权。为杜绝侵权现象发生，要求其他人自觉地维护商标权人的合法权益，不能为个人利益或小集团体利益而违背道德要求。在现实中，药品商标侵权的现象时有发生。

[实例8-2]

2001年1月《中国医药报》载文报导：河北省某医院将其自行生产的保健食品“摩罗系列产品”作为治疗胃病的药向患者出售。并且采用了不正当竞争手段，严重侵犯了邯郸制药有限公司治疗萎缩性胃炎的中成药“摩罗丹”的商标权，误导了消费者，使名牌产品“摩罗丹”受到冲击。

3. 遵守商标法规，严禁损人利己 我国《商标法》规定了注册商标是可以转让的，并且详细规定了转让中的法律手续。那么对于涉及到注册商标转让的多方人士或单位必须注意遵守转让中的法律规定，严禁损人利己。《商标法实施条例》规定，作为注册商标专用权人，在注册商标转让时必须是将商标整个转让，即将该注册商标在核定的商品范围的专用权全部转让，不允许割裂核定的商品范围，进行部分转让；商标所有人如果已许可他人使用其注册商标，必须征得被许可人同意才能将注册商标转让给第三者，否则不能申请转让注册；转让的商标必须是有效，如果商标文字、图形有变动，商标使用超过注册所核定的范围等，该注册商标有可能被撤销，因而不能进行转让。若在商标转让中相关各方违背了法律规定，完全从个人利益角度出发，就会造成严重损失，对任何一方利益的损害其行为都是违法的也是不道德的。

药品是高科技成果的结晶，运用医药法律、行政手段、道德约束全方位确保质量，满足人民需要是医药人员义不容辞的责任，自觉维护药品知识产权，严格执法，对于提高和增强医药人员的道德观念具有十分重要意义。

四、中药知识产权保护的道德挑战

（一）中药知识产权保护的意义

目前，我国保护中药知识产权的最主要方式为中药知识产权的法律保护。中药知识产权法律制度，是指在一定立法理念指导下，关涉中药（在中医理论指导下，用于诊断、预防、治疗疾病的物质）智力创造活动所产生权利的、体系化的法律规范的总和。

中药是我国传统知识中的瑰宝，几千年来，它为中华民族的繁衍生息做出了巨大贡献。中药在治疗许多疾病中的独特疗效也不断被实践所证实。但是，包括中药在内的传统知识在知识产权保护领域却遭遇了尴尬。然而，20 世纪后期，知识产权的新发展为我们提供了契机，如今，在世界范围内，对传统知识的知识产权保护已提上日程，传统知识的知识产权保护制度正在世界范围内受到关注。作为传统医药大国，我国对中药知识产权保护的理论及实践具有至关重要的意义。

（1）中药知识产权保护有利于促进新药研发，从而提高国民的健康水平，是构建和谐社会的重要因素。众所周知，药品是一种针对性强、替代性差的商品，而人类的疾病谱在不断发生变化，现在对人类健康乃至生命危害最大的疾病基本都是晚近出现的，所以药品是一种对创新要求很高的商品。只有针对新的疾病不断研发新药，才能保证人类的生息繁衍。因而在中药领域实施保护创新的知识产权法律制度，具有关乎国计民生的重要意义。

（2）中药知识产权保护有利于提升制药产业技术创新能力，促进制药产业的发展，同时也为我国高技术产业的发展提供良好的示范。制药产业不仅与人的生命、健康息息相关，还可以带来巨额的利润，是当今世界公认的发展速度快、市场潜力大、经济回报高的技术先导型产业。我国是一个拥有 13 亿人口的国家，国内药品市场极为庞大，而且，随着人们生活水平的不断提高以及人口老龄化的加剧，对药品的需求也在急剧上升。但我国药品市场的现状却令人担忧，目前，我国的药品仍以引进和仿制为主，拥有自主知识产权的化学药品少之又少。而在我国具有传统优势的中药领域，由于我国长期以来缺乏对传统知识的保护意识，中药知识产权大量流失，日本、韩国等国对我国的古方稍加改进后即申请专利，“洋中药”大举挺进国际医药市场。

（3）中药知识产权保护的理论及实践有助于推进传统知识产权国际保护的深入。现存的知识产权国际规则是在发达国家的主导下形成的，它为西药提供了完备的知识产权保护，而对包括中药在内的传统药物的保护规则缺失，这造成世界范围内知识利益分配不公。而在这一领域进行参与制定知识产权国际规则的尝试，将有利于在世界范围内公平合理地分配知识利益；是发展中国家实现发展的最佳路径；可以克服现存知识产权国际规则的局限，完善知识产权国际保护制度。

（二）中药知识产权保护的法律体系

近30年来，经过不断的修改、完善，中药知识产权法律体系已基本形成，在此将其归纳为三个层次：我国制定的知识产权基本法律；专门针对中药的知识产权法律法规；我国参加的知识产权国际公约以及签署的双边或多边知识产权保护协议。

1. 我国制定的知识产权基本法律

（1）宪法：《中华人民共和国宪法》第二十一条规定：“国家发展医疗卫生事业，发展现代医药和我国传统医药。”这一条款确立了国家发展中药的既定方针，为制定中药知识产权法律法规提供了宪法依据。

（2）适用于中药的知识产权基本法律：《中华人民共和国科学技术进步法》规定：“国家和全社会尊重知识、尊重人才、尊重科学技术工作者的创造性劳动，保护知识产权”；“国家鼓励科学研究和技术开发，推广应用科学技术成果，改造传统产业，以及应用科学技术为经济建设和社会发展服务的活动。”此法确立了国家促进科学技术进步的基本思路，为中药产业促进科技进步、保护中药知识产权提供基本原则。

《中华人民共和国商标法》《中华人民共和国专利法》《中华人民共和国著作权法》《中华人民共和国反不正当竞争法》等知识产权基本法律，它们关于知识产权保护的一般规定适用于中药知识产权保护。

2. 我国制定的专门针对中药的知识产权法律、法规、规章　法律：《中华人民共和国药品管理法》规定：“国家鼓励研究和创制新药，保护公民、法人和其他组织研究、开发新药的合法权益”“国家实行中药品种保护制度。”《中华人民共和国药品管理法》是我国唯一一部关于药品的基本法律，它规定了中药知识产权保护的基本方式。

行政法规：《中药品种保护条例》《中华人民共和国中医药条例》《野生药材资源保护管理条例》《中华人民共和国植物新品种保护条例》《医疗器械监督管理条例》《药品行政保护实施条例》等对中药知识产权保护作了具体规定。

部门规章：《药品注册管理办法》《地理标志产品保护规定》《医疗机构制剂注册管理办法》《中药材生产质量管理规范》等规定了中药知识产权保护的具体措施。

此外，我国大部分省级政府都根据本省具体情况制定了地方发展中医药条例。国家药品监督管理局、国家卫生健康委员会、国家中医药管理局等部门还发布了几百个关于药品知识产权保护的规范性文件。

3. 我国参加的知识产权国际公约以及签署的双边或多边知识产权保护协议　当下，还没有关于中药知识产权保护的国际公约、双边或多边保护协议。但是，中药知识产权国际保护可以参照我国参加的知识产权国际公约以及签署的双边或多边知识产权保护协议。比如《与贸易有关的知识产权协定》《保护工业产权巴黎公约》《专利合作条约》《国际专利分类斯特拉斯堡协定》《国际承认用于专利程序的微生物保存布达佩斯条约》《商标法条约》《商标国际注册马德里协定》《伯尔尼保护文学和艺术作品公约》《建立世界知识产权组织公约》《世界版权公约》《保护原产地名称及其国际注册里斯本协定》《保护植物新品种国际公约》《生物多样性国际公约》《保护非物质文化遗产公约》等。

（三）中药知识产权保护中的道德挑战与应对

1. 尊重他人的智力劳动，保护自身的知识产权是现代文明的新型道德基石之一　制药产业是世界公认的朝阳产业，其巨大的市场空间及巨额回报的潜力吸引世界众多企业巨头不惜投入重金进行技术开发，技术创新成为医药企业竞争的主要手段。由于发达国家牢牢控制着制药产业科技创新的制高点，发展中国家无力与之竞争，在20世纪初、中期，发展中国家往往拒绝对药品知识产权予以国际保护，从而通过侵权或合法仿制发达国家的专利药品来扶植幼稚的民族制药工业，晚近以来对药品知识产权不予国际保护的弊端日益显露：其一，侵权行为招致了发达国家的层层技术封锁，同时也导致了激烈的贸易摩擦和发达国家的强力制裁，使我们在经济上蒙受损失。其二，对知识产权不予国际保护，最致命的结果便是严重减损技术创新之动力与降低创新能力。众所周知，研发新药需要投入大量的时间、资金和精力，在非保护的情况下，企业可以以很少的代价获得别人研发的新药，这样制药企业就会选择让别人去研发，自己只是通过反向工程等方式来生产，以节省投资和研发成本，仿制现象被普遍化。企业及科研人员都在从事科技含量极低的仿制工作，企业研发投入严重不足，这导致我国医药企业只能在国外大企业的后面亦步亦趋，在竞争中我们只能维持生存，无法谈及真正意义上的发展。同时由于仿制技术含量低，造成中、小制药企业大量重复生产，在技术上不占优势的药品只好在流通领域恶性竞争，造成药价虚高，使消费者蒙受损失。因而对药品知识产权不予保护会使我国制药行业成为无源之水、无本之木，丧失发展的动力与源泉，永远无法与国外大型制药企业在同一层次上竞争。

不懂得尊重别人权利的人，也极可能不会正确地把握自己的权利。中药是中华民族的瑰宝，它的知识产权当然属于中国，但正因为中国人传统上将知识视为文化、文明的无私精神与态度使中药知识产权已大量流失。“洋中药”大举挺进国际市场。在世界中药市场，中药的发源地——中国只占5%的份额，这个令中国医药界震惊的数字主要源于我们对知识产权保护不利，而知识产权保护意识淡薄又是知识产权保护不利的重要原因。我国生产多年的著名药品被外国人抢先注册的事情屡见不鲜。对他人权利的尊重和保护自身的权利不受侵犯，已经是当下将知识产权侧重于经济利益之财产权下的国际环境中的法治国家之公民必须具有的权利意识，这种权利意识的培养将有利于我国医药工业融入全球化的浪潮而健康发展。

2. 生命至上与尊重知识价值准则的衡平与协调　随着人类社会的发展，健康权逐渐成为人权中极被强调且日益重要的权利，也是近年来不断引发世界性冲突的敏感问题。由于发达国家研制的一些新药与特殊药品（例如治疗艾滋病与心脏心血管疾病之药物）价格往往比较昂贵，发展中国家与未发达国家之人民，甚至研制该药品的发达国家本国的低收入百姓也受经济能力与药品价格因素制约而无力享用，从而在知识产权与人权之间形成紧张、矛盾、冲突的关系。

药品知识产权保护与国民的健康权固然存在冲突与对立的一面，但这并不是问题的全部，如果我们从人类道德的角度和法律乃以捍卫人类生命权、健康权至上的现代法律价值取向论之，或许药品知识产权的保护应予质疑、甚至废止，发展中国家可以大量仿制发达国家的先进药品，以保障其人民的健康权乃至生命权；但是，如将这一问题放于特定时空内就知并不尽然，如从抽象的道德角度来讲，健康权、生命权当然高于财产权；然而，脱离了特定时空的经济条件来谈道德是没有意义的，道德要受到经济承受力的限制，在人类生产力尚不甚发达，物质财富还是稀缺资源的今天，人类的道德还不能达到无私奉献的水准。欧盟制药行业协会总裁、阿斯利康CEO麦奇洛对公众用一系列数据描述阿斯利康在新药研发上挑战风险的勇气：医药研发成功率不足三十万分之一，而且整个过程要花10年到

12 年的时间，花费高达 10 亿美元的资金。① 新药研发需要如此高的代价，使得研发者不得不考虑利润回报。巨额的利润回报是发达国家大中型医药企业能投入其约占销售额 16% 甚至更高的资金去搞研究开发的原因，同时，也是他们对知识产权尤其是专利十分重视的原因。在市场经济条件下，资本与技术具有趋利性，它们会主动流向利润高的领域，美国著名经济学家曼斯菲尔德的研究表明，如果没有专利保护，60% 的药品难以问世，65% 不会被利用。② 也就是说，大部分新药的产生并非由于治疗疾病的现实需要，而是由于专利制度的推动。如果开发新药无利可图，谁肯投资数亿元，耗时几十年去研发新药呢？但是，随着人类社会的发展，人类的疾病谱在不断发生着变化，各种层出不穷的新疾病不断向人类的健康权提出挑战，因此新药的研制与开发就成了人类战胜病魔的生命线。时至今日，人类研制新药的技术已日臻完善，实现超越愈益困难，加之几次波及世界的药害事件之后，世界范围内对新药的近乎苛刻的要求，也使新药的开发举步维艰，当下，全世界上市的新药与其他行业的新产品、新品种相比，数量越来越少，开发难度越来越大，如果没有知识产权的保护，新药的研发还会大量减少，人类的健康权和生命权岂不更无保障？因之，仅仅强调药品知识产权的国际保护与发展中国家人民的健康权之间的对立、冲突，而忽略其相互促进的一面是有失公允的，在实践中也是有害的。

我们并不否认，作为一种特殊商品，药品知识产权的保护与人类的健康权乃至生命权有发生尖锐冲突与对抗的一面，但是，因此而放弃对药品知识产权的保护并不是明智选择，人类一直致力于以智性努力克服知识产权自身存在的弊端，寻求药品知识产权保护与国民的健康权的衡平已逐渐成为世界各国的共识，并已经取得了一些积极成果，如世贸组织《与贸易有关的知识产权协议》（TRIPS 协议）规定，所有世贸组织成员国必须保护药品在内的知识产权。但 TRIPS 中还有“强制许可”和“平行进口”两个规定，即为了维护社会公共利益，限制专利人滥用独占权。TRIPS 第 31 条规定，经过与专利所有者的协商未获得成功，或者当国家面临“紧急状态”和在“非商业性公共利用的情况下”，可以动用强制许可，即在给专利持有人支付一定的使用费后生产已取得专利的药品，并允许从价格较低的国家平行进口所需药物。在 WTO 争端解决机制（DSP）中，并没有对什么是“紧急状态”进行解释和要求，“启动强制许可的权利在国家自身，判断‘紧急状态’的权力也完全在国家”。从 2000 年开始，在世界贸易组织、世界卫生组织等一系列国际组织中，发展中国家和发达国家（以及它们代表的制药公司）一直在进行激烈的交锋，终于在 2003 年 8 月 30 日达成了《关于 TRIPS 协议和公共健康的多哈宣言第六段的执行决议》。该决议规定，发展中国家成员和最不发达国家成员因艾滋病、疟疾、肺结核及其他流行疾病而发生公共健康危机时，可在未经专利权人许可的情况下，在其内部通过实施专利强制许可制度，生产、使用和销售有关治疗导致公共健康危机疾病的专利药品。世贸组织总干事素帕猜指出，“这是一项历史性协议，它将使贫穷国家在世贸知识产权规则范围内，充分发挥弹性，处理肆虐本国的重大流行性疾病。”它也为发展中国家寻求药品知识产权国际保护与其人民健康权的衡平提供了新的思路和良好的开端，也为寻求生命至上与尊重知识价值取向的衡平与协调创造了良好开端。

---

① 《中国制药企业参与全球新药研发途径探究》[EB/OL].[2005-01-26]. http://www.chinapharm.com.cn/html/scfx/08461120050126.html.[2014-12-05].

② 于小航. 2001《基因专利：烫手的利器》[N].《南方周末》，2001 年 11 月 2 日。

3. 立足于自身奋进，积极吸收、利用、再造知识产权等世界制度文明中的优秀成果，应是现代技术伦理的题中应有之意　发展中国家应意识到：发展中国家的发展权决不意味着仅仅靠与发达国家的斗争以取得理想的外部环境来实现，自身的努力是实现自身发展的最重要因素。1986 年通过的世界《发展权利宣言》指出：发展权利是一项不可剥夺的人权，由于这种权利，每个人和所有各国人民均有权参与、促进、享受经济、社会、文化和政治发展，在这种发展中，所有人权和基本自由都获得充分实现。诚然，我们应当拥有享受世界经济、社会、文化和政治发展的权利，但这种权利并不来源于发达国家的恩赐与施舍，而来源于我们积极参与、促进世界经济、社会、文化和政治发展的进程，并为这种发展做出贡献，诚如龙文懋所言“发展的人权观主要不是建立在人道主义的基础上，人权不意味着对任何人的恩赐与施舍，而是觉醒和奋进的个体生命应该享受的权利空间和尊重。”① 此外，知识产权制度在人类发展史上为促进科技、经济的发展做出过重大贡献，实践证明，知识产权制度虽存在许多有待完善之处，但其仍不失为一种促进发展的良好制度，那些曾经推动西方发展的人类制度文明的优秀成果也是宝贵的财富，其价值甚至远远高于物质财富本身，关键是我们如何正确吸收、运用、再造这些制度以促进我们的发展以及世界利益格局的重塑，加入世界贸易组织后，西药的仿制、生产受到限制，但具有几千年历史的中国传统医药却迎来了一个新的机遇。我们应充分利用我国丰富的中药材资源，将中药知识产权作为无形资产和竞争武器，使其发挥开拓、占领国内外市场、保护竞争优势和发展后劲方面的重要作用。同时，在目前国际上尚缺乏中医药知识产权保护规则的情况下，我国应充分发挥中医药发源地的优势，参与制定相应的国际规则，将对更好地保护中医药，加速中医药的国际化进程具有重要作用。

重点小结

医药知识产权是指一切与医药行业有关的发明创造和智力劳动成果的财产权。它具有一般知识产权的专有性、地域性、时间性和无形性特点。医药知识产权包括专利和技术秘密、商标和商业秘密、涉及医药企业的计算机软件、以及涉及医药企业组织人员行为的著作权和合作中的智力研究成果。医药知识产权保护的道德意义在于：在鼓励权利人更多地创造智力成果的同时，要求发明人尽快向社会公开发明成果，以促进人类的科技进步；医药知识产权保护有利于合理调整智力成果创造者的个人与社会利益关系；医药知识产权保护有利于形成尊重知识、尊重智力成果、公平竞争机制；医药知识产权保护有利于加强国际交流和技术贸易。新药开发中的道德要求包括新药审批中的道德要求、医药专利保护中的道德要求、药品商标保护中的道德要求。中药知识产权保护是当前我国医药知识产权保护中面临的挑战。

思考题

1. 简述医药知识产权保护的道德意义。
2. 简答医药专利保护中的道德要求。
3. 简答药品商标保护中的道德要求。

---

① 龙文懋.《知识产权法哲学初论》[M]. 北京：人民出版社，2003. 202.

4. 结合实际，论述医药科研人员如何面对医药知识产权保护中的道德挑战。

5. 分析下列材料，论述中药知识产权保护的道德意义。

中药青蒿治疗疟疾最早见于公元340年间的东晋《肘后备急方》，作者是东晋医学家和炼丹化学家葛洪（281～341年）。青蒿素的发明得益于传统中医药学。我国学者在1969年开始抗疟药的研究工作，于1972年从中药青蒿中分离得到抗疟有效单体，命名为青蒿素。这项技术成果当时在全球引起强烈反响，是我国医药领域惟一得到公认的新化学药物，并获得国家科技奖。但是由于种种原因，这项高科技成果却未申请专利。当这项技术成果的研究论文发表后不久，国外企业稍加更改便就此申请了专利保护，造成我国每年遭受巨额的出口损失。

现有法律框架内，中药知识产权保护难以找到合适的方案。

申请中药的品种保护需要按国家药典药品标准格式列出全部药味和用量，并提供现行详细生产工艺及工艺流程图，包括各生产工序的工艺条件和主要技术参数。这是处方持有者的疑虑之一。《中药保护条例》的保护主体仅仅局限在中药品种上，而对中药开发的前期研究中的技术秘密，包括处方组成、工艺制法以及道地药材和中医药传统知识产权都没有作为保护对象。此外，《中药保护条例》不能解决品种所含技术的财产归属问题，不具备法律上的专有权和财产权特征，不能够对抗具有专有和排他性性质的专利权。这是处方持有者的疑虑之二。现有专利是针对化学药品建立的保护体系，对我国传统的中药饮片、煎剂、汤剂等中药剂型的保护缺乏具体的操作规则。这是处方持有者的疑虑之三。

节选自《中药知识产权保护的困境分析》，2008－08－22，http：//xingtanlunfa. fyfz. cn/art/377387. htm，［2012－01－13］

扫码“练一练”

（袁红梅）

第九章　药品生产领域的道德

学习目标

通过本章内容的学习，要求学生掌握企业社会责任的含义和药品生产企业社会责任的结构及层次；药品生产企业社会责任的性质及履行机制。药品生产中的道德要求。野生药材资源保护中的道德要求。熟悉《药品生产质量管理规范》（GMP）的道德意义；干细胞制剂生产中的道德要求。了解药品生产的道德意义，野生药材资源保护的生态学意义。本章难点是药品生产企业社会责任的履行。

药品生产过程是药品质量形成全过程中的重要组成部分，是药品质量能否符合预期标准的关键。药品是用于预防、诊治疾病的不同于其他一般工业品的特殊商品，药品的质量至关重要。确保药品安全、有效、均一，客观上对药品生产领域的从业人员有较高的道德要求。

第一节　药品生产企业社会责任

扫码“学一学”

一、企业社会责任的含义

企业社会责任（Corporate Social Responsibility，CSR）不仅是管理学的话题，也是伦理学的内容之一，其理论基础是利益相关者责任理论①。

企业责任包括经济责任、法律责任和社会责任。而企业的社会责任旨在探求企业与社会互动关系条件下的义务，着重从伦理学视角进行研究，其理论研究的基点是道德责任。企业社会责任在位阶上分为两个层面：一是基本社会责任；二是高层次社会责任。如果一个企业做到了确保产品质量、安全地为消费者服务，遵纪守法，保证了员工的生产安全、职业健康等，只能说履行了最基本的企业社会责任；而一个企业在履行基本社会责任的前提下，在一定范围内承担公益义务，如爱护环境、社会急救、保护弱势群体等，则表明企业在更高层次上履行了自觉的道德责任②。如果将企业社会责任作广义和狭义的理解，我们可以认为广义的社会责任包括上述两个方面，而狭义的社会责任仅指道德责任。

慈善的公益责任是社会责任的重要体现，但不是企业社会责任的全部。法定的社会责任是企业在一定社会法律框架和政策下必须履行的职责，一旦违背了义务，随之负有问责和惩罚。而自觉的道德责任是凭借主体道德意识和道德观念履行的行为。在边界上，两者有交叉，也有区别。

利益与责任总是相伴而存在。没有离开利益的责任，也没有抛开责任的利益。药品关系人的生命和健康，药品质量的优劣直接影响企业的声誉和消费者对企业的评判。社会责

①② 上海市食品药品安全研究中心课题组．关于医药企业的社会责任及与政府关系的研究［J］．上海食品药品监管情报研究，2009年4月，第97期，6－14.

任的履行关涉企业的社会评价和企业声誉，利益相关者（stakeholder）对企业社会责任履行的要求越来越高，而企业在社会责任履行过程中的表现也将成为企业竞争优势的动力来源。

二、药品生产企业社会责任的结构与层次

追求经济利益是企业的目标，这是企业的内生性质。但利益追求与责任担当又是一对孪生兄弟。药品生产企业社会责任分为法定的社会责任和自觉的道德责任。

药品生产企业伦理关系主要表现在企业对员工、企业对消费者、企业对环境、企业对社会公益回馈的责任。这“四位一体”的责任体系是药品生产企业伦理关系的本质反映。回溯2008年，我国医药企业有11家获得企业社会责任贡献奖。剖析这些企业的伦理精神不难发现，其核心价值理念是“负责任的实践”（responsible practice），具体含义包括：第一，对消费者的生命和健康负责；第二，对员工健康和家庭的福祉负责；第三，对环境负责；第四，对社会慈善回馈及对弱势群体援助。以华药集团的信条为例：质量铸就民族品牌，“人类健康至上，质量永远第一”是企业的宗旨，质量是华药企业文化的“内核”①。企业社会责任的履行有助于企业的可持续发展，因为企业社会责任的内容结构包括对消费者的责任、对员工健康的责任、对自然环境的责任及对社会公益活动的责任②。上述四个方面内容之中，前三项交叉着法定责任和道德自觉责任，最后的社会慈善回馈责任是纯粹意义的道德责任。

综上，药品生产企业社会责任的内容包括四个方面，即产品质量责任、员工健康关怀责任、自然环境保护责任、社会慈善回馈责任。其性质结构是多层次、纵横交叉的位阶系统，即基础层次是产品质量责任；次一级层次是员工健康关怀责任；第三级是社区环境保护责任；最高级是社会慈善回馈责任。从性质上划分，社会慈善回馈责任是纯粹意义的道德责任，也是自觉责任；其他三级是法定责任与道德责任的统一。做这种位阶理论的划分，主要取决于四个因素。其基础首要的因素是责任范围的普遍性和利益关联的紧密度客观决定的；次要因素是违责所产生的损害程度的考量；第三因素是企业伦理关系的层次基础；第四因素是企业发展的战略考虑。运用拉卡托斯的理论③诠释，其企业社会责任的核心或“硬核”是产品质量责任；外围依次是三层保护带，即员工健康关怀责任、自然环境保护责任和社会慈善回馈责任。

对于药品生产企业而言，产品质量责任即是药品质量责任。药品质量的重要性毋庸置疑，因为药品是关涉人们健康和生命的特殊产品。上述企业社会责任的内容既关联又相对独立，在决定企业竞争力的全程中是相互联动的系统。产品质量责任是企业最基本的社会责任，因为它是“人文关怀”的本质体现。俗语道：“好药治病，劣药害命。”药品生产企业在追求经济效益的同时始终伴随着人道性选择，而人道性求利的行为选择又是富含道德意义的经济性行为，在这里，利益与责任的一致性始终铰接在一起。员工健康关怀同样是企业的基本社会责任，关爱员工的身心健康，能够培养员工爱企业、做主人、讲奉献的品质，从较高层意义上使员工的命运与企业的发展融为一体，是企业持续发展的源泉。自然环境保护责任又是较高层次的社会责任，它既保护环境，又是具有维护人们健康的长远意

① 《河北日报》河北品牌之美——华北制药［EB/OL］，［2010－09－03］，http：//www.hbsa.gov.cn/zh/html/article/141_93834.html，［2011－01－28］.

② 赵菊茹，企业社会责任的费用效益分析［EJ］，管理问题，http：//www.cnki.net，［2009－05－09］.

③ 刘大椿．自然辩证法概论［M］．中国人民大学出版社，2008年第2版，261.

义的责任。社会慈善回馈责任是企业为社会所作的不求回报的公益义务，也是企业获取较高社会评价的途径之一。一般而言，社会赞誉是企业持续发展的良好外部环境。马克斯·韦伯的社会阶层理论在对社会中个人地位评价时创立了“三位一体”的评价理论，即考查个人的社会地位及其在社会所属的阶层主要决定于三个要素，一是口袋里的金钱，即经济条件；二是拥有的权利大小；三是社会声誉。如果没有良好的社会赞誉，即使具有前两个条件也同样不能获得较高的社会地位。同理可证，社会赞誉是药品生产企业可持续发展的外生动力。

三、药品生产企业社会责任的性质

药品生产企业社会责任本质上是公益性质的责任。公益（public welfare）原意是指公众的福祉和利益。它内含“大多数”的概念，其思想渊源可以追溯到功利主义。功利主义强调大多数人的幸福是行为的根本准则。可见，狭义的公益概念是限定在大多数人共有的公众福利①。这种认识基点导致了人们一谈到公益，仅想到社会回馈，以致于步入认识上的误区。随着实践内容的丰富，公益的概念涵义已经超越了功利主义的原初之意，扩展到“利益相关者”（stakeholder），即与主体利益相关的在一定范围内均属于“大多数”。对这些“利益相关者”（stakeholder）福祉的维护也是“公益”性质。如，对产品使用者，即消费者、用户利益的保障，员工健康的关怀，社区环境的维护等，同样是具有“公益”性质的行为。

[实例9－1]

某市生化制药厂在生产细胞色素丙时，操作人员用水银温度计搅拌药液，温度剂被打碎，药液被水银污染，不能再做药用，但该厂领导不顾人民用药安全，药厂药检人员不坚持原则，同意出厂销售。此后该厂把19350支不合格的细胞色素丙进行返工改制，改制后产品经检验杂菌仍不符合标准规定。但该厂领导擅自决定进行间歇性灭菌后，作为合格品出厂销售，对此，厂检验人员又不坚持原则，也不再检验。这批产品出厂后，医疗单位使用中先后发生了严重的临床反应，传染病医院、某县医院各有一名患者使用该药后死亡。事故发生后，为了弄清原因，经检验人员对产品留样进行检验，结果发现产品质量严重不符合规定。

产品质量是企业的生命，产品质量责任是关涉消费者健康和福祉的广义的公益责任。消费者是医药产品的直接受用者，消费者的需求、健康保障以及愈后评价等都是考量药品生产企业社会责任履行的客观因素和标准。药品生产企业利益的追求也要通过市场实现，即药品为广大消费者使用和服务加以体现。没有这个关键的转化环节，就谈不上医药产品应用价值的实现。然而，考察近年发生在国内的药害事件可以看出，药品生产企业对产品质量责任的忽视令人触目惊心。从齐二药的亮菌甲素案件，到欣弗事件，再到刺五加、鱼腥草等事件，都反映和暴露了药品生产企业对消费者责任的淡忘。对产品质量的忽视，不仅损害了消费者自身利益、家庭幸福，而且也给企业发展带来重创。没有产品质量的保障，市场健康有序就会受到影响，股东的利益也同样没有保障。

员工健康关怀的保障是企业的力量来源。员工是企业最宝贵的人力资源，员工对企业的关心源于其情感的依赖和自我实现的需要。作为企业发展的主体之一的员工在研发、生

---

①［英］约翰 穆勒著，徐大健译．功利主义［M］．上海人民出版社，2008，12.

产、销售和使用等各个环节上，就像螺丝与螺母的关系一样，与企业的发展紧紧相依。关爱员工健康和需要的企业，可以获得无限的发展动力，而相反无视员工利益和需要的企业，就会失去“民心”而走向毁灭。

节能减排是维护环境质量的根本。药品生产企业社会责任包含着环境保护责任，无论是对单位内部环境，还是对社区大环境，或者整个社会的自然环境，都具有不可推卸的责任。在全球呼唤“低碳”经济的时刻，药品生产企业的节能减排是保护环境质量的第一体现。在管理学视域中，如果我们将前两项作为企业内部责任，那么维护自然环境责任是企业外部责任。尽管其责任履行也包含着企业的内部环境保护，但更多的体现是与外部的关系。

社会慈善援助是回馈社会的通途。药品生产企业对社会弱势群体的帮助和援助，对重灾地区的社会急救和无偿捐赠药品等行为，都是具有人道主义的社会公益责任。

公益性是药品生产企业社会责任的主要体现。从药品生产企业社会责任内容的四个方面分析可见，广义的公益性质日益明显和清晰。今天的欧盟各国尤其强调企业在改善社会环境方面做出贡献，其终极追求是“人文关怀”。企业社会责任的人文关怀蕴涵着人类真理与价值追求的统一。关注人的生存与发展，关注社会的和谐与人类幸福。

药品生产企业社会责任在本质上是富含“人文关怀”的道德责任。众所周知，道德责任的意义在于忠诚互助，而非强制惩戒。在这样认识的基点上，企业社会责任是包含企业对消费者满意、对员工健康保障、环境友好和社会回馈的“四位一体”的义务。这里的责任主体是企业，客体是消费者、员工、自然环境和社会弱势群体等。对股东利益的保障与消费者利益融为一体，是通过产品质量责任加以体现的。

药品生产企业社会责任的精神旨归是人文关怀，这是社会发展的终极目标，也是科学发展观的内在要求。如果企业仅仅作为追逐经济利益的社会组织，马克思所讲的异化劳动的产生就将不可避免。“人同自己的劳动产品、自己的生命活动、自己的类本质相异化的直接结果就是人同人的异化”①。人文关怀强调企业社会责任是对劳动异化的弥补，其实质是对社会绝大多数人利益的维护，尊重每一个人的自由选择、价值及权利②。药品生产企业社会责任首要的责任是对消费者负责，即产品质量责任。社会责任的内涵极其丰富，人文关怀就要“以人为本”。企业社会责任的履行与成本增加不是必然关系，将企业社会责任的履行纳入企业发展战略势必对企业的长远发展产生动力。SA8000（Social Accountability）是近几年在欧美国家新兴的一种以保护劳动环境和条件、劳工权利等为主要内容的社会责任国际管理体系标准，它具有限度和不完善之处，需要在实践中丰富和发展。“企业的社会责任是指企业在创造利润、争取自身生存发展的过程中，面对社会的需要和各种社会问题，为维护国家、社会和人类的利益应履行的义务。”③ 企业不是孤立存在于真空之中，企业的长远发展需要环境支持，如经济环境、技术环境、社会文化环境、政治环境、自然环境等。由此，客观地决定了企业伦理关系的存在。狭义的公益性质仅是企业社会责任的一个组成部分，并非全部。而在企业社会责任的全部内涵中，法定的社会责任，即民事责任与道德的社会责任的边界并不十分清晰，且偶有交叉。但无论如何交叉，企业社会责任的公益性质昭然若是，“人文关怀”始终是企业社会责任的根本所在。

---

① 马克思．1844 年经济学哲学手稿 [M] 北京：人民出版社，2000. 59.

② 满河军．企业社会责任的哲学研究 [D]，2008，25. 中国知网，2011 - 01 - 29.

③ 王关义．论现代企业的社会责任 [J]. 经济与管理研究，58 - 61，http：//www. cqvip. com，[2006 - 12 - 30].

四、药品生产企业社会责任的履行

在管理学研究中一般将履行机制分为内控机制和外部约束机制，将企业社会责任纳入价值创造和管理内控系统是促进企业履行社会责任的保障。药品生产企业履行社会责任的根本目的在于提高企业的竞争优势，因为企业社会责任的外部评价是企业信誉和声誉的源泉。企业社会责任实践要先于责任管理，其根本原因在于服务消费者、关爱员工、注重环保、回馈社会等具体的责任实践是企业与生俱有的责任①。

内控机制旨在强调企业主体的道德自觉，是在没有外界约束和监督的情况下履行的主动责任。实现内控的条件包括增强主体的责任意识和尽责理念，完善企业内部的考评标准和管理规章。内控机制主要是道德调控，个体道德意识的增强。外部约束机制与政府监督相辅相成，旨在突出管理手段、政策引领、法律制约。前者是软控制，后者是硬控制，即监管职责和被动履责。外部约束机制包括：管理控制机制；公益诉讼机制。借鉴美国经验，还可以设立专门的企业社会责任管理机构，评价企业社会责任的履行状况②。

实现企业社会责任的内控机制，首先需要提升员工对自觉履行企业社会责任的认识，将企业社会责任融入供应链管理系统（Supply Chain Management），即把企业社会责任融入到企业产品生产、流通的每一个环节，落实到每个员工，使每个员工都能增强履责意识，自觉履行企业社会责任③。其次将企业社会责任融入企业文化建设的过程中，通过加强企业文化建设，为企业管理行为提供基本准则，营造履行社会责任的企业价值观和企业文化。第三是将企业社会责任融入产品差异化战略，开拓新的市场和产生溢价效应④，使消费者充分认识到产品的企业社会责任的属性和特征，将企业社会责任价值内涵于产品价值之中。第四是强化机构建制，通过设立企业道德委员会监督社会责任的履行状况，将企业社会责任的管理纳入到企业发展战略管理系统之中。

外部管理约束机制旨在加强政府组织和非政府组织的联合作用，强化监管。强化政府监督，首先要求政府实施相应的激励和奖励措施，以积极引导的态度制定各种措施引领企业承担和履行社会责任。其次要对未履行社会责任的企业进行必要管制。建立和完善实施细则，使企业履行社会责任纳入法制化、规范化的管理体系中。非政府组织发挥社会舆论监督作用，推动监管。充分发挥行业协会、消费者协会、环保组织、工会等社会群众团体和新闻媒体的作用，形成全方位监督的社会机制⑤。第三是政府搭建公益平台，正确引导企业行为，扶持企业履行社会责任。政府通过新闻媒体、互联网等，客观、公正、及时地披露信息，对生产劣质药品、污染环境不治理等不担当社会责任的医药企业予以曝光，进行社会制约。第四是鼓励相关社会组织建立第三方机构评价机制，定期评价企业的社会责任履行状况。还可以采用对药品生产企业社会责任进行审计是外部监督机制，促进企业自觉履行社会责任。

企业社会责任是一种“复合责任”。企业发展战略包括产品战略、市场战略、技术战略，而社会责任应是融入各个环节的一个组成部分。社会责任战略应包括定期、适时调整

---

① 黄群慧、彭华岗、钟宏武等，中国100强企业社会责任发展状况评价［J］. 企业管理研究，2010（2）：70.

② 袁华，皮菊云．美国企业社会责任实践研究［J］. 经济师，2007（2）：93－94.

③ 吕博超．论医药企业社会责任的元责任［D］. 沈阳药科大学，2010. 7.

④ 黄珍文，黄峥荣．论两型社会建设中企业社会责任的履行［J］. 湖湘论坛，2009（4）：87－90.

⑤ 匡晓惠．治理视角下企业社会监督监督机制的构建［EB/OL］.［2010－02－06］. http：//edu. nulog. cn/detail/1080507. htm，［2010－06－01］.

社会责任目标，以实现企业的可持续发展。企业承担社会责任从更高的意义上讲是价值观的投入，其效益回报并非短期行为，而是具有发展战略的长期效应。增强企业自律意识和自律能力始终是企业社会责任履行的关键。只有当药品生产企业意识到履行社会责任有利于实现企业利益时，这种来自外部的压力才能转化为内在的动力，企业才会形成自觉的社会责任观。从企业社会责任的内涵和实质研究可以看出，外显的是企业“负责任的行为”，而内隐的是企业的文化责任，一种文化的“软实力”。

2015 年 1 月 15 日，由新华网发起主办、中国银行总协办的“第七届中国企业社会责任峰会”在北京钓鱼台国宾馆举行，峰会现场揭晓了 2014 年度中国企业社会责任杰出企业奖、杰出企业家奖两个综合奖项，以及 2014 年度中国企业社会责任特别贡献奖、特别成就奖、绿色环保奖、公益典范奖、最具公信力奖、最具影响力奖、公益创新奖、科技创新奖、社会传播奖等多个单项奖。中国医药集团总公司和广州医药有限公司榜上有名。峰会还发布了《中国企业社会责任报告白皮书（2014）》。白皮书以 2014 年度 1007 家企业发布的社会责任报告为研究对象，通过分析企业社会责任报告的信息披露情况及报告管理等内容，辨析出当前我国企业社会责任报告领域的最新特点及未来趋势。

随着十八届四中全会《中共中央关于全面推进依法治国若干重大问题的决定》“加强企业社会责任立法”的提出，我国企业履行社会责任的重要性上升到前所未有的高度。2019 年 9 月 23 日《中国医药企业社会责任实施指南》发布，标志着中国医药行业有了具备行业特点的企业社会责任标准。医药企业履行社会责任将成为企业品牌的组成部分及其核心竞争力的显著标志。

第二节　药品生产的道德要求

扫码“学一学”

一、药品生产的道德意义

药品是用于预防、治疗、诊断人的疾病，有目的地调节人的生理机能并规定有适应症或者功能主治、用法和用量的物质，是维护人类健康的重要物质基础。药品是全球公认的特殊商品，具有强专属性、强时效性、选择代理性、对人体作用的深度直接与内在性等突出的特性。药品质量的优劣直接关系到药品使用者的生命安危与健康，“好药治病，劣药害命”道出了药品质量的至关重要性。正因为此，世界各国政府及其有关管理部门都通过立法、制订标准（药典）及行政规章等方式对药品实行严格的质量管理与控制。

药品质量的优劣通常由一系列质量特性指标来反映，质量特性指标的测定通过质量检验来完成。然而，药品质量检验具有破坏性特点，即绝大多数质量特性指标值的获得都是以被检验药品的被破坏为代价的，即使检验结果为质量合格，被检验药品也因检验的破坏性而失去了使用价值。因此，药品质量检验客观上不具备全数检验的条件，只能应用数理统计和概率的知识进行抽样检验。抽样检验只能确定被检验药品本身——样本的质量合格与否，并由此推断母本的质量合格与否，但不能确保样本所代表的母本 100% 合格。无论检验所得的合格概率如何趋近于 100%，只要不等于 100%，那么对于药品的使用者来说虽然用到不合格药品的概率很小，但是一旦这种小概率事件发生，给药品使用者造成的结果却是 100% 的危害。显然，药品质量检验是必要的，但药品不能全数检验的特点，使得在生产过程中确保药品质量的稳定、均一变得非常重要。目前全球范围内公认的在生产过程中确保药品质量的稳定、均一的有效途径和方法就是《药品生产质量管理规范》（Good Manufacturing Practice，简称 GMP）。因此，GMP 对生产过程中的药品质量保证至关重要。

GMP 是由美国率先进行研究，并于 1963 年在全世界率先颁布实施的。随后，世界上 100 多个国家和地区也先后制订和颁布了本国或本地区的 GMP，一些国家和地区已经先后将 GMP 法制化。GMP 的实施使药品在生产过程中的质量得到了进一步的保证。

在生产过程中，药品质量受到人员、机器设备、原辅材料及包装材料、工艺方法、生产环境、管理等多方面因素的影响，因此制订法规、规范及各种规章、制度是十分必要的。然而，法规、规范及各种行政规章、企业规章制度等并不能将药品生产过程中所有影响药品质量的大大小小的各种因素全部一一涵盖，对药品生产过程中的全部内容做出详尽的规定，特别是它们对药品生产过程中对药品质量影响最为能动和关键的从业人员的行为的规范与约束力也不是万能的，各种规定的良好落实还需要从业人员对自身行为的“应当”与“不应当”的自觉意识，需要道德这一特殊的规范体系。因此，在药品生产过程中，道德公约、社会舆论、良心、职业道德规范是从业人员行为的不可缺少的调节工具。

道德与法律是相辅相成、相互促进、协同发展的，两者既有联系又有区别，在社会主义市场经济体制下，两者缺一不可。药品的专属性、二重性、质量的重要性等特殊性决定了药品生产过程中的道德尤为重要，是相关药事法规的不可缺少的补充。

二、药品生产过程中的道德要求

药品是用于防病治病的特殊商品，与人民群众的生命安危、健康状况及生存质量密切相关，药品生产企业的核心任务就是生产出质量符合既定标准的足够数量的维护人民群众健康和生命质量所需要的药品。这一任务的完成不仅有赖于相关的技术、管理及法律法规，同时有赖于药品生产过程中相关部门和人员的道德。具体体现在以下几个方面的要求：

1. 用户至上　所谓用户至上，在此是指药品生产活动应一切以药品使用者（病患人员）为中心，急患者所急，想患者所想，及时提供社会需要的药品。

药品是用于治病救人的特殊商品，有较强的时效性特点，即不能“病等药”，只能“药等病”，且“药等病”的时限并不是无限长的，而是超过药品的有效期，药品就必须报废、销毁。因此，为使有限的资源不被浪费，药品生产企业相关部门及人员应及时把握市场需求，并根据自身的生产条件，适时组织适宜品种的药品生产，以最大程度地满足维护人民生命健康的需要。这是人民群众的根本利益所在，也是药品生产最高意义上的道德。

2. 质量第一　药品是特殊商品，其生产质量与人民的健康息息相关。药品用于防病、治病和调节人体机能的特殊性，客观上决定了其质量的至关重要性。因此，药品生产企业作为产品质量的第一责任人必须严格保证质量，力求安全有效，禁止粗制滥造，以伪充真，以次充好，偷工减料。在药品生产过程中应树立质量第一的观念与意识，这不仅是当今世界企业生存和发展所必备的，更是药品生产企业及药品生产人员道德中必不可少的主要成分。

为确保药品质量，就需要处在药品生产过程中不同岗位的人员具备与岗位要求相适应的文化知识与技能；需要药品生产过程中所用的厂房、设施、仪器、设备及生产环境等符合生产要求，并能够保证药品的质量；需要生产过程中所用的物料（原料、辅料、包装材料等）符合相应的标准；需要生产过程中采用适宜的工艺方法和先进的管理方法，等等。在药品整个生产过程中，应进一步明确“药品质量不是检验出来的，而是生产出来的”这一理念，对于从业人员，严格执行GMP规范既是法律规定，也是应遵守的道德责任；对于药品生产企业，建立完善的道德责任制度是其必须履行的重要职能。总之，在药品生产过程中确保药品质量，要求药品生产企业各个部门和全体人员认真、自觉地严格用GMP条款约束和规范自身的行为，这既是法规和管理方面的规定和要求，也是药品生产过程中的道德要求。

药品质量至关重要，但药品质量具有不同于一般消费品的特点。一方面，消费者通常无法自行对药品质量做出判定；另一方面，尽管人们对保证生产过程中药品质量的认识在不断提高，并不断发现实现的途径和办法，但是这些途径和办法中存在较多的“良心活”，这些“良心活”是否符合要求是非药品生产全程监督管理所能发现的。也就是说，保证生产过程中药品质量不断提高的途径和办法仅靠外在的主管部门监督检查企业或企业监督检查操作人员是难以贯彻落实的，在很多方面和很大程度上需要成为企业和员工的自觉行为。否则，良好的途径和办法只会成为应对监督检查的临时“对策”，难以内化成为企业和员工的一贯行为。我国“后GMP时代”出现的一系列不按GMP要求进行药品生产的问题和事件足以说明药品生产过程中讲求道德的重要性。

我国提出在制药企业中推行《药品生产质量管理规范》（GMP）是在20世纪80年代初。1982年，中国医药工业公司参照一些先进国家的GMP制订了《药品生产质量管理规范》（试行稿），并开始在一些制药企业试行。

1988年，根据《药品管理法》，卫生部颁布了我国第一部《药品生产质量管理规范》（1988年版），作为正式法规执行。1992年，卫生部对《药品生产质量管理规范》（1988年版）进行修订，颁布了《药品生产质量管理规范》（1992年修订）。

1998年，国家药品监督管理局对1992年修订的GMP进行修订，于1999年6月18日颁布了《药品生产质量管理规范》（1998年修订），并于1999年8月1日起分品种、分阶段强制施行。到1999年底，我国血液制品生产企业全部通过药品GMP认证；2000年底，粉针剂、大容量注射剂实现全部在符合药品GMP的条件下生产；2002年底，小容量注射剂药品实现全部在符合药品GMP的条件下生产。到2004年7月1日起所有的药品制剂和原料药均在符合GMP的条件下生产，未通过GMP认证的药品生产企业全部停产。即：截至2004年6月30日，实现了所有原料药和制剂均在符合药品GMP认证的条件下生产的目标。

2011年1月，历经5年修订、两次公开征求意见的《药品生产质量管理规范（2010年修订）》（以下简称新版GMP）正式发布；2011年8月，原国家食品药品监督管理局发布了修订的《药品生产质量管理规范认证管理办法》。自2011年2月至2017年3月，原国家食品药品监督管理局又相继发布了无菌药品、原料药、生物制品、血液制品、中药制剂、放射性药品、中药饮片、医用氧、取样、《计算机化系统》和《确认与验证》以及生化药品等多个附录，作为新版GMP的配套文件。根据新版GMP实施规划有关规定，未通过药品GMP认证的无菌药品生产企业，已于2014年1月1日起停止生产；未通过药品GMP认证的其他类别药品生产企业，自2016年1月1日起全部停止生产。

新版GMP吸收了国际先进经验，结合我国国情，按照“软件硬件并重”的原则，贯彻质量风险管理和药品生产全过程管理的理念，更加注重科学性，强调指导性和可操作性，更加注重以风险管理为核心的动态管理。我国新版GMP的主要内容及相应的道德意义介绍、分析如下：

机构与人员——企业应当设立独立的质量管理部门，履行质量保证和质量控制的职责。

质量管理部门应当参与所有与质量有关的活动，负责审核所有与本规范有关的文件。关键人员应当为企业的全职人员，至少应当包括企业负责人、生产管理负责人、质量管理负责人和质量受权人。生产管理负责人、质量管理负责人和质量受权人应当至少具有药学或相关专业本科学历（或中级专业技术职称或执业药师资格）；生产管理负责人具有至少三年从事药品生产和质量管理的实践经验，其中至少有一年的药品生产管理经验，接受过与所生产产品相关的专业知识培训；质量管理负责人应当具有至少五年从事药品生产和质量管理的实践经验，其中至少一年的药品质量管理经验，接受过与所生产产品相关的专业知识培训。质量受权人应当具有至少五年从事药品生产和质量管理的实践经验，从事过药品生产过程控制和质量检验工作。质量受权人应当具有必要的专业理论知识，并经过与产品放行有关的培训，方能独立履行其职责。

扫码“看一看”

药品的特殊性客观上要求从事药品生产的人员不仅要有较高的政治思想素质、心理素质，同时还要有较高的文化素质、技术素质。药品生产过程中的从业人员只有掌握了一定的科学文化知识和技能，才能够胜任各个环节和各道生产程序的操作，进而使药品质量得到较高的保证，使所生产的药品为人类造福而不是相反。药品生产企业的不同岗位配备与之相应素质的人员，既是企业自身发展的需要，也是药品生产企业职业道德的基本要求。

厂房与设施——厂房的选址、设计、布局、建造、改造和维护必须符合药品生产要求，应当能够最大限度地避免污染、交叉污染、混淆和差错，便于清洁、操作和维护。企业应当有整洁的生产环境；厂区的地面、路面及运输等不应当对药品的生产造成污染；生产、行政、生活和辅助区的总体布局应当合理，不得互相妨碍；厂区和厂房内的人、物流走向应当合理。为降低污染和交叉污染的风险，厂房、生产设施和设备应当根据所生产药品的特性、工艺流程及相应洁净度级别要求合理设计、布局和使用，并应当综合考虑药品的特性、工艺和预定用途等因素，确定厂房、生产设施和设备多产品共用的可行性，并有相应评估报告。生产特殊性质的药品，如高致敏性药品（如青霉素类）或生物制品（如卡介苗），必须采用专用和独立的厂房、生产设施和设备。青霉素类药品产尘量大的操作区域应当保持相对负压，排至室外的废气应经净化处理并符合要求，排风口应当远离其他空气净化系统的进风口；生产某些激素类、细胞毒性类药品应当使用专用设施（如独立的空气净化系统）和设备；生产区和贮存区应当有足够的空间，确保有序地存放设备、物料、中间产品、待包装产品和成品，避免不同产品或物料的混淆、交叉污染，避免生产或质量控制操作发生遗漏或差错。仓储区应当能够满足物料或产品的贮存条件（如温湿度、避光）和安全贮存的要求，并进行检查和监控。

药品生产对卫生洁净程度有较高的要求，上述对厂房和设施的要求是防止环境对药品造成污染的基本措施，此外药品生产过程往往伴随着废气、废液、废渣的产生，如果处理与排放不当，必然对环境造成不良影响或破坏，同时影响药品质量，最终结果是损害人民健康。GMP 的上述要求，是确保药品质量、防止环境污染的最基本措施，也是对药品生产企业最基本的道德要求。

设备——设备的设计、选型、安装、改造和维护必须符合预定用途，应当尽可能降低产生污染、交叉污染、混淆和差错的风险，便于操作、清洁、维护，以及必要时进行的消毒或灭菌。与药品直接接触的生产设备表面应当平整、光洁、易清洗或消毒、耐腐蚀，不得与药品发生化学反应、吸附药品或向药品中释放物质。应当选择适当的清洗、清洁设备，并防止这类设备成为污染源。主要生产和检验设备都应当有明确的操作规程。应当按照操作规程和校准计划定期对生产和检验用衡器、量具、仪表、记录和控制设备以及仪器进行校准和检查，并保存相关记录。

仪器、设备等是进行药品生产的物质基础。上述要求是防止药品生产过程中出现差错、污染，保证药品质量的基本措施。现代化的药品生产离不开各种仪器、设备，仪器、设备的精密度、清洁度等直接影响药品质量，因此应在药品生产过程中自觉执行有关规定与要求，以确保仪器、设备等符合药品生产的需要，确保药品质量。

物料与产品——药品生产所用的原辅料、与药品直接接触的包装材料应当符合相应的质量标准。药品上直接印字所用油墨应当符合食用标准要求。应当建立物料和产品的操作规程，确保物料和产品的正确接收、贮存、发放、使用和发运，防止污染、交叉污染、混淆和差错。物料和产品的处理应当按照操作规程或工艺规程执行，并有记录。原辅料、与药品直接接触的包装材料和印刷包装材料的接收应当有操作规程，所有到货物料均应当检查，以确保与订单一致，并确认供应商已经质量管理部门批准。物料的外包装应当有标签，并注明规定的信息。

药品是由各种物料经一定的工艺方法加工而成的。药品生产过程中所用物料的质量直接关系到药品的质量。因此，对物料进行严格管理以确保其质量，是保证药品质量、防止出现差错的客观要求，也是药品生产过程中的道德的具体体现。

确认与验证——企业应当确定需要进行的确认或验证工作，以证明有关操作的关键要素能够得到有效控制。企业的厂房、设施、设备和检验仪器应当经过确认，应当采用经过验证的生产工艺、操作规程和检验方法进行生产、操作和检验，并保持持续的验证状态；采用新的生产处方或生产工艺前，应当验证其常规生产的适用性。当影响产品质量的主要因素，如原辅料、与药品直接接触的包装材料、生产设备、生产环境（或厂房）、生产工艺、检验方法等发生变更时，应当进行确认或验证。必要时，还应当经药品监督管理部门批准。

确认与验证是质量保证的重要手段，其目的是考察工艺的重现性及可靠性。只有适时进行确认与验证工作，才能使生产过程处于稳定状态，确保药品质量。

文件——文件是质量保证系统的基本要素。企业必须有内容正确的书面质量标准、生产处方和工艺规程、操作规程以及记录等文件。企业应当建立文件管理的操作规程，系统地设计、制定、审核、批准和发放文件。与本规范有关的文件应当经质量管理部门的审核。文件的内容应当与药品生产许可、药品注册等相关要求一致，并有助于追溯每批产品的历史情况。每批药品应当有批记录，包括批生产记录、批包装记录、批检验记录和药品放行审核记录等与本批产品有关的记录。批记录应当由质量管理部门负责管理，至少保存至药品有效期后一年。质量标准、工艺规程、操作规程、稳定性考察、确认、验证、变更等其他重要文件应当长期保存。

文件和记录是药品生产过程中所发生的作业与活动的指南与质量追踪依据。只有各项作业与活动都遵循统一的标准和要求，才可能实现药品质量的平稳、均一，确保药品质量；也只有各项作业与活动都有记录，才能对药品生产过程中的问题进行追踪，找出问题所在，更好地改进工作，确保药品质量。因此，对药品生产过程中的各项作业和活动应及时、如实地予以记录。这是药品生产领域职业道德的基本要求。

生产管理——所有药品的生产和包装均应当按照批准的工艺规程和操作规程进行操作并有相关记录，以确保药品达到规定的质量标准，并符合药品生产许可和注册批准的要求。

应当建立划分产品生产批次的操作规程，生产批次的划分应当能够确保同一批次产品质量和特性的均一性。应当建立编制药品批号和确定生产日期的操作规程。每批药品均应当编制唯一的批号。每批产品应当检查产量和物料平衡，确保物料平衡符合设定的限度。如有差异，必须查明原因，确认无潜在质量风险后，方可按照正常产品处理。不得在同一生产操作间同时进行不同品种和规格药品的生产操作，除非没有发生混淆或交叉污染的可能。在生产的每一阶段，应当保护产品和物料免受微生物和其他污染。每次生产结束后应当进行清场，确保设备和工作场所没有遗留与本次生产有关的物料、产品和文件。下次生产开始前，应当对前次清场情况进行确认。

上述规定的目的在于防止药品质量事故的发生、便于药品质量追踪、防止药品混杂或污染，以确保药品质量。

质量控制与质量保证——质量控制实验室的人员、设施、设备应当与产品性质和生产规模相适应。质量控制负责人应当具有足够的管理实验室的资质和经验，可以管理同一企业的一个或多个实验室。质量控制实验室的检验人员至少应当具有相关专业中专或高中以上学历，并经过与所从事的检验操作相关的实践培训且通过考核。质量控制实验室应当配备药典、标准图谱等必要的工具书，以及标准品或对照品等相关的标准物质。应当分别建立物料和产品批准放行的操作规程，明确批准放行的标准、职责，并有相应的记录。持续稳定性考察的目的是在有效期内监控已上市药品的质量，以发现药品与生产相关的稳定性问题（如杂质含量或溶出度特性的变化），并确定药品能够在标示的贮存条件下，符合质量标准的各项要求。持续稳定性考察的时间应当涵盖药品有效期。企业应当建立变更控制系统，对所有影响产品质量的变更进行评估和管理。需要经药品监督管理部门批准的变更应当在得到批准后方可实施。质量管理部门应当对所有生产用物料的供应商进行质量评估，会同有关部门对主要物料供应商（尤其是生产商）的质量体系进行现场质量审计，并对质量评估不符合要求的供应商行使否决权。应当按照操作规程，每年对所有生产的药品按品种进行产品质量回顾分析，以确认工艺稳定可靠，以及原辅料、成品现行质量标准的适用性，及时发现不良趋势，确定产品及工艺改进的方向。应当建立药品不良反应报告和监测管理制度，设立专门机构并配备专职人员负责管理。应当建立操作规程，规定投诉登记、评价、调查和处理的程序，并规定因可能的产品缺陷发生投诉时所采取的措施，包括考虑是否有必要从市场召回药品。

对药品进行质量管理和控制，是确保药品质量的不可缺少的重要环节。上述规定是确保药品质量的客观需要。用户的药品质量投诉是获取药品质量反馈信息的主要途径之一。对药品不良反应及药品生产中出现的重大问题及时予以报告，可以使更多的消费者和企业免受类似的危害或损失。事实证明，仅从企业自身利益出发，对不良反应及重大质量问题隐而不报的行为是极其不道德的，最终也必将使企业的经济利益受到更大的损失。

产品发运与召回——每批产品均应当有发运记录。根据发运记录，应当能够追查每批产品的销售情况，必要时应当能够及时全部追回。企业应当建立产品召回系统，必要时可迅速、有效地从市场召回任何一批存在安全隐患的产品。因质量原因退货和召回的产品，均应当按照规定监督销毁，有证据证明退货产品质量未受影响的除外。

做好发运记录的目的在于便于药品质量追踪，一旦发现某批药品有质量问题，可根据销售记录追查该批药品的售出情况，并在必要时予以全部追回，以确保已售出的有质量问题的药品所造成的危害减至最小。这是企业对产品负责、对消费者负责的道德行为。

药品的使用价值集中表现于质量，药品也只有合格与不合格之分。因质量原因退货和召回的药品，是质量不合格的药品，不能象一般商品采取降价或其他处理方法再度销售，只能销毁。否则，就会危害民众。

自检——质量管理部门应当定期组织对企业进行自检，监控本规范的实施情况，评估企业是否符合本规范要求，并提出必要的纠正和预防措施。

自检是企业内部的质量审计，是防止出现药品质量问题的重要环节，应是企业确保药品质量的自觉行为。

[实例9-2]

2008年10月5日，云南省红河州第四人民医院在对该院19位患者的治疗中使用标示为黑龙江省完达山制药厂生产的刺五加注射液（批号：2007122721、2007121511，规格：100ml/瓶），其中6名患者在输注了80~100ml后，先后出现了周身不适、恶心、胸闷、发冷、呕吐、昏迷、血压降低等症状，3名患者最后因循环衰竭抢救无效死亡。10月7日，原卫生部和国家局联合发出紧急通知，暂停销售、使用标示为黑龙江省完达山制药厂（2008年1月更名为黑龙江省完达山药业股份有限公司，以下简称“完达山药业”）生产的刺五加注射液，并要求各地密切关注该药品不良反应情况。10月17日，原卫生部和国家局再次联合通知，要求暂停销售、使用标示为“完达山药业”的所有注射剂产品。同日“完达山药业”依据《药品召回办理办法》有关规定，主动召回其所有规格和批号的注射剂产品。11月6日，国家局新闻发布会通报事件调查结果：2008年7月1日，昆明特大暴雨造成库存的刺五加注射液被雨水浸泡，使药品受到细菌污染。“完达山药业”云南销售人员张某从公司调来包装标签，更换后继续销售。受污染药品最终导致3死3伤（据央视4套11月6日的报道，红河州第四人民医院刺五加注射液不良事件患者共7例，其中3人死亡；青海省10月8日报告患者2例，其中1人死亡。另有消息透露，同期云南省开远、曲靖等县市也发生数例使用“完达山药业”刺五加注射液后产生不良症状或者死亡的案例，具体数字不详）。国家局在11月6日新闻发布会宣称，“完达山药业公司严重违反《药品管理法》的规定，依法应按假药论处”。国家局决定：①由黑龙江省局责令“完达山药业”全面停产，收回药品GMP证书，对该企业违法违规行为依法处罚，直至吊销《药品生产许可证》。②由黑龙江省局依法处理企业直接责任人，在十年内不得从事药品生产、经营活动。建议该企业主管部门追究企业管理者的管理责任。同时，云南省公安部门已全面介入调查，对涉嫌的“完达山药业”销售人员张某等多人刑拘。

[实例9-3]

2018年7月11日，长春长生生物科技有限责任公司（以下简称长春长生）被内部员工举报疫苗造假。随后，国家药品监督管理局（以下简称国家药监局）会同吉林省食品药品监督管理局（以下简称吉林省食药监局）组成调查组进驻企业全面展开调查。7月15日，国家药监局通过官方网站发布通告称，国家药监局发现长春长生冻干人用狂犬病疫苗生产存在记录造假等严重违反《药品生产质量管理规范》行为。吉林省食药监局已收回长春长生《药品GMP证书》，同时已按要求停止狂犬疫苗的生产。长春长生正对有效期内所有批次的冻干人用狂犬病疫苗（vero细胞）全部实施召回。7月16日，长生生物发布公告称，长春长生对有效期内所有批次的冻干人用狂犬病疫苗全部实施召回。多地疾控部门宣布停用长春长生狂犬病疫苗。7月18日，长春长生收到《吉林省食品药品监督管理局行政处罚决定书》，决定：①没收库存的“吸附无细胞百白破联合疫苗”（批号：201605014-01）

186 支，检验结果【效价测定】项不符合规定，按劣药论处；②没收违法所得 85.90 万元。③处违法生产药品货值金额三倍罚款 2584047.60 元。罚没款总计 3442887.60 元。7 月 21 日，一篇名为《疫苗之王》的文章迅速火爆微信朋友圈，这篇文章将疫苗安全的问题推至风口浪尖。7 月 22 日，李克强总理就疫苗事件作出批示：此次疫苗事件突破人的道德底线，必须给全国人民一个明明白白的交代。7 月 23 日，正在国外访问的中共中央总书记、国家主席、中央军委主席习近平对疫苗案件作出重要指示指出，长春长生违法违规生产疫苗行为，性质恶劣，令人触目惊心。有关地方和部门要高度重视，立即调查事实真相，一查到底，严肃问责，依法从严处理。7 月 23 日，国务院调查组赶赴吉林开展长春长生违法违规生产狂犬病疫苗案件调查工作。10 月 16 日，国家药监局和吉林省食药监局依法从严对长春长生违法违规生产狂犬病疫苗作出行政处罚。行政处罚决定书载明，长春长生公司存在以下八项违法事实：一是将不同批次的原液进行勾兑配制，再对勾兑合批后的原液重新编造生产批号；二是更改部分批次涉案产品的生产批号或实际生产日期；三是使用过期原液生产部分涉案产品；四是未按规定方法对成品制剂进行效价测定；五是生产药品使用的离心机变更未按规定备案；六是销毁生产原始记录，编造虚假的批生产记录；七是通过提交虚假资料骗取生物制品批签发合格证；八是为掩盖违法事实而销毁硬盘等证据。行政处罚决定书认定，上述行为违反了《中华人民共和国药品管理法》及其实施条例，以及《药品生产质量管理规范》《药品生产监督管理办法》《生物制品批签发管理办法》等法律法规和规章。依据行政处罚管辖有关规定，国家药监局撤销长春长生公司狂犬病疫苗（国药准字 S20120016）药品批准证明文件；撤销涉案产品生物制品批签发合格证，并处罚款 1203 万元。吉林省食药监局吊销其《药品生产许可证》；没收违法生产的疫苗、违法所得 18.9 亿元，处违法生产、销售货值金额三倍罚款 72.1 亿元，罚没款共计 91 亿元；此外，对涉案的高俊芳等十四名直接负责的主管人员和其他直接责任人员作出依法不得从事药品生产经营活动的行政处罚。涉嫌犯罪的，由司法机关依法追究刑事责任。[①]

在市场经济条件下，药品生产企业必然要追求经济效益最大化。但是，对药品质量的不负责行为，暴露了企业职业道德的缺失，失掉的是企业信誉和市场。一次严重的质量事故，可能就会毁掉一个企业。药品生产企业只有在非常注重职业道德的基础上，才能真正拥有市场声誉和消费者，进而完成企业的利益目标。注重药品生产领域的职业道德与追求药品生产企业的经济效益，在本质上是一致的，不讲求职业道德的药品生产企业，最终也必然无法实现在经济利益上的追求。对于药品生产企业来说，应加强自律与自我道德意识，深刻领悟产品质量与企业信誉是紧密地联系在一起的，同时，应加强对全体员工严守职业道德，文明生产的教育，开展标准化、高质量生产流程建设，做到“质量第一”警钟常鸣，在构筑人民群众生命安全大堤的基础上，确保企业又好又快发展。

从以上“刺五加注射液”“问题疫苗”等诸多事件表明，现阶段很多情况下企业和员工并不是不知道科学、合理的途径与方法，而是主观上不去按照科学、合理的途径和方法做。其深层次原因主要是经济利益驱动、最起码的责任感和道德的缺失。一些企业只顾眼前利益和市场，缺乏诚信，缺乏社会责任和民生责任，只知道追求利润而不真正关怀社会民生。因此，在目前的发展阶段和具体国情下，强调道德、责任是必要的，同时强化监督管理和经济制裁也是不可或缺的。在我国未来相当长的发展阶段，道德意识的提高需要通

① 国家药品监督管理局网站．药监部门依法从严对长春长生公司违法违规生产狂犬病疫苗作出行政处罚［EB/OL］．http：//www.nmpa.gov.cn/WS04/CL2056/331329.html．［2018－10－16］．

过完善监督管理体系和强化制裁手段予以实现。在监督管理体系完善的情况下，“偷工减料”被发现的概率势必大大提高，企业“偷工减料”的后果将不是利益的增大，而是严厉的惩罚和制裁。只有对非法的生产经营行为“重拳治乱”，一些企业认为按照科学、合理的途径和方法生产药品成本较高、“偷工减料”可降低成本增大利润的错误认识才可能在外力的帮助下得到有力的纠正，促进企业真正认识到讲求道德与经济利益之间从根本上说不是相互矛盾的，而是相互促进的。否则，单纯的道德要求和说教势必依旧苍白无力。

3. 保护环境，保护药品生产者的健康 在药品生产过程中，通常会有废气、废液、废渣相伴而生。“三废”的处理与排放既影响药品本身的质量又直接关系到环境质量，最终都关系到人民群众的健康。药品生产企业和人员，应以人民健康为重，以保护环境、促进可持续发展的大局为重，合理而有效地治理“三废”。这既是药品生产过程中的道德要求，也是药品生产企业自身得以生存和发展的客观需要。

[实例9-4]

党的十九大报告强调加快生态文明体制改革，建设美丽中国。这让全社会广泛认识到，以牺牲环境换取经济发展的路走不通。制药企业生产的特殊性让环保成为当前行业发展的瓶颈。山东某制药企业从科研立项开始就将环保纳入公司发展的顶层设计，不符合环保的项目坚决不予立项。对于已经产生经济效益的项目，也有断臂求生的狠劲。企业先后淘汰了年产1000吨硫氢酸红霉素项目、年产2000吨7-ADCA医药中间体项目、年产130吨4-AA医药中间体项目，这些落后产能项目年产值近30亿元。但是改造之后，废水、废料的排放量却只有原来的十分之一。顶层设计的落地还需要制度的保障。想要彻底改变制药企业“环境污染重点户”的形象，就必须建立健全环境保护管理体系，落实各方面的环保责任，变被动为主导，将“防范”置于“治理”的前面，将责任感转化为切实行动。企业不断加大循环经济建设的投入，“三废”处理设施已累计投入6亿多元，建设了4座污水处理厂，完成了一系列重大环保技改项目。其中，利用萃取精馏法回收低浓度醋酸技术，实现了产业化和资源的循环利用，填补了我国在萃取法回收低浓度醋酸领域的空白。①

制药业通常被人们称为“健康产业”，从伦理道德上来说，生产药品是为了治病救人，改善人们的生存质量。因此，在提供质量合格、安全有效的产品以造福人类的同时，企业没有理由忽视自己在生产过程中可能造成的不良环境影响。以上案例中的制药企业主动在保护环境上承担社会责任，将高标准的环保要求贯穿于生产全过程。通过科技创新，保护生态环境，治理环境污染，实现人与自然和谐、持续发展，绝不用牺牲环境的代价换取利益。

此外，药品生产，尤其是某些特殊药品的生产，往往会对生产操作者的身体健康产生危害。药品生产企业相关部门和人员应采取必要的防护措施，保证药品生产者的健康不受损害。这既是药品生产者的合法权益，也是药品生产过程中的道德要求。

包装已被认为是药品的重要组成部分，它具有保护药品质量，便于储存、运输和医疗使用、广告宣传等多方面的作用。药品包装质量，直接关系到药品质量、药品的储运和使用，也关系到消费者对药品的感官认识、药品对消费者心理状态的影响及药品的销售。

药品包装具有多方面的重要作用。使药品包装真正具备其应有的作用，需要相应的法律、规章、制度等的规范与约束。但仅仅这样还不够。法律、规章或制度等对药品包装所

① 中国水网. 鲁南制药：靠绿色发展守住绿水青山［EB/OL］. http://www.h2o-china.com/news/view?id=293905&page=1.［2019-07-16］.

做的规定通常是对相关行为与活动的最基本的要求，且不能对包装行为与活动的全部内容做出规定。因此，药品包装的重要性决定了药品包装在需要相关法律、规章或制度的约束的同时，还需要道德来规范。只有这样，才能使药品包装质量在更深的层次上得到不断提高，使药品包装的应有作用得到更高标准的体现。

我国药品管理法第四十六、四十八和四十九条对药品包装的管理做出了明确的规定。具体如下：

直接接触药品的包装材料和容器，应当符合药用要求，符合保障人体健康、安全的标准。对不合格的直接接触药品的包装材料和容器，由药品监督管理部门责令停止使用。

药品包装应当适合药品质量的要求，方便储存、运输和医疗使用。发运中药材应当有包装。在每件包装上，应当注明品名、产地、日期、供货单位，并附有质量合格的标志。

药品包装应当按照规定印有或者贴有标签并附有说明书。标签或者说明书应当注明药品的通用名称、成分、规格、上市许可持有人及其地址、生产企业及其地址、批准文号、产品批号、生产日期、有效期、适应证或者功能主治、用法、用量、禁忌、不良反应和注意事项。标签、说明书中的文字应当清晰，生产日期、有效期等事项应当显著标注，容易辨识。麻醉药品、精神药品、医疗用毒性药品、放射性药品、外用药品和非处方药的标签、说明书，应当印有规定的标志。

药品包装应具备其应有的保护药品、便于储存和运输、便于医疗单位使用等作用，同时对药品质量不应产生任何不良影响。药品包装所附有的药品说明书应实事求是，特别是对药品的作用、临床适应证、不良反应、禁忌和注意事项应做出详实、明确的介绍，同时应将相应的警示语或忠告语印制在药品包装或药品使用说明书上。此外，非处方药的说明书还应通俗易懂、便于消费者自行判断和选择。任何扩大药品疗效及作用或适应证、隐瞒药品不良反应、通过包装设计夸大药品的本质、过度包装、只顾经济利益而采用劣质包装等行为都是不道德的，也多半是违法的。

药品包装应综合运用多种学科的知识，使药品包装质量不断在深层次上得到提高。例如，考虑到不同药品的诊治对象不同，药品包装应在图案、色彩等的选择方面综合考虑消费者的疾病特点和心理状态，使其有助于药品消费者的身心健康。

［实例9－5］

2010年10月12日，据中国包装报报道，总部位于美国加利福尼亚州的安进（Amgen）生物制药公司宣布，紧急召回其生产的部分白血病治疗药物——Epogen和Procrit，因为其中一些药内可能含有“非常细小”的玻璃碎片。

该公司在声明中说，目前只在美国市场上发现这两种药可能含有玻璃碎片。可能是装药的小玻璃瓶超过保质期，药物与玻璃瓶内壁相互作用，导致玻璃碎片脱落。可能脱落的玻璃碎片“非常细小”，误食后有可能对患者造成“较小的”伤害，但目前尚未接到患者服用这两种药后身体不适的报告。这次召回行动是在美国食品和药物管理局的协同下进行的，召回令已发至安进公司产品的所有经销商、相关药店和医疗机构等。①

2010年11月25日，国家食品药品监督管理局收到山德士（中国）制药有限公司报告，山德士（中国）制药有限公司将主动召回所有批次依比威生产的用透明玻璃安瓿瓶灌装的甲氨喋呤注射液。目前，山德士总部已决定在全球范围内对该产品实施召回。

---

① 中国医药包装协会网．药用玻璃瓶内壁脱落导致药品召回［EB/OL］，http：//www.cnppa.org/Item/Show.asp?m=1&d=886.［2010－10－12］.

由于山德士下属企业依比威制药有限公司生产的甲氨喋呤注射液在4个批号中发现少量该产品的药液内存在玻璃碎屑，为了保护患者安全，消除任何可能的风险，根据《药品召回管理办法》等相关规定，山德士（中国）制药有限公司决定从中国市场上主动召回所有批次依比威制药有限公司生产的用透明玻璃安瓿瓶灌装的甲氨喋呤注射液。涉及到在中国销售的甲氨喋呤注射液共有三个规格（50mg/5ml，500mg/5ml，1g/10ml）的所有批次产品，数量约17万盒。①

药品包装材料的质量与药品的安全息息相关，以上这两个因为药品包装材料的安全隐患而主动召回药品的案例中，制药企业均对潜在的药品安全隐患有着强烈的道德责任感，并对可能由于包装材料而带来安全隐患的药品进行了召回处理，是对消费者的安全和健康负责的体现。

三、中药材生产过程中的道德要求

中药材生产是中药产业发展的基础。中药材是中医临床用药和各种中药制剂研究开发的物质基础，是中药饮片和中成药生产的原料。中药材的质量直接关系到中成药和中药饮片的质量与疗效，关系到中药产业现代化的基础建设，也关系到对外贸易。

1. 中药材生产中的道德要求 天然药材的生产通常有一定的地域性，且中药材的质量与产地密切相关，并由此逐渐形成了“道地药材”（指药用植物在特定的生态环境中生长发育，因其适应性强的特点而产生获得性遗传的种内变异，因而品质佳、疗效好，著称于世。如宁夏的枸杞、云南的三七等）的概念。药材的道地性受气候、土质等多因素的影响，同一品种、不同产地的中药材，其有效成分含量可相差数倍；同时，产地不同的中药材所含微量元素的种类和含量也有很大区别，这也是道地药材优于其他产地药材的特征之一。因此，中药材的生产应在适宜的产地进行。

中药材的生产环境直接影响中药材的质量。中药材在生产过程中，难免受到病虫害的侵袭，药材生产者为了保证药用植物的正常生长，优质高产，就要使用一些农药，以防治药用植物的病虫害。然而，农药是有毒的，如果使用不当，会残留在药材之中，导致中药材受污染而影响消费者健康（质量不合格）。因此，在中药材生产中还应注意环境质量，采用生物防治等综合技术手段替代或减少农药的使用。

中药材有效成分的含量的积累需要时间。为确保中药材质量，应给予中药材足够的生长期限。片面追求经济效益，不顾质量的“杀青”“速生栽培法”是不可取的。

2. 中药材采收中的道德要求 中药材有效成分含量的高低，随其不同入药部位和植物各部分的不同生长期而异，因此与中药材的采收季节密切相关。中药材有效成分含量的高峰期与其药用部位产量高峰期往往不在同一时期或同一时间，这就使中药材的采收面临着在经济效益和药效之间的权衡与选择。为此，在中药材采收过程中，职业道德尤为重要。

中药材之所以被称之为药材，是因为它具有药用价值，而其药用价值的大小取决于其有效成分的高低。中药材有效成分的含量必须达到药典规定的标准才可药用。因此，为确保中药材质量，应在中药材有效成分含量达高峰期的季节和时间进行采收。我国药农对药材适时采收极为重视，总结出“适时采收是个宝，过时采收是棵草”。对茵陈采收得出“三月茵陈四月蒿，五月六月当柴烧”“春采茵陈夏采蒿，知母黄芪全年刨，秋天上山挖桔

---

① SFDA网站．山德士（中国）制药有限公司主动召回甲氨喋呤注射液［EB/OL］，http：//www.sfda.gov.cn/WS01/CL0860/56293.html．［2010－11－25］．

梗，及时采收质量高”，这是广大药农总结出的经验。适时采收才能保证药材质量，这是采药工作者应懂得的最起码的伦理要求。① 只顾经济效益，重产量、轻药效的采收行为，既影响中药材质量又使有限的社会资源遭到浪费，是极其不道德的。

3. 中药材贮藏的道德要求　对中药材的贮藏保管条件直接影响中药材的质量。贮藏时间的长短、贮藏的温度与湿度等因素对中药材有效成分的含量保持程度有较为显著的影响。贮藏时间过长或温度过高、湿度过大、日光照射等条件下，均可使中药材有效成分的含量大大下降，甚至消失殆尽。因此，在中药材贮藏过程中，按各种中药材的贮藏条件要求，严格控制温湿度、尽可能缩短贮藏时间、防止日光照射等，既是中药材贮藏过程中确保药材质量的的技术要求，也是中药材贮藏的道德要求。

[实例9-6]

2011 年 4 月 3 日晚，中央电视台《经济半小时》播出《变性的草药》，曝光甘肃省陇西县用硫磺熏制黄芪、党参、当归等药材的事件，引起社会广泛关注。定西市下属的陇西县、渭源县、岷县等几个县都是盛产药材的地方，陇西县也是全国有名的黄芪和白条党参的产地，而首阳镇就是陇西县内最大的药材生产基地。硫磺熏蒸作为一种流传上千年的中药传统加工方法，由于可能产生二氧化硫残留，对人体产生危害，已经被国家药监局明令禁止使用。但是，记者了解到，硫磺容易获得，价格也很便宜，近年来，有些不良商贩一味追求药材的卖相及延长存储时间，使用大量硫黄来熏制中药材。用硫磺过度熏制过的药材，色泽鲜艳好看，由于熏制中需要用到水，还能使药材增重。比如，用硫磺打湿熏蒸党参后，可以让药材中的含水量可高达 20% ~30% 而不发霉。当归打湿后熏，最高时能使水分增加近 70%，大大增加了药材的重量。这种过度使用的做法不仅违背原来的熏制理念，也极大程度威胁了人体的健康。②

确保中药材的生产质量，应该执行《中药材生产质量管理规范》（GAP）。严格按照 GAP 的要求保证中药材在栽培、采收、包装、运输及贮存等各个环节的质量，在道德意义上实现对人的生命和健康的维护。

四、干细胞制剂生产中的道德要求

干细胞（Stell Cell）是一类具有多种分化潜能、自我更新和高度增殖能力的细胞，能生产出与自身完全相同的子细胞，也可以进一步分化成为各种不同的组织细胞，从而构成机体各种复杂的组织器官。

干细胞广泛存在于早期胚胎、胎盘及其附属物、骨髓、外周血和成年人组织中。根据其发育潜能，干细胞可以分为：全能干细胞、多能干细胞和专能干细胞。根据其所处的发育阶段又可以分为：胚胎干细胞和成体干细胞。干细胞具有经培养不定期地分化并产生特化细胞的能力。干细胞及其分化产品为有效修复人体重要组织器官损伤及治愈心血管疾病、代谢性疾病、神经系统疾病、血液系统疾病、自身免疫性疾病等重要疾病提供了新的途径。以干细胞治疗为核心的再生医学，将成为继药物治疗、手术治疗后的另一种疾病治疗途径。用于干细胞治疗的细胞制备技术和治疗方案，具有多样性、复杂性和特殊性。影响干细胞性质的主要因素包括供体细胞的性质和微环境。供体细胞的性质，如供体性别、年龄、血

---

① 焦泉，王进．药业伦理学［M］．人民卫生出版社，2010，8：149.

② 凤凰网 - 资讯频道．甘肃陇西药商使用硫磺熏制药材：救命药变毒药［EB/OL］，http：//news. ifeng. com/mainland/detail_2011_04/03/5546003_0. shtml．［2011 - 04 - 03］.

型、遗传疾病、感染性疾病等。微环境是细胞周围影响细胞如何生长、分裂或迁移作用的其他细胞、其他组织和生长因子，如干细胞的培养基和滋润层细胞。细胞比传统产品要复杂得多，它有为自己所处的环境做出反应的能力。如果细胞在其天然环境外被大批量制造，它们可能会变得无效或发展有害的特性。例如，它们可产生肿瘤、严重的免疫反应或生长人们不想要的组织。因此，在干细胞采集、分离、干细胞（系）建立，以及干细胞制剂的制备、干细胞制剂的检验和质量研究等干细胞制剂的生产全过程中的每一阶段，都必须实施严格的质量、安全性和生物学效应等方面的研究和控制。《干细胞制剂质量控制及临床前研究指导原则》对这一过程给出明确指导原则。

1. 干细胞采集、分离、干细胞（系）建立中的道德要求 由于原料的特殊性，对干细胞制剂的干细胞来源的供者必然具有要求。采用带有感染源的干细胞制备的干细胞制剂会对使用者引入感染源。采用具有遗传疾病的供体干细胞可能导致遗传疾病在使用者的人体内表达。所以，对干细胞的供者，必须经过检验筛选，必要时需要收集供者信息以备追溯性查询。

虽然干细胞较其他移植的细胞、组织引起人体免疫反应的可能性低，但干细胞引起免疫反应的抗原性还是可以逐渐表现出来。干细胞可能引起的异常免疫反应，会对人体细胞增殖能力、对相关细胞因子分泌等产生影响。而且，由于干细胞的生长特性与肿瘤细胞非常相像，须检验细胞的致瘤性。细胞在复制传代过程中，生物有效性不符合要求的则不能再继续将其视为合格的干细胞而继续培养和使用。干细胞不符合生物有效性使得干细胞制剂不能达到预期治疗效果。所以，在干细胞的采集、分离及干细胞（系）建立阶段，在符合 GMP 要求基础上应对干细胞进行干细胞特性检测以及细胞纯度分析

2. 干细胞制剂制备中的道德要求 干细胞的性质除了受供体细胞的性质的影响，还受到培养干细胞的微环境的影响。干细胞制剂中携带的培养基成分也可能会进入制剂使用者体内。因此，干细胞制剂制备所用的培养基成分应有足够的纯度并符合微生物质量标准，使残留于干细胞制剂中的培养基成分对受者应无不良影响，不影响干细胞的生物学活性。在干细胞制剂制备过程中，应尽量避免使用抗生素。如必须使用动物血清，应确保其无病毒污染。若培养基中含有人的血液成份，如白蛋白和各种细胞因子等，应明确其来源、批号、质量检定合格报告，并尽量采用国家已批准的可临床应用的产品。用于体外培养的滋养层细胞，需对细胞来源的供体、细胞建立过程引入致病微生物的风险等进行相关的检验和质量控制。

干细胞具有生物活性，受周围生长环境的影响，也会影响周围环境。所以，对不合格并需要丢弃的干细胞制剂，需对丢弃过程进行标准管理和记录；对于剩余的干细胞制剂必须进行合法和符合伦理要求的处理。整个制剂的制备全过程需要追踪观察并详细记录，干细胞制剂的相关资料需建档并长期保存。

3. 干细胞制剂的检验中的道德要求 制剂的检验内容，须在《干细胞制剂质量控制及临床前研究指导原则》的基础上，参考国内外有关细胞基质和干细胞制剂的质量控制指导原则，从生物技术产品、细胞制品和治疗性干细胞产品三个层次综合考虑，进行全面的细胞质量、安全性和有效性的检验。

虽然干细胞制剂在理论上具有安全性，但细胞比传统产品要复杂得多，如果细胞在制备工艺、场地或规模等发生变化时，它们可能会变得无效或发展有害的特性。干细胞制剂的检验和复检是对干细胞制剂制备过程的再次把关。

所以，为确保制剂工艺和质量的稳定性，须对干细胞制剂进行多批次质量检验；在制备工艺、场地或规模等发生变化时，需重新对干细胞制剂进行多批次质量检验。对于由不同供体或组织来源的、需要混合使用的干细胞制剂，必须提供所有独立来源的细胞，确保在细胞质量、免疫原性和生物学活性等方面均一性，以尽可能避免混合细胞制剂可能具有的危险因素。

扫码“学一学”

第三节　野生药材资源保护中的道德

一、野生药材资源保护对中药产业的意义

中医药是中华民族的传统瑰宝，是几千年来经验和智慧的结晶，至今仍对人们的医疗保健起着十分重要的作用。中药材是中医药事业传承和发展的物质基础，是关系国计民生的战略性资源。我国地大物博，自然条件优越，中药资源极其丰富，据全国中药资源普查，我国有中药资源 12807 种之多。其中植物药为 11146（约占 87%），动物药 1581 种（约占 12%），药用矿物 80 种（占不足 1%）[①]。在这些众多的中药资源中，野生药材占有较大的比例。中医药的发展，离不开野生药材资源。野生药材是珍贵的自然资源，是人类的宝贵财富，是人民健康的保证。近年来，随着患者对中药需求的增加，中药材市场上的问题也越来越突出，甚至出现了“方灵、药不灵”的说法。传统来讲，野生药材的生长环境比较特定，污染较少，生长周期长，通常疗效显著。但是野生药材受自然条件影响较大，生长速度缓慢，产量很不稳定，且近年来开采过度导致资源越来越少。人工种植的药材生长期比较短，再加上过去滥用化肥、农药、生产调节剂，导致药材质量下降，影响了中药的疗效。因此，保护野生药材资源十分重要，是关系到中医药产业可持续发展、中药资源可持续利用的大事。

事实上，我国政府较早注意到了保护野生药材的重要性。早在 1987 年，国务院就出台了《野生药材资源保护管理条例》，对野生药材的管理原则、重点保护的野生药材物种、野生药材的采猎规则、野生药材资源保护区的建设、野生药材的经营管理、破坏野生药材的惩罚等作了相关明确的规定，并制定了具体的国家重点保护野生药材物种名录。2003 年国务院第 3 次常务会议通过的《中华人民共和国中医药条例》明文要求：“国家保护野生中药材资源，扶持濒危动植物中药材人工代用品的研究和开发利用。”2015 年 4 月，国务院办公厅转发工业和信息化部、国家中医药管理局等部门联合拟定的《中药材保护和发展规划（2015－2020 年）》（以下简称《规划》），对当前和今后一个时期，我国中药材资源保护和中药材产业发展进行了全面部署。这是我国第一个关于中药材保护和发展的国家级规划[②]。2019 年 8 月新修订的《药品管理法》第四条第二款规定“国家保护野生药材资源和中药品种，鼓励培育道地中药材”。这些规定对于有效缓解野生中药材特别是濒危中药材供需矛盾，稳步发展常用中药材生产，提升中药材科技水平，确保和提高中药材的临床疗效等都具有重要的意义。

---

① 搜狐网．面临灭顶之灾的野生中药材［EB/OL］. https：//www. sohu. com/a/139160997_762286.［2017－05－18］.

② 中央政府门户网站．国务院办公厅转发《中药材保护和发展规划（2015—2020 年）》［EB/OL］. http：//www. gov. cn/xinwen/2015－04/27/content_2853739. htm.［2015－04－27］.

二、野生药材资源保护的生态学意义

随着我国经济社会的快速发展，我国野生药材的生存环境正逐渐恶化，野生药材正面临着资源性枯竭的难题。另一方面，随着人们健康观念发生的巨大转变，市场对野生药材的需求量越来越大。市场供需的失衡进一步加速了野生药材的过度采猎。因此保护野生药材资源，不仅有利于促进中医药产业的可持续发展，也有利于生态环境的保护。

1. 有利于保护濒危的药材资源 据统计，我国年消耗药材约50万吨，其中相当一部分依靠野生药材资源。近年来，由于市场上需求量和价格的节节攀升，部分地区对野生药材的采猎肆无忌惮，我国野生药材物种不断减少，部分国家重点保护的物种已经到了消亡或濒临灭绝的危险境地，其中四川、陕西、新疆、内蒙等地形势尤其不容乐观。在四川青川县天池山，由于长年累月的大规模采挖，野生中药材重楼几近被挖绝。在秦岭地区，近30年来消失的中药已多达十余种，金丝带、药王茶、太白米、何首乌、黑枸杞等名贵野生中药材都已濒临灭绝①。

2. 有利于保护脆弱的生态环境 许多野生药材不但药效非常显著，更具有不可忽视的生态价值。过度开采不仅严重破坏了自然环境，而且严重破坏了当地的整个生态系统。例如，沙柳、沙棘、枸杞等药用资源对风沙都有很好的抵抗作用，过度的开采，不仅会影响植被的生长，而且容易造成风沙天气以及土壤的沙漠化。生长在高山上的雪莲可以将土壤中的水分牢牢的锁住，不会任其流失，这对于植被稀少的高山来说，其生态意义极其重要。但是，随着人们对雪莲的逐渐认识，它的保健效果日益凸显出来，导致人们过度开采，打破了它的生长环境及其周围生态系统的平衡②。因此，保护野生药材资源有利于保护脆弱的生态系统。

3. 有利于保护物种的生物多样性 自然界中每一个生物之间都存在着密切的联系，任何一个物种的灭绝都会对它周围的物种产生影响。例如，甘草资源在遭到过度采挖后，与甘草在同一个群落中生长的其他物种也随甘草数量的锐减而受到很严重的破坏。甘草生长的周围蕴藏了丰富的麻黄、草苁蓉、柴胡、防风等中药材，人们在对甘草采挖的同时，也对其他中药材进行了破坏性的掠夺，使得这些植物在不知不觉中变得越来越少。而植物物种的减少，也会给许多以其为生的生物带来严重的影响，如曾经生活在盛产甘草区的野驴、野马现在已经几乎看不到了③。人类的发展依赖于各种各样的生物，而植物种类的减少，会使人类失去食物、科学研究、医学等原材料，影响人们的正常生产和生活。积极保护野生药材资源，也有效地保护了物种的生物多样性，对于人类文明的发展有着举足轻重的作用。

三、野生药材资源保护的道德要求

中医的整体观优势最注重的莫过于人与自然的协调发展，保护与合理利用野生中药材资源，使中药材真正成为中医治病救人的物质基础，对于继承与发扬中医药的精髓有至关重要的作用。

---

① 毛和荣，刘殿刚，高铁祥．我国野生中药材保护现状与对策研究［J］．时珍国医国药，2015，(27) 1 : 212 - 214.

②③ 张晓琴，廖肇羽．新疆种植维吾尔药材的生态价值分析［J］．现代农业科技，2016，22：97 - 98.

1. 增强生态环境保护意识　中华民族历来主张人与自然和谐共处，保护与合理利用野生动植物资源是中华民族的优良传统。《国语·鲁语》上记载："里革断罟匡君"，奉劝君王不要在孕期捕猎鸟、兽、鱼，以期万物休养生息，供持续利用。李时珍在《本草纲目》中说，采药要"逢三采一"，不能采尽挖绝。中药生产企业要自觉认识到生态环境保护的重要性，增强生态环境保护意识，合理、有序的开采野生药材。

2. 积极推广人工培育，寻找替代手段　解决我国目前野生药材资源匮乏的一条有效途径就是加快中药材由野生向人工培育、家种家养的转变。专家认为，天麻、人参、甘草、防风等野生中药材可以依靠人工栽培满足不断扩大的市场需求。由于时代的发展和人类生态意识的增强，虎骨、羚羊角、犀角等贵重野生中药材在临床实践中已逐渐被塞隆骨、山羊角、水牛角等更普遍的药材所取代①。对于中药生产企业，应该主动展开科学研究，大力推广人工培植，积极寻找珍稀药材的替代品，减轻野生药材资源的压力。

［实例9－7］

河南省某中药生产企业，早在1998年就开始依托八百里伏牛山天然药库资源优势，探索中药材标准化种植基地建设，2003年，南阳西峡山茱萸药材基地成为首批通过国家GAP（中药材生产质量管理规范）认证的七大地道药材基地之一。经过多年的不断探索发展，该企业采用"公司＋基地＋农户"的模式，先后在河南南阳及焦作、安徽南陵和岳西、四川彭山地道药材产地，按国家GAP标准要求，分别建立了山茱萸、地黄、山药、牡丹皮、茯苓、泽泻六大药材基地及初加工生产线，成为全国唯一一家六味地黄丸所用药材均源于自建药材基地的企业。其中，河南山茱萸产量约占全国产量的50%；怀山药、怀地黄为河南焦作知名怀药，有3000多年种植历史；安徽南陵牡丹皮在国内外享有"品质绝佳"之盛名，这些药材均为国家地理标志保护产品。

在基地建设中，企业除了按GAP要求种植生产药材外，还与当地药农一对一签订30年保护性收购合同，以保证药农旱涝保收，药农也因此首先将上等优质药材卖给企业，实现中药材生产规范化、规模化、产业化，确保道地药材源源不断，质优安全。该企业还开展了种质培育、优质品种内在成分研究等工作，同时与河南中医药大学合作培育出了地黄新品种，在专业刊物上发表了《怀地黄种栽质量分级标准研究》《山茱萸干燥果肉中主要化学成分的动态变化》等多篇研究成果论文，得到业界的充分肯定②。

资源和环境一向都是社会关注的焦点。在促进社会发展的同时，也在不断地寻求资源的可持续，可持续发展关注的是人与环境的和谐程度，要求人类在利用资源的时候必须坚持做到合理、高效。当前，越来越多的中药生产企业投入巨资，开发建立野生药材种植基地，将人工培植与野生生长结合在一起，努力实现野生药材的可持续发展，为民族医药的发展提供足够的药材支援。这也是符合生态伦理，主动承担社会责任的行为。

重点小结

企业责任包括经济责任、法律责任和社会责任。企业社会责任在位阶上分为两个层面：

① 毛和荣，刘殿刚，高铁祥．我国野生中药材保护现状与对策研究［J］．时珍国医国药，2015，(27) 1：212－214．

② 健康报网．仲景宛西制药获2018年"优质道地中药材十佳规范化种植基地"荣誉．［EB/OL］http：//www.jkb.com.cn/yzyd/2019/0606/455030.html．［2019－06－06］．

一是基本社会责任；二是高层次社会责任。广义的社会责任包括上述两个方面，而狭义的社会责任仅指道德责任。药品生产企业伦理关系主要表现在企业对员工、企业对消费者、企业对环境、企业对社会公益回馈的责任。这“四位一体”的责任体系是药品生产企业伦理关系的本质反映。具体含义包括：第一，对消费者的生命和健康负责；第二，对员工健康和家庭的福祉负责；第三，对环境负责；第四，对社会慈善回馈及对弱势群体援助。综上，药品生产企业社会责任的内容包括四个方面，即产品质量责任、员工健康关怀责任、自然环境保护责任、社会慈善回馈责任。其性质结构是多层次、纵横交叉的位阶系统，即基础层次是产品质量责任；次一级层次是员工健康关怀责任；第三级是社区环境保护责任；最高级是社会慈善回馈责任。从性质上划分，社会慈善回馈责任是纯粹意义的道德责任，也是自觉责任；其他三级是法定责任与道德责任的统一。药品生产企业社会责任本质上是公益性质的责任。药品生产企业履行社会责任的根本目的在于提高企业的竞争优势，因为企业社会责任的外部评价是企业信誉和声誉的源泉。药品生产企业社会责任的履行应实行内控机制和外部管理约束机制并举。用户至上、质量第一、保护环境、保护药品生产者的健康是药品生产过程中的基本道德要求。野生药材是珍贵的自然资源，是人类的宝贵财富，是中医药事业传承和发展的物质基础。保护野生药材资源，既有利于促进中医药产业的可持续发展，也有利于生态环境的保护。增强生态环境保护意识，积极推广人工培育，寻找替代手段，是中药生产企业在利用野生药材资源时应遵守的道德要求。

思考题

1. 简答药品生产企业社会责任的结构及层次。
2. 简答药品生产过程中的道德要求。
3. 简述药品包装的道德意义。
4. 论述中药材生产过程中道德要求。
5. 论述 GMP 规范的道德意义。
6. 简述干细胞制剂生产中的道德要求。
7. 简述野生药材资源保护中的道德要求。
8. 分析下列材料，论述药品生产企业的产品质量责任。

2012 年 4 月 15 日，央视每周质量报告播出《胶囊里的秘密》，曝光河北一些企业，用生石灰处理皮革废料，熬制成工业明胶，卖给绍兴新昌一些企业制成药用胶囊，最终流入药品企业，进入患者腹中。由于皮革在工业加工时，要使用含铬的鞣制剂，因此这样制成的胶囊，往往重金属铬超标。经检测，修正药业等 9 家药厂 13 个批次药品，所用胶囊重金属铬含量超标，最高超标 90 倍，“毒胶囊”事件就此引爆。4 月 16 日，浙江新昌警方抓获 22 名问题胶囊涉案人员；4 月 17 日，多省市调查问题胶囊，停售封存 13 个产品；4 月 18 日，浙江新昌 33 批胶囊制品样品检出铬超标；4 月 19 日，国家质检总局发出《关于对非法使用工业明胶加工食品彻查严打的通知》。4 月 20 日，国家食品药品监管局召开电视电话会议，全面部署药用胶囊质量安全专项监督检查行动。会议定性铬超标药用胶囊事件，是非法使用工业明胶生产药用胶囊及使用铬超标胶囊生产劣药案；会议要求相关省食品药品监管局对违法违规企业及其产品继续深入开展调查，严肃查办涉案企业，坚决控制销毁不合格产品；会议要求各省食品药品监管局立即组织对所有药用明胶和药用胶囊生产企业进行监督检查，重点检查原料来源、供应商审计、入厂检验、出厂检验、产品销售去向、有无使用工业明胶等问题……截至4月22日，各地警方对相关案件共立案7起，依法逮捕犯罪嫌疑人9名，刑事拘留45人，查封非法生产线80条，查扣用工业明胶生产的胶囊7700余万粒。

（赵迎欢　孙利华　洪　兰）

扫码“练一练”

第十章　药品经营领域的道德

学习目标

通过本章内容的学习，要求学生掌握公认的商业道德原则和药品经营者道德规范；熟悉药品经营企业道德准则与促销伦理准则；了解药品经营伦理发展形成的历史以及药品经济伦理的相关内容。本章难点是药品经营领域的伦理精神。

改革开放以来，我国药品经营领域从计划分配体制转向市场化经营体制，行业获得了长足发展。在新形势下，迫切需要药品经营者和药品企业自觉遵循公认的商业道德，承担社会道德责任。药品经营领域道德体系需要进一步建设，社会主义市场经济的伦理精神有待进一步完善。

第一节　市场经济与药品经营道德

扫码“学一学”

一、市场经济与伦理精神

走向现代化的中国，经历了从计划经济向市场经济的转型，经济运行方式、模式、体制以及管理方式的重大变革，必定对上层建筑，社会意识形态产生了重大影响。传统的道德准则、行为方式与现实生活出现了矛盾，市场经济的发展提出了新的道德课题。

市场经济把商品等价交换的基本原则引入社会经济生活之中。在转型期间，一些药品经营中出现了不择手段追求市场利益最大化的行为，出现不讲诚信，不讲信誉等道德“真空”和道德失范的现象。市场经济要以牺牲道德为代价吗？它们两者是“二律背反”的吗？

经过改革开放多年的实践与思考，人们对这个问题有了比较清晰的认识。市场经济与伦理精神，两者不是相互否定的关系，市场规则的建立和内在特性要求市场主体必须按照规则、合乎伦理地、理性地进行运作，否则它就无法发展。任何尔虞我诈、不正当竞争、背信弃义的不道德行为均是一种反市场行为，恰恰是市场经济发展初期法律与道德不规范所导致的。社会主义市场经济要求建立的是一种“道德经济”，要求在新的经济基础上建立与之相适应的社会道德意识形态和行为规范。从道德“失范”到道德“规范”的过程就是我国社会主义市场经济道德体系完善的过程。

我们还应当看到市场经济较之计划经济在道德观念、道德关系上发生许多有利的转变。等价交换、平等竞争这种道德关系较之无偿占有、平均主义要合理得多；市场经济激发人们开拓创新、锐意进取的精神，较之墨守成规、教条主义要进步得多；市场经济提倡自主、独立的责任感，较之对单位、对国家的依赖要强得多，这些无疑是道德观念的进步。市场经济发展与道德进步是相互促进的。

二、公认的商业道德

扫码“看一看”

市场经济的基本原则是自由、平等、竞争、开放，在此基础上形成互利、自愿、平等、公平、诚实信用等基本道德原则。这些原则是在社会经济的历史发展中逐渐形成的，成为公认的商业道德。正是这种公认的道德意识增强了人与人之间的认同感，维系了经济社会的稳定。

毋庸置疑，市场经济下合法求利是经营者道德的行为选择，竞争是社会经济发展的动力，诚实守信、普遍信任在市场经济行为中应得到遵循。公认的商业道德一经形成，为了使之成为更具约束力与强制性的全社会的行为模式，道义上的要求随之也成为法律上的要求。人们公认的商业道德，同时也是我国市场经济中基本的法律规范。

1. 合法求利原则　药品经营的目的是为人民健康服务，同时作为经营行为必然带有营利的目的。在中国长期以来受“君子罕言利”等传统道德观念和计划经济思想的影响，不谈药品经营的目的是营利。当药品成为商品之后，其经济本质开始显露，药品经营成为一种赢利的经济行为。

社会转型时期，药品经营中伦理冲突表现为义与利的矛盾冲突，即社会效益与经济效益的矛盾冲突。《辞海》中称：“‘义’表示某一社会的伦理规范。”《简明古汉语词典》称：“‘义’是指正义、公正、合宜的道德行为或道理。”“利”是指利益与好处。从本义上看，义与利并非指利益与道德会产生矛盾，义利矛盾实指人们在求利过程中，求利的行为与公正合宜的道德选择产生了矛盾，道德的本质就是利益关系的一种调节。

合法经营，不损害他人与社会利益，不牟取暴利，求得适宜的利益回报，是一种公正合宜的求利行为，是道德的行为。在从计划经济向市场经济转型时期，建立正确的义利道德观，树立“合法求利亦道德”的思想，在一段时间内，显得十分必要。那种不顾患者死活，经营假药劣药，搞价格欺诈、牟取暴利的行为是一种损人利己的行为，是与道德水火不相容的，这种行为永远要受到道义的唾弃与谴责。

2. 公平竞争原则　计划经济时代，由于“左”的思想的影响，人们认为企业之间的竞争、兼并等行为是“大鱼吃小鱼”，不道德的行为，改革开放后，公平竞争的意识逐渐形成。但中国传统道德的影响仍使不少人认为：谦让、与世无争才是美德，而与人竞争，虽不是缺德，但也谈不上行为高尚，这种传统观念造成经营者由于相互竞争而产生道德内疚感。在市场经济条件下，人们逐渐认识到竞争是市场经济的固有属性，竞争机制能提高整个社会的劳动生产率，但竞争行为有正当和不正当之分，公平和不公平之分，即道德的竞争和不道德的竞争的区别。市场经济基本的道德要求是正当竞争、公平竞争。在竞争中同行互相合作，实现共同互利发展，最终造福社会，这是人们对公平竞争的道德期待和理想。

建立公平的市场竞争秩序，这是市场经济得以健康发展的基础条件之一。竞争机会平等——参与竞争的主体在整个竞争过程中享有平等的权利，履行平等的义务，这是建立公平竞争环境的主要内容，是社会主义市场经济良性运行的内在要求。坚持社会公平才能保证竞争机会平等，比如交易信息要均衡，交易主体要诚实守信，社会要建立正义感和道义感，不能搞钱权交易，钱法交易等。

应当看到市场经营中仍然存在着不正当的竞争行为，经营者的不正当竞争行为主要包括：假冒他人的注册商标、名称、包装等误导消费者；乱用认证标志、名优标志，对商品质量作引人误解的虚假表示；商业贿赂；虚假宣传；侵犯商业秘密；低价倾销；不正当有奖销售；诋毁商誉等行为。市场中的不正当竞争行为，有违社会公平原则，搅乱了公平竞争的市场环境。这种不正当竞争行为也正是社会所不耻的、不道德的行为。

[实例 10－1]

根据商务部的数据，截至2009年底，全国共有药品批发企业1.3万多家；药品零售连锁企业2100余家，下辖门店13.5万多家，零售单体药店25.3万多家，零售药店门店总数达38.8万多家。在今后的若干年内，医药商业企业兼并融合，破产倒闭时有发生，企业之间的竞争将十分激烈。竞争结果将使药品经营产业集中度提高，销售前20位企业将占据80%以上市场份额。

某市一国营老字号药店经营药品质优价廉，经营环境优美便利，以薄利多销和优质服务吸引了一批固定的药品消费人群，不少居民远道慕名前来购药，营业额年年上升。该药店赢得声誉，取得经济效益后，采用现代管理和经营手段，大量引进药学专业人才，企业实力大增，迅速兼并收购了一些小的药品零售店，在该市开出连锁商号30余家。在竞争激烈的药品经营市场中，该药店至今仍然稳居某市药品零售前列。

可见，该药店的竞争结果促进了医药经济的发展，符合道德的合目的性原则，当然是道德的。竞争的手段是合法公平正当的，亦是道德的。

3. 诚实守信原则 诚的本义是“诚意”，诚心实意，诚实不欺。信的本义主要指恪守信用。《论语》认为信是任人、交友与做事的基本原则。诚信作为中国古代儒家的伦理规范，不仅对君王、臣子、文人，而且对商人也产生影响，成为商人处世和经营的基本原则。

所谓诚实守信，对个体而言，就是履行承诺而获得他人的信任，对社会群体而言，就是彼此履行承诺而获得的普遍信任。所谓普遍信任，是指社会成员之间，通过共同的文化、宗教信仰和伦理的方式，在长期的社会交往实践中，建立起一种相互信任、相互信赖、相互合作的价值期待和道义承诺。

诚实守信实际上是经济社会发展的内在要求。一些错误观点认为，道德高尚者需要诚实守信，其余的人可以降低道德要求。其实不然。诚实守信是市场经济的基本要求，是最底线的伦理道德。它要求每个社会成员都必须做到。为什么人人均需要遵守这一道德原则呢？

在市场经营中，每个经营者都需要追逐最大的利益，但人的行为是有社会性的，经济社会又不允许每个社会成员我行我素、为所欲为。经营者的所作所为必须考虑以下因素：我想这样做，别人同样也想这样做，我的不诚实行为会损害别人，别人不顾一切行为的后果同样也会损害我。这样经营者就会考量约束自己的行为，对利益追求采取一种适度、合理的态度。如果大家都遵循了这样的理性原则，相互信任、相互信赖、相互合作，那么就能降低市场经济中额外的交易成本，增强社会效益，最终使经营者共同获利。相反如果缺乏诚信，经营者均不择手段地损人利己，将会导致社会灾难，最终受到损害的还是经营者的根本利益。从经济发展的内在规律看，经营者最终均会选择与社会合作的态度。当一部分经营者不合作、不道德时，就会遭受社会舆论和同行的谴责，最终还会受到法律制裁。

诚信成为市场经济最基本的法律规则和伦理规则。在现代社会，诚信的主体不仅指个人，公司集团等亦成为新的道德主体，政府诚信也得到社会的关注。在药品经营中，“诚实守信”就是要货真价实，要在药品质量上取信于民；不购销假药劣药；不虚高定价；不做虚假广告；在销售药品时，不夸大药效，实事求是地介绍药品的副作用与不良反应。

[实例10－2]

中国历史上形成的百年不衰的著名中药房是诚实信用最好的例证。

北京同仁堂"修合无人见，存心有天知"的堂训，教导药家即使在无人可见的情况下，也应认真采药、煎药、配药，只有这样，良心才能经得起苍天的检验。

杭州胡庆余堂将"戒欺""诚信"做成金字匾，高挂于大堂之上，作为企业秉承的道德金字招牌，并且兢兢业业实践，在赢得公众信任的同时，也赢得了较大的经济效益。

三、药品经营领域的特殊道德内容

（一）药品是特殊商品

药品除赋有一般商品的特征外，它还是一种特殊商品。

药品的特殊性表现在以下几点。①专属性：药品不像一般商品相互之间可以替代，买不到可暂时不用。药品则不然，需对症下药，处方药必须凭医生处方购买，专病用专药，缺货时，需由开方医生重新修改签字，药师才可配制。②二重性：药品均有一定的毒性、不良反应或副作用，有些中药材或中药饮片，本身就是毒性物质。这一特性是大多数商品所不具备的。③时效性：药品贮存保管均有效期，过期失效，不得再用。失效药品不仅表示其有效成份低于90%，还表示分解后的成分可能是毒性物质。时效性还体现在抢救患者急需用药时，如在抗蛇毒、农药中毒抢救时，用药时间就意味着患者的生命。④消费者被动性：消费者在购买一般商品时均有主动权，可以自已选择商品。而购买药品时，这种主动权十分有限，从实质上看，消费者是被动的，完全依赖于医生开方或药师推荐。既使是OTC药物，消费者可以自已选择使用，但许多消费者仍无把握，希望得到药师的多多指导。⑤质量的重要性：药品是各个国家质量管理最严格的商品之一，它要求在药品的研制、生产、经营、使用的各个环节加强管理，形成质量保证体系。比如除了实施GMP、GSP以外，还必须进行GMP、GSP认证，以确保用户及消费者对药品质量的信任。

药品的以上特征决定了药品经营环节要遵循一般商业道德规范，还要遵循药品特殊的购销道德规范。

药品是特殊商品，同时又是社会福利品。在我国计划经济时期，药品成为单纯的社会福利品，它的商品价值一直未得到开发和重视，医药产业单纯依赖于国家和社会公共资源，缺乏自身发展活力。卫生事业越不发展，越不能改变缺医少药的落后状况，越不能满足人民日益增长的健康发展的需要，改革开放以后，药品逐渐改变了作为纯福利品的特性，进入了商品的领域。事实证明，医药经济在为国民经济发展作出了巨大贡献的同时，自身也得到了长足的发展。目前，我国医药生产、经营行业已成为各地区经济的支柱产业，我国已成为全球第二大医药市场，医药行业保持了年均17%～22%的增长速度；医药行业2000年已实现了经济目标翻二番，并且将于2020年率先实现翻三番的经济目标，预计比国内其他产业提前30年达到中等发达国家水平。药品作为商品日益丰富，最大程度地满足了维护人民生命健康的需要。这是人民群众的根本利益所在，只有这样医药道德的最高意义和价值才得以实现。

（二）药品经营领域道德内容

药品的特殊性决定药品经营的宗旨是：以患者为中心，为人民防病治病提供安全、有效、经济、合理的药品和药学服务，将维护患者生命和公众健康作为最高道德行为准则，将维护正常的市场经营秩序作为自己的社会责任，严格遵守药品经营法律法规。药品经营领域的道德内容包括在药品采购，分装和销售中确保药品质量，认真负责，一丝不苟，克己奉公，讲究信誉，严格执行药品价格规定等。

药品经营道德随着时代的发展不断扩展着自身的内涵，道德内容不断丰富。传统的药品经营道德规范着重于药师与消费者的伦理关系，着重对药师的服务态度、配药质量等提出道德要求。随着市场经济的发展，在药品经营中出现了新的经营手段，如需要进行广告与药品促销，出现了医药代表，如何规范其道德行为，出现了新的课题。医药卫生体制的改革，医药分家、基本医疗保险定点零售药店的设立、国家基本药物制度的实行、处方药与非处方药的分类管理均要求药师从经济伦理学、政策伦理学的角度认识从业道德规范，自觉地执行好国家政策。随着社会的发展，社会文明程度的提高，人与人之间的道德关系逐渐扩展到人与社会的道德关系方面，药品经营领域道德则要求药品经营者还要对国家、对社会承担道义上的责任。随着人类可持续发展观念的深入，还要求药品经营者必须面对人与生态、人与环境等多种伦理道德问题，作出合宜的、公正的道德选择。

第二节　药品经营者道德规范

扫码"学一学"

一、药师与消费者的道德关系

药师与消费者的道德关系是药品经营者道德的基本关系。与药品研制、生产领域不同，在药品销售过程中，药师必须面向消费者，随着医学模式的转变，我国市场经济的发展，药师与消费者的道德关系发生了一些变化，呈现商业化影响增大、民主化趋势增强、法制化倾向显现的特点。

1. 商业化影响增大　消费者到药店买药，一手交钱，一手交货，是最典型的商业行为，药师与消费者的道德关系隐含在经济关系之中。随着医药企业走向市场，道德关系受商业化的影响逐渐增大。商业化发展对医药道德产生了积极与消极两方面的作用。从积极面看，它促进了药品经营者提供更加优质的药品、更优质的服务，更方便地供药，真正把顾客看作"上帝"，此时，药师与消费者的道德关系会更加密切。从消极面看，购药过程是一种消费过程，表面上看是金钱与技术、货币与情感的交易过程，钱物的交易使商品经济的利益特征明显凸现。当法律不够健全，道德规范不够完善时，不免出现"一切向钱看"、唯利是图的行为，有些药品经营者为了以最小的成本获得最大的利润，不惜牺牲一切道德原则，甚至铤而走险，触犯法律，此时药师与消费者的道德关系会完全破裂。

2. 民主化趋势增强　药师与消费者的道德关系依双方主动性大小程度出现三类特征。第一，施药者——药师是完全主动的，患者是被动的，文化程度较低的消费者会处于该类关系中。第二，药师与消费者的道德关系是指导与合作关系，消费者主动询问、寻求药师的帮助、药师指导患者如何用药治疗。此时消费者有一定的主动权。第三，药师与消费者的道德关系是共同参与的关系。在各种慢性疾病用药中，高血压药物、心脑血管药物销售使用时，除用药指导外，还需要患者主动介入，对自己的生命健康负责，改变生活方式，才能达到更好的治疗效果。此时，药师与消费者的道德关系是彼此信任，平等民主的。

社会愈发展，药师与消费者的道德关系的民主化趋势将愈加明显。现代社会中，患者已不再将施药者看作“上帝”，相反，他们要求更多的合法权益与平等地位，表现在患者的求药行为多元化。如文化程度高的患者到药店指明要买某某药品，不再依赖于药师；或者患者要求提供更多的药品信息和用药咨询服务；患者还要比较药品质量，知道药品价格等；医患关系的民主化是有积极意义的。首先它改变了医生与药师盲目自大的心理与专制的作风，更有利于医德建设。同时，它表明人与人之间是相互平等的，患者的权利也应得到尊重，也体现了社会的发展与进步。

药师与消费者之间，最重要的是建立一种诚信可靠、相互尊重的人际关系。

3. 法律化倾向显现　医师、药师不仅仅出于道德义务的要求给患者诊治用药，而是患者与生俱来就有得到治疗、保健与健康的权利，在现代社会，这一观念被越来越多的人所认可。如果说传统的药师与消费者的道德关系是靠伦理道德加以规范的话，那么，现代医患关系中，法律已成为药师与消费者的道德关系重要的制约手段。在药品经营使用中，越来越多的人转向用法律的手段来解决医患间的纠纷。

法律化倾向并非表明今后药师与消费者的关系不需要道德规范来进行调节。它只是说明在我国社会主义初级阶段、刚刚进入市场经济条件下，法律规范在一段时间内需要特别地加强与重视。而道德规范本身具有法律所不可替代的内在的调节作用，这是毋庸置疑的。

药师与消费者的道德关系的发展与变化，向我们提出：在市场经济条件下，药师与消费者的权利与义务都需要重新审视。

二、社会药房药师的道德要求

药师的类别有不同的划分标准，根据职称职务可以划分为药师、主管药师、副主任药师和主任药师；依据是否拥有自己的药方，可以分为开业药师和被聘任药师；依据是否依法注册可以分为执业药师和药师，根据工作单位可以分为药房药师、药品生产企业药师、药品批发公司药师、药物科研单位药师等等。其中的药房药师既包括医院药房药师，也包括社会药房药师。社会药房药师中既有零售药店药师，也有社区药师，其中也包括许多通过职业资格考试的执业药师。与医院药房药师相比，社会药房药师面对患者数量更多，情况更加复杂，需要更多的职业责任感和更严格的道德规范。

（一）社会药房药师道德规范

社会药房药师要直接面对购药者，药师作为道德行为的主体，服务态度、工作作风、同情心、努力程度等均影响消费者的满意程度。社会药房药师道德行为规范概括为以下四个方面，它们分别涵盖着药师工作态度、药师职业形象、药师与购药者的关系、药师的社会责任等方面的内容。

1. 一心赴救，一丝不苟　药师是崇高而光荣的职业，担负着施药救人的重任，每一份药品的出售都维系着服药人的健康与生命。药师要时时处处培养“人的生命是最可宝贵的”这一生命伦理观念。“一心赴救”是中国古代药物学家孙思邈提出的道德思想，在现代可以理解为：最大程度地满足购药者的需要。药师出售药品时，应主动询问病情，仔细核对处方，一丝不苟配药，决不能存半点马虎与懈怠，保证销售的药品准确无误。药师还应努力提高专业知识水平，正确合理地指导病人用药。

[实例10-3]

某地报纸出现一令人痛心的标题：“药店售货员生熟不分，老汉命丧黄泉”。说的是药店售货员未掌握中药配制的基本知识，将处方中“附子”一味药配制为生附子。由于生附子是毒性中药材，致使老汉服药后死亡。中药销售管理中明确规定：中药配制时，未写“生”字，当配炮制品。

此例充分说明提高专业水平与改善工作态度一样都是重要的道德规范。

2. 热情礼貌，真诚可信 销售人员在出售商品时要求热情认真，礼貌待客。药学人员不同于一般的售货员，购药者对药师还提出了更高的角色要求和期望。从病人角度看，药师应当具有较高文化修养与医德修养；仪表端庄、行为文明；用药咨询科学有理，态度真诚可信；不是一意推销药品，确实设身处地为购药者考虑。以上这些角色期望是由医药人员的职业特点所决定的，药学人员应当努力地成为购药者所期待的道德角色。

3. 尊重爱护，平等待人 社会愈发展，药师与购药者的关系愈趋向民主。药师要具有人人平等的价值观念，尊重病人的权利，不要以施恩者自居。从某种意义上讲，医疗行业是一种服务行业，医药人员要全心全意为病人服务。病人的健康和生命具有至高无上的权利，医师药师要无条件地去维护。药师与患者间的关系是平等的相互合作的关系，这种医德关系代表了新世纪药房服务的发展方向。

[实例10-4]

荷兰1996年颁布了《社会药店用药服务的标准及指导纲要》，要求执业药师评估处方药是否安全、对症，检查处方药的禁忌及药物不良反应，解释可能发生的副作用；告知使用OTC药物的注意事项；提出用药建议，包括改变生活方式等。塞登女士是海牙一家药店的老板兼药剂师，她从购药病人中选择了150位高血压高危病人，邀请他们来店讨论用药问题，结果有60位病人愿意来参加讨论。塞登女士每位约见半小时，听取病人有关用药的任何咨询，告诉如何服药与及时服药的重要性。并就10位病人症状向医生提出医疗建议，其中5个建议被采纳。

以上药师实施的用药服务并不收费，但药师却愿意去做，因为这是药师职业道德的体现，并对药店长期生存，增加竞争力有重要意义。

4. 忠于职守，尽责社会 现代药师职业道德要求：药师除了要对病人负责之外，还应对社会负责。药师的社会责任要求：在执业时必须宣传普及科学知识，帮助病人掌握一定的科学用药知识，要为提高全民族的科学素养尽一份力。严格管理特殊药品，尤其是二类精神药品，国家法规允许二类精神药品可以在药店凭处方零售供应。如果不加严格管理，将二类精神药品提供给滥用者，不但损害了用药者个人，还是一种对社会的极不负责；如果将精神药品提供给未成年人，不但是一种缺德行为还是一种极大的犯罪。近年来我国多次发生“摇头水”“摇头丸”、止咳露等精神药品滥用事件，都与零售药店缺乏管理，销售人员缺乏社会道德责任感有关。要杜绝此类现象，除了要加大执法力度，打击犯罪、教育青少年之外，还应提高驻店药师的职业道德素质与社会责任感，真正在源头上管好精神药品。

[实例10-5]

某报报道：一位女青年因为个人问题一时想不开，欲服安眠药自杀。在药店她提出要买安定（地西泮）。销售人员未按规定索要处方，将药品超量销售。之后女青年服药自杀，未遂。

国家规定二类精神药品可以零售，但必须凭处方供应。但现实社会中常常出现药品销售人员并没有自觉地、严格地执行该项规定，究其根源在于缺乏法律意识和社会道德责任感。

（二）执业药师道德规范

执业药师是指经全国统一考试合格，取得《执业药师资格证书》并经注册登记，在药品生产、经营、使用单位中执业的药学技术人员。据2014年数据统计，全国注册执业药师已达16万余人。我国于1994年开始实行执业药师制度，2006年，中国药师协会颁布《中国执业药师职业道德准则》，2007年发布该准则的适用指导文件。执业药师是社会药房药师中的重要力量，他们的医药道德水平直接决定社会药房工作的成败。我国执业药师的伦理道德建设与执业药师制度同步发展与完善。

1. 救死扶伤，不辱使命　执业药师应当将患者及公众的身体健康和生命安全放在首位，以药学专业知识、技能和良知，尽心、尽职、尽责为患者及公众提供药品和药学服务。

救死扶伤，维护患者生命和公众健康是执业药师的职业使命，也是从事医药职业的基本道德要求。“人命至重，有贵千金，一方济之，德逾于此”，中国医圣孙思邈的名言就是对这一医德准则的最好诠释。

2. 尊重患者，平等相待　执业药师应当尊重患者或消费者的价值观、知情权、自主权、隐私权，对待患者或消费者应不分年龄、性别、民族、信仰、职业、地位、贫富，一视同仁。

纵观古今中外的医药发展，尊重隐私，普同一等的道德准则已经发展成为世界普适的价值观，成为中外医家共同维护的道德准则。

3. 依法执业，质量第一　执业药师应当遵守药品管理法律、法规，恪守职业道德，依法独立执业，确保药品质量和药学服务质量，科学指导用药，保证公众用药安全、有效、经济、适当。

针对近年来在执业药师中突出的道德问题，我国在传统药师道德要求的基础上，对执业药师依法执业、保证用药质量等方面提出了新的道德要求。如执业药师应当按规定进行注册，参加继续教育；执业药师应当在职在岗，不得只挂名而不“在场”；执业药师应当客观地告知药品可能出现的不良反应，不得夸大药品的疗效，也不得故意对可能出现的用药风险做不恰当的表述或做虚假承诺。执业药师应当拒绝任何明显违反法律或社会伦理道德的购药要求。执业药师应当自觉严格执行药品不良反应报告制度，等。

4. 进德修业，珍视声誉　执业药师应当不断学习新知识、新技术，加强道德修养，提高专业水平和执业能力；知荣明耻，正直清廉，自觉抵制不道德行为和违法行为，努力维护职业声誉。

我国在珍视执业药师声誉方面提出详尽的要求。执业药师应当遵守行业竞争规范，公平竞争，自觉维护执业秩序，不得有下列不道德行为：以贬低同行的方式招揽业务，以提供或承诺提供回扣等方式承揽业务；利用新闻媒介或其他手段提供虚假信息或夸大自己的专业能力；私自收取回扣、礼物等不正当收入。执业药师不得利用自己的职业声誉和影响以任何形式向公众进行误导性或欺骗性的药品宣传和推荐。执业药师应当对涉及药学领域内任何成员的不道德或不诚实的行为以及败坏职业荣誉的行为进行揭露和抵制。执业药师应当自觉维护执业药师的职业荣誉和社会形象。

5. 尊重同仁，密切协作 执业药师应当与同仁和医护人员相互理解，相互信任，以诚相待，密切配合，建立和谐的工作关系，共同为药学事业的发展和人类的健康奉献力量。

第三节 药品经济伦理

扫码“学一学”

一、药品企业伦理

医药经营企业包括制药企业（兼营药品）和药品经营企业，药品企业联合协作形成医药行业协会，两者均为经济社会中的行为主体和道德主体。在市场经济中除了需要关注个体的道德行为外，还需关注企业和行业（团体）的道德行为。药品经营企业和行业的伦理精神、道德规范、道德建设是市场经济发展的必然要求。

（一）企业伦理的概念

企业伦理是企业在处理企业与员工之间、企业与社会、企业与顾客之间关系的行为规范的总和。企业伦理概念包括三个层次。第一，企业作为一个团体的伦理；第二，企业家的伦理；第三，企业内的员工行为规范。传统伦理对企业伦理的理解仅限于后两种含义，并未意识到企业作为团体也是道德义务的载体。从社会学角度看，企业具有法人地位，在法律上具有权利与义务，具有法律责任，那么企业就必须承担道义上的责任。企业是一个有行为能力的系统，具有行为意志，并可将其决策付诸实施，其行为将导致积极（道德）或消极（不道德）的结果，因此，企业也是道德行为的主体。

二十世纪后半叶，越来越多的企业自觉地认识到对企业经济行为要有一个道德的考量，企业自身也有一种道德需求。在一个发达的社会中，现代企业不仅需要经济意识，而且还需要道德意识。

道德行为是由道德动机导致的，那么企业的道德动机是什么呢？企业的道德动机具有两重性，即自利的道德动机与公益的道德动机。自利的道德动机实际上为经济动机，企业采取公正合宜的道德行为，因为只有这样，它才能获得更大的经济利益。自利的道德动机只要不对他人造成损害，它的基本合理性就得到了认可，在道德的界限内企业完全可以谋求自己的私利。在经济主体中仍然存在公益的道德动机。在各种政治、文化、宗教、传统的影响下，企业的某一道德行为完全是由公益的道德动机所支配的，它自觉地放弃了一些经济利益，参与公益事业，不索求任何回报。公益的道德动机虽然不会给企业的赢利活动带来好处，但从长远看，社会每个经济团体成员都采取合作贡献的态度、社会秩序会更加优良，对经济社会每个团体成员，包括企业在内都有益处。

[实例 10 -6]

某制药公司制定的企业宗旨表述如下：我们首先要对医生、护士和患者，对父母以及所有使用我们的产品和接受我们服务的人负责。为了满足他们的需求，我们所做的一切都必须是高质量的。我们必须不断地致力于降低成本，以保持合理的价格。客户的订货必须迅速而准确地供应。我们的供应商和经销商应该有机会获得合理的利润。

我们要对世界各地和我们一起共事的男女同仁负责。每一位同仁都应视为独立的个体。我们必须维护他们的尊严，赞赏他们的优点。必须让员工在提出建议和申诉时畅所欲言。

对于合格的人必须给予平等的聘用、发展和升迁的机会。我们必须具备称职的管理人员，他们的行为必须公正并符合道德。

我们要对我们所生活和工作的社会，对整个世界负责。我们要做好公民。支持对社会有益的活动和慈善事业，缴纳我们应付的税款。我们必须鼓励全民进步，促进健康和教育事业，我们必须很好地维护我们所使用的财产，保护环境和自然资源。

该宗旨表明一个负责任的企业对自己的服务对象、员工、社会、环境等应该负有道德责任。

（二）企业伦理的意义与作用

建立现代企业制度就必须同时建立与之相适应的企业文化，而企业伦理是企业文化价值观的核心内容。从某种意义上看，企业伦理及其价值追求目标的正确与否，直接决定着企业文化乃至企业发展的方向。因此，现代企业，包括医药企业均十分重视企业文化和企业伦理的建设。

企业伦理的建立，对社会、对企业以及企业家、企业员工均具有重要意义与作用。从社会层面看，企业整体建立了社会的道德责任感，无论从自利还是公益的动机看，都是有利于社会发展的。从企业家角度看，当代经济的发展要求企业峰层不但要具备经济活动必须的管理、法律等素质，还需要具备较高的伦理素质。目前。越来越多的、成功的企业家除了关注企业自身经济利益外，开始关注环境生态问题，关心人类发展，关心社会问题，思考究竟应当追求什么样的人生价值目标。企业伦理的建设过程也是企业家道德素质提高的过程。从企业管理的角度进行分析，一个企业长期注重企业伦理文化的建设，形成一种从企业经理到普通员工上下一致的企业道德认同感，从而对伦理问题的思考与讨论在企业中得到认可。比如，医药企业通过强化企业全体成员的社会责任感，形成企业特有的伦理风格与精神。每个人都认为应当对药品给消费者带来的副作用、对药品广告的真实性、对各种企业行为正当与否负有道义上的责任，无疑会给社会、给消费者带来福音。

由此可见，企业伦理是企业文化价值观的核心内容。从某种意义上看，企业伦理及其价值追求目标的正确与否，直接决定着企业发展的方向。因此，现代企业，包括医药企业十分重视企业伦理的建设。

药品经营行业的道德建设与企业道德建设同样重要，医药行业的道德自律不但有利于独立的企业，还有利于行风端正，更有利于社会。

[实例 10－7]

《海南省医药行业自律宣言》选摘如下。——共同遵守国家法律法规，严于律己，依法从事药品生产经营活动，维护国家、企业和消费者的合法利益。——遵循为人类健康事业服务的最高宗旨，提高企业素质。——药品经营企业严把进货验收关，不合格的产品坚决拒收、拒售。从源头上堵住假劣药品进入医药市场。举报制售假劣药者，使不法分子无机可乘。——倡导诚实守信的经营理念，坚决反对不正当竞争，反对商业欺诈，反对行业垄断和地区封锁；坚决摒弃在药品购销活动中的种种不正之风；提倡在公平、有序的竞争环境中不断发展壮大自己。——对于有损海南医药整体形象、给海南医药产业发展带来损害的，全体会员一致对其指责、声讨，与其断绝商业往来，直至将其驱逐出行业。——我们呼吁全省药品生产经营企业都能加入到这一任重道远的行列中来，让市场参与者像珍惜自己的生命一样珍惜自己的荣誉，让市场消费者像信任自己的亲人一样信任我们的产品。让守信者因为守信而获得回报，让失信者因为失信而受到重创。

以上自律宣言充分诠释了药品经营行业的伦理精神、道德动机、道德规范、道德建设的意义，以及对不道德行为的谴责。

二、药品企业商业道德准则

随着全球贸易的发展，各国和地区间药品贸易的往来，如同 GLP、GCP、和 GMP 规范的形成发展一样，全球或地区性的医药经营行业和企业内统一的伦理规范正在逐渐形成。这些伦理规范提倡行业和企业应遵循公认的商业道德，同时还提倡应遵循行业公认的伦理准则，提倡处理好相应的伦理关系。

对医药企业在商业活动中应遵循的道德准则问题，各国医药企业逐渐形成如下共识：第一，以医疗保健和患者为中心，企业所做的一切是为了造福患者；第二，所做的一切应当合乎道德、诚实，尊重他人；第三，企业应当具有独立的伦理精神，自主决策，应当免受不良风气的影响；第四，所做的一切应当合法、正当，并永远秉承这些精神原则和价值观。第五，应当开放观念，行为公开、透明，同时尊重合法的商业思想和知识产权；第六，企业应当对自己的行为负责，处理好相应的伦理关系。

[实例 10 -8]

2013 年 10 月 30 日，中国化学制药工业协会、中国中药协会、中国医药商业协会、中国医药保健品进出口商会等九家医药企业协会、商会共同主办了“中国医药企业伦理准则发布大会”。会上，九家商会联合签署了实施《医药企业伦理准则》倡议书。要求医药界同仁遵循《准则》中以患者为中心、诚信、独立、合法、透明和责任的六大原则，自觉遵守《准则》各项条款。

此次联合签署实施的医药企业准则源于亚太经合组织（APEC）于 2011 年 9 月发布的一项共同宣言，意在制定和推行 APEC 在关键领域的道德准则。2012 年 9 月，来自 APEC 经济体在墨西哥提出了生物和制药领域的商业道德准则，即《墨西哥城原则》，中国是 APEC 成员国，参与制定并签署了该项决议。《墨西哥城原则》号召经济体各成员所有生物和医药行业利益相关者拥护共同的道德标准。

可见，好的商业伦理可以创造一个良好的市场环境，推行《医药企业伦理准则》的目的是扬善惩恶、净化市场，共同助力规范中国医药市场秩序，为大众营造一个健康、有序的医疗保健环境，最终使患者受益。

三、药品促销伦理准则

药品是商品，它具有商品的特征，药品经营企业需要采用各种促销手段销售自己的商品，以实现其经济价值。但由于药品又是一种特殊商品，对药品的促销要符合法律与道德原则。1988 年，WHO 拟定《药品促销的伦理准则》并出版发行，该准则于 1994 年 5 月获世界卫生会议采纳，要求 WHO 的所有成员国及其他相关团体特别关注。药品促销在二十世纪九十年代引入我国，引发了一系列伦理及法律上的思考。

（一）促销准则

促销系指制药商或销售商提供信息，宣传引导，扩大药品采购及使用数量的活动和行为。在这些活动中，必须采取合法、合理、合宜的行为，促销准则必须符合该国的政治、文化、社会、教育、科技水平、法律法规、疾病谱、治疗传统以及卫生发展水平。

药品促销伦理准则不仅适用于药品制造商与销售公司，还包括政府、广告机构、市场调查机构、医疗机构、医生、药剂科、医药媒介与大众媒介。所有这些机构的行为均应符合准则。促销伦理准则虽然不具法律效应，但在法律法规形成之前，不失为约束社会成员的一种方式，医药团体也可据此采取一些自我管理措施。

促销伦理准则符合以下基本原则。①药品得到合法批准；销售公司得到合法批准。②促销活动方式符合国家的政策、法律或一般道德规范。比如国家法规规定：无论是处方药还是 OTC 药，均不得采用有奖销售、附赠药品或礼品销售等销售方式，那么以上促销方式就是不允许的。③所有药品的促销口号必须真实合法、准确可信。促销宣传资料应有科学依据，经得起检验，没有误导或不真实语言，也不会导致药品不正确使用。④必须为医生、药师提供科学资料，不能以经济或物质利益作为促销形式，医生也不能索取、收受以上物质利益。⑤药品的科学宣传及教育活动不应专门用作促销目的。⑥健康保健食品不能宣传为治疗作用。⑦新药上市后的监测如Ⅳ期临床不能作为促销的伪装形式。

（二）广告促销伦理

我国法规规定：对粉针剂、大容量注射剂、抗生素类、特殊管理药品等，不得在大众媒介上进行广告，只能在得到批准的医药学杂志上刊登广告，宣传对象为医药专业人员。大众媒介广告即对公众的广告，一般适应 OTC 药物。符合伦理的广告，首先应符合以上法律规定。

药品广告中不得含有不科学的表示功效的断言或者保证用词，不得说明治愈率或有效率，不得含有与其他产品的比较，甚至诋毁他人的宣传，不得用科研机构、学术机构、医疗机构或者专家、医生、患者的名义和形象作为证明。广告不但要宣传商品名，还应告知该药的通用名。

对公众广告时，还应注意不应利用人们关心自身健康、迫切需要了解健康信息的心理得到过分的利益。药品广告绝不能针对儿童。药品的副作用应警示告知，广告用词不能有给人们带来恐惧或灰心丧气的语言。应准确、诚实地向消费者提供价格方面的信息。

[实例 10－9]

2000 年 9 月，洛阳一家制药公司驻河北邯郸销售处到某县中医院进行义诊活动，推销公司产品“玉金方胶囊”。他们打出“彻底治愈脑血管及脑梗死后遗症”的大幅标语，并散发资料。资料中宣称该药“已成功治愈 20 万例冠心病、脑血栓患者”，还标明“一个疗程见效、2 个疗程巩固、3 个疗程康复”。患者李某儿子见到广告，遂陪父亲前往就诊，共花 900 元钱购得 12 盒药囊。患者服药后一周，突发脑血栓，病情加重，辗转治疗后最终不治身亡。

有关部门认为患者的死亡与服药是否直接相关有待进一步论证，但该制药公司借“义诊”之名卖药，并用“彻底治愈”“20 万例”等不实之词误导消费者，显然是违法行为，更是一种不道德的行为。经调解，该公司已同意承担道义上的责任，支付患者家属慰问金万余元。有关民事责任另案解决。

（三）医药代表的道德要求

制药公司或销售公司聘用医药代表向医务人员宣传推销自己的药品，这是药品经营中出现的新事物。市场经济的法律和道德规范在约束医药企业的同时对医药代表的行为亦提出更高的道德要求。

按销售伦理准则要求，医药代表应当受到良好的教育与训练，拥有足够的医药知识，全面了解所推销的药品信息；医药公司应对其聘用的医药代表的言行负责，医药代表酬劳的主要部分不应与他们的销售业绩挂钩；医药代表不能诱惑医生或药师，更不能以利益诱使医生开大处方；召开药品宣传座谈会，应以信息传递为目的，任何会议赞助不得以药品促销为附加条件。这些都是医药企业和医药代表道德要求的题中之义。

［实例 10－10］

2014 年 9 月，震惊中外的葛兰素史克（中国）投资有限公司商业贿赂案水落石出。此案侦查发现。从 2009 年开始，为了完成高额销售增长指标，葛兰素史克（中国）公司全面倡导“销售为王”的经营理念，采取多种不正当方式鼓动销售员工“轻合规，重销售”，并用非法方法套取现金，用于高额销售（回扣）费用。公司将医药代表酬劳的主要部分与他们的销售业绩挂钩，在这种畸形的目标导向下，该公司销售员工采用各种不符合促销伦理的方法，甚至用非法的贿赂方法诱使医务人员使用本公司药品。公司年取非法利益数十亿元。

该案可谓中国“史上第一”药品商业贿赂案件。葛兰素史克（中国）公司被罚人民币 30 亿元；多名高管获刑；其官方网站发布了总公司向中国人民致歉的声明。

公司的商业贿赂行为无论是对中国的广大患者、政府还是中国国内药企，都造成了巨大危害，同时也损害了公司自身的利益。葛兰素史克中国公司 2013 第三季度财报数据显示在中国的药品销售额大幅下跌 61%；2014 年案件宣判后，业内专家估计该公司近年内将会淡出中国药品市场。

葛兰素史克是有一百余年历史的世界著名制药企业，改革开放后进入中国市场，取得较快发展。新康泰克、芬必得、贺普丁……，提起这些药品，中国老百姓还是十分熟悉的。此案充分说明，不惧法律，不讲道德的行为在损害社会，危害群众的同时，最终也损害了经营者自身的利益。任何人和任何公司，始终要守法经营，敬畏法律，尊重道德，才能永远立于不败之地。

四、药品价格伦理准则

为了促进社会主义市场经济健康发展，我国对商品价格实行的是市场调节价格、政府指导价格与政府制定价格相结合的管理制度。其中以市场调节价格为主，即经营者自主制定商品价格，以市场为调节杠杆。1997 年 12 月，全国人大常委会通过了《中华人民共和国价格法》，对市场主体即经营者的价格行为进行了约束和规定，其中指出经营者应以公平、合法及诚实信用为原则，按照政府价格主管部门的规定明码标价，不得在标价外加价出售商品，不得收取任何未标明的费用。然而，在市场经济生活中，许多药品经营者受资本逐利本性的支配，违反药品价格伦理准则，甚至违反相关法律，出现许多不合理价格现象。主要表现在：第一，歧视性定价。药品经营者在向不同消费者提供相同的药品或医疗服务时，制定不同的销售价格或收费标准。许多歧视性定价是了为获得更多利益，不利于资源配置的经济效率，更为重要的是，损害了部分消费者的利益，使他们不能很好地被公正的对待，违反了社会主义核心价值观所倡导的公平正义原则，消费者会产生不平衡心理，加剧医患关系的冲突。中国医药道德的传统之一就是普同一等，一视同仁。对待患者，无论贫富贵贱，皆如至亲。药品经营者应该坚持公平正义的原则，对患者平等相待，无任何歧视。必要时对经济困窘的普通群众更应深刻同情，甚至无偿奉药。第二，价格欺诈。药品价格欺诈有许多形式，如虚假标价，模糊标价，虚夸标价，虚假折价，模糊赠售，虚构原价等等。价格欺诈违反了诚实守信这一公认的商业活动的道德原则，违反了医药伦理精神，同时也违反了法律。根据《价格违法行为行政处罚规定》第七条规定，对经营者的价格欺诈行为，责令改正，没收违法所得，并处违法所得 5 倍以下的罚款；没有违法所得的，处 5 万元以上 50 万元以下的罚款；情节严重的，责令停业整顿，或者由工商行政管理机关吊销营业执照。诚信作为我国公民道德建设的重中之重，对于医药行业乃至整个社会主义市场经济的健康发展至关重要。药品经营者在制定药品价格时做到诚实守信，做到标价与商品相符合，价签或价目表与所售药品相一致，不使用欺骗性或误导性语言，不虚构原价诱骗消费者购买。第三，暴利价格。暴利是指经营者完成一个商品生产销售过程所获取的利润超过一般企业的社会平均利润的部分。很多时候暴利是通过经营商品的暴利价格所取得的。药品的暴利价格损害了市场经济的公平竞争原则，导致医药产业发展失衡，严重损害了消费者的权益。药品经营者应该严格遵守伦理及法律的规范，合理合法求利，不损害消费者利益，树立正确的义利观，在取得适宜利润的同时服务患者，回报社会。

五、药品经营与生态伦理

人与自然的关系具有道德意义。以往的伦理原则与道德规范具有人类中心论的性质，以人的利益、人的发展、人道还是非人道作为道德不道德的标准。从二十世纪下半叶，人们开始注意到环境与生态的保护、社会发展和谐以及人与自然的关系等一系列问题，环境伦理、生态伦理逐渐成熟并发展起来。越来越多的人们意识到人与自然是有机的整体，人只有与自然、环境、生态统一和谐发展才是道德的。善待环境，同时也是善待人类，人类行为不道德的结果导致了环境恶化、生态失衡，最终也影响到甚至危害到人类的自身利益。生态伦理维护着人类最高利益与整体利益。

生态与环境伦理观提倡以下基本道德概念和行为规范。

第一，将以人为中心的观念转变为人与自然和谐共存的观念，推崇人类文明的模式即生产、生活方式的变革，提倡新的道德准则；牢固树立地球是人类的生存家园，大自然是人类生存之根，万物是人类生存之友的观念。第二，从支配、征服自然的生产方式转向可持续发展的生产方式；从征服自然的科学技术转向理解自然，保护地球的持术；以尊重自然之价值和权利的方式保护环境，保护其他物种的生命。第三，在生活方式上摒弃物质主义和过度的消费，提倡物质生活的简朴，追求道德进步和精神升华。

药品的经营与消费也有一个生态道德观的问题，具体表现在野生药材资源的保护与药品、保健品的消费等方面。

（一）野生药材交易与生态伦理

几千年来形成的中国传统的中医和中药是中华民族的瑰宝，虎骨、犀牛角、人参、鹿茸等野生动植物成为中药中的珍品。在人类现代化的进程中，许多珍贵的物种已经消失。20 世纪 80 年代中期，我国国务院颁布的《野生药材资源保护条例》规定：虎骨、豹骨、羚羊角、鹿茸等属于濒临灭绝的品种，绝对禁止采猎；对野山参、熊胆、甘草、黄连、厚朴、蛤蚧、穿山甲、蕲蛇等资源处于衰竭状态的物种，限制采猎，并鼓励家种家养。

药品生产、经营企业应自觉地认识到生态环境保护的重要性，主动开展科学研究，寻找珍稀药材的替代品种和人工制成品；对滥砍滥伐、滥捕滥杀的违法行为和不道德行为进行举报或谴责。同时，作为一个道德的消费者，应改变用药习惯，减少购买或拒绝使用野生药材，反对破坏环境、有违生态道德的行为。

[**实例 10－11**]

甘草、黄连、麻黄等植物生长在半沙化的土壤中，对防治土壤沙漠化起到保护作用。由于野生甘草、麻黄、黄连等野生品种比种植品种药用效果好，致使野生品种收购价格连年攀升。市场的需求诱发众多的淘“金”者涌入我国西部的贫瘠草场，淘金大军挖地三尺，所到之处尘土飞扬，飞沙走石，粗壮的药材从地下挖走后，土地很快沙化。作为药材经营者，你应当怎么办？

2001 年 7 月，国务院颁布条例，禁止滥挖野生发菜、甘草、麻黄等植物。目前越来越多的医药企业投入巨资，开发建立野生药材种植基地。这些企业是具有环境道德意识和社会责任感的企业。

（二）药品保健品消费与生态伦理

为了满足人类健康的需要，除了预防、治疗疾病的药品外，还有一类药品称之为保健药品，主要用于改善“亚健康”状态，或用以激发人体生理功能的潜能，起到延年益寿等作用。各种保健品在国内外市场销售额逐年增长，每年均可创造上百亿的产值。

在药品、性功能药品、保健品的消费上有两种生态道德观与表现形式。一种认为，随着人类社会的发展，人类对健康、长寿、生活质量的要求越来越高，药品的消费只会愈来愈高。在某类药品刚进入市场时，药品经营公司的任务之一就是要开拓市场，“创造”需求。认为药品经营为人类健康利益服务，就是符合道德的。二十世纪末，在可持续发展理念的指导下，一种新的消费道德观与行为模式形成。认为人类的消费行为应与环境协调，应放弃享受型、挥霍型的药品与保健品消费。

[**实例 10－12**]

1998 年 3 月 27 日，经美国 FDA 批准万艾可（“伟哥”）上市。第一周处方 1.5 万张，第二周 2.5 万，第三周 3.5 万，第七周 27 万。拥有该药专利的辉瑞公司股票连跳三级，第一年该药的经营销售额达 10 亿美元。随之，伟哥造成心脏猝死的报道超过 100 例，伟哥诱发肺心病的研究正在进行。在全球范围内，该药每年的销售额超 20 亿美元，2014 年上半年，在华销售额超过 5 亿人民币。如何分析“伟哥”现象？医药人员应持何种道德态度？

有识之士指责为了享受而消费药品的行为；指责医药消费就像“老虎机”，张开血喷大口，肆意侵吞有限的社会财富；指责滥用生命优先权的价值观。提倡人们少用药品和医药保健品，推崇希波克拉底的自然疗法，认为惟有这样，才是符合伦理的。

重点小结

合法求利、公平竞争、诚实守信是公认的商业道德原则。药师与消费者的道德关系呈现商业化影响增大、民主化趋势增强、法制化倾向显现的特点。一心赴救，一丝不苟；热情礼貌，真诚可信；尊重爱护，平等待人；忠于职守，尽责社会是社会药房药师道德行为规范。救死扶伤，不辱使命；尊重患者，平等相待；依法执业，质量第一；进德修业，珍视声誉；尊重同仁，密切协作是执业药师道德规范。以患者为中心、诚信、独立、合法、透明和责任是《墨西哥城原则》，也是我国药品企业商业道德准则。药品得到合法批准、销售公司得到合法批准；促销活动方式符合国家的政策、法律或一般道德规范；所有药品的促销口号必须真实合法、准确可信，促销宣传资料应有科学依据，经得起检验，没有误导或不真实语言，也不会导致药品不正确使用；必须为医生、药师提供科学资料，不能以经济或物质利益作为促销形式，医生也不能索取、收受以上物质利益；药品的科学宣传及教育活动不应专门用作促销目的；健康保健食品不能宣传为治疗作用；新药上市后的监测如Ⅳ期临床不能作为促销的伪装形式是药品促销伦理准则。

思考题

1. 简述公认的商业道德原则。
2. 简述药师与消费者医患关系的内容及模式。
3. 简答社会药房药师道德规范的主要内容。
4. 简答执业药师道德规范的内容。
5. 简答药品企业商业道德准则的内容。
6. 简答药品促销伦理准则的内容。
7. 分析下列材料，谈谈医药代表的职业道德。

提到药品推广行为准则，人们必然要把目光投向医药代表。医药代表在我国是随着外资药厂的进入而出现的，外资药厂按国际通行的方式设置、招聘、培训了我国最初的医药代表，这些医药代表成为医院、医生和制药企业之间的桥梁，得到了医院和医生的广泛认可和欢迎，也为各自的企业带来巨大的经济效益。

但不知从什么时候起，医药代表变了“味儿”。因为医院管理上有漏洞，少数医生存在不规范行为；因为我国药品生产严重供大于求，市场竞争愈演愈烈，一些低水平重复的药品生产厂家不得不采取给回扣等不正当竞争手段，让医药代表在药品推销过程中扮演了不光彩的角色；也因为有关部门对这个新兴的不成熟的职业没有及时规范地管理。总之，医药代表的角色逐渐发生了变化，职业行为有了扭曲，于是有了那个把“红包”忘在出租车上的医药代表，有了被医院逐出的违规医药代表，有了与闲人一起被医院挡在门外的医药代表。在人们的眼中，医药代表几乎成了药品回扣等不正之风的同义语。

每每谈及这些，业内人士就会说，这些医药代表不能算是真正意义上的医药代表。那么，真正的医药代表应该什么样？

研制开发制药企业协会的工作人员说，他知道有这样一位医药代表，这个医药代表推介的一种药原本并未被医生看好，可是有个医生处理一个患者时没有合适的药可用，突然想到医药代表推荐的那种新药，于是马上联系。由于这种药对输液的要求较为特别，医药代表立即赶到病房指导输液。患者转危为安，医药代表和医生一样喜悦，因为他的工作价值得到了充分的体现。这才是真正的医药代表，是一个工作做得很到位的医药代表！

据说，有个医药代表曾想以《医药代表：高尚的职业》为题写篇文章，写下标题，却有一个月没有续写下文，原因是面对这个自己始终深信不疑的主题，下笔时竟会感到惶恐不安。是这个职业真的不高尚吗？还是目前的现实扭曲了这个职业？他最后确信是后者。的确，医药行业和医药代表们应该自律，扭曲医药代表职业的社会环境更应该尽快改善。

节选自：中华康网．《医药代表：自律了还要自律》，http：//www. cnkang. com/news/scrp/200608/49. html ［2011－11－20］

扫码"练一练"

（马晓微　董晓丽）

第十一章　医院药学领域的道德

学习目标

通过本章内容的学习，要求学生掌握药品调剂道德规范、药品采购道德规范、药剂师道德规范。熟悉医院药学的伦理特征、药物使用的伦理原则。了解药学监护、药品不良反应报告和医疗药品政策的伦理意义。本章难点是医院药学领域的伦理精神和药品使用质量观，促进合理用药。

医院药学是临床医学的重要组成部分。加强这一领域的道德建设与研究，对促进社会的精神文明建设、推动医药科学事业的发展具有深远意义。在我国，除少数独资、合资民营医院和个体医疗诊所外，大多数医疗机构为公立的、非盈利的各级医院，包括综合医院、妇幼保健院、专科疾病防治院（所、站）、乡镇卫生院、社区卫生服务中心等。本章医院药学重点围绕公立医疗机构药学领域的道德进行阐述。

第一节　医院药学道德的特殊性

扫码“学一学”

一、医院药学的任务与特点

（一）医院药学的任务

传统的医院药学的任务是采购药品，配发（调剂）药品，保证门诊药房、病区药房患者用药的需要；小量生产配制药物制剂；对医院制剂及所用药品进行质量检验；开展处方统计、药品费用核算等工作；提供药品信息，促进合理用药等。

医院药学从技术层面看，面临着从传统的采购药品、调剂药品向临床药学服务方向发展的趋势。医院药学面临着以下新的任务。①进行药品疗效监测，实施个体化给药方案，减少药源性疾病；②进行药品利用率等药物流行病学研究，促进群体用药合理性，尤其是防止抗生素的滥用；③深入开展临床药学，为医生合理处方提供药学建议；④直接面向患者，为住院患者实施单位剂量给药；⑤为患者提供药物治疗清单，设计尽可能降低患者治疗费用的给药方案，减轻患者的经济负担；⑥监测和报告药品不良反应。

从管理层面看，近年来，医院药学的任务出现较大的变化。2009 年中共中央、国务院《关于深化医药卫生体制改革的意见》明确提出今后一段时间我国医药卫生管理体制改革发展方向。第一，将逐步推进医药分开，逐步改革以药补医机制；通过实行药品购销差别加价、设立药事服务费等多种方式逐步改革或取消药品加成政策，同时采取适当调整医疗服务价格、增加政府投入、改革支付方式等措施完善公立医院补偿机制。第二，建立国家基本药物制度，按照防治必需、安全有效、价格合理、使用方便、中西药并重的原则，合理确定品种和数量；建立基本药物的生产供应保障体系；基本药物实行公开招标采购；城乡基层医疗卫生机构全部配备、使用基本药物，其他各类医疗机构将基本药物作为首选药物并确定使用比例。第三，进一步规范医疗机构药品集中采购工作，使其在保证药品质量、控制虚高药价、整顿购销秩序、治理商业贿赂、纠正不正之风、减轻人民群众医药费用负担。从2011年开始，国务院办公厅每年都会印发一次关于医改工作的年度重点任务。在最新的《深化医药卫生体制改革2019年重点工作任务》中，主要围绕解决看病难看病贵问题和加强医院管理等方面，提出21项具体工作。其中推进国家组织药品集中采购和使用试点、完善短缺药品监测预警机制、巩固完善国家基本药物制度、医保药品动态调整机制、加强医疗机构用药管理等工作都与医院药学工作息息相关。

（二）医院药学的特点

医院药学随着时代的发展，具有以下特点，给医院药学道德建设提出了更广泛的要求。

1. 医院药学的经济功能弱化 发达国家医院药房收入的比重约在10%～20%之间。据统计，我国城市公立医院药品收入占医疗收入的比重从2012年的40%左右降到了2018年的30%左右。随着国家对公立医院药品政策的调整和变化，药品收入比重还将进一步下降。医院药学的经济功能弱化，而技术要求、法律要求和伦理要求将逐步强化。

2. 医院药师与患者紧密接触 医院药师过去只在门诊药房的窗口接触到患者，时间短，很难产生真正的交流。而现在有不少医院开设了药物咨询窗口，有的还专门设立了药物咨询室或药学咨询门诊，以创造良好的药患沟通环境。今后的医院药师将直接面对患者，交待用药须知，提供用药咨询，做好心理咨询、提高患者用药依从性等工作。如果说过去的医院药师更多面对的是“药”的话，那么，今后将更多地面对“人”。因此药患关系摆到医院药师医德关系的重要位置。

3. 医院药学与临床医学紧密结合 医院药师将深入临床第一线，对药物治疗方案、用药合理性、不良反应直接提供意见与建议。药师的知识结构、工作职责与行为规范也将出现新的变化与要求。

二、医院药学的伦理特征

医院药学处于药品使用的环节，它与药品研制、生产、经营领域的道德有许多共性，在药品的特殊性、基本的药学道德原则、药学人员行为规范方面是一脉相承的。但由于医院药学的特点，还产生了一些特殊的伦理要求与道德关系。

1. 医学伦理学特征 医院药学是临床医学重要的组成部分，它具有医学伦理学的特征。与医德一样，它是以维护人类健康利益作为药师道德的善恶评价标准的；它按医德的要求调整药学人员与服务对象之间、药学人员之间，以及与社会的相互关系，医院药学人员与医生、护士具有共同的医德规范。它要求医院药师热爱专业，认真负责；仪表端庄，行为文明；清正廉洁，真诚可信；对工作一丝不苟，精益求精；对患者一视同仁，慎言守密；与同事团结协作，共同提高。

2. 承担社会道德义务的特征 传统医学伦理学与现代医学伦理学的一个重要区别就是前者研究的对象仅限于医疗活动中人们的相互关系，而后者将研究对象进一步扩展为人与社会的道德关系及人对社会的道德义务。同理，医院药学工作者在药品使用过程中除了对患者承担道德义务外，还对国家、对社会承担道义上的责任。医院药师的社会责任主要表现在对特殊管理药品的使用、抗生素的合理使用、药品不良反应的监测报告、国家药品政策的贯彻执行等方面。医院药师除了要对患者负责外，还要对社会负责。此时，道德与否的判断标准已不完全在医学方面，还要建立在社会利益的考察和社会价值目标的基础上。

三、患者合法用药的权利

二十世纪六十至七十年代，人权意识、民主意识反映到医疗实践中。1963 年，英国成立患者协会，提出要维护患者权利，1972 年，美国医院协会制定《患者权利章程》。经过 30 年的发展，患者权利的要求更加广泛深入，愈来愈受到重视。

医院药学重点考量患者合法用药的权利。它可以分为以下几种。①患者有享受基本医疗用药的权利。这是与“人人享有卫生保健”“人人享有基本药物”的医疗卫生道德目标一致的。②患者有得到平等用药的权利。医师、药师只能对症下药，因病施药，而不能因人的身份施药，看钱包施药。③患者有知情同意的权利。药物使用后有何种副作用，有无更好的替代药物，都应详实告知，并征得患者的同意。④患者有不受滥用药物和不合理用药之害的权利。任何滥开处方，不合理用药都是对患者权利的伤害。⑤患者有拒绝药物治疗和药物实验的权利，在新药临床研究阶段尤其要注意这一点。⑥患者有要求降低医疗费用及用药费用的权利。⑦患者具有监督自己医疗权实施的权利。随着社会的发展，患者也是消费者，他们有权知道药费清单，有权知道药品价格，有权清点个人账单并有权追究。医院相关人员有提供证明文件的义务。

患者合法用药权利是社会发展的必然产物，成为医患关系核心的内容。我国医学伦理学起步较迟，对患者权利一直重视不够，每一项患者合法用药的权利，都对应着医院药师应当履行的道德义务。目前当务之急是要加强“患者合法用药权利”的道德意识，跟上时代的要求，提高医院药学的整体道德水平。

第二节　医院药学伦理

扫码“学一学”

一、医院药剂工作的道德规范

在医院药学的调剂（配发）、采购工作中已经形成了公认的药师道德规范。遵循医院药剂工作制度，规范办事，保证药品质量，维护患者健康利益，是医院药师义不容辞的道德责任。

扫码“看一看”

（一）药品调剂（配发）道德规范

调剂工作是医院药师的常规工作，也是任务较重、责任重大的一项工作。对药品调剂人员有如下道德要求。

1. 审方仔细认真，调配准确无误　医院调剂人员接方后，要认真仔细审查处方内容，不能粗枝大叶，更不能只求快速，敷衍了事。要加强调剂基本功训练，提高调剂效率，熟悉药品名称、剂型、用法用量及摆放位置，准确无误调剂药品。发现有错误处方或不规范处方或有配伍禁忌的处方，要敢于及时让医生纠正。如有缺药，不可自恃懂药，擅自改方替代。

[实例 11－1]

一名 5 岁患儿，体温 39℃，被诊断为“扁桃体炎”，医师开具阿司匹林泡腾片（300mg/片），每次 300mg，必要时口服。药师发现该药品最新版的说明书标明 16 岁以下的儿童和青少年不宜服用本品，除非有明确的适应证，如川崎病。且 3 个月以下婴儿禁用。于是药师建议医师修改处方，更换为对乙酰氨基酚。

由于不同年龄段儿童的药代动力学特性不同，适用于某个年龄段的药物可能禁用于另一个年龄段儿童，相当一部分药品有不同的年龄段限制。正是因为药师的认真仔细，熟悉说明书的禁忌证信息，及时同医师沟通，从而避免了可能发生的超禁忌证给药错误。

2. 认真核对签字 药品调剂后，按规定应由配药人与审核人双人签字，方可发出。核对签字，绝不能流于形式，草率了事。认真核对签字既是对患者用药负责，也是对自己负责。由于门诊药房工作量大，有些医院一个窗口要配几百张处方，时间一长，机械化式的作业，极易使人疲劳。此时，唯有高度的责任心、高尚的医德才能成为配发药品质量的真正保障。处方不仅具有技术上和经济上的意义，还是重要的法律文书，应按规定保存。

3. 发药耐心、交待清楚 调剂人员发药时，要耐心向患者交代清楚服用方法与注意事项。语言通俗易懂，语气亲切。尤其对文化层次较低者，对农村患者、老年人、残疾人更要关怀备至、普同一等，百问不厌。对人的生命的珍惜，对弱者的怜悯之心，是医药人员最基本的道德素养。

[**实例 11-2**]

某地农村一位老大爷患胃病多年，到省城大医院看病，经医生诊治后配发××替丁药品一瓶。回家发现瓶内还装有一小袋丸状物，遂配合药物一起吞服，几天后胃病加重。再次赶往省城，经医生仔细询问，发现患者不识字，将药品干燥剂一并吞入。

药剂人员在法律上不存在什么过错，但在道德上存在缺陷。如果调剂人员多问几句就会了解到老大爷不识字的困难，多交代几句，就会避免此类伤害事件发生。

（二）采购药品道德规范

药师采购药品要坚持患者至上、质量第一的原则，按照国家有关规定，从合法有证的单位采购药品，确保药品经营单位的合法性是保证采购药品质量的第一步，也是关键的一步。对采购的药品建立并严格执行进货检查验收制度，验明药品合格证、包装、标签与说明书等，确认产品的合法性。在药品招标采购中，要坚持公平、公开、择优的原则，在药效相同情况下，多进廉价药，少进高价药。仅仅因为贵药批零差价大就优先选择的行为是一种不道德的行为。那种行贿受贿，利用药品采购权谋取个人和小团体利益的行为，不仅是不道德的，而且是违法的。

当前，药品回扣成为医德医风的热点问题。按经济运作规律，生产经营商为提高竞争力，会采取合理让利或给予佣金的经销手段，这种明示入账式的合法让利称之为折扣。但如果暗中给予药品采购人员或医生利益，诱使其采购、使用其药品，则称之为回扣，这是法律不允许的，更是不道德的行为。药品回扣不仅会损害患者的利益，还会损害医务人员的整体道德形象，最终会损害医务人员的利益。药品回扣产生在特殊的历史阶段，危害较大。长期以来医院是人们心目中救死扶伤的道德圣地，如果不能迅速有效地遏制药品回扣等不正之风，将会产生整体的道德信誉危机，将会使广大医药人员多少年来取得的精神文明成果毁于一旦。药品回扣与医生收红包一样，恶化了医患关系，造成患者对医院整体的不信任感，对医生、药师和医院、医药卫生界造成的损失是难以估计的。

医患关系严重恶化的表现就是医生与患者，药师与患者之间不再相互信任，而是彼此猜疑，互相提防；反映出道德、伦理、法律和管理体制方面的问题。要重新拾回医患之间业已失去的信任，需要重振医德、加强法制、打击犯罪，还需进行医疗体制改革，加大国家对公共卫生资源的投入，完善公立医院补偿机制，改革以药补医机制，从源头上解决药品回扣等问题。

二、药品使用伦理观

医学伦理学倡导的基本道德原则为：生命神圣与价值原则、有利无伤原则、尊重与自主原则、公正与公益原则。这些基本原则指导并平衡着临床医药人员的道德行为。虽然药师没有开具药方的处方权，但提供药品信息，促进合理用药是医院药师的重要任务。因此药师建立药物使用的正确伦理观与医生同样重要，尤其是临床药学的发展，药师在患者用药中所起的作用将越来越大。药师的行为无不受自身伦理观的支配，并且影响着医生与患者。

在医药实践中，药品使用需要以下伦理原则为指导。

1. 动机与效果统一的用药原则　临床用药有时会出现一些问题，如用药治病动机良好，但未能达到预期的用药效果，甚至对患者造成伤害，这种非道德结果与医药人员善良的愿望是相悖的，在医药从业者的内心引发强烈的道德冲突。

要解决好这些道德心理冲突，首先必须充分认识药物的二重性，采取最优化的用药方案。任何药物都有双重作用，如果对疾病治疗的作用为正反应，那么，与治疗目的无关的不良反应、药源性疾病均为负反应。在药物使用过程中，运用治疗效益与风险评估的方法，进行综合评价。当用药风险大于治疗效益时应谨慎用药；反之，当疾病可能危及生命或给患者带来巨大痛苦时，即使药品会有严重的不良反应也应及时大量地用药，因为这是以最小的损伤代价获取患者最大的利益；其次，还必须充分认识药物的不良反应，采取近期与远期效果统一的用药方案。医药人员不仅要看到“药到病除”的效果，还要看到药物的后遗效应，考虑患者的长远利益。药物不良反应有一种类型为迟发类型，比如氨基比林对血液的毒害是在该药上市60余年后才发现的。许多产生依赖性、致癌、致突变、致畸的药物不良反应均为迟发性反应。同时一些药物对患者的伤害是永久性的，如氨基糖甙类药物导致永久性不可逆性的耳聋。近年来发现不少抗高血压药物长期使用后，使患者活力降低，认知功能降低，心情沮丧，自觉生活质量下降。近期和远期效果统一的药物治疗方案要求医药人员既要看到患者的暂时利益，挽救生命，恢复健康，又要注意患者的长远利益，提高健康水平与生活质量。

2. 目的与手段统一的用药原则　医药人员采用正确的药物治疗方案与用药手段，达到治愈疾病，恢复健康的目的，这种目的与手段相统一的行为是道德的行为。但有时会出现用药目的正确，但用药手段与方法不正确，出现与用药目的不一致的行为。比如诊断尚不明确，先挂一瓶生理盐水；凡遇感冒必开抗生素，以预防感染；对发烧疼痛患者轻率地给予镇痛药、退烧药等。此种行为往往与医药人员医术不精有关，与其不能准确地掌握用药指征、掌握药物配伍禁忌或不良反应有关。由于技术水平原因对患者健康利益造成伤害也是不合道德的。医药人员应努力学习，掌握本专业领域的最新进展，不断在实践中积累经验，提高专业水平，熟悉药性，扬长避短，合理配伍，杜绝滥用，创造条件实现个体化给药与药疗监测，真正达到用药目的与手段的统一。

3. 规避道德失当的用药行为　医药人员如果为提高自己声誉，追求所谓“药到病除、医术高明”的虚荣效果，滥用药品；或片面迎合患者的无知心态，取得患者的信任，看似合情合理，实际上牺牲了患者的健康利益，是一种失当的不道德行为。

医药人员片面追求经济效益，为增加医院利益，不顾病情需要，开大处方，用贵重药，造成药物滥用，不但损害了患者健康利益与经济利益，还造成卫生资源的浪费，损害了公众利益，更是一种不道德的行为。

医药人员失当的用药行为，皆因个人利益或小集团利益导致，这种“过度医药消费”现象是当前医药伦理学的又一热门话题。药品回扣、大处方等现象是医德问题，也是社会问题或者是管理体制问题。随着医学模式的转变，医药人员的行为选择将会更多地涉及到卫生资源的公正分配等社会道德问题。医药职业从本质上看是一种公益性的职业，应把患者利益、社会利益甚至全人类的利益放在第一位，方能体现高尚的职业道德情操。医院药学经历了商业化的冲击之后，必然重新回归到医学的本质上来。医学中人的价值是永恒的价值，发扬人道主义精神，以人为本，永远是市场经济下医药道德的灵魂。

三、药学监护的道德意义

21 世纪，随着医学突飞猛进的发展与医疗卫生保健日益社会化的趋势，医院药学的任务发生了质的变化。1992 年国际药学联合会发布优良药房工作规范（Good Pharmacy Practice，GPP），提出药学服务和药学监护的理念，制定出衡量药师为患者或消费者服务的标准，即药师在药品供应、促进健康、提高患者自我保健和改善处方质量等活动中的具体标准。医院药学正在逐步开展个体化给药、药疗监测、合理用药设计、单位剂量给药、药物治疗方案审议等临床药学监护工作；服务对象从门诊患者为主转向以住院患者为主。

药师在药学监护工作中，应加强时代道德意识，提高道德水平。要牢记人道主义的核心内容：尊重人的生命价值，尊重患者人格与尊严，尊重患者平等的医疗权利。

（一）合理用药的道德意义

合理用药是以现代药物和疾病的系统知识和理论为基础，安全、有效、经济、适当地使用药物，合理地使用药物能保障患者的合法权益和用药安全。据世界卫生组织（World Health Organization，WHO）报道，全球约有 50% 的患者存在不合理使用药物，有 1/3 的患者死于不合理使用药物。[①] WHO 提出合理用药标准，即：药物正确无误；用药指征适宜；疗效、安全性、使用途径、价格对患者适宜；用药对象适宜；调配无误；剂量、用法、疗程妥当；患者依从性良好。患者有合法用药的权利，有得到合理用药、不被滥用药物的权利，这是现代医学发展的必然要求。医药人员应该为患者提供合理用药咨询服务，建立完整的用药流程，加强医患之间的联系，提高合理用药整体水平。

［实例 11－3］

疼痛是癌症患者最常见的症状之一，严重影响癌症患者的生活质量。初诊癌症患者疼痛发生率约为 25%；晚期癌症患者的疼痛发生率约为 60%～80%，其中 1/3 的患者为重度疼痛。癌症疼痛使患者感到极度不适，引起焦虑、抑郁、乏力、失眠、食欲减退等症状，严重的疼痛影响患者日常活动、自理能力、交往能力及整体生活质量。世界卫生组织（WHO）提出让“癌症患者不痛”的口号以及癌痛三阶梯止痛治疗指南。我国卫生部制定癌痛药物止痛治疗的原则为：口服给药，按阶梯用药，按时用药，个体化给药。这些举措，切实提高了晚期癌症患者的生活质量。

以上药物治疗方法，从人道主义出发，以患者为中心，符合医学伦理学倡导的生命神圣与生命价值原则、尊重与自主等基本道德原则。

① 马文兵等．临床药学常见伦理学问题探讨［J］．中国医学伦理学，2017，30（6）：757－759.

（二）个体化给药的道德意义

实行药疗监测，实现个体化给药是人性化的、道德的给药方法。它可以根据每个个体的体液（尿液、血液）药物浓度变化实时监测药物在个体体内的状况，确定最佳给药剂量与给药方案，最大限度地减少药物不良反应和药品的滥用。目前在我国临床药疗监测还仅限于毒性较大的或容易滥用的几类药物，如抗生素（氨基糖苷类等）、抗排异药（环胞素等）、心脑血管用药（洋地黄毒苷等）、抗癫痫药物（苯妥因等）、抗癌药物等。随着高科技的发展，个体化给药、药疗监测可以推广到更多的药品。监测手段可以采用更无损伤的方法，如用基因测试的方法，测定特定药物受体，在分子细胞学的基础上实施个体化给药。临床药师应致力于该项工作，促进道德给药方式尽快发展，满足人们安全用药的要求。

（三）单位剂量给药的道德意义

单位剂量给药（Unit Dose Dispensing System，UDD）是由临床药师将患者所需服用的药品，以单一剂量包装于袋内，逐日送至病房及患者手中。由更懂药性的药师实施医生的给药方案，很明显可以提高用药安全性，监测药物不良反应，随时给患者提供用药咨询，并提高了患者用药的依从性，减少了卫生资源的浪费。

[实例 11－4]

一位住院患者，每次服药后均大发脾气，与护士争吵，表示不愿再服药。此时恰好一药师经过，详细询问后得知患者服药后恶心、呕吐强烈。遂建议医生用副作用较小的同类药替代。该院并未实行 UDD，该药师呼吁医院应尽早采用单位剂量给药，改善用药服务。

单位剂量给药使药师与患者的医患关系摆到了医德关系的突出位置。如果说同情、关心、爱护患者，平等、负责、尊重患者的道德要求以前主要是针对医生、护士的话，那么今后也将成为临床药师的基本道德规范。

（四）药品不良反应报告的道德意义

为预警药品风险，确保用药安全，减少药品不良反应发生的频率，减小其危害程度，WHO 于 1971 年成立药品不良反应药品不良反应监测中心，我国于 1986 年开始试点工作，1989 年成立国家监测中心，相继在各省建立监测系统，1998 年参加 WHO 国际药品监测合作计划，1999 年颁布法规《药品不良反应监测管理办法》，2010 年修订为《药品不良反应报告和监测管理办法》。

2017 年全国药品不良反应监测网络收到《药品不良反应/事件报告表》142.9 万份，较 2016 年降低了 0.1%。1999～2017 年，全国药品不良反应监测网络累计收到《药品不良反应/事件报告表》1218.2 万份。2017 年全国药品不良反应监测网络收到新的和严重药品不良反应/事件报告 43.3 万份，较 2016 年增长了 2.2%；按照报告来源统计，2017 年来自医疗机构的报告占 88.0%，来自药品经营企业的报告占 9.9%，来自药品生产企业的报告占 1.8%，来自个人及其他的报告占 0.3%。按报告人职业统计，医生占 56.8%，药师占 23.7%，护士占 15.6%，其他职业占 3.9%，与 2016 年构成情况基本相同①。据统计，英国 80% 的药品不良反应是由医师和药师报告的。

① 国家药品不良反应监测中心网站. 转发国家药品不良反应监测年度报告（2017 年）[EB/OL]. http：//www.cdr-adr.org.cn/xwdt/201804/t20180419_20011.html. [2018－04－19].

[实例 11 -5]

抗感染药，是临床应用最为广泛的药品类别之一，其不良反应/事件报告数量一直居于首位，是药品不良反应监测工作关注的重点。面对日益严峻的耐药问题，合理使用抗感染药已成为全社会的广泛共识。2017 年全国药品不良反应监测网络共收到抗感染药不良反应/事件报告 50.8 万例，其中严重报告 4.0 万例，占 7.9%。抗感染药不良反应/事件报告占 2017 年总体报告的 35.6%。2017 年抗感染药不良反应/事件报告数量排名前 3 位的药品类别是头孢菌素类、喹诺酮类、大环内酯类；2017 年抗感染药不良反应/事件报告中，注射剂占 80.1%，口服制剂占 17.6%，其他剂型占 2.3%，与药品总体报告相比，注射剂比例偏高。

注射用头孢硫脒是我国自主研发的全身抗感染药，临床用于敏感菌所引起呼吸系统、肝胆系统、五官、尿路感染及心内膜炎、败血症。2014 年 7 月 1 日至 2015 年 6 月 30 日，国家药品不良反应监测数据库中收到注射用头孢硫脒不良反应/事件报告 5802 例，主要累及皮肤及其附件损害（占 60.6%）、全身性损害（占 12.6%）、胃肠系统损害（占 7.4%）等。其中严重不良反应/事件报告 277 例，主要表现为过敏性休克、过敏样反应、呼吸困难、寒战、高热、心悸、胸闷、皮疹、瘙痒等。严重报告中 48% 病例存在不按说明书用法用量使用情况，包括单次超剂量、日剂量超量给药，未分次给药等①。

从职业道德的要求出发，药师应自觉主动地做好监测工作，自愿报告药品的不良反应。目前许多单位尚未把不良反应监测和报告列入药师的日常工作职责之中，没有工作量的考核要求；即使有要求，对个人的行为也无从检查和监控。因此，药师是否能自愿自觉地报告药品不良反应完全取决于个人的职业道德良心。良心是个人对他人、对集体、对社会承担义务过程中形成的道德责任感，是一种具有自觉性的内心道德活动。一个正直的、有崇高品质的药学工作者，在良心的支配下，会产生强烈的责任感，自觉承担起义务。面对药品不良反应的危害，作为药师一定要有高度的社会道德责任感，从维护人类生命健康的角度，自觉自愿地、及时地监测和报告药品不良反应。

第三节　医疗药品政策伦理

扫码“看一看”

从管理的角度对药品进行分类，可以将医疗药品分为国家基本药物、医疗保险药物、处方药与非处方药。这些药品的使用涉及到国家卫生政策与药品政策。符合国情，促进卫生事业发展，保障人民健康的药品政策是好政策，伦理学上称之为善政。药品政策一旦制定，它的实施与保障则需要医药工作者对各种药品政策价值取向的认同，以形成共同的道德意识与道德社会责任感，维护共同的社会伦理秩序。

一、药品政策的伦理原则

一个国家对卫生事业和药品的管理属于公共管理的范畴。公共管理伦理的基本价值就是公平和公正。公共管理部门方针的制定，政策的判定选择均以此作为出发点和归宿点。言下之意，任何药品政策都是从公平和公正的原则出发，进行道德判断与选择的结果。正

① 国家药品不良反应监测中心网站．药品不良反应信息通报（第 69 期）警惕注射用头孢硫脒引起的过敏性休克及儿童用药风险．[EB/OL]. http：//www. cdr - adr. org. cn/xxtb_255/ypblfyxxtb/201512/t20151218_8955. html.［2015 - 12 - 18］.

确的道德原则的指导可以公正、合理地分配有限的卫生资源，保证药品经济活动中应有的公正与道义，满足各种群体的利益，促进社会稳定发展，达到和谐。

在制定药品政策时，决策者会面临以下的价值选择：是为社会全体成员的健康服务，还是为某一部分人服务？是优先发展国家基本药物，实行基本医疗保险制度，还是让少数人群无节制地享受公费医疗？是放开药价，让一部分药品企业优先发展，还是控制药价，让更多的老百姓能够承受？这些局部利益与整体利益、近期利益与长期利益的冲突，无不包含伦理的判断与选择，无不需要道德原则的指导。

药品政策最基本的道德准则是公正。具体讲，药品政策要符合公益性原则、公平性原则、情实性原则与效益性原则。

1. 公益性原则　我国医药卫生事业是一定福利政策下的公益事业，因此，公益性是卫生政策与药品政策制定的首要道德原则。药品政策是否与社会发展总目标一致，是否体现人人享有医药卫生保健的目标，是公益性体现与否的标志。比如在发展中国家一定要实行国家基本药物政策，使人人用得起药。又比如在城镇居民用药得到满足的情况下，要重点解决农村、边远地区、贫困地区人民用药问题。这些都是公益性原则的具体体现。公益性原则使药品政策保持正确的伦理方向。公益性原则除了要考虑患群公益外，还应考虑医群公益、社会公益和后代公益等问题。

2. 公平性原则　任何一项药品政策都涉及人们利益关系的调整，都要受价值取向标准即伦理原则的指导，要使利益调整、卫生资源分配达到最佳，就必须以公平原则为决策依据。所谓公平，并非指人人平均，而是指是否充分兼顾了国家、集体、个人三者的利益。比如实行基本医疗保险制度，采用国家、企业、个人共同分担的原则，建立自费市场（OTC）是打破大锅饭，实现市场经济下的公平性原则的具体体现。

3. 情实性原则　药品政策是否符合中国国情，是否符合国家卫生经济状况和人群患病类型、“疾病谱”，是否符合国家、行业的承受能力，是情实性原则的重要体现。药品政策还要符合民情，要考虑大多数群众的接受、认可程度与承受能力。我国直到2000年才开始实行处方药与非处方药分类管理制度，这与我国城乡居民经济承受能力、购药习惯、文化水平、执业药师制度和基本医疗保险制度的实施密切相关。情实性原则使药品政策更行之有效，减少资源浪费，产生更大的效益。

4. 效益性原则　效益好坏也可以体现伦理学上的善与恶。药品政策制定实施的目的是力求取得更好的社会效益与经济效益，即使取得经济效益，也要在道德上给予肯定。在卫生资源有限的情况下，在政策上倾斜，使资源配置到最能产生社会效益与经济效益的地方。比如对药品价格的管理，既要发挥市场调节的作用，又要运用政策导向，协调药品生产、经营、卫生机构、个人等各经济群体的利益，使社会效益与经济效益最大程度地发挥出来。

二、药品政策的伦理意义

（一）国家基本药物的伦理意义

世界药品品种繁多，市场更新换代急剧加快，一方面造成药品资源巨大浪费，另一方面，贫穷落后国家的人民得不到基本的医药保障。世界卫生组织针对这一不公平的现状，于1975年在发展中国家推行国家基本药物政策，希望这些国家的人民得到基本药物供应，降低医疗费用，促进药品的合理研制、生产及使用。至1999年底，全世界已有156个国家（占WHO成员国的80%以上）实施了基本药物制度。我国从20世纪80年代筹备，1992年开始启动遴选国家基本药物，1996年公布第一批国家基本药物目录。此后，若干年修订一次，目前我国使用的为2018年颁布的目录，基本药物品种数量由原来的520种增加到685种，其中西药417种、中成药268种（含民族药）。国家基本药物是适应基本医疗卫生需求、剂型适宜、价格合理、能够保障供应、公众可公平获得的药品。这项制度的实质是重新分配卫生资源，使其更加符合合理、公正的道德原则。

分析我国药品市场，有中药制剂5000多种，西药制剂近4000种，进口药品1000余种。如此大量药品上市销售，如果调节失控，就会发生有失公允的现象。事实上，近年在药品生产、经营、使用领域确实也出现了保健药品、滋补药品生产过多过滥，临床急需的低价药品时有断档；享受公费医疗的人群过度占有卫生资源，造成药品使用中的浪费，加大了国家和社会的财政负担等不当行为；而农村落后地区看不起病，吃不起药的情况依然存在。

实施国家基本药物制度后，经过科学评价，遴选出具有“临床必需、安全有效、价格合理、使用方便、中西药并重”特点的基本药物，为广大人民群众提供最安全、最有效、最适宜、最经济的治疗药物，有效地遏止了药品费用过快增长，减少浪费，充分、合理地利用我国有限的医药卫生资源。在中共中央、国务院2009年《关于深化医药卫生体制改革的意见》文件指导下，我国政府规定在公立的（包括农村）基层医疗卫生机构全部配备和使用基本药物，其他各类医疗机构也都必须按规定使用基本药物。国家基本药物全部实行零差率销售。在国务院办公厅2018年《关于完善国家基本药物制度的意见》中，进一步明确坚持基本药物主导地位，强化医疗机构基本药物使用管理，以省为单位明确公立医疗机构基本药物使用比例，不断提高医疗机构基本药物使用量。公立医疗机构根据功能定位和诊疗范围，合理配备基本药物，保障临床基本用药需求。将基本药物使用情况作为处方点评的重点内容，对无正当理由不首选基本药物的予以通报。对医师、药师和管理人员加大基本药物制度和基本药物临床应用指南、处方集培训力度，提高基本药物合理使用和管理水平。鼓励其他医疗机构配备使用基本药物①。国家基本药物政策与“人人享有卫生保健”“人人都能得到基本的药物供应”的道德目标是一致的，充分体现了药品政策的公益性原则。

（二）国家基本医疗保险制度及其用药的伦理意义

我国的医疗卫生事业是一项具有公益性的福利事业。实行医疗保健制度改革的基本方针是实行医疗费用由国家、集体、个人三方合理负担、充分考虑各方面的承受能力，使全体人民能获得基本医疗保障，以增进人民健康，这项政策是由我国经济发展水平和卫生事业的性质所决定的。1998年国务院决定在全国范围内进行城镇职工医疗保险制度改革，这一改革决策充分考虑到社会主义初级阶段生产力发展的水平，考虑到我国卫生事业只能是“政府实行的一定福利政策的社会公益事业”的性质特点。

与之相配套，与药品相关的政策有：建立定点零售药店和确定基本医疗保险用药范围。该项药品政策已明确规定：营养滋补作用的药物、动物脏器、干果、中药材泡制的酒类，果味药品制剂，血液制品等不列入保险可报销范围。基本医疗保险用药绝大多数来自于国家基本药物。自2000年第一版国家基本医疗保险药品目录公布以来，共有5版医保目录。最新版目录由国家医疗保障局会同人力资源社会保障部于2019年8月公布，其中常规准入

---

① 中央政府门户网站．国务院办公厅关于完善国家基本药物制度的意见［EB/OL］. http：//www. gov. cn/zhengce/content/2018－09/19/content_5323459. htm. ［2018－09－19］.

部分共2643个药品，包括西药1322个、中成药1321个（含民族药93个）；中药饮片采用准入法管理，共纳入892个。最新版目录优先考虑国家基本药物、癌症及罕见病等重大疾病治疗用药、慢性病用药、儿童用药、急救抢救用药等①。

（三）药品价格政策的伦理意义

药品价格就像一把双刃剑，是由政府定价还是市场调节，在价值取向上一直存在道德冲突。如果像计划经济时代，将药品作为福利品，由国家统一制定价格，统购统销，几十年下来，产生的结果是药品产业始终在低层次徘徊，既没有给国家社会产生巨大的经济效益，医药产业也得不到长足的发展，最终满足不了人民日益增长的健康的需要，人民健康利益实际上得不到根本的保障。公平的目标不能很好地实现，医药道德的合目的性也得不到充分的表达。但如果对药品价格放任不管，完全由市场调节，或者虽然有政府定价，但实际上由市场自由运作，就会出现药价节节攀升，国家财政与老百姓不堪重负的局面。卫生医疗保健成了普通人不能享受的奢侈品，这也就完全丧失了医疗卫生事业的基本原则，道德上更是不可取的。

医药产品是特殊商品，在社会资源有限的情况下，既要通过合理配置卫生资源，实行药品限价和低价政策，实行社会的二次分配，保持社会公平；又要通过经济政策杠杆激发医药企业的活力，提高医药事业发展水平。

[实例11-6]

近年来，我国对药品实施20余次统一降价。国家发展改革委有关负责人指出，考虑到目前中国医药卫生体制及市场流通现状，对价格偏高、折扣空间较大的品种，按照积极稳妥的原则分步降价；对临床急需、价格低廉、疗效确切的药品不再降价，以鼓励廉价药品的生产、经营和使用；对市场供应紧缺或断货的品种，适当提高价格。如原先30片一盒的宜欣（硝苯地平缓释片）调整前卖16.5元一盒，调整后每盒仅需12.8元，降幅达22.4%，而40mg一盒的替米沙坦片此前售价39.5元，降价后每盒仅售19.8元，降幅达49.8%。

我国药品价格管理政策历经多次改革。国家发展改革委会同国家卫生计生委等部门在2015年联合制定了《推进药品价格改革的意见》，取消绝大部分药品政府定价，完善药品采购机制，发挥医保控费作用，药品实际交易价格主要由市场竞争形成②。2019年8月新修订的《药品管理法》第84条规定，国家完善药品采购管理制度，对药品价格进行监测，开展成本价格调查，加强药品价格监督检查，依法查处价格垄断、哄抬价格等药品价格违法行为，维护药品价格秩序③。通过价格管理，协调药品生产、经营、卫生机构、个人等各经济群体的利益；通过价格政策，激发市场调节的活力，使药品社会效益与经济效益最大程度地发挥出来。这样的药品价格政策才是道德的政策。牺牲效率换取公平，是低水平的原始的公平；牺牲公平换取效率则背离了社会主义经济发展的终极目的。牺牲任何一方都是不道德和不可取的。

（四）处方药与非处方药分类管理制度的伦理意义

我国处方药与非处方分类管理制度从2000年开始正式实施，并且将该项政策纳入修订

---

① 中央政府门户网站．进一步提升医保待遇 新版国家医保药品目录发布［EB/OL］. http：//www. gov. cn/xinwen/2019-08/20/content_5422857. htm.［2019-08-20］.

② 国家发改委网站．关于印发推进药品价格改革意见的通知［EB/OL］. http：//www. ndrc. gov. cn/zcfb/zcfbtz/201505/t20150505_690664. html.［2015-05-05］.

③ 国家药品监督管理局网站．中华人民共和国药品管理法［EB/OL］. http：//www. nmpa. gov. cn/WS04/CL2076/357712. html.［2019-08-27］.

的《药品管理法》中。为何要实施该项政策，这样做是合理的、合宜的、符合道德的吗?分类管理政策制定的目的除了要加强药品监管、与国际接轨、保障人民用药安全外，还要提高人们自我保健，自我药疗的意识，合理利用医疗卫生与药品资源，减少公众对社会卫生资源过度的依赖状态，因为绝大多数 OTC 药物是自费药物。

[实例 11 -7]

据某报透露，在过去的十余年中，美国医生接待感冒病患者的数量锐减了 11 万人次，这主要归功于美国食品与药品管理局（FDA）将感冒药转换为非处方药的政策。可以让医生有更多的时间提高诊疗技术，更好地照顾危重患者。

2019 年 2 月，经国家药品监督管理局组织论证和审定，将补肾润肺口服液、定坤丹、黄芪精颗粒、金银花软胶囊、人参蜂王浆咀嚼片、小儿柴桂退热颗粒、小儿柴桂退热口服液、小儿退热颗粒、心脑欣丸、银黄颗粒、聚维酮碘药膜、维生素 B_{12} 滴眼液等 12 种药品由处方药转换为非处方药①。目前我国消费者可以在零售药店买到的非处方药已达 4000 多种，基本满足人们自己医治常见小病的需要。

WHO 在第 44 届世界卫生大会上提出“人人要为自己的健康负些责任”，并指明这是符合道德标准的。许多国家在 20 世纪 70 年代兴起“自我保健运动”，世界各国政府为减轻医疗费用持续增长带来的财政负担，都相继制定了支持消费者自我药疗、自我保健的政策。对于中国这样一个有着庞大人口数量的国家，推行非处方药的政策其作用也是相当显著的，是符合社会道德的。

重点小结

医院药学从技术层面看，面临着从传统的采购药品、调剂药品向临床药学服务方向发展的趋势，药学任务发生着深刻变化。医院药学的经济功能弱化、医院药师与患者紧密接触、医院药学与临床医学紧密结合是医院药学的主要特点，医学伦理学特征和承担社会道德义务的特征是医院药学的伦理特征。审方仔细认真，调配准确无误；认真核对签字；发药耐心、交待清楚是药品调剂（配发）道德规范的主要内容。医院药师采购药品要坚持患者至上、质量第一的原则，对采购的药品严格执行进货检查验收制度，验明药品合格证、包装、标签与说明书等，确认产品的合法性。动机与效果统一的用药原则、目的与手段统一的用药原则、规避道德失当的用药行为是药品使用的基本伦理原则。患者有合法用药的权利，有得到合理用药，不被滥用药物的权利，医药人员应该为患者提供合理用药咨询服务，建立完整的用药流程，加强医患之间的联系，提高合理用药整体水平。药品不良反应报告的道德意义在于预警药品风险，确保用药安全，减少药品不良反应发生的频率，减小其危害程度。公正是药品政策最基本的道德准则。具体而言，药品政策要符合公益性原则、公平性原则、情实性原则与效益性原则。

思考题

1. 简答医院药学的特点及伦理特征。

① 国家药品监督管理局网站．关于调整补肾润肺口服液等 12 个药品管理类别的公告（2019 年第 10 号）［EB/OL］. http：//www.nmpa.gov.cn/WS04/CL2138/335106.html. ［2019 - 02 - 19］.

2. 简答药品调剂道德规范的内容。
3. 简述医院采购药品的基本道德要求。
4. 简答药品使用的伦理原则。
5. 简述药品政策的基本道德准则。
6. 简述合理用药的道德意义。
7. 结合下列材料，对滥用药物的行为进行伦理分析。

20世纪是药物发展最快的一个世纪，从“六O六”、磺胺药、青霉素、胰岛素，到维生素、激素药的发现使用，各种生物技术药物层出不穷。药物在征服细菌、征服各种慢性疾病的同时，还伴随着药源性疾病、药物依赖性和医药卫生资源的浪费、生态环境的破坏。滥用药物是其原因之一。

滥用药物的后果十分严重。首先导致了大量的药源性疾病，患者的健康与生命受到了伤害。精神药品与麻醉药品的滥用使患者对药物产生身体依赖性或精神依赖性，危害患者健康和正常思维，造成精神萎靡，意志衰退，影响智力、学习、生活与工作，严重的威胁到生命安全。其次，药物滥用尤其是抗生素的滥用导致严重的生态问题，有专家指出：“滥用抗生素已在世界范围内构成一种致命的威胁，如果这种趋势不加制止，我们不久就会面临一代不死的病菌。”因为大量的抗生素几乎把一切敏感的致病菌都杀死了，而那些抗药性的菌株则生存繁殖起来。比如青霉素原可杀死一切金黄色葡萄球菌，现在只有杀死其中10%的菌株。过分使用氨苄青霉素，使其治疗泌尿道感染的效率，在几年内，由90%降为50%。在一些性患者群中大量使用青霉素，使抗药的淋球菌大量出现。菌群生态的破坏，最终还是要对人类健康造成严重的威胁。

初步分析药品滥用原因有以下三种。第一，技术性原因。医生没有对症下药；用药指征不明确；药物剂量过大或不足，疗程过长或过短造成重复给药、合并用药、禁忌用药；近年来还发现个别医药人员按商品名给予同类药品的现象。第二，患者心理原因。患者有病乱吃药，相信广告药、进口药、高价药。第三，社会原因。由于药品管理制度不够完善，致使某些药品广告虚假失实；患者不凭处方可以在药店买到处方药；不合理的公费医疗制度使一些患者变药物治疗为药物享受；“以药养医”的政策，促使医生愿意开大处方、开价钱贵的药。这些已成为近年来药品滥用的新表现。

要使药品滥用得到控制，除了要加强卫生体制改革，完善药品管理之外，还应重新审视和评价医药人员的药品使用伦理观。从伦理的角度分析其道德动机、道德行为等。医药人员只有建立了正确的价值观，从思想深处，内化为一种自觉的道德要求，才能自觉遵循药品使用伦理原则。

（马晓微　洪　兰）

扫码“练一练”

第十二章　药品质量监督管理领域的道德

学习目标

通过本章内容的学习，要求掌握药品质量监督管理的性质和原则。药品监督员和药品检验人员的道德规范。熟悉药品质量及药品质量监督管理的含义、内容和特点。了解加强药品质量监督管理道德建设的意义。本章难点是药品质量监督管理的原则。

药品质量的好坏关系到人民的生命健康及人们的生活质量。加强对药品质量的监督管理，以保障人们用药安全、有效、合理，是从事药品监督及药品检验工作人员的神圣职责。探索和研究药品质量监督管理领域的道德要求，对增强药品监督员及药品检验人员的道德水平，提高其执法的原则性和坚定性，对确保人们使用高质量、安全、有效的药品，维护人们健康具有深远意义。

扫码“学一学”

第一节　药品质量监督管理的道德意义

一、药品质量监督管理的性质及原则

在分别经两次修正和修订后的2019版《中华人民共和国药品管理法》中，对药品的概念做了明确的界定。药品，是指用于预防、治疗、诊断人的疾病，有目的地调节人的生理机能并规定有适应症或者功能主治、用法和用量的物质，包括中药、化学药和生物制品等。对药品的概念，从不同角度在实践中人们又会遇到许多相关名词，这些名词的含义延伸了药品的概念内涵，它们有：

（1）新药　在我国《药品注册管理办法》中规定，新药是指未曾在中国境内上市销售的药品。同时在我国对已上市的药品改变剂型，改变给药途径，增加了新的适应症的药品也按新药管理。

（2）上市药品　指经国家食品药品监督管理部门审查批准并发给生产（或试生产）批准文号或进口药品注册证的药品制剂。

根据药品品种、规格、适应证、剂量及给药途径不同，对药品分别按处方药与非处方药进行管理。

（3）处方药　指必须凭借执业医师或执业助理医师处方才可调配、购买和使用的药品。

（4）非处方药　则是指不需要执业医师或助理执业医师处方，消费者即可自行判断、购买和使用的药品。在国外，非处方药也称为“柜台外销售的药品”（Over The Counter 简称 OTC）。无论如何划分药品的种类，在药品中贯穿的核心是药品的质量。无论我国还是国外对药品质量的监督管理提到了极高的地位。在美国，有美国食品药品管理局 FDA（The Food and Drug Administration）；在英国，有英国药品管理局 MCA（Medicines Control Agency）；在我国，2013 年 3 月组建了国家食品药品监督管理总局，全程管理食品药品安全，从而极为鲜明地提出了这支专门队伍的职责及展示了这一特殊工作领域的重要意义。新一轮

的机构改革后，目前由国家药品监督管理局负责药品（含中药、民族药）、医疗器械和化妆品安全监督管理。药品监督管理部门应当依照法律、法规的规定对药品研制、生产、经营和药品使用单位使用药品等活动进行监督检查，必要时可以对为药品研制、生产、经营、使用提供产品或者服务的单位和个人进行延伸检查，有关单位和个人应当予以配合，不得拒绝和隐瞒。

（一）药品质量及药品质量监督管理的含义

扫码“看一看”

药品质量指能满足规定的技术标准和要求的特征的总和。它具体涵盖如下五个特性：

1. 有效性　有效性指在规定的适应证、用法和用量的条件下，能满足预防、治疗、诊断人的疾病，有目的地调节人的生理机能的性能。有效性是药品的最基本特征。药品若对人们防病治病没有效果也就不成其为药品。

2. 安全性　安全性指药品按规定的适应症用法和用量使用的情况下，对服药者的生命安全不构成严重影响。俗语道：“是药三分毒”。大多数药品均有不同程度的不良反应，当有效性大于不良反应的情况下方可使用。某些物质对人体的某种疾病能起到防治作用，有疗效，但同时对人体有致畸、致癌、致突变严重损害，甚至致人死亡，就不可作为药品。

3. 稳定性　稳定性指药品在规定的条件下保持其有效性和安全性的能力。规定的条件包括药品的有效期限以及药品生产、贮存、运输和使用的要求。若药品在某种条件下极易变质，则不可作为商品药。

4. 均一性　均一性指药品的每一单位产品，如一片药、一支注射剂或一箱药、一袋药，都符合有效性、安全性的规定要求。一般而言，人们的用药剂量与药品的单位产品密切关联，特别是有效成分在单位产品中含量很少的药品，若不均匀就可能会因为用量过少而无效，或用量过大而中毒甚至致死。

5. 经济性　经济性指药品生产、流通过程中形成的价格水平。药品价格与药品的价值相联系，过高或过低均会对消费者或生产企业产生影响。

药品质量监督管理是指国家药品监督管理部门依据法律授予的职权以及法定的药品标准、法律和行政法规、制度和政策，对药品研制、生产、经营、使用的药品质量（包括进出口药品质量）以及影响药品质量的工作质量、保证体系的质量进行监督管理。国家通过对药品质量及相关的工作质量和保证体系质量的监管，实现促进新药研发、规范药品市场、提升制药企业的竞争力以及保证人们合理用药等目标，从经济和道德意义上实现药品安全有效，维护人们健康的理想追求。

（二）药品质量监督管理的性质

我国药品质量监督管理具有预防性、完善性、促进性、情报性及教育性。

1. 预防性　加强药品质量监督管理可以预防药害事件的发生，防患于未然，达到维护人民健康之目的。当前，我国医药产业集中度低，企业多、小、散的格局尚没有彻底改变；流通环节过多、经营费用高，低价药品生产难以为继，市场恶性竞争时有发生；企业自主创新投入和能力严重不足；有的企业责任意识、质量意识和守法经营意识淡漠，忽视质量管理和产品安全，污染环境，破坏生态平衡；有的为追求经济利益，违规发布药品广告，严重误导群众。为有效预防和制止各种不健康和不道德现象，杜绝“药害”事件的发生，强化药品质量监督管理水平，在多个环节及早杜绝违法违规现象，严格检查，严格执法，充分体现药品质量监督管理的预防性。

2. 完善性 随着国家药品监督管理体制改革的不断深入，目前的国家食品药品监督管理总局负责对药品（包括中药材、中药饮片、中成药、化学原料药及其制剂、抗生素、生化药品、生物制品、诊断药品、放射性药品、麻醉药品、毒性药品、精神药品、医疗器械、卫生材料、医药包装材料等）的研究、生产、流通、使用进行行政监督和技术监督。注册药品，拟订、修订和颁布国家药品标准；制定处方药和非处方药分类管理制度，建立和完善药品不良反应监测制度，负责药品再评价、淘汰药品的审核和制定国家基本药物目录。药品质量监督管理的完善性体现在通过监督，对国家基本药物进行遴选，并随着药学的发展和防病治病的需要，对处方药和非处方药的分类不断完善，确保药品质量，保证人民用药安全、有效。此外，通过制定国家药品标准，使各项技术指标不断完善，以达到通过监督不断完善药品质量标准体系的目标。

3. 促进性 药品质量监督管理的促进性主要表现在通过对药品质量的监督促进制药工业和医药商业的健康发展。药品质量好坏是衡量国家制药技术水平高低的重要标志，同时药品质量对药品生产、经营企业而言也是其能否存在和发展的关键。一方面通过对药品生产企业的全部生产过程及产品质量的监督，发现问题并及时指出进行整改，可以促进企业的技术改造、技术革新以及提高经营管理水平；另一方面通过临床药物合理使用过程的监督和对药物不良反应监测报告，还可以促进人们合理用药，减少药源性疾病的发生。所谓药源性疾病即药物引起人体的不良反应，并由此产生各种症状的疾病。药物的应用是治疗疾病的一种手段，若使用不当，就可以产生与治疗无关的副作用，导致药源性疾病。药物制剂中含有添加剂、增溶剂、稳定剂、着色剂和赋型剂等，这些物质或多或少也具有化学活性，均可以成为药源性疾病的诱因，使药源性疾病的数量和种类大大增加，严重影响人类健康。目前，仅从抗生素、激素、黄胺三大类药物引起药源性疾病的情况即可见其严重程度。据《中国医药报》报道，我国每年有 8 万人直接或间接死于抗菌药滥用。药品监督可以建立药物不良反应报告系统，及时淘汰毒副作用大的药物，以促进合理用药，保证人们用药安全。实施药品电子监管是近年的新措施。中国药品电子监管网是食品药品监督管理部门对药品从生产、经营进行全程监管的应用平台，通过药品与监管码的一一对应关系可以进行药品的流向追溯和召回。监管网政府端包含有入网管理、药品信息管理、企业信息管理、药品召回、预警管理、统计报表、特药计划管理、运输信息管理、消息中心、药品流向和追溯、数字证书密码管理等多种功能。通过这些技术手段的监管，促进药品生产企业和经营企业完善管理，保证药品质量。

4. 情报性 情报性是指药品质量监督管理通过对药物不良反应的监测报告为企业生产及民众用药提供信息情报。对一些产品质量不好，存在严重毒副作用的药品，国家药品质量监督管理部门及时发布信息，使企业及早了解和掌握信息后不再重复研制、生产以避免造成损失，同时对质量不合格，有严重毒副作用的药品，告诫民众注意用药安全，特别严重的，国家发布信息在临床上淘汰。这些举措的根本目的在于确保人们的用药安全，维护民众的健康。

[实例 12－1]

2019 年 4 月 30 日，美国食品药品管理局（FDA）发布消息称，由于复杂睡眠行为（包括梦游、睡眠驾驶和在不完全清醒的情况下从事其他活动），某些常见的治疗失眠类处方药物如艾司佐匹克隆、扎来普隆和唑吡坦，发生了罕见但严重的伤害，甚至死亡。在过去的

26年里，FDA发现了66例药物引起复杂睡眠行为的报告，这些病例仅来自FDA不良事件报告系统（FEARS）或医学文献，因此可能有更多尚未发现的病例。面对这样的警告，国家食品药品监督管理局表示，对于服用这些镇静催眠类药物后出现过复杂睡眠行为的患者应避免开具这些药物；如果患者出现过复杂的睡眠行为，应停止使用这些药物。同时提醒患者一定要严格按照医嘱用药，不要超剂量、超频次用药。因为这些药物引起的行为虽然罕见，但已导致严重的伤害或死亡。

随着国家对药品不良反应监测报告的重视，信息发布功能越加突出。我国规定，国家食品药品监督管理总局是药品不良反应信息发布的唯一权威机构。由此，客观上决定了药品质量监督管理的信息情报性质。

5. 教育性　药品质量监督管理的基本要求是“监、帮、促”。“监”就是科学公正，依法监督，保证人民用药安全；“帮”就是帮助企业技术进步和技术创新，提高药品的研究、生产、流通、使用和管理水平；“促”就是促进人民健康素质的提高，促进医药事业的健康发展。依据我国药品质量监督管理的特色足以见教育性体现在三个方面：①通过执法人员严格执法监督，帮助医药生产企业及医药人员提高知法、懂法、尊法、守法的自觉性，自觉杜绝违法现象发生；②通过开展药品质量监督及有关知识的宣传教育活动，可以提高和增强服务对象对医药产品知识及使用方面的相关知识的了解和接受，使患者、服务对象掌握合理用药的基本知识，积极维护自身健康；③通过药品质量监督管理，还可以帮助患者、服务对象树立起维护自身合法权益的观念，懂得用法律武器保护自己，发现假药、劣药及时举报，以及早杜绝假药、劣药危害人民的健康。据上海市药品不良反应监测中心透露，我国每年5000多万住院人次中与药物不良反应有关的可达250多万人，其中死于药物不良反应的有近20万人。加强药品质量监督管理对药物不良反应的监测和报告，对提高民众合理用药的认识具有教育作用。

（三）药品质量监督管理的原则

我国药品质量监督管理的原则共有以下四点。

1. 以社会效益为最高原则　药品是人们防病治病的物质基础，保证人体的用药安全、有效，维护人民用药的合法权益是药品质量监督管理工作的宗旨，也是药品生产、经营活动的直接目的，因此，药品质量监督管理必须以社会效益为最高原则，当企业的经营利益与社会利益、人民利益发生矛盾时，坚持社会利益为第一位。

[实例12-2]

2016年9月，在北京出现了一个典型的例子。患者庞女士被确诊为眼肌重症肌无力，需要每三个小时服用一次溴吡斯的明片。但是，这种重症肌无力患者必备药、孤儿药已全国断供。溴吡斯的明片是廉价救命药，每瓶60片只卖30元左右，目前国内只有一家企业生产。而在2016年9月初，该药由生产企业召回，直接的后果就是多地患者陷入了无药可用的危险境地。彭女士跑遍了北京各大医院，协和、301、武警总院等医院都没有，最后还是在一家网站上买到了4瓶。不过随后传来的消息令人松了一口气。药厂已经启动了溴吡斯的明片正常生产，并逐步恢复市场正常供应。

廉价药断档是困扰民众用药的一大难题。要有效解决这个问题，一方面需要医药企业在生产中以社会效益为上；另一方面也需要政府部门制定的相关医药政策科学、连续、合理，需要药品质量监督管理工作的正确导向和必要推动。对于人民急需的药品，要给予政策性的鼓励和优惠；对有害民众健康的假、劣药品，要坚决打击，决不手软。

2. 质量第一原则 基于药品是一种特殊的商品，因此必须将药品质量放在至关重要的位置，只有符合质量要求的药品才能保证疗效，否则将会给人民健康带来严重后果。在药品质量监督管理中始终将质量合格放在首位，以确保药品安全、有效。

[实例12-3]

2018年7月15日，国家药品监督管理局发布通告指出，长春长生生物科技有限公司冻干人用狂犬病疫苗生产存在记录造假等行为。这是长生生物自2017年11月份被发现疫苗效价指标不符合规定后不到一年，再曝疫苗质量问题。于是，国家药监局责令企业停止生产，收回药品GMP证书，召回尚未使用的狂犬病疫苗。随后，国家药监局和吉林省食药监局分别对长春长生公司作出多项行政处罚。2019年2月，吉林长春长生公司问题疫苗案件相关责任人被严肃处理，十余人被检察机关依法批捕。

药品质量监督管理始终坚持产品质量第一的原则，对确保人民的生命和健康意义十分重大。

3. 坚持法制化与科学化高度统一原则 药品质量监督管理必须依法进行，严格执行药事法规要求，执行《药品生产质量管理规范》《药品经营质量管理规范》及其他药事法规，做到执法必严，违法必究。同时还要推广现代科学技术来促进药品监督管理工作，包括监督过程中先进技术手段的采用，药品质量检验过程中科学方法、先进精密仪器的使用等，以此提高药品质量监督管理的水平。

科学监管要采用新技术，对违法广告在监管过程中也要曝光。例如，2010年4月，国家工商管理总局和食品药品监督管理局联合发布第一季度违法广告公告，这些违法低俗不良药品广告夸大药品适应证和功能主治，欺骗和误导消费者，广告内容格调低下，用语低俗，严重违反广告法律法规规定，并建议新闻出版行政部门对发布违法低俗不良药品广告的媒体单位有关责任人进行处理，以此加强法制力量的监督。

4. 坚持专业监督管理与群众性监督管理相统一原则 在我国，为了加强对药品质量监督管理，国家组建了三支队伍：一是国家药品监督管理机构，由药品监督员专人、专门负责药品监督管理工作；二是药品生产企业和医疗机构设立了药品质检科室，进行药品质检；三是设有群众性药品监督员、检察员开展监督工作。这三支队伍相互协调、相互补充，保证了我国药品监督管理工作的实施。

进行药品不良反应报告与监测管理，为保障公众用药安全筑起一道有效的屏障。2004年，我国颁布实施了《药品不良反应报告和监测管理办法》。但实践中的问题如地方药品不良反应监测机构和职责的设置已不能适应当前药品安全监管需要；药品生产企业第一责任人体现不够充分；迟报、漏报现象依然存在；对严重药品不良事件的调查和处理以及要求企业对已上市药品进行安全性研究等缺乏明确规定等，促使原卫生部和国家食品药品监督管理局于2011年5月对《办法》进行了补充、完善和修改。新修订的《办法》进一步明确了省以下监管部门和药品不良反应监测机构的职责，规范了报告程序和要求，增加了对严重药品不良反应、群体药品不良事件调查核实评价的要求，增加了“药品重点监测的要求”，并对生产企业主动开展监测工作提出更明确和更高的要求。这些反映了国家对药品质量和人民生命安全的高度重视，在实践中不断提高了专业性监督管理的水平。

当下，省、市、县级政府依据国务院关于地方改革完善食品药品监督管理体制的指导意见，原则上参照国务院整合食品药品监督管理职能和机构的模式，结合本地实际，将各部门的食品安全监管和药品管理职能进行整合，组建了地方食品药品监督管理机构。例如上海、深圳、天津等地，率先在全国探索了由工商行政管理局、质量技术监督局、食品药品监督管理局联合的“三合一”模式的食品药品监督管理机构——市场和质量监督管理委员会，变垂直管理为属地管理。由此强化了专业监督管理的力量和实效。

二、药品质量监督管理的主要内容及道德意义

我国药品质量监督管理的主要内容概括地说是通过制定科学的规范和标准，设置严格的行政审批条件，建立统一、科学、公平、公正、公开的原则，对药品包括医疗器械质量进行监督和管理。具体包括如下内容。

（1）监督实施药品管理的法律、行政法规，依法实施中药品种保护制度和药品行政保护制度。

（2）注册药品，拟订、修订和颁布国家药品标准，开展药品再评价和整顿淘汰药品。

（3）制定国家基本药物目录，制定处方药和非处方药分类管理制度。

（4）实行新药审批制度，生产药品审批制度，进口药品检验、批准制度，负责药品检验。

（5）建立和完善药品不良反应监测和报告制度。

（6）调查、处理药品质量，中毒事故，依法查处制售假劣药品、医疗器械等违法行为。

（7）依法监管放射性药品、麻醉药品、医疗用毒性药品、精神药品及特种药械。

（8）对药品生产、经营企业、医疗机构和中药材市场的药品进行检查、抽验、及时处理药品质量问题，指导药品生产企业和药品经营企业的药品检验部门和人员的业务工作。

上述广泛的内容涉及到药品的各个领域和各个部门人员的行为选择，若医药人员能以崇高的责任感和使命感在实践中履行道德义务就可以确保药品质量。同时只有药品质量监督管理人员严格执法，秉公无私，在工作中严把药品质量关，才能在实际工作中，完成维护人民健康的崇高职责。2000 年 11 月，国家药品监督管理局获悉美国发生多起使用含有 PPA（苯丙醇胺）药物的不良反应，指示国内有关部门开始调查，结果发现我国已经发生过 70 余例此类药物引起的不良反应，为保证人民用药安全，国家药品监督管理局做出了暂停销售和使用含有 PPA 药物的决定，在全国引起很大反响，群众高度赞扬国家药品监督管理部门对人民用药安全高度负责的精神。

药品监督管理人员在执法过程中，严格查处假药、劣药，取缔不合格药品等具体行为同样伴着各种利益关系的调整，如决定暂停 PPA 药物的生产和销售，对生产企业带来影响无疑是严重的，但是不能因为局部利益的维护就舍弃人民的利益。所以，在药品质量监督管理的内容要求中贯穿着崇高的医药道德义务，认真履行职责，是道德与法律对药品监督管理人员的共同要求。

目前，伴随互联网的普及，网上药店经营及互联网药品信息服务已经成为一种趋势。面对这一新生事物，加强药品质量监管十分必要。国家药品监督管理局接到群众举报，一些消费者通过网络买到假劣药品，这说明非法经营的网站在售药。还有一些网站利用消费者保护隐私的心理，非法销售处方药。网上药品信息及交易服务，对药品质量监督管理的质量提出了更高的要求。

药品质量监督管理在道德层面关涉诸多利益关系的调整。恰当处理好药品生产者、经营者和使用者之间的利益关系，是检验药品质量监督管理质量和水平的标尺。

扫码“学一学”

第二节　药品质量监督管理的道德要求

随着国家食品药品监督管理总局的成立，转变管理理念和创新管理方法已经成为确保民众“舌尖上的安全”应有的题中之义。为规避重大药害事件的发生，健全食品药品风险预警机制势在必行。伴随我国药品监督管理体制改革的深化，药品监督机构和药品监督员的作用日益凸显，成为国家药品质量监督保障体系的重要组成部分。

一、加强药品质量监督管理道德建设的意义

药品监督员是政府药品监督管理部门聘任的对药品进行监督、检查、抽验的技术人员，代表政府行使药品质量监督检查的职权。药品监督员队伍是国家确保药品质量和安全的重要力量。药品监督员和药品检验人员是贯彻执行国家有关药品质量的法令、条例、规定的政府工作人员，是认真贯彻执行药事法律、法规和各项方针、政策，保障人体用药安全、有效，维护人民健康的坚强卫士。因此，加强药品质量监督管理道德建设，重在提高药品监督员和药品检验人员的道德素质，从而提高药品质量监督管理水平，正确处理药品质量监督管理机构与药品生产、供应、使用者的关系。具体意义如下。

1. 有利于提高药品质量监督管理水平　药品监督管理的对象是人用药，管理的核心是药品质量，管理的目的是确保人体用药安全、有效。因此，药品质量好坏，用药是否安全与药品监督员是否尽职尽责，具有高尚的职业道德，在实践中的具体表现息息相关。在我国，目前已完全按照《药品生产质量管理规范》规定生产企业的基本条件，如对环境、人员、设施、设备、卫生标准等方面都提出了严格要求，其目的是确保药品质量。加强对药品监督员的职业道德教育，不断增强其责任感，使之在实践中严格按规定监督检查，并贯彻执行药品生产、经营质量管理规范的要求，可以提高其对医药企业生产、经营等各方面的监督管理水平。如 2010 版 GMP 的实行要求药品生产企业重新认证，国家食品药品监督管理总局发布 2013 年第 53 号公告，明确指出血液制品、疫苗、注射剂等无菌药品的生产必须在 2013 年 12 月 31 日前达到新修订药品 GMP 要求。此外，针对一些未列入特殊药品管理的处方药和非处方药在部分地区出现从药用渠道流失、被滥用或提取制毒，在国内外造成不良影响，且危害公众健康安全的现象，国家食品药品监督管理局对特殊药品进行电子监管。国家发布通知要求，凡生产含麻黄碱类复方制剂、含可待因复方口服溶液、含地芬诺酯复方制剂的企业，应在 2011 年 12 月 31 日前加入药品电子监管网，以保证医疗需求，防止从药用渠道流失和滥用。同时规定，从 2012 年 1 月 1 日起，对含麻黄碱类复方制剂、含可待因复方口服溶液、含地芬诺酯复方制剂，未入网及未使用药品电子监管码统一标识的，一律不得销售。可见，监管中的技术手段和责任强制，也在客观上提升药品质量监督管理水平。

2. 有利于正确处理药品质量监督管理机构与药品生产、供应及使用者和个人之间的关系　药品质量监督管理机构与医药生产、供应及使用者和个人之间存在着一种在药品质量方面的监督与被监督的关系。如何看待和处理这种关系，以什么态度对待医药产品供、用单位和个人，是衡量药品监督员职业道德水平高低的标准。一方面，药品监督员依法严格管理，是对国家、人民高度负责的表现，是符合医药职业道德要求的。反之，视而不见、贪图私利、循私枉法是不道德的。另一方面，药品监督员不能单纯地把医药企业看作是服从者，而应该看作是自己的服务对象，发现问题耐心解释、虚心指导，办事不拖拉、扯皮，

坚持原则，以理服人。如此，才会使三者关系协调发展。

［实例 12－4］

2012 年 4 月 15 日，央视《每周质量报告》报道了部分药品生产企业使用铬超标胶囊生产药品的问题，河南昊海药业和焦作金箭实业生产的药用空心胶囊涉嫌铬超标，引起了社会广泛关注。事件发生后，省政府高度重视，立即责成省监察厅、省政府纠风办等相关部门，对焦作、安阳两个涉案企业药用胶囊铬超标问题进行严肃查处。经查，上述两家生产企业药用胶囊铬超标问题，主要原因是监管部门对企业的生产经营监管不到位，相关工作人员失职，未认真履行工作职责所造成。由于这些监管人员对人民负责的道德意识浅薄，多批铬超标胶囊流入市场，不仅使人民的生命安全受到威胁，而且使药品生产企业自身的信誉和可持续发展也受到影响。

药品质量监督管理机构与药品生产、供应及使用者和个人之间的关系不是对立的，而是目标一致的“双赢”和“多赢”关系。药品质量监督管理是社会的“民心工程”，非“为监管而监管”的简单模式。针对我国药品质量问题多出现在生产源头这一实际，加强监管，强化药业质量管理保障能力，“决不让一粒假劣药品流向社会”，是药品质量监督管理的重中之重。

二、药品监督员的道德要求

1. 坚定执法，严守职责　由于药品是关系到人类生命健康的特殊商品，国家为确保药品质量，特别制定了一整套监督管理法规，然而，法律、法令的执行是依靠人来进行实践的。药品监督员就是由国家授权，代表国家执行药品监督和管理的专职人员，他们担负着执法重任，在实践中对违反《药品管理法》的行为进行监督检查；核发《药品生产企业许可证》《经营企业许可证》《制剂许可证》；审核药品，制订修改药品标准；负责进出口药品的质量监督；取缔假药，处理劣药，监测药品的不良反应并及时报告等职责，这些工作目的就是维护人民健康，确保人民用药安全、有效，所以，药品监督员在实践工作中要严于执法，忠于职守，发现违纪、违法行为坚决抵制并予以制止。如药品监督员负责管理麻醉药品和精神药品，这些药品都是临床上不可缺少的，但是如果管理不好或被滥用、或流入社会，都会造成严重后果。例如哌替啶，最有可能使用药者上瘾成癖，产生依赖性，使用不当会严重损害人的身心健康。

［实例 12－5］

我国东北某医院的一位副院长，由于使用麻醉性止痛药哌替啶上瘾，造成了带有强迫性质的精神状态，每天都离不开哌替啶，有时一天要给自己注射几支方可满足药瘾。按世界医学界公认的准则，麻醉药及其制剂的取得有诸多方面的限制，必须依据医疗处方并且实行医生和药师双签字。我国对该药也有特别的管理规定。但是，这位副院长凭借手中的职权，将医院拥有的一半以上哌替啶供自己使用，这种行为本身就是违法的。

药品监督部门应严格执法监督，防止精神类药物的滥用。

在现实生活中，假药害人的事例也不胜枚举。

［实例 12－6］

2006 年 4 月广州市中山三院连续发生 15 起因使用齐二药生产的“亮菌甲素注射液”导致患者肾功能衰竭的重大事件，导致 13 名患者死亡，2 人病情加重，引起了全国震惊。据调查，齐二药物料采购时没有对供货方实地考察，也未要求供货方提供原、辅料样品进行检验，购进一批假冒“丙二醇”的“二甘醇”。发现药品原料密度超标后，也没有进一步检测，直接非法出具了合格的化验单。该公司用假“丙二醇”辅料生产了大批亮菌甲素注射液并投入市场使用，导致了13人死亡的严重后果。

因此，药品监督员在工作中一定严格执法，发现假、劣药品在市场上坑害消费者一定要坚决打击，决不手软；玩忽职守只能给人民生命带来恶性危害。

2. 严肃认真，一丝不苟 药品监督员把握着药品质量大关，能否确保人民防病治病所用药品的质量，在各个环节都与药品监督员关系极大。药品能否投入生产；生产出的产品质量是否合格；上市后药品是否仍存有严重不良反应；怎样处置都要求药品监督员严肃认真，一丝不苟做好每项具体工作。稍有不慎或失误、疏漏都可能导致伪劣药品对人民健康造成危害。因此，要求药品监督员经常深入实际，调查研究，掌握第一手资料，以科学态度反复核实，做到准确无误。如对临床药物不良反应的监测和报告。在我国1700万聋人中，因药物性致聋者占40%，据世界卫生组织官员对发展中国家药品不良反应的比率估计，我国住院患者中，每年约有19.2万人死于药物不良反应，是传染病死亡人数的数倍。药品不良反应是指合格药品在正常用法、用量下出现的与用药目的无关的或意外的有害反应。国家建立药品不良反应监测和报告制度，目的是保障人民用药安全，防止历史上药害事件的重演，为评价、整顿和淘汰药品提供服务和依据，为临床用药提供信息。也正因如此，我国在近些年纷纷从临床上淘汰了一些药品，如有严重毒副作用，影响治疗安全的非那昔汀片，动物实验发现它有致癌作用；金霉素片有严重的胃肠道反应，可引起致命性胃肠炎，影响肝功能；因配方不合理、质量不稳定、易变质失效的药品像黄连素针剂，肌内注射不能达到有效的血液浓度，无治疗作用。这些不良反应的监测报告都需要药品监督员高度的责任心和踏实严谨的作风，在实践中履行自己的道德责任。

3. 坚持原则，正直无私 药品监督员在执法实践中面临许多关系的考验，同样也面临着强权的考验，面临物质上的诱惑。一些药品生产、经营单位或个人为着某种目的，拉关系，走后门，甚至用行贿手段来引诱执法人员高抬贵手；还有地方本位主义影响，一些地方、单位、部门领导对药品监督员的工作百般阻挠，干扰设障，在这种情况下，要求药品监督员以国家和人民的利益为重，清正廉洁，不畏权势，坚持原则，公正无私，秉公执法，刚直不阿。循私舞弊，贪赃枉法，以不惜牺牲人民健康和生命为代价的行为将受到社会和人民的谴责。

4. 爱憎分明，尽职尽责 热爱人民，保护人民身体健康，同危害人民利益的犯罪分子做斗争，这是药品监督员的职责，也是其重要的道德准则。在某些城市和地区造假成风，假阿胶、假熊胆等药物流入市场，一些贩假药贩欺行霸市，强买强卖，当药监人员去制止时，有些人竟亮出凶器，在这种情况下要求药监人员也要敢于斗争，不怕牺牲。而对人民要用耐心去宣传、教育、宣讲法理，同时又不随心所欲，滥施处罚，使人民群众感到公平、公正，从而端正社会风气，促进社会的物质文明和精神文明建设。

三、药品检验人员的道德要求

药品质量监督检验是药品质量管理的重要依据，质量监督必须采用检验手段，如果检验技术不可靠，数据不真实，将会造成监督工作的失误和不公正。为了加强药品质量监督检验，国家设置了专门的法定机构，配备了检验仪器和专业技术人员。这些专业技术人员就是药品检验机构的检验人员。根据我国药品管理法的规定，药品检验所是执行国家对药品进行监督检验的法定性专业机构，药品检验人员的职责十分重大，因为药品质量监督检验是依据国家的法律规定，对研制、生产、经营、使用及进出口药品、医疗机构自制的制剂质量依法检验。这种监督检验与药品生产企业的产品检验和药品经营企业的验收检验性质不同，它不涉及买卖双方的经济利益，不以营利为目的，这种检验具有权威性、仲裁性和公正性。基于上述特性，对药品检验人员提出如下道德要求。

1. 严格检验，确保质量　药品属于高技术产品，成分复杂，检验难度大，药品检验人员在质量检验时，一定要有高度的责任心，严肃认真，严格按质量规定的标准检验。药品标准是国家对药品质量规格及检验方法所做的技术规定，是药品生产、供应、使用、检验和管理部门共同遵守的法定依据。药品标准属于强制性标准。我国药品标准执行《中华人民共和国药典》标准。药品检验人员能否按药品标准去检验药品的质量是衡量药品检验人员职业道德优劣的重要标志。

药品检验人员在检验中要严格认真，不可放松条件，若出有差错，将不合格品鉴定为合格品，将伪品鉴定为真品，将有毒鉴定为无毒，将无效鉴定为有效，不仅会给患者带来生命和健康危害，而且给国家和人民造成经济损失，后果不堪设想。

2. 刻苦钻研，不断创新　药品检验工作科学性强、技术难度大。如果药品检验人员不具备雄厚的业务知识基础和熟练的技能就无法胜任本职工作。同时药品检验人员还要担负下级药品检验所及药品生产、供应、使用单位质检部门的业务技术指导工作，协助解决技术上的疑难问题。这就对药品检验人员提出非常高的要求，尤其在今天高科技迅速发展，生物技术制药已成为全球的热点和关注的焦点。用基因工程方法所生产的产品，如果仍用传统的化学药物安全性和毒性试验方法来进行检验、评价就往往显得困难或不适用了。比如，干扰素就有种特异性。人干扰素在人身上的药理学活性就远远大于动物；人蛋白质上的糖基有时会在动物身上引起免疫应答，出现毒性。因此，对于用基因工程方法生产的医药产品的长期毒性试验、药物代谢和药物动力学试验、药理学试验、毒理学试验以及致畸和致突变试验应根据制品性质制定试验项目、方法和新的判断标准，同时也需要先进的仪器设备和新的检验方法的不断更新和应用。还比如在药用酒精挥发性杂质的测定中，通常所用的常规气相色谱法进行分离存在许多缺点，经过研究，检验人员发明了通过程序升温用气相色谱法测定的新方法，既省时又准确。开展有关药品质量、药品标准、药检新技术等方面的研究需要药品检验人员勤奋学习，努力提高自身的科学知识水平和业务技术能力，精益求精。只有专业技术水平提高了，才能真正做到公正执法，保证药品检验工作质量，在工作中减少和杜绝因技术水平导致的差错和失误。同时，积极开展科学研究，可以促进我国药检科学水平的提高，庄严地完成维护人民健康的神圣职责。

3. 制定标准，质量第一　制定药品标准是药品检验人员的职责之一。药品检验人员在修订药品标准工作中，要深入了解药品的有效性、实用性和科学性，对药品中所含的有害物质严格控制，不能降低标准；对疗效不确切、毒副作用大、不宜生产使用的品种，要及时向药品监督管理部门提出停产、停止销售、停止使用的建议。药品检验人员在制定质量标准的实践中，要把人道主义精神和科学精神结合起来，贯彻维护人民用药安全有效的基本道德原则，保证药品质量达到和符合最优标准，同时对疗效肯定但质量不稳定或检验方法不够成熟的品种及时研究、改进，对人体健康有害和影响成品稳定的杂种，要严格控制，决不能降低标准。为结合实际，要求药品检验人员要深入到生产第一线去了解真实情况，摸清影响药品质量的因素和问题，以保证药品标准的科学性和实用性。

4. 清正廉洁，全心服务 清正廉洁就是要求药品检验人员坚持原则、作风正派，正直诚实、不谋私利，不循私情、同歪风邪气做坚决斗争。如药品检验人员在检查中发现有影响药品质量的情况时，应及时向被检查单位提出意见，帮助并督促其改进，并主动上报药品质量监督部门管理、督促、检查其改进后果。同时药品检验人员要在参与整顿药品市场的工作中，廉洁奉公，坚持原则，发现游散药贩坚决取缔并坚决打击。

[实例 12 -7]

某县一药贩发货800多公斤厚朴中药材，价值几万元，销给南方一省某县的药材公司，该县药检所闻讯后，立即派药品检验人员赶赴现场抽样，经检验后认定为是冒牌货，立即进行了封存。药贩见状，急忙四处求情，并带重礼“疏通拜佛”，以求此案私了。该所药品检验人员明确表示：礼物不能收，假药不能用。后来指派专人就地销毁了这批假药，保护了药材公司的经济利益和人民健康。

药品检验人员在保证药品质量的前提下，应本着患者利益至上的原则，热情周到地为药品生产、开发、经营、使用单位服务。如在新药开发中，一种新药如果疗效高、副作用小、经济合理，那么药品检验人员就应以高效进行工作，及早做好药品的质量鉴定，使之早日投入生产、使用，为广大民众造福。相反，某种药品质量不合标准，不能因为收取个人好处就利用手中权利为其开绿灯，丧失职业道德。总之，药品检验人员在药学实践中，在药品质量监督管理工作中担负着艰巨的任务和神圣职责，任何违背上述四条标准的行为都是不道德的，后果严重者还将承担法律责任。

重点小结

药品质量指能满足规定的技术标准和要求的特征的总和。它具体涵盖如下五个特性：有效性、安全性、稳定性、均一性和经济性。我国药品质量监督管理的性质具有预防性、完善性、促进性、情报性及教育性。我国药品质量监督管理的原则共有四点：以社会效益为最高原则、质量第一原则、坚持法制化与科学化的高度统一原则、坚持专业监督管理与群众性监督管理相统一原则。加强药品质量监督管理道德建设有利于提高药品质量监督管理水平、有利于正确处理药品质量监督管理机构与药品生产、供应及使用者和个人之间的关系。坚定执法，严守职责；严肃认真，一丝不苟；坚持原则，正直无私；爱憎分明，尽职尽责是药品监督员道德规范。严格检验，确保质量；刻苦钻研，不断创新；制定标准，质量第一；清正廉洁，全心服务是药品检验人员道德规范。

思考题

1. 简述药品质量监督管理的性质和原则。
2. 论述加强药品质量监督管理道德建设的意义。
3. 简答药品监督员、药品检验人员道德规范的内容。
4. 分析下列材料，论述药品质量监督管理的性质和道德意义。

默沙东疫苗召回事件

2007年12月13日，默沙东公司向外界披露，该公司主动召回其生产的B型流感嗜血杆菌偶联疫苗（商品名：普泽欣）。根据默沙东向原国家食品药品监督管理局（SFDA）的报告，由于默克公司在对该疫苗生产工艺的常规测试过程中，发现灭菌工艺存在问题，可能导致若干批次产品存在潜在质量问题，故对这些批次的产品全部召回。

对于默沙东公司此次的儿童用疫苗召回工作，SFDA和广东省食品药品监督管理局给予了高度重视。SFDA于12月16日在其网站上公布相关信息，根据新颁布的《药品召回管理办法》启动了相应的监督工作，并密切关注其召回工作的实施情况。据了解，目前SFDA已经要求美国默克公司严格按照我国《药品召回管理办法》规定，提交对于该疫苗安全隐患的调查评估报告和详细召回计划，落实相关规定。同时，要求所有使用单位应立即停止使用该批次疫苗，加强对注射后不良反应的监测，并协助进口单位做好疫苗收回工作。同时，SFDA要求相关药品经营企业及时传达、反馈召回信息，按照召回计划积极协助控制和收回该批疫苗。而在获悉SFDA方面的消息后，广东省食品药品监督管理局也对此事给予了高度关注。目前，广东省食品药品监管局已经掌握了该批次疫苗在广东省药品经营企业的购销情况。鉴于默沙东公司属于主动召回行为，该局将按照国家食品药品监管局于12月12日出台的《药品召回管理办法》有关规定，及时对企业的召回效果进行评价。据广东省食品药品监管局的有关负责人介绍，国家食品药品监管局出台的《药品召回管理办法》强化了企业责任，充分体现了药品安全企业第一责任人意识，此次默沙东的召回案就是一例。

节选自医药经济报，http：//www. ce. cn/cysc/mass/doctor/200712/20/t20071220_ 13981646. shtml ［2012－01－12］

扫码“练一练”

（王来友）

第十三章　医药道德教育与监督

学习目标

通过本章内容的学习，要求学生掌握医药道德教育的内容和方法；医药道德监督的手段。熟悉制度监督在医药道德监督中的特殊意义。了解医药道德教育的过程及特点。本章难点是制度监督在医药道德监督中的特殊意义。

医药道德教育与监督是形成良好医药道德的外在因素，二者均属于医药道德的实践活动。其目的是为了使医药道德原则和规范转化为医药人员和医药大学生的内心信念，并进一步转化为医药道德行为。因此，在医药实践中加强医药道德教育与医药道德监督，对于培养医药人员的职业道德品质具有重要意义。

扫码“学一学”

扫码“看一看”

第一节　医药道德教育

道德教育是道德活动的一种重要形式。它是为了使人们践行某种道德义务，而对人们有组织、有计划地施加的系统的道德影响。医药道德教育是塑造医药人员具有适应一定社会道德面貌的系统工程。它是依据医药道德的基本原则、规范和范畴，对医药人员进行的有计划、有组织、有目的、有系统的医药道德教育活动。正像人类社会所有的教育活动一样，医药道德教育也有客观规律，有自身的教育过程、特点及内容。

一、医药道德教育的过程、特点及内容

（一）医药道德教育的过程

道德教育的过程是同人们道德品质的形成和完善过程相一致的。人的道德品质或人格特征是如下五要素的集合体，即由道德认识、道德情感、道德意志、道德信念和道德行为组成的。医药道德教育的过程就是这上述五要素提高和发展的过程。

1. 提高医药道德认识　医药道德认识是指医药人员对医药道德关系以及调整这种关系的医药道德原则、规范理论的理解。它是医药道德的结晶，是理性与悟性两种因素的结合。认识是行为的先导，没有正确的认识就很难形成良好的医药道德行为和习惯。在社会生活中，人们通过观察、学习与思考，已初步形成了一定的道德观念，并具有一定的评价能力，在此基础上结合医药实践，通过系统的医药道德教育“启蒙”，使医药人员更深刻地理解和掌握医药道德的原则和规范的精神实质和具体内容，做到晓之以理，以指导自己的行为选择，可见，这是医药道德教育的首要环节。

2. 培养医药道德情感　医药道德情感是医药人员对其所从事的医药学实践所产生的内心体验，是医药人员在心理上对医药职业道德义务所产生的爱憎、好恶态度，是医药人员心灵的外部表现。医药人员对医药职业道德仅有认识是不够的，重要的是将医药道德的认知转化为医药道德行为，这中间的转化需要培养医药道德情感，它对医药活动起到迅速而

持久的作用，是医药道德行为产生的内在动力。医药道德情感产生于救死扶伤，防病治病，维护人类健康的医药实践中的道德责任感，并使对患者的同情心升华为伦理情感体验，最后将人道主义的职责升华为事业心和责任感，急患者所需，痛患者所痛，为解除患者的痛苦和维护患者利益不惜牺牲自己的一切。因此，培养医药人员的医药道德情感，是医药道德教育的重要环节。

3. 锻炼医药道德意志　意志是自觉地调节行动去克服困难以实现预定目的的心理过程。医药道德意志是指医药人员为了履行医药道德义务而克服内心和外部障碍的毅力和能力。它体现了医药道德行为的意图，表现为医药道德行为中的一种坚持精神。医药人员无论在什么工作岗位上，总会要遇到各种意料不到的困难和曲折，没有坚强的意志、顽强的毅力和持之以恒、坚韧不拔的精神很难成功。在今天科学技术迅猛发展的条件下，要创制一种新药大约需要十年左右的时间，耗资十亿美元，经过几千乃至上万次实验。这样一个艰苦的历程需要开发新药的科研人员具有充分的思想准备，同时要有精深的专业知识，娴熟的技术、技能，还需要有坚强的意志品格，否则难以成功。因此，从一定意义上说，医药道德意志是产生医药道德行为的杠杆。培养、锻炼医药道德意志，也是医药道德教育不可缺少的关键环节。

4. 树立坚定的医药道德信念　医药道德信念是医药人员在医药实践活动中对所应遵循的医药道德原则、规范和范畴的正确认识和理解并坚信不移，努力实践的持之以恒的精神状态。信念是医药人员内心的真诚信仰，是理智、情感和意志的结合，是医药人员精神面貌的主要标志。医药道德信念较其他因素更具有持久性和稳定性。通过医药道德教育，使医药人员笃之以念，是促使医药道德认知、医药道德情感、医药道德意志转化为医药道德行为和习惯的中心环节。

5. 养成良好的医药道德行为　医药道德行为是指医药人员在医药道德认识、情感、意志和信念的支配下所采取的具有直接现实性的行动。它是衡量医药人员医药道德水平高低，医药道德品质好坏的客观标志。医药道德教育在上述四个环节之上，导之以行，并要求形成一种经常的、持续的、自然而然的日常行为习惯，这是医药道德教育的出发点和归宿。

总之，医药道德教育的过程就是晓之以理，动之以情，炼之以志，笃之以念，导之以行的持之以恒过程，这也是医药人员良好道德品质的形成过程，在医药道德教育中必须把五个方面紧密结合，才能收到良好的教育效果。

（二）医药道德教育的特点

认识和了解医药道德教育的特点，是正确组织实施医药道德教育的客观依据，也是确定医药道德教育的内容、方法，进行医药道德监督的客观基础。依据医药实践的特殊性，有针对性地概括医药道德教育的特点，主要体现三个结合。

1. 专业性与综合性相结合　医药道德教育是将调节医药实践领域中人与人、人与社会关系的行为准则和规范内化为个人的信念并践行的活动过程。它是适应医药学职业的特殊要求而产生的。因此，医药道德教育具有很强的专业性。然而，医药道德作为社会存在、社会意识范畴的一种，它又与其他社会意识形式相联系并且互相发生影响。医药道德品质的形成同样受人的世界观、人生观和价值观的作用影响。因此，医药道德教育又与一般的思想教育紧密联系，赋予医药道德教育更加广泛的内容，在医药道德教育的实践中，只有把专业性与综合性统一起来才能收到实效。

2. 整体性与层次性相结合　整体性是指医药道德品质在形成过程中各要素的同时进展

性。医药道德教育过程中必须兼顾医药人员的医药道德认知、情感、意志、信念、行为等五要素的综合发展，不能单一地进行，必须同时进行医药道德五要素的培养教育，做到各种因素协调一致，共同提高，对五要素进行的教育互不替代，缺一不可。层次性则是指在医药道德教育中针对不同层次的医药人员提出不同要求，切忌“一刀切”“齐步走”。对领导干部、管理人才、优秀人物提出身体力行，为人师表的高要求；对学术带头人、资历高深人员提出业务上锐意进取，开拓创新并精心育人等高要求；对于青年医药人员提出应注意将书本所学知识与实践知识有机结合，在实践中培养医药道德情感，锻炼医药道德意志，树立医药道德信念，养成良好的医药道德行为的要求。只有针对不同教育对象因材施教，才能达到良好的教育效果。

3. 实践性与针对性相结合 医药道德教育必须适应社会实践的客观要求，结合医药实践的改革及发展中出现的新情况有的放矢加以教育引导。既从实践中获得教育的新内容，又具有针对性。如在当前药品实行处方药和非处方药分类管理的情况下，药店的售药人员和临床药师应热情周到地给服务对象以用药指导并严格按照国家管理规定销售药品。处方药的销售一定要凭借医生的处方才能售药，否则造成不良后果，医药人员的行为就是不道德的。在当前严厉打击市场上假药、劣药的行动中，要结合实例对医药人员开展教育，帮助他们提高觉悟和认识，使他们充分认识假药、劣药的严重危害性和不良后果，在实践中有针对性地提高医药人员的道德水平。医药道德教育如果脱离了实践就会变成空洞的说教和无用的空谈。

（三）医药道德教育的内容

医药道德教育是医药道德实践活动的一种形式，它的内容十分丰富。在理论上，它包括医药伦理学的全部内容，诸如医药道德产生、形成及历史发展；医药道德的特点及作用；医药道德的基本原则、规范和范畴；各个医药实践领域中的道德要求；医药道德品质的培养等。在实践上，它包括对实践中药事管理法律、法规的教育，对社会上不良医药实践行为的分析批判；对好的、优秀的医药道德榜样和典型的事迹宣传、学习，这些是理论内容的极好补充，而且来源于实际中的事例生动、活泼、形象、感人，对升华理论认识起到催化作用，利于人们对理论内容的理解和接受。二者在内容上相互补充，共同促进。

二、医药道德教育的方法

毛泽东曾经指出：“不解决桥和船的问题，过河就是一句空话，不解决方法问题，任务也只是瞎说一顿。”[①] 方法是为目的服务的，没有正确的方法就难以达到预期的目的。医药道德教育的方法就是运用多种有效的教育形式或措施，对医药人员开展、实施医药道德教育。常见如下四种具体方法：

1. 以形感人的典型示范法 列宁说过：榜样的力量是无穷的。先进典型就似一面旗帜，生动鲜明又形象具体，通过宣讲他们的事迹容易在人们心理上产生共鸣，有说服力、感染力和号召力；有很强的示范作用、引导作用和鼓舞作用。在医药道德教育中最常用这一方法启发和引导医药人员践行医药道德责任，收到良好效果。

2. 以境育人的舆论扬抑法 舆论扬抑是指利用集体的医药道德舆论，肯定或否定医药人员表现的医药实践言行，起到扬善抑恶，促进教育者控制和调节自己行为的一种医药道

① 毛泽东选集．第1卷．北京：人民出版社，1985. 134.

德教育方法。集体舆论是在集体中占优势的言论和意见，它是集中共同意志的体现。健康的集体舆论可以为医药人员的成长创造一个良好的氛围和成长环境，使同事间相互信任、相互尊重、相互勉励，这样大范围内的群众教育有利于医药人员优良医药道德品质的形成。

3. 以情动人的说服教育法　这是思想教育中的疏导方法在医药道德教育中的广泛应用，它要求在医药人员中开展批评与自我批评，因为医药道德品质的培养同样需要外在条件和因素的作用影响。当某人在行为表现上违背了医药道德要求，思想教育者就要用疏导的方法耐心细致地做思想工作，帮助想不通的人思想开通；思想转变慢的人逐渐转化；对有进步表现的人还要肯定成绩及时给予表扬。在教育中以情感人，以情动人，使之由不接受转变为自觉、自愿地接受，并将医药道德的具体要求践行在具体实践活动之中。

4. 以理导人的德智教育结合法　医药道德教育以思想教育方法为指导是显而易见的，这也是德育的一个重要特点。但是思想教育也不是脱离实际的空谈，它与智育的专业教育是不可分割的，体现着科学知识的传授与道德教育的结合统一。因此，在医药道德教育中应不忘在传授知识、技术、技能时将育德结合在其中。每个为师者都应以科学的理论和高尚的世界观影响从师者，只有如此，才能以深刻的道理引导人、教育人。

[**实例 13－1**]

中国工程院院士、野战外科与创伤医学专家，第三军医大学王正国教授在一次指导研究生论文时，他发现论文中实验动物体重只有平均数而无标准差，让学生补上这个数据，这个学生半小时就补上了这个数据。他想这个学生是否查阅了原始材料？在他的追问下，学生承认是自己编造的。王教授非常气愤，他说："我不是行政领导，无权开除你，但是我可以不承认你是我的学生。"短短的几句话，学生伤心痛哭，悔恨交加，受到深刻的教育。

在许多老一代科学家的身上具有这样的品格，他们言传身教，至真至理，使后人受到深刻启迪。

第二节　医药道德监督

扫码"学一学"

医药道德监督与医药道德教育相辅相成。对医药道德教育后的效果进行监督，有利于深化医药道德教育的内容，同时有利于促使医药人员良好医药道德行为的养成。

一、医药道德监督的意义

医药道德监督就是通过各种途径和方法检查、评价医药人员的实践行为是否符合医药道德原则、规范，帮助其树立良好医药道德风尚的活动。在医药实践领域中广泛开展医药道德监督活动，可以为培养医药人员的道德品质创造良好的外在条件，以帮助医药人员提高觉悟，为促进医药科学事业的发展，维护人类健康做出更大的贡献。其意义表现在两个方面。

1. 医药道德监督是促进医药道德教育内容深化的重要保证　医药道德监督是依据医药道德的基本原则、规范的标准，通过各种方式对医药人员的医药实践言行进行检查、督促，以确保医药人员在医药实践中严格按规范要求行为，形成良好的风尚。在实践中加强医药道德监督可以促进医药道德教育的深化，帮助和实现医药道德教育的最后效果。而搞好了本单位、本部门的医药道德风尚建设有利于促进全社会风气的根本好转。

2. 医药道德监督是培养医药人员良好品质的重要条件　医药道德品质的形成是他律向

自律的转化过程。这个转化并不是自发的，自然而然产生的，而是需要外界力对主观的作用和影响，即主、客观条件相互作用的结果。主观条件是医药人员医药道德修养的自觉性，而客观条件是对医药人员进行的系统道德教育，同时还包括医药道德监督，只有将主、客观条件结合起来，才能加速医药人员道德品质的形成。

二、医药道德监督的手段

医药道德监督近几年在全国医药行业已普遍开展，为了确保医药人员良好的医药道德品质形成，医药行业各部门制订了许多规范，这些规范成为医药道德监督的依据。

1. 舆论监督 医药道德的舆论是社会各界和广大患者对医药人员的行为的赞扬或指责，它是一种社会评价，也是一种舆论监督。目前，在我国各级组织都有目的、有领导地形成对某种行为评价的舆论，引导人们加强自身修养，践行积极的、道德的行为。

2. 社会监督 医药道德的社会监督是通过全社会力量，建立和完善社会监督机制，采取各种措施和途径对医药单位各部门及医药人员行为开展监督。可以通过设立举报箱，“窗口”行业可以挂牌服务，公开各项制度，公开药品价格，设立领导接待日，或建立监督员监督制度，定期或不定期开展评论等方式进行。如当前在医药市场中，药品价格是否合理，经销药品人员是否能自觉履行道德义务，药店卖不卖假药、劣药等，都离不开社会监督。

3. 制度监督 制度监督是硬控制手段之一。它既包括一般的规章制度、纪律制度、管理制度的监督，又包括法律、法规制度的监督。资格评审制度、管理制度、奖惩制度等都是制度监督的最好方式。在我国为加强制度监督，已有许多立法，并且在药学实践领域中有许多资格评审制度，如 GMP 认证等，并以法的形式规定每隔几年要重新考核，重新认证。这些都是从制度上保证医药人员和医药单位在具体医药实践过程中能履行应尽的道德义务，确保药品质量，保证患者用药安全。

[实例 13-2]

《中华人民共和国反不正当竞争法》第八条规定：商业贿赂，是指经营者为销售或者购买商品而采用财物或者其他手段贿赂对方单位或者个人的行为。药品商业贿赂是扰乱医药市场经济秩序和破坏公平竞争的严重问题，如何开展有效的治理和防范，是单纯依靠教育不能奏效的，必须通过制度建设加以约束和规范。过去人们常说的“白衣黑洞”，在今日“有法可依”的情况下得到了根本好转。2013 年 7 月 11 日中国公安部发布，葛兰素史克中国公司部分高管在华医药行贿被立案侦查，将中国奇高的医药价格是否存在不正当的贿赂成本这一问题提到了监管实务和理论界研究的层面。内部控制缺陷、制度建设漏洞是导致“史克现象”的内因之一。药品商业贿赂的后果将导致药价虚高、官员腐败、医患关系紧张等严重伦理问题的发生。

由此不难看出，制度监督和规范约束可以促使医药人员自觉履行道德责任，重建良好的医药道德风尚。

4. 自我监督 自我监督则注重医药人员和医药单位主观能动性的发挥，是加强自身修养的一种重要方式。在许多情况下，医药实践活动是在无人监督时进行的，医药人员能否按照医药道德原则、规范要求约束自己的行为，离不开自我监督和自我检查，这在修养中也叫“慎独”。在这种情况下，需要医药人员个体的职业良心发挥作用，达到自我约束和自律。

当前，我国在医药道德监督方面强化制度监督，国家食品药品监督管理总局就是对药学各个实践领域中的行为进行监督的专门机构。在医药道德实践中，管理监督、法律监督、道德监督已构成了完整的统一体和完整的监督机制并发挥着越来越广泛的监督作用。

重点小结

医药道德教育是塑造医药人员具有适应一定社会道德面貌的系统工程。它是依据医药道德的基本原则、规范和范畴，对医药人员进行的有计划、有组织、有目的、有系统的医药道德教育活动。医药道德教育的过程是晓之以理，动之以情，炼之以志，笃之以念，导之以行的持之以恒过程，这是医药人员良好道德品质的形成过程。专业性与综合性相结合、整体性与层次性相结合、实践性与针对性相结合是医药道德教育的特点。医药道德监督与医药道德教育相辅相成。医药道德监督就是通过各种途径和方法检查、评价医药人员的实践行为是否符合医药道德原则、规范，帮助其树立良好医药道德风尚的活动。舆论监督、社会监督、制度监督、自我监督是医药道德监督的手段。

思考题

1. 简述医药道德教育的过程。
2. 简答医药道德教育的特点。
3. 简答医药道德教育的内容及方法。
4. 简答医药道德监督的手段。
5. 论述制度监督在医药道德监督中具有的特殊意义。

（赵迎欢）

扫码“练一练”

第十四章　医药道德评价与修养

学习目标

通过本章内容的学习，要求学生掌握医药道德评价的标准和依据。熟悉医药道德评价的方式；医药道德修养的方法。了解医药道德评价的含义和类型；医药道德修养的途径。本章难点是医药道德评价的标准。

医药道德修养是形成医药道德品质的内在因素，也是学习医药伦理学的直接目的。医药道德修养的前提是对医药人员进行医药道德教育与监督，在教育与监督外在条件的影响和控制下，提高医药人员的道德觉悟，并自觉地开展医药实践行为的道德评价，分清是非、善恶，在自己心中确立正确的道德价值判断标准，以直接指导个体的道德行为选择和道德品质培养，由此构成整个医药道德实践活动。研究、探讨医药道德的评价与修养，对医药人员形成完美的医药道德人格及庄严地履行医药道德责任具有深远的意义。

扫码“学一学”

第一节　医药道德评价

医药道德评价是医药伦理学的重要组成部分。医药人员在实践中通过对医药实践行为所做的善恶判断，为医药道德修养提供正确的内容及其发展方向。开展广泛的医药道德评价活动有利于提高医药人员的道德水平，以促进社会的精神文明建设。

一、医药道德评价的意义

（一）医药道德评价的含义

在现实生活中，人们经常为某件事情或某种行为争长论短，区分判断，这就是评价。

评价是指人们对人、事、物的价值所做出的具体判断。一般而言以好坏、利弊、美丑等论及行为所表现的实质。而在诸多的评价中，凡是涉及到善恶评价的均属于道德评价。

道德评价是指人们在社会生活中，依据一定的道德标准对社会实际存在的各种现象所做的一种善恶褒贬的道德判断。道德评价是道德活动现象的一种表现形式，它的基本特征主要有两点：①道德评价是以道德行为为前提，产生于道德意识现象之后的一种以理论概括而出现的道德活动现象，是人们调整道德关系及伦理行为方向的一种理论概括。②道德评价随着历史的发展而不断发生变化。人们处在阶级社会中，对各种现象的评价均会打上阶级的烙印，体现一定的阶级利益要求。在阶级社会中，无论哪个阶级，在进行道德评价时所依据的标准就是阶级利益及由阶级利益所引伸出来的道德原则和规范。开展道德评价将形成强有力的精神力量，对个体行为产生积极影响。

医药道德评价是医药人员在其所从事的医药实践活动中，依据一定的道德标准和原则对医药实践行为和活动的道德价值所做出的道德与不道德以及道德水平高低的判断。任何一个医药人员置身于一定的社会历史条件下，在客观上总要依据自己的政治观点、道德观点和阶级利益去评判各种医药实践行为，同时也包括衡量自己的行为，当他们认为某种医药实践行为是道德的，就会加以赞扬和支持，就会在全社会形成和产生一种鼓励这种行为的力量；而当他们认为某种行为是不道德的、丑恶的、卑劣的之时，就会给予批评和抨击，并以强大的社会舆论力量，抵制这种行为的再次发生和其影响的蔓延。

医药道德评价的类型主要包括两种。

1. 社会性评价　社会性评价是指行为当事者之外的组织或个人对行为当事者的医药实践行为的评价。这种评价的主要形式是社会舆论，即社会或同行通过社会舆论对医药人员或医药实践单位的行为与活动进行善恶判断及表明倾向性态度。

2. 自我评价　自我评价是指医药人员对自身的职业行为所进行的善恶评价。以此分清哪些行为是善的、道德的；哪些行为是恶的、不道德的，以达到弃恶扬善之目的。从一定意义上讲，医药人员的自我道德评价较他人所进行的评价更显示出自觉性，出自于自觉产生的某种道德评价的力量是无所阻挡的，它必将在行为主体的心灵深处产生强烈的震撼作用，从而构成医药人员个体自我医药道德修养的内在动力，促进医药道德原则、规范有效地迅速地转化为医药人员的实际行动，提高全社会医药道德水准。

（二）医药道德评价的作用

医药道德评价不同于药事法规那样具有强制的法律作用，但是正如道德所具有的特殊作用一样，在法律无法起作用的道德选择及道德实践的意识形态范畴内，道德却能起到法律所无法替代的作用，这正是道德作用的广泛性的体现。从这个意义上讲，医药道德评价具有两点积极作用。

1. 医药道德评价有利于提高医药人员的思想素质和服务质量　医药道德评价无论采用何种方式，归结一点目的在于检验医药人员是否在具体实践中严格履行自己的职业责任和道德义务，是否在实践活动过程中坚持全心全意为人民服务的根本宗旨，是否能以精湛的技术和高尚的医药道德“扶正驱邪”，重塑优良的医药道德作风，从而保证医药人员将医药道德的原则和规范转化为内在的自觉行动。

2. 医药道德评价有利于促进医药科学事业的发展　科技与道德在发展的速度上总是存在差距。人的道德水平的提升在某种程度上往往滞后于科技发展的速度，但是能否因为道德水平的滞后就限制科技的发展呢？答案是否定的。然而如何迅速地使二者协调发展，相互促进则始终是道德科学研究的前沿问题。在医药科学的发展中，也常常遇到诸多的伦理道德问题的争议，常常会遇到一些与传统观念矛盾的现实问题，如药物人体试验使用安慰剂和双盲法；医药科研成果的鉴定；人体器官移植以及基因药物研究中的道德挑战等。

人体器官移植关涉人们对死亡标准的认识。科学的“脑死亡”标准往往与传统的道德认识和评价标准相矛盾，当然也就会在医药人员执行死亡标准的过程中发生冲突。世界范围内最早按照“脑死亡”标准进行器官移植的事例发生在葡萄牙一位司机身上，这说明传统的伦理道德评价标准需要适应科学发展适时转变。

临床上“安乐死”术的实施也经常会引发争议和矛盾。在目前尚无法律保护的情况下，道德观念和评价标准的进步势在必行。

正确地认识这些与传统观念直接冲突的问题并做出恰当的道德评价及认识，同时给予法律上的支持与保护，将会极大地推动医药科学事业的飞速发展。

二、医药道德评价的标准和依据

（一）医药道德评价的标准

扫码“看一看”

每一种评价独具自己的评价标准，政治评价是以一定的政治原则为标准；经济评价是以经济效益为标准；法律评价是以法律条令为标准；那么道德评价则是以善恶为评价标准。一般来说，在政治上符合社会发展的趋势，能够起到促进作用的就是善；否则就是恶。而道德上所讲的善恶是人们在社会生活中，对人的行为或事件进行评价的最一般概念，是个人与社会之间所发生的复杂的道德关系的反映。善就是指符合一定道德原则和规范的行为或事件，即人的行为有利于他人和社会；恶就是指违背一定道德原则和规范的行为或事件，即人的行为有害于他人和社会。正如亚里士多德所说：人类的善，就应该是心灵合于德性的活动；假如德性不止一种，那么，人类的善就应该是合于最好的和最完全的德性的活动。善恶标准是在实践中形成的。在医药实践活动中，由于人们所处的地位不同、世界观不同，对同一种医药实践行为也常表现出截然相反的评价，因此要正确进行医药道德评价，就必须掌握医药道德评价的客观标准，而医药道德评价标准是道德评价标准善恶在医药实践活动中的具体化。根据医药道德的基本原则和规范，根据广大人民群众的根本利益及社会进步的要求，医药道德评价的标准主要有三条。

1. 质量标准 质量标准是指医药实践活动是否有利于保证药品质量，增进药品疗效，为解除人们的疾病痛苦和维护人类健康服务。

医药道德实践的直接目的是为了保障人们的用药安全，提高药品疗效，这就充分体现了药品质量标准并反映了医药实践的直接目的是为人们防病治病、延年益寿、计划生育提供安全有效、品种齐全、数量充足、价廉物美的药品。一切有利于这一目标实现的行为是道德的，反之就是不道德的。

[实例14－1]

上海华源股份有限公司安徽华源生物药业有限公司生产的“欣弗”（克林霉素磷酸酯葡萄糖注射液），按照主管部门批准的工艺，应当经过105摄氏度、30分钟的灭菌过程，但该企业于2006年6月至7月生产的“欣弗”注射液未按批准的工艺参数灭菌，擅自将灭菌温度降低到100摄氏度至104摄氏度不等，将灭菌时间缩短到1到4分钟不等，并增加灭菌柜装载量，从而影响了灭菌效果。由此，造成了11人死亡的严重后果。中国药品生物制品检定所对相关样品进行检验后认定，安徽华源违反规定生产，产品无菌检查和热原检查均不符合规定。依据国家有关法律法规，安徽华源应承担这起事件的全部责任。

在进行医药道德行为评价时，任何违背质量标准的行为都会受到社会舆论的谴责乃至法律的追究。

2. 社会标准 社会标准是指医药实践行为是否有利于人类生存环境的保护和改善，是否有利于人类健康长寿及优生。

药物既能防病治病同时又能给人的身体和环境带来副作用和污染。随着社会的进步和科学文化的发展，人们对医药学的认识眼界更加广阔，期望更高，已远不满足于消除疾病这一原始初衷，不断提升它并赋予它提高人的生命质量的重要任务。改善整个人类的生存环境、健康长寿、优生优育、控制人口数量、提高整个人群的健康水平已成为医药人员追求的目标。因此，药品生产、经营单位在对废气、废水、废物以及其他有害的化学、放射性物质处理时，既要考虑自身的利益和安全，也要考虑对波及单位、周围人群、自然环境的污染与危害，一切有利于这一要求实现的行为是道德的，反之就是不道德的。

3. 科学标准　科学标准是指医药实践行为是否有利于医药科学的发展。

医药学是维护人的生命和增进人体健康，改善人的生命质量的科学。在实现医药学的崇高目的和高尚任务的具体实践过程中，需要医药科研人员不避艰险，积极地开展医药科学研究，坚持真理、淡泊名利、刻苦钻研、精益求精的科学作风和严谨治学精神；需要医药科研人员不断采用先进的科学技术方法，发明创制高质量、高疗效、低毒、低副作用的新药，帮助人们战胜疾病，维护健康。显然符合这些标准的行为就是道德的，值得提倡的，否则就是不道德的。弄虚作假、骗取荣誉、相互嫉妒、贪图名利，给医药科研工作带来不利影响，甚至玩弄手中权力，不择手段阻碍医药学事业的发展的行为是要坚决抵制的。

上述三条标准相辅相成，缺一不可。其根本目的在于维护人们的健康，促进医药科学的发展和社会的全面进步。依据上述三条标准我们可以将医药道德评价概括地分为两大类，一类是对道德群体行为进行评价；一类是对道德个体行为进行评价。所谓道德群体行为主要针对药品科研、生产、经营、使用及管理部门和单位的医药实践行为。所谓道德个体行为是指在药品科研、生产、经营、使用及管理部门和单位的医药人员的医药实践行为。在对医药人员的个体行为评价过程中，其内容主要分为三个层次，这三个层次也是对我国目前医药人员道德状况的总体概括，即道德高尚，道德欠缺和道德败坏。所谓道德高尚指医药人员在各种药学实践活动中，坚持医药道德的基本原则和规范，热爱医药工作，忠于职守，尽职尽责，其行为全部符合医药道德评价的三条客观标准，称为道德高尚。所谓道德欠缺是指医药人员在药学实践中，为了片面追求个人经济利益而不重视人民利益，往往有些行为不符合三条标准，我们叫道德欠缺。所谓道德败坏是指极少数医药人员在药学实践中无视道德准则及党纪国法，行为严重违背三条标准的要求，叫道德败坏或叫道德低劣。

[实例 14-2]

2006 年东北某制药公司生产的亮菌甲素注射液，因采购和质量检验人员严重违规操作，致使本应使用医药用的丙二醇被工业用的丙二醇和工业原料二甘醇所替代，造成了 11 人因注射亮菌甲素假药而急性肾衰竭死亡的严重后果。经药品监督管理部门调查确认，工业用的丙二醇比药用的丙二醇每吨要便宜一两千元，严禁在药品生产中使用的工业原料二甘醇价格更低。二甘醇和丙二醇在外观上很相似，但是在价格上却相差很大。工业原料二甘醇每吨只需 7000 元左右，假冒药用丙二醇则每吨可达 14500 元。该公司 2002 年就通过了 GMP 认证。按照有关规定，经销商将丙二醇作为药用辅料销往药品生产企业时，必须向药品生产企业提供相关的资质证明。反过来讲，药品生产企业购进药用原辅料时必须查验这些资质证明，但后经泰兴食品药品监督管理局证实，当初经销者提供给该公司的各种手续，包括营业执照、药品注册证、药品生产许可证以及产品检验单都是伪造的。且根据规定，药品原料进厂应当进行检验，但是工业用的丙二醇和二甘醇却先后被当作药用的丙二醇进了厂，上了生产线并最终制成了假亮菌甲素注射液销往医院。

在药品生产过程中，辅料的添加对药品质量的影响也显现至关重要性。“齐二药”事件昭示出事故直接责任人的道德水准，具有深刻的警示作用。

基于药品是一种特殊的商品，医药人员对医药实践行为开展评价的目的在于弘扬高尚的医药道德精神，在全体医药人员中树起学习的楷模和典范，以影响道德欠缺和道德败坏的医药人员向道德高尚的境界升华，促进全社会良好风气的形成。

（二）医药道德评价的依据

确立道德评价的标准对于进行正确的道德评价具有决定作用，但是只有道德评价的标准是远远不够的，还必须掌握其基本依据，这也是伦理学上长期争论不休的问题。在医药道德实践中，由于医药人员的行为都是由一定的动机或目的而产生的，并在相应手段下进行，产生一定的行为后果，因此，评价医药人员的行为就应该坚持动机与效果的统一，目的与手段的统一。这就是医药道德评价的基本依据。

1. 动机与效果的统一　所谓动机是指人们行为趋向一定目的的主观愿望和意向。效果是指人们行为所造成的客观后果。从伦理学发展的历史分析可见，在善恶的根据问题上，自古以来就存在两大派之争，即动机论和效果论。前者认为应该以行为的动机为根据，后者则强调只有行为的后果才是评价行为善恶的唯一根据。动机论最著名的代表人物是康德。康德认为：从道德评价的角度来说，除了一个“善良意志”以外，再没有什么东西可称得上是道德的。而一个人的善良意志之所以是道德的，只是因为它本身的意向是善良的，至于这个善良意志能否带来好的后果那是无关紧要的，后果的好坏决不反过来影响动机。康德这一观点具有合理因素，但它同样也有局限，其局限就在于没有实践活动的动机，不受实践检验的善良意志，只能是一种空洞的遐想。因为动机属于一种内在的道德意识，要判断动机好坏必须以道德实践及其效果为标准。而与动机论相对的是19世纪英国功利主义者穆勒，他是效果论的典型代表。他认为一个人的动机如何与这个行为的道德与否没有关系，只要一个人行为的结果是好的，那么他的行为就是道德的。按照穆勒的观点一个人在追求个人利益的时候能够对别人有好处，他的行为就是道德的。足以见效果论在片面强调效果而否认动机，是一种片面性理论。马克思主义的辩证唯物主义则认为，动机与效果是对立统一的，它们既相互对立，又相互联系、相互转化。正如毛泽东在《在延安文艺座谈会上的讲话》中指出：“唯心论者是强调动机否认效果的，机械唯物论者是强调效果否认动机的，我们和这两者相反，我们是辩证唯物主义的动机与效果的统一论者。为大众的动机和被大众欢迎的效果是分不开的，必须使二者统一起来。为个人的和狭隘集团的动机是不好的，有为大众的动机但无被大众欢迎，对大众有益的效果，也是不好的。”[①] 马克思主义所说的动机和效果的统一论，决不是半斤八两，把两者等同平列起来，而是强调实践及其效果的检验作用。正如毛泽东所说：“社会实践及其效果是检验主观愿望或动机的标准。”一个医生在给人看病时，并不会因为有了好的愿望就可以保证每次都能达到好的效果。一个医生在工作中发生了医疗事故，可以肯定地说效果不好，但是不能因为后果不佳就全部否定这个医生，而是应该考察事件的全过程。从医疗过程来检查医生在各个方面都采取了负责审慎的态度，只是因为技术条件或某些意外而导致事故的发生，并且在事故后又能总结经验，汲取教训，认真改正，在这种情况下就不能说这个医生行为是不道德的。反之，若一个人做事只凭动机，不问效果，等于一个医生只顾开药方，患者吃死，后果如何他根本不管的道理一样，他的行为也是不道德的。由此，我们可以结论：动机与效果是对立统一关系，是主观与客观，认识与实践的辩证关系的具体体现。只有从效果上检验动机，从动机上看待效果，才能做到把动机与效果真正统一到社会实践中。

动机与效果统一论的理论是医药道德评价的主要依据。一般来说在医药实践中，好的动机产生好的结果，坏的动机产生坏的后果。但是医药实践的特殊性决定了医药人员的行为在实践过程中受多方面条件的影响和制约，在许多情况下往往动机与效果发生着不一致甚至矛盾，这就需要我们用辩证唯物主义联系的观点、全面的观点和发展的观点具体分析

① 毛泽东选集．第3卷．北京：人民出版社，1985. 825.

每一个医药实践行为而得出正确的善恶评价，否则就会产生错误的判断和不客观的评价，其直接后果会影响实践者积极性的发挥。如有的医药人员为解除患者的痛苦积极研制新药，当某种新药临床使用后，发现由于试用者个体具有差异，在临床试验时尚未发现的副反应恰好就发生在此人身上，为该患者带来了意外后果，据此能否一概而论这个医药人员的行为就是不道德的呢？不可。若对其行为进行否定判断或对本人予以诘难，显然是片面的。医药道德评价的动机与效果统一论的基础应该是医药人员的全部实践活动。只有全面考察，才能促使坏的动机转化为好的结果，好的动机产生好的结果，从而在医药实践中真正达到动机与效果的统一。

2. 目的与手段的统一　目的与手段是和动机与效果既相联系，又相区别的又一个评价根据。所谓目的是指一个人在经过自己努力后所期望达到的目标。所谓手段是指达到这一目标所采取的各种措施、途径和方法。目的与手段是对立统一关系，彼此相互联系，又相互制约。目的决定手段，手段又必须服从目的。一定的目的必须通过一定的手段才能实现，目的与手段的一致性是医药道德行为选择的根本要求。在医药实践中，医药学手段的采取一般是最能体现医药学目的的。因此，从医药道德要求出发，根据医药学的目的应遵循以下原则体现医药学目的与医药学手段的统一。

（1）有效原则　在医药学实践过程中，尤其是在药品的科研、生产过程中所采用的手段应能直接有助于提高药品的疗效和确保药品质量，为实现安全目的采取有效手段，只有经严格的动物实验和临床试验证明对人体确无重大伤害的药品才可以广泛使用，否则为了经济利益而不考虑人民的生命安全，盲目生产、销售不合格药品，行为是不道德的。

（2）最优原则　在药品的生产过程中，许多手段都可以成为合格药品生产的有效手段，但为确保药品的质量应选择最优手段，正如《药品生产质量管理规范》中所规定和要求的一样，应保证药品的生产条件在当时当地的技术水平和设备都符合要求标准并达到最佳的制造程序。胶囊，片剂的生产条件在100000级洁净厂房中制备这是最低限度。若低于这个标准生产药品既违背了质量要求也违背了道德要求，肯定地说行为就是不道德的。

（3）社会效益原则　社会效益原则即指医药学实践中选用的手段必须考虑社会后果。药品在生产过程中的废物排放直接给社会和人民的健康带来危害，因此必须认真对待并解决药品生产过程中的一系列关系社会利益的问题。

[实例14－3]

据中央电视台2014年12月25日《焦点访谈》节目报道，山东某医药企业集团生产药剂的废水随意排放到居民的养鱼塘等水域，造成水体中的抗菌素超标，给牲畜、水禽、庄稼等都带来严重损害。与此同时，也变相殃及居民的健康。这种行为不仅违背环境道德要求，也是违法行为。

在药品经营过程中，实践人员也必须既考虑个人利益、经济利益又重视社会效益，这也是医药产业特殊性决定的，在手段采取时一定兼顾社会的整体利益，充分体现医药事业的社会福利性的特点，否则其行为就是不道德的。

总之，在评价医药实践的目的与手段的道德是非时，要坚持目的决定手段，手段为目的服务的辩证统一，手段的采用应完全符合医药实践保证药品质量，保证人体用药安全，防病治病，维护人民健康长寿和用药的合法权益这一医药实践的根本目的。在医药道德评价中既要看其是否选择了正确的目的，又要看其是否选择适合的正确手段，只有如此，才能做出科学的评价。

三、医药道德评价的方式

医药道德的评价方式与一般道德的评价方式相同，主要有三种：即社会舆论，传统习俗和内心信念。前两者是来自社会的客观评价，后者是来自自我的主观评价。三者相互补充，相辅相成，在医药道德评价中缺一不可。

1. 社会舆论 社会舆论是指在一定社会生活范围内或在相当数量的众人之中，对某种社会现象、事件或行为等正式传播或自发流行的情绪、态度和看法。现阶段由于旧思想、旧观念的影响，社会舆论也并非都正确，因此社会舆论有正误、先进与落后两种，在具体实践中要具体分析。社会舆论是一种精神力量，它既是社会上人与人之间关系的一种客观存在的反映，同时又对调整人们的道德行为起着重要作用。从其定义可以看出，社会舆论分为两大类，一类叫社会性评价，即有领导、有目的的组织社会各界和患者家属等对医药实践单位和个人的道德状况进行品评，如通过走访问卷、征求意见、反馈信息来赞扬、肯定先进，批评、否定不良的作风和行为，以形成积极的教育力量，影响医药人员和单位形成良好的道德风尚。一类叫同行评价，即医药人员同仁团体中自发形成的对某人某事的看法和态度，它同样对医药人员的行为起着调节和影响作用，对医药实践个体构成行为的外在约束。

2. 传统习俗 传统习俗也叫传统习惯，是指人们在社会生活中逐渐形成的、稳定的、习以为常的行为倾向，是一种稳定的心理特征和行为规范。由于它流传久远，深入人心，并往往与民族情绪、社会心理交织在一起，所以比起一般的社会舆论具有稳定性、群众性和持久性特点。它常用“合乎风俗”与“不合风俗”来评价人们的行为，判断人们行为的善恶，从而规范人们的行为。就其本质而言，传统习俗有积极的和消极的两方面作用。医药道德传统是社会传统习俗的一个组成部分，它反映的是医药人员在医药实践中形成的比较稳定的、习以为常的医药道德信念和态度，体现着医药职业特定的价值观念。进步的传统习俗对医药人员的良好道德形成有积极作用，而封建的、落后的传统习俗需要在实践中坚决抵制。因此，要求医药人员在医药道德评价中对传统习俗进行科学的“扬弃”，以树立良好的道德风尚。

3. 内心信念 内心信念是人们发自内心的对某种道德义务的真诚信仰和强烈义务感，是对自己行为进行评价的内在精神力量。内心信念是通过人们的良心发挥作用的，表现一个人道德水平的高低。医药人员的内心信念是指发自内心的对医药道德原则、规范和医药道德理想的正确性和崇高性的笃信，以及由此产生的强烈的道德责任感。内心信念也是医药道德评价的一种最重要的、最基本的方式，它可以提供外界评价所不能掌握的深度和广度，同时它又是社会舆论、传统习俗发挥评价力量的内在决定因素，没有内心信念同社会舆论及传统习俗的相互作用与沟通，医药道德评价方式就很难发挥作用。因此，从某种意义上讲，内心信念是通过职业良心发挥作用的，一旦它发挥作用就可以在人内心的道德法庭上反省自己的行为，实施自我控制和自我监督，成为人进行自我道德修养的内在的不竭动力。

扫码“学一学”

第二节 医药道德修养

一、医药道德修养的意义

（一）医药道德修养的含义

道德修养是道德活动的一种形式。在马克思主义伦理学中非常重视人的道德修养。

所谓修养如古人云："修养乃学向上求精密功夫也。修以求其粹美，养以祈其充足；修尤切磋琢磨，养尤涵育熏陶也"。从字面来看，修为整治、提高、磨练；养为养成、培育。用今天的话讲就是指一个人在政治、道德、学识、以至技艺等方面所进行的勤奋学习和涵育锻炼的功夫，以及经过努力所达到的某种能力和素质。道德修养是指人们在思想品质、思想意识方面的自我锻炼和改造。它包括按照一定的道德原则和规范进行的活动及在这些活动中所形成的精神情操和达到的思想境界。医药道德修养是不断深化医药道德教育和医药道德监督效果的内在因素，医药人员高尚道德品质不是先天具有的而是在后天社会实践中形成的。没有医药道德修养，医药道德教育与监督就不能取得应有效果，可见，医药人员在实践中不断塑造自己的举止、仪貌、情操、品德是医药道德活动的重要形式。

（二）加强医药道德修养的意义

加强医药道德修养有利于促进医药人员身心健康发展，同时对社会的精神文明建设起到促进和推动作用。

1. 有利于培养医药人员高尚的医药道德境界　医药道德境界是指医药人员在锻炼和修养的过程中，遵循一定的道德原则和规范，形成高低不等的道德水平、思想情感和情操的综合。一个人医药道德境界的高低受制于一个人的世界观、人生观和价值观。在现实社会生活中，由于每个人所形成的世界观、人生观和价值观的差异，使得人们对人生的意义、是非、善恶、荣辱、苦乐、美丑等产生不同的看法，对职业的性质及其社会地位、作用认识的程度不同，每个人的科学文化素养水平不同，故而表现出不同的道德境界水平。一般分为三种类型。

（1）毫不利己，无私奉献的高尚医药道德境界：这是医药人员道德境界的最高层次，它代表医药道德修养的发展方向，具有示范作用和榜样引导力量。处于这种境界的人一般是具有高尚的世界观和人生观的优秀人物，他们能为服务对象的利益而毫不犹豫的牺牲个人利益，全心全意地为人民服务。他们高尚的医药道德行为具有自觉性、坚定性和一贯性，达到了"慎独"的境界。

（2）先人后己，先公后私的医药道德境界：这是医药人员道德境界的中间层次。大多数医药人员都具有这样的境界，他们基本上树立了为人民服务的人生观。这里讲的"私"指医药人员个人的正当利益；"公"指的是集体利益和社会利益。具有这种境界的医药人员基本上能够在工作中坚持集体主义原则，把集体、社会和他人利益放在第一位，个人利益服从集体、社会利益，这种境界还需经过学习、教育、修养向最高层次转化。

（3）个人至上，自私自利的医药道德境界：这是医药道德境界的最低层次。处于这种境界的医药人员在实践中奉行极端利己主义人生观，追名逐利，把医药职业作为获得自己利益的手段，一切行为的动机都以个人私利为轴心，拉关系，走后门，搞交易，不择手段谋取私利甚至为获利而不考虑人民的生命健康，其行为影响极坏，危害极大，严重违背医药道德的根本要求，是医药道德教育转化的重点对象。

2. 有利于促进医药科学事业的发展　加强医药道德修养就是要使医药人员培养和树立崇高的医药道德理想，培养爱岗敬业，无私奉献的精神，培养为发展医药科学事业而奋斗的信念，在攀登医药科学高峰的过程中培养坚韧不拔，勇于进取的意志品质，确立全心全意为人民服务，为维护和保障人民的生命健康服务的崇高志向。

二、医药道德修养的途径及方法

（一）在医药实践中加强自我医药道德修养

在中国传统文化中，非常重视和强调人的自我修养。修身才能正己，正己才能正人，正己才能以德齐家，以德治国。自我修养的实质是通过自我塑造达到自我完善，进而实现自我的社会价值。而就修养的途径及方法尤其强调“内省”和“慎独”。医药道德修养是人的自我修养的全部内容之一，医药人员在自我医药道德修养的过程中同样应该把握人的自我修养的一般规律，在正确的思想观念和信念指导下，注重实践对人自我修养的积极作用，通过“反省”和“内讼”认识自身不足，从而身体力行，在从认识到实践，从实践到认识的不断循环中得到提高。医药人员在实践中加强医药道德修养有如下具体要求：①坚持以全心全意为人民服务的世界观、人生观来检查指导自己的言行，弃恶扬善，不断修正，在改造客观世界的同时坚持认识和改造自己的主观世界，提高自己的思想觉悟和道德水平。②随着医药科学的进步，在加强医药道德修养的过程中应结合医药科学的新发展不断注入医药道德修养全新而深刻的内容。活到老，学到老，修养到老。

（二）在医药道德修养中努力做到“内省”和“慎独”

“内省”与“慎独”是中国古代自我修养中的精华。”内省“即对自我内心的省视，是一种“自律”心理，也是一种自觉地自我反省的精神。人可以通过内省反思自己的言行举止，待人接物等方面的表现，进行自我评价、自我批评、自我调控、自我升华、达到自我完善。正如孟子曰：心之官则思，思则得之，不思则不得也。如果说“内省”是一种内心的自律进取，那么“慎独”则侧重于外在行为。“慎独”既是一种修养方法，也是道德修养所要达到的一种崇高境界。“慎独”强调道德主体内心信念的作用，是一种“理性”自律，是道德主体的“自我立法”和自觉自愿地“自我监督”与“自我育德”。正如《中庸》中讲：“君子戒慎乎其所不睹，恐惧乎其所不闻，莫见乎隐，莫显乎微，故君子慎其独也。”[①]“慎独”作为医药道德修养的途径及方法是指医药人员在个人独处的时候，仍然自觉坚持医药道德信念，遵守医药道德原则和规范，通过“内省”做到“慎独”，持之以恒，坚持到底，以达到崇高的医药道德境界。

（三）在医药道德修养中持之以恒

医药道德品质的形成不是一蹴而就，一劳永逸，而是一个不断深化，不断磨炼的永无止境的过程。这就需要医药人员在修养过程中保持顽强的意志品质，持之以恒，知难而进。尤其在面临新旧两种道德观较量之时，激烈冲突之际，应顽强、坚定地同封建腐朽的道德观做斗争，严于律己，自觉地将社会主义医药道德原则和规范落实在实际行动中，使自己成为有益于人民、有益于社会的具有高尚道德品质的楷模。

重点小结

医药道德评价是医药人员在其所从事的医药实践活动中，依据一定的道德标准和原则对医药实践行为和活动的道德价值所做出的道德与不道德以及道德水平高低的判断。医药

① 罗国杰．中国传统道德．北京：中国人民大学出版社，1995.284.

道德评价的类型主要包括社会性评价和自我评价。医药道德评价的标准有质量标准、社会标准和科学标准。坚持动机与效果的统一，目的与手段的统一是医药道德评价的基本依据。有效原则、最优原则和社会效益原则是体现医药学目的与医药学手段相统一的基本原则。医药道德的评价方式有社会舆论，传统习俗和内心信念。医药道德修养是人自我修养的内容之一。“内省”和“慎独”是达到崇高医药道德境界的基本修养方法。

思考题

1. 简述医药道德评价的标准。
2. 简答医药道德评价的依据。
3. 简答医药道德评价的方式。
4. 简述医药道德修养的途径及方法。
5. 论述加强医药道德修养的意义。

（赵迎欢）

扫码“练一练”

第十五章　当代国外医药伦理学的进展

学习目标

通过本章内容的学习，要求学生熟悉医药学人体实验的基本道德要求。了解美国和英国药师道德规范。本章难点是负责任创新与药物设计和药品安全责任的关系。

在人类掀起生物科学革命的浪潮以后，以基因工程为代表的一大批震撼人心的科学成就为人类生活带来了天翻地覆的变化。随着先进的科学理论和技术手段对药学实践产生的巨大影响的出现，许多涉及到伦理学、社会学、法学及心理学的一系列难题也带给人们对21世纪药学发展前景的崭新思考。了解当代国外医药伦理学发展的最新状况，对于加速我国医药与世界的接轨与融合，对于探索生命伦理科学的最新动态，对于开拓维护人类健康的新途径、新方法、拓展药学发展的新领域具有十分重要的指导意义。

第一节　美国医药伦理学的发展现状

扫码“学一学”

一、美国新药临床研究中的道德要求

众所周知，一种新的医疗技术、一种新的医药产品或一种新的医药学理论鉴定等，首先都要在动物模型上进行大量实验，取得各种有关资料后才可以用于临床。比如，一种新的化学合成药物，要想取得其最佳剂量、毒副作用、应用范围等方面数据，前提是必须经过健康人、患者的人体实验后方可获得可靠、准确的信息资料。故而说，人体实验是医学、药学和生物医学基础理论等研究领域中一个不可或缺的重要环节。美国政府有关部门规定，一个新药的问世除了动物实验外，人体实验要经过三个阶段：第一阶段是毒理学、药代动力学试验，以此判定该药的毒性、代谢、吸收、排泄等药理学性质、最佳使用方法、安全剂量的范围以及有无明显的副作用等。这一阶段目的是试验其安全性而不是看其疗效，因此，通常选用健康人体作为试验样本。第二阶段是挑选一定数目的患者做药效实验，以确定药物的疗效。第三阶段是在更多的患者中进行临床试验，以进一步确定药物的安全性和疗效。显然，接受药学试验的健康人或多或少地要牺牲个人利益。随之而来的“在健康人身上做毒理试验是否合乎道德”则成为医药伦理学争论的问题。

扫码“看一看”

多年来，以人作为药物试验样本在社会上产生了巨大反响，其根本原因在于以人体作为实验材料涉及到如下具体问题：个人权利和社会利益之间的冲突；涉及自由、理智地同意的伦理以及合法性方面的问题；在不同人群当中，危险的公平分布；立法的含义以及对医药学研究工作的进展的影响等等。在当前有些人士已经公开抨击在药物人体试验中滥用健康人、患者、犯人、精神病患者的问题。为避免第二次世界大战中大批集中营的犯人被用于医学实验这种灭绝人性的残忍事件发生，1946年纽伦堡国际军事法庭通过了《纽伦堡法典》，即医学人体实验的十点声明。其内容大致如下。

（1）在人体实验中，征得受试者的同意是绝对必要的。

（2）只有在不能用别的研究方法或手段获得必要资料的情况下，才可以进行人体实验。实验的目的应该是为社会带来有益的结果，同时要避免实验的盲目性和不必要性。

（3）人体实验应该在充分的动物实验数据的基础上进行设计、施行。

（4）人体实验应避免任何不必要的肉体和精神上的损伤。

（5）如果认为实验可能会导致受试者死亡或残废，就不应该进行该项实验。

（6）人体实验的危险程度不应超越研究课题所能解决有关的人道主义问题的重要性。

（7）应为受试者提供足够的设施、装备，精心安排实验步骤，避免使他们受到可能的间接人体损伤和死亡。

（8）指导实施人体实验的人员必须具备较高的科学素养。而具体的实验人员亦应具有较高的实验技能，在整个实验的实施过程中给受试者以悉心的关照。

（9）在人体实验过程中，如果受试者身体或精神状态无法承受继续的实验时，有中止实验的自由。

（10）在主持实验项目的过程中，不论实验进行到哪个阶段，如果主持项目的科学家认为继续实验有可能引起受试者损伤、致残或死亡时，就必须立即终止实验。

在《纽伦堡法典》问世以后，世界上又有一些新的有关人体实验的法规颁布。如 1954 年世界医药联合会的《研究和实验中的原则》；1963 年英国医学协会通过的《人体实验规则》；1964 年世界医药联合会通过的《赫尔辛基宣言》；1971 年美国医学会的《医学伦理学原则》；1974 年美国的关于保护被试验者的保护法。每个法规既重申了《纽伦堡法典》的内容要求，同时又增加了许多适应新情况的新内容。总之，在人体实验过程中，人的自主、自由、知情、同意等一些基本权利应得到充分保障，这种思想今天在世界范围内仍产生着深刻的影响。

纵观美国的药物临床研究中的道德要求，自《纽伦堡法典》和《赫尔辛基宣言》成为国际公认的惯例之后，美国临床药物研究伦理委员会直至今日仍十分重视药物人体实验中的受试者自主权、知情权。1974 年经美国国会批准，成立了"保护生物医学实验中受试者权益"的全国性委员会，该委员会在 1978 年公布了一份"贝尔蒙特报告"（Belmont Report），在报告中具体描述了涉及人体实验的一些基本原则和道德要求。如尊重患者权益，做到有益、公正。报告中详细地讨论了有关受试者的知情、同意权；实验的危险性及利益评估；受试者的选择标准等等。此后又成立了一个名曰"工业检查委员会"（Institutional Review Boards，IRBs）的公益性评审委员会来评价有关受试者权益的相关问题。这个委员会中，不仅包括专业人士，还包括一定数量的法律专业人员，以及社区人士，从而使之做出的决定更具有公正性和合理性。美国食品药品管理局（Food and Drug Administration）也颁布了类似的法规，用以规范那些在药品和食品添加剂、医疗产品、生物制品及电子医疗设备研发中涉及到的有关人体实验的道德要求。1993 年美国临床药学联合会（The American College of Clinical Pharmacy，ACCP）的白皮书公布了有关临床药学研究中相关的伦理学条款，这个白皮书中指出：应如实给受试者提供足以使他做出决定的信息；同意是受试者对研究者提出的要求表示可以接受，这个过程中的决定是完全自由和绝对自主的，没有任何外在强制作用和影响。涉及受试者知情、同意权的内容很多，例如：首先，所测试药物必须是确认对受试者不会造成伤害，其前提以动物实验为基础；其次，受试者权利应当给予保护，在提出实验申请之前，必须对实验的风险、利益做出评估；第三，受试者有提问权，有权在实验中的任何步骤中止实验合同；第四，为了确保药物人体实验不违背道德要求，每个受试者都应签署“知情同意书”。“知情同意书”主要用来说明参与者的状况；实验活动的目的；可能出现的风险；以及实验中可以撤回自己的原有的承诺等。在实验之前预先准备好英文和非英文二种形式的“知情同意书”，对于母语是非英文的受试者应有其母语的“知情同意书”以明确应包涵的具体内容，并确保受试者知道自己所应知道的一切的权利。虽然在人体实验中实验者已经充分认识并力求保证受试人的自主、自由权，但是在实验中仍然会暴露出许多利益冲突，对实验者提出许多具体道德要求。需实验者思考的问题有：研究中不可否认受试者的个人利益；怎样消除受试者在实验过程中的心理负担和压力，以确保实验结果科学、准确；怎样才能确保实验数据推广到普遍的人群之中。在实验中，实验者要通过精心设计实验过程才能将自愿受试者的利益和实验目的及其对社会的利益结合起来。另外，由于药物普遍存在毒副作用，科研人员和研究者力图通过技术手段和方法将这种风险降至最低也是十分必要的。

虽然在人体实验中有关伦理学原则和规范要求已很明确，但在现实中仍有许多违背道德的现象发生。

自愿参与实验的原则是勿庸置疑的，但是其中的道德问题也是不容回避的。参与实验人员对实验内容是否有了充分了解？接受实验的自愿者又有多少是为了社会利益而献身呢？他们当中的一些人是否是受到实验者的诱惑、蒙骗甚至是威胁而被迫参与实验的呢？为正视这个极为现实的问题，伦理学家对人体实验表现出极大的关切。为此，早在1974年美国卫生、教育、福利部门就人体实验提出了在受试者做出合理、明智的决定之前，实验者必须向受试者解释或说明六个基本要点：

（1）有关实验的程序和目的，要向受试者进行详尽的解释。

（2）对伴随实验可能出现的不适和可以预见到的危险，要向受试者进行详尽的说明。

（3）对预期得到的研究结果要向受试者加以说明。

（4）向受试者介绍可能对其具有更优越性、更合理的其他实验程序。

（5）对受试者提出的有关实验程序方面的任何质询都要给予明确回答。

（6）向受试者说明他或她可以在实验中的任何时候自由地退出实验，而不会受到任何不公正的对待。

一般而言，有关新的化学合成药物的毒性、疗效、副作用等实验，如果受试人数少就会在统计学上产生较大的误差，从而造成实验数据的准确性、精确性方面误差。此外，要得到正确的结论，还需有一定数量的健康人作为实验对象，为此，美国食品药品管理局（FDA）规定：在实施人体实验前，必须进行致突变、致畸、致癌的“三致”动物实验，临床试验前的动物安全性实验的目的是为了确定新的医药产品是否会在人体内引起不良后果。同时要求研究者在动物实验中所提出的科学依据与人体实验相符；对实验的设计必须考虑周密，并有详细说明。这些都是医药科研人员应该在药学实践中做到的具体的道德要求。

[实例15-1]

20世纪60年代前后，欧美地区至少15个国家的医生都在使用萨利度胺（俗名反应停）药治疗妇女妊娠反应，很多人吃了药后的确就不吐了，恶心的症状得到了明显的改善，于是它成了“孕妇的理想选择”（当时的广告用语）。当时，“反应停”被大量生产、销售，仅在联邦德国就有近100万人服用过“反应停”，“反应停”每月的销量达到了1吨水平。在联邦德国的某些州，患者甚至不需要医生处方就能购买到“反应停”。但随即而来的是，许多出生的婴儿都是短肢畸形，形同海豹，被称为“海豹肢畸形”。1961年，这种症状终于被证实是孕妇服用“反应停”所导致的。随后，该药被禁用。然而，受其影响的婴儿已多达1.2万名。

“反应停”导致的危害在欧洲如此严重而在美国却没有发生，原因何在？究其原因与药品评审员的责任感和一丝不苟的严谨态度相关。

评审专家凯尔西发现在动物试验中反应停表现出一定的致畸性（猴子在怀孕的第23～31天内服用反应停会导致胎儿的出生缺陷），要求生产企业提供进一步研究的数据，从而审批暂缓，最终没有同意将反应停引入美国市场，使美国避免了一场“海豹畸形儿”灾难。

可见，“没有数据，就没有市场。”

二、美国药学服务的社会化现状及启示

为公众提供最广泛的优质服务，是实现医药学社会功能的主要手段。如何提供最完善的服务，以满足公众的医疗保健需要，从而更充分地发挥医药学的社会功能，已成为医药学服务社会化的崭新课题。目前美国社会在医药的社区服务方面已为别国提供了可借鉴的宝贵经验。

医药的社区服务已经标志着医药学服务的社会化程度越来越高，同时也为现代人自主保健意识的增强起到了启迪作用。对于药师而言在医药社区服务过程中，尤为重要的是尊重患者的自主权，所采用的治疗方案和提供的药品都需经患者或服务对象本人同意，为了使患者或服务对象达到与医师的治疗方案一致，就要求药师做许多耐心细致的工作，因此对在社区中服务的药师的工作有许多规范和要求。药师在遵守道德规范的同时客观上也体现了药师的社会职责。首先，药师在患者或保健对象前来接受治疗、咨询时，药师在向他们出示印刷的详细说明材料的同时，还要亲自为患者、服务对象宣讲药物的作用、疗效、可能出现的毒副作用，并在完全尊重患者自主权的情况下，填写记录和处方，为患者提供治疗，在这种联系建立之后，药师对患者的关怀还应表现为一个连续不断的过程，并在全过程中要求药师处处体现对患者的尊重和平等。其次，药师在某些情况下可以告诫医生有关某些药物在治疗过程中的毒副作用情况，因为药师掌握着患者与某种药物的直接联系，这就在客观上要求药师要详细地建立起患者的个人资料，并对患者整个药物治疗的过程做密切监测。众所周知，所有的药物都有毒副作用，药师在临床中要特别关注药物临床应用中的某些细节，这样做一方面可以降低用药风险，避免给患者带来损害，既体现了药师行为的道德意义又改进和推动了医药科学技术的进步。另一方面也反映出了药师的社会责任，从这个意义上讲，不断发现药物的毒性以保证人们的用药安全具有崇高的社会意义。第三，药师要不断接受培训，努力提高自身的专业知识与技能；另外还要从职业需要的角度培养和训练药师与患者之间进行个体的交流技巧，以达到最佳沟通。

20世纪60年代以来，在美国可以说大部分药学实践工作都是由药师来控制、实施的，药师的工作范围遍及制药工业乃至商业。自20世纪90年代以后，社区临床药学广泛兴起，使得药师的作用变得更加明显，与此，对药师的职业道德要求也越来越高，药师的职业行为在许多方面都面临着与伦理道德的冲突与挑战。在美国，社区药房（主要指零售商）中伦理道德与商业行为之间的矛盾冲突由来已久，并有日益激化的趋势。这是因为社区药房本身是商业企业，而社区药房中药师却是从事健康关怀事业的从业者，因此，药师既从事药品销售的商务活动，同时又对他的患者负有道德上、法律上的责任。美国药学联合会的有关道德章程中对患者的尊严和福利给予了极大的优先权，该章程规定：药师要遵守患者

与药师之间的契约关系；药师要以关怀、同情和信任的方式来提升每位患者的健康品质；药师要尊重每个患者的自主权和尊严。但是，当药师的行为受到商业活动客观影响和控制时，药师对涉及患者的尊严及服务承诺等方面内容时会产生妥协。例如：药师会面对诸如是否在销售药品之外还经营烟草和一些不益于健康的食品；是否满足那些对某些药物成瘾的患者的处方要求；是否向患者推荐低价格的基因代用产品；当某个患者面临治疗所需出现经济窘境时，药师该如何选择？是停止治疗还是继续供给药品等等道德方面的挑战，而这些都为系统地制定药师的道德规范奠定了研究的方向和基础。随着实践的不断深入，社区药学服务为商业带来了极大的利润并在客观上推动着医药科学的发展。在 20 世纪 90 年代以后，美国药学服务的社会化范围在扩大，一些地方建起了药品零售连锁店并以提供最少费用的处方和邮售药品等各种服务战略来招徕消费者，同时患者自主同意权在医药商业利润中的地位作用已显得越来越重要，药商开始考虑给患者忠告对商业的意义，并着手通过组织手段来强调药师对患者进行用药口头忠告借以提高服务质量的重要性。在美国药学职业道德被认为比其他行业职业道德更具有特别意义。1997 年，由美国国际制药联合会（Frederation of International Pharmaceutical，FIP）委员会提出了药师九条规范，具体内容如下：

（1）药师有对患者的利益负有责任的义务

①要做到客观。

②要做到在患者和商业利益之间充分考虑到患者的利益。

③要确保患者享有接受安全和有效治疗的权利。

（2）药师有公平对待所有患者的义务

①尊重人类生命和尊严。

②对患者一视同仁。

③依据患者的个人情况努力给予治疗和加强与之沟通。

（3）药师有尊重患者自由选择治疗方式的义务：保证对患者实施的治疗方案和康复计划事先经过与患者协商并征得其同意。

（4）药师有尊重和保守患者病情机密的义务：未经许可，不得传播有关患者病情的信息。

（5）药师有与其他相关人员合作并尊重他人价值和能力的义务：要在努力提高人类健康水平及疾病的治疗与预防工作中与有关人员和机构通力协作。

（6）药师在其职业活动中有恪守诚实、信用的义务

①要有道德良心。

②要避免那些可能影响其职业评判结果的行为、活动和工作状况的出现。

（7）药师有同时服务于个人、社区和社会的义务：要处理好满足患者的个人服务需求与满足社会的服务需求之间的关系。

（8）药师有不断提高自身专业知识和技能的义务：要确保在所提供的药学服务中，有能力向患者提供最新治疗技术和服务技能。

（9）药师有在发生劳动争议、药房倒闭期间以及与个人的道德信仰发生矛盾等情况下继续为患者提供服务的义务。

①把患者推荐给其他药师。

②保证当药房倒闭时，告之患者并移交他们掌握的有关患者的治疗档案。

在美国药学的社区服务发展速度日益加快，人才也越来越多，许多大学像哈佛大学等专门培养临床药学人才用于社区人们的保健服务和疾病治疗，我国在此方面还刚刚起步，只要对药学的社区服务功能有比较清晰的认识就必将促进我国临床药学领域的发展，以推动医药科学大踏步前进。

第二节　英国医药伦理学的最新发展

扫码“学一学”

在19世纪以前，英国没有法律限制药物和毒品的销售，任何人都可以称自己是药师（Pharmaceutical Chemist），1852年英国的药学法规成为英国制药公司的宪章，它明确规定要通过考试形式确定药师的资格，从而限制了社会成员广泛地使用药师这一名词。自此开始，英国的一些立法涉及到了制药领域。到1868年的药学法规有了新的发展，它列出系统的毒品表，并赋予社会权利在表上可以增加其他物质，毒品的定义也就为表上所涉及的所有有毒物质的产品，同时在规范中规定只有药师才可销售毒品，从此，药师、化学家、药商考试成为一个人从事商业包含着毒品销售的最基本资格。1868年药学法规还规定了药商的销售方法，特别是对一些毒品的销售在许多方面具有限制。1908年英国在药学法规中扩大了毒品范围，涉及到农业和园艺毒品的销售只能由持有执照的药商销售。1933年药学法规中明确分清了药商和化学家只能出售二类毒品物质，涉及一类毒品的有毒物质只能由药师负责出售，由此药师的权利和责任更加清晰，并在法规中还约定了个人戒律。1968年药学法规重申了1933年药学法规的内容，到1972年药学法规则明确规定药学毒品控制直接依据FDA（Food and Drugs Acts）管理，并在法规中规定防止出售假药，对药物制造和销售方面的限制越加明细。1977年新的国际健康服务法，1990年国际健康服务和社区法，1995年健康权威法现在仍然统治着制药业。从上面英国药学法规的发展历史可以看出，随着医药实践的发展，医药学法律的健全及实施，在客观上提升着人们执法、守法的法律意识，当医药实践者将这些法规要求转变为个人的自觉行动以后也就在道德上增强了责任感和升华了道德认识，因此，英国医药伦理学发展的一个特色就是法、道德紧密统一在药学实践过程中。

英国在进入20世纪90年代以后，医院药师和社区药师的工作已成为全社会成员关注的焦点。因为药师从事着关怀社会成员利益的工作，患者是使用处方药还是非处方药，药师是专家，所有社会成员都将依赖药师来保证个人的健康、福利及安全，公众也鼓励人们听从药师的忠告以指导自己用药安全，药师被喻为是“足球守门员”。随着越来越多的具有医疗执照的医生被免去了处方权，国家把这种权利给了药师，因为药师具有权威性，能够使患者获得最有效的药物治疗。药师在社区中的工作是一个大市场，由于药师主导着商业以及与药品相关的传送职业服务，所以药师面对的道德挑战就是怎样协调好职业伦理要求与商业所期望的最大利益之间的关系。

随着药师在社会发展和人们生活中地位的提高，与药师相关的医药法规规定的内容越来越多。在英国所有的医药产品销售行为都应服从于药品的许可证管理系统，除非有特许者例外，而这种特许只能是在药师监管下的药房的某些商务活动中方可不领许可证。例如：不在基本销售名单上的零售商必须以药房的形式注册，同时至少须配有一名药师，一些头衔只适用于特定的药师，如药师（Pharmacist），药剂师（Pharmaceutical Chemist），皇家药学会会员（只有当监管人是某个委员会会员时，这个法人团体方可使用），调剂药师（Dispending Chemist)，药剂士（Druggist or Chemist），若没有如上头衔的药师监管，这样的法人团体只能使用药商（Pharmacy）这个名称。与此同时，国家要求药师和药房每年都要重新注册登记，国会的枢密委员会主管有关的法规及道德规范包括法律和伦理道德政策的制定，划定违法行为，划定违反道德规范的行为。在英国药学被认为是一种执业，因为它的成员都是那些具有一定的受教育水平以及道德水平的行为主体。大多数的药师受雇于商务贸易领域同时又受有关的医疗服务对象及向患者提供忠告的法规约束，因此，建立一些有关正确处理这两个领域之间的矛盾冲突的相关原则就显得尤为重要。药师的行为必须服从于刑事法律、管理法规、民事法律以及道德规范。其中有关药师的道德责任包括两大部分内容即九条原则及二十三条责任。九条原则具体内容如下：

（1）药师首先关心的应该是患者和其他相关社会成员的福利。

（2）药师必须维护其职业荣誉与尊严，不能做任何有损其职业形象的事情。

（3）药师任何时候都要注重有关药学活动中的法律和规范，使其职业活动始终在高标准状态下进行，不做任何有损于人们对药学职业信任度的活动。当一个药师提供服务时，他应该确信他所提供的服务是有效的。

（4）药师在职业活动中必须遵守患者和患者家庭有关的信息秘密。这些信息未经患者或监护人允许不得向他人公开。

（5）药师为了保证其更好地胜任其本职工作，要不断更新知识，使之与药学领域的发展保持同步。

（6）药师既不要向影响其独立、公正行使职权的情况妥协，也不要将这种情形强加于其他药师。

（7）药师或药房拥有者，当涉及公共利益时应当向公众提供可靠的职业服务信息，所公开的信息中不能含有宣扬比其他药师或药房所能提供的服务有优越性的词句出现。要保证职业服务的信誉性，不能因为自己的不良行为使其职业服务名声扫地。

（8）药师向公众所提供的服务必须以能反映出药学职业特点为前提。

（9）药师在任何时候都要保持与其他相关领域内的从业人员通力合作以便使患者和公众获得最大利益。

在这九条原则的指导下，药师在医药实践的各个领域中一定要按如下二十三条要求履行职责。

（1）药师的行为在某种意义上能够提升和维护公众利益，能否做到这一点是公众对其专业知识和业务能力信任程度的评价指标。

（2）药师有责任对所购进和提供的药物及相关产品进行全面监控。

（3）药师不能购买、销售或向他人提供他认为存在安全、质量或疗效方面缺陷的任何医药产品。

（4）药师必须在对供货商的信誉感到满意时才能购买其产品。在购买之前还必须关注产品的贮存条件、包装标识、外观、原产地以及售后服务等。

（5）药师不能购进、销售或向他人提供任何认为有安全或质量缺陷的保健品和食物添加剂等相关的产品。

（6）药师不能在没有任何证据表明某种保健品和食物添加剂等相关产品确实有效的情况下向购买者推荐该产品。

（7）药师必须行使其职业评判权以阻止向患者提供超出用量或不必要的某些医药产品，

特别是对于那些可能会引起患者对药物产生依赖性、降低食欲、阻止食物吸收或减少体液的药物。

（8）药师绝对不能购入、提供或向他人推荐某些特定的制剂产品，无论这种产品是否归属于药物，只要它能够加速酒精从人体内的排泄，用来掩盖不适于诸如开机动车辆等的某种中毒状态。

（9）药师不能出售、提供那些能够对健康构成危害的烟草制品。

（10）药师必须采取有效措施确保他们提供的药品均被用于正当用途和适当的领域。

（11）药师必须确保那些只限于在药房内销售的药品不能在自选商场内货架上由顾客自行选购。

（12）药师不能参与下列任何形式的商业促销活动：①误导公众（消费者）、混淆药品与一般商品的区别；②鼓励人们购买超出实际需要的医药产品；③把投身慈善事业的所得利益与购买某种药品联系起来；④客观上影响药师或其他健康事业的从业人员做出正确评判的活动。

（13）药师不能以非正常方式鼓励采用邮购方式或其他非正常方式来配发医药产品。

（14）药师必须履行其在慈善活动的中责任，遵守与其工作领域相关的法规和规章。

（15）药师在没确认药品安全性之前，不可直接向儿童提供医药产品。如果是通过其他人向患者提供药品，药师必须采用有效措施确保：①药品的投递是安全的；②向患者或者其监护人转达相关的药品信息。

（16）药师要尽可能协助那些需要紧急救治，需要急救药品的患者。

（17）除紧急情况外，药师在未经开处方者、医院药物治疗委员会或相似机构允许的情况下，不得以其他药品替代处方上的药品。

（18）药师按处方付药时，不能随意改变处方内容，除非出于保护患者的需要。

（19）药师如果其职权范围是提供（或管理）某些专控药品，他必须随时保证有足够的库存以备急需。

（20）药师必须采取必要措施以保证在其工作场所的公众和其他工作人员的人身安全。

（21）药师必须保证在处置医药产品、化学药品时采用合理的处置方法。

（22）药师在向患者提供药学服务时，要依据其职业观点来判断是否需要与所服务的患者见面。

（23）药师在向医院住院的患者提供药品时，有责任保证所提供的药品能够被安全地使用、贮存和管理。药师有责任向住院患者提供所有的与药品相关的信息，以确保药品能够被安全、有效、正确地使用。

以上关于药师道德的基本原则和责任要求是英国皇家药学会的法律委员会依据本国的医药行业发展现状于 1992 年提出来的。法律委员会负责管理和规范药师及药师代理人以及药房雇员的各种实践行为，并且有权根据他们颁布的各项规章行使其职权，包括对违反医药道德要求的药师和公司管辖的零售药房予以除名处罚。

在英国，涉及医药管理的法律和道德法规十分健全，特别是有关药师与患者、服务对象关系；雇主与雇员关系；药品的科研与开发、药品的生产企业及药品的经营公司与服务对象、与社会的关系等方面要求十分具体。通过依法管理和道德约束，协调、解决医药人员与患者、服务对象、与社会的利益冲突，从而提高从业人员的道德水准及医药行业的服务质量。

扫码“学一学”

第三节 国外医药企业伦理的发展及启示

企业伦理是企业文化建设的重要组成部分。当代伦理学研究已经将企业伦理作为一个实践伦理学的研究范畴加以突出。企业要承担社会责任、承担什么样的责任和怎样承担责任？这一系列问题，都是企业伦理研究的重中之重。国外企业伦理研究目前已经取得经验性成果，许多成果同时也给我们一些新的启示。

一、美国企业伦理建设的经验

伦理是处理人类道德关系的原则和道理，这些道德关系既包括人与人的关系，也包括人与自然的关系和人与社会的关系。而企业之中的员工之间、员工与企业之间、企业与企业之间及企业与社会之间的关系构成了企业基本的伦理关系，这些关系的内容以及如何处理这些关系就构成了企业伦理研究的范畴。

在现代管理科学中，企业伦理以其具有的调节功能和教育功能在企业的运营过程中发挥着巨大的效力；企业伦理建设以其公共服务的特点，在融洽企业各种人际关系和企业生存环境方面发挥着积极作用；企业伦理规约不仅在实践中为每个员工所遵守，而且在企业文化建设、员工素质培养和企业整体水平和综合实力的提高方面实现了全方位、立体式的整合效果，是现代管理科学在人文素质培养和企业文化创设过程中的内在要求。企业伦理在内涵上主要包括企业团体伦理、企业管理者伦理和企业员工伦理。

企业伦理规约是关于人们在企业运营中所形成的道德关系的反映和概括，是企业运营过程赋予人们的道德责任和义务，是企业及员工在生产经营活动中必须遵循的价值尺度。它包含着企业及员工的道德责任感和道德的自我评价能力。

美国企业伦理建设的成功经验为我国医药企业的合理、健康运营提供了宝贵的经验借鉴。

正如世界经济的“三强”是美、日、德一样，世界制药的“三强”同样是美、日、德。以美国为例，20 世纪 70 ~ 80 年代，企业片面追求利润最大化目标所带来的负面效应和丑闻不断曝光导致了美国企业对伦理的关注及在实践中将经营与伦理相结合，如美国洛克希德飞机公司为争夺日本市场的贿赂案、海湾石油公司等在国外的贿赂事件以及一些企业随意处置有毒化学物质、生产有毒危险品污染环境、无视工人和顾客的生命安全、损害消费者利益等等现象，促使美国企业界发生了一场影响深远的企业经营伦理化运动，一些先觉的企业开始摒弃仅追求利润最大化的传统目标，转向越来越多地关注其经营行为是否要承担社会责任的问题。曝光丑闻导致的公众对企业的不信任促使企业管理者重视伦理文化建设和关心企业的形象设计，他们一方面出资赞助一些关系到社会公益事业、体现社会责任的活动，另一方面在企业内部成立“伦理委员会”，制定了一系列具有约束力的企业伦理守则，并在企业运营中要求员工恪尽职守，使伦理渗透到企业的生产和经营过程，并逐步成为企业文化和制度的重要组成部分。① 此举赢得了社会的尊重和赞誉，当然，企业运营也因此步入良性发展的快车道，企业经营获得了丰厚的利润和回报。

美国企业重视企业伦理与道德建设并非口头颂歌，而是实实在在地把某种伦理观念或

① 周三多. 管理学 [M]. 北京：高等教育出版社，2000. 56 – 70.

道德准则融入企业的日常管理和经营活动中。据报道，世界500强中有90%以上的企业通过制定成文的企业行动宪章来规范其员工的行为；美国有3/5的大企业设有专门的企业伦理机构，具体负责企业的伦理事务；另有相当一部分企业特聘伦理主管，对员工进行伦理培训或道德教育，以监管企业伦理守则的执行情况。①

事实上，企业依靠符合伦理要求的道德行为以赢得公众对企业的理解、信任和支持，这不仅对外塑造了良好的企业形象，提高了企业的知名度和信誉度，而且对内促进了企业的生产和经营，有助于企业在激烈的市场竞争中立于不败之地。企业只有以为社会做贡献、为社会承担责任为己任，才能切实将企业与社会融为一体，从而为企业赢得生存与发展的条件和开辟广阔的发展空间，反之只能导致企业的衰亡和毁灭。

二、企业伦理审计的兴起及实质

在一般的管理学研究中，将管理控制分为三个阶段，第一是前馈控制，第二是同期控制，第三是反馈控制。控制是监视各项活动是否按照计划进行并纠正偏差的过程。在当代企业伦理研究中，管理审计被认为是一种具有预见性和可操作性的前馈控制。

按照一般的理解，许多人会将管理审计首先限定为一种财务审计。事实上，管理审计的内容包括很多。如对管理职能进行审计，对员工的素质进行审查等。但今天的管理审计已经融入了一种全新的伦理评价。因为管理审计是一种从组织文化的系统对组织整体进行的评价。而组织文化往往包括企业的主导价值观、经营理念和伦理精神。由于伦理道德内在于组织文化之中，因此，伦理审计已经伴随管理学中的管理审计，在今天取得了长足发展。

回顾历史不难看出，20世纪80年代以来，美国、英国等一批经济发达国家和地区的民众、企业界就开始重视企业伦理审计。一些大公司和大企业定期请专家对企业的高级管理者进行培训，以帮助这些人能够在企业的经营运行中选择的行为既合法、又合道德规范。在当前的伦理审计中，主要包括三个内容：一是检查整体伦理制度是否符合鉴证标准；二是复核整体伦理制度的有效性是否符合鉴证标准；三是根据鉴证标准和伦理有关的商定程序完成服务。② 在美国，进行企业伦理审计有独特的标准。如美国审计准则公告、证监会规定、职业行为准则和鉴证服务标准、企业的社会责任等。在1996年，韩国推出《企业伦理宪章》。2001年8月，“企业道德指数”在伦敦证券交易所开始正式启用。可见，伦理审计最初表现为一种企业伦理审计。

此外，在西方还有一些学者对伦理审计进行了研究和探讨。如荷兰商学院欧洲商业道德协会（EIBE）的Sheena Carmichael，Harry Hummels等学者在《How ethical auditing can help companies compete more effectively at an international level》一文中对企业伦理审计的相关问题给予关注和探讨。

不管学者的研究从哪个角度进行，其实质聚焦在“责任”（Responsibility）之上。责任是现代伦理学的基本范畴，离开责任同样谈不上权利。因此，研究企业伦理首先是企业的道德责任。

可见，对企业进行管理伦理审计在某种意义上也可以说是一种道德评价，其实质是责任审计，看企业是否能够将社会责任、社会效益置于经济利益之上。而在企业伦理建设中，

① 解富有．美国的现代企业伦理管理［J］．工业经济管理，2000．Vol.4（5），126．
② 董连德．美国CAP审计的新领域——企业伦理审计［EB/OL］．Http：//www．cqvip．com，2007－02－02．

这种社会责任的承担有利于企业树立形象和提高美誉度，在长远上促进企业的发展和提高企业的核心竞争能力。与此同时，加强对企业及企业员工的伦理审计，是实现现代企业管理的有效控制手段。

国外企业伦理建设及管理伦理审计的发展对我国医药企业的文化建设具有重要启示意义。

1. 伦理建设是企业发展的精神力量 文化最初的含义是对自然的开拓和耕耘之意。德国学者普芬多夫（1632～1694）曾定义文化：文化是社会人的活动所创造的东西和有赖于任何社会生活而存在的东西的总和。文化既包括物质因素，也包括精神因素。而精神因素作为文化的组成主要指人的价值观念和心理因素的总和。

现代企业管理作为人类的一种社会实践并非纯客观的、孤立的活动，而是人的“心智”活动，是精神活动过程。人在精神活动中必然会注入自己的思想因子，如人的情感、观念等文化因素。企业文化是指企业全体成员在长期生产经营活动中培育形成并共同遵循的最高目标、价值标准、基本信念及行为规范，它是企业成员的精神支柱。管理关系主要表现为管理者与被管理者关系，管理者之间关系及管理者、被管理者与企业和社会的关系，这些关系事实上即为伦理关系。“动物不对什么发生‘关系’，而且根本没有‘关系’；对于动物来说，它对他物的关系不是作为关系而存在的。”[①] 可见，关系具有“属人”的性质。在现代管理中，伦理精神已经内在于企业文化之中，它突出强调管理的人本性。我国著名管理心理学家苏东水先生曾经指出：管理的特性是“以人为本，以德为先，人为为人”。[②] 现代管理具有伦理特性，伦理又是社会文化的核心，企业发展在高尚的伦理价值目标指导下，必将对社会发展和人类进步做出贡献。

2. 诚信重建势在必行 我国医药企业在今天的发展中面临许多道德问题。仅以食品和药品为例，从安徽阜阳劣质奶粉对儿童的危害，到“齐二药”“欣氟”等药害事件，都充分暴露了医药企业在药品研发、生产、经营、使用和监督管理等各个环节中存在的问题。透过问题可以看出，其背后的主要原因是诚信缺失。缺失诚信就是缺失责任。尽管我国沿海许多城市的医药企业相继开展了 SA8000 的企业社会责任评价活动，但这种情况并不普及。有些医药企业也不排除流于形式和做表面文章。因此，要根本解决医药企业和药事领域的问题，诚信重建势在必行。

三、从“全面质量管理”到“全面责任管理”

全面质量管理（Total Quality Management，TQM）是 20 世纪 80 年代起在世界范围内兴起的质量管理运动以后，学者提出的新概念。[③] 质量管理的宗旨在于企业关注顾客的需求和期望，并努力满足顾客的需求。质量管理是对企业的做法和体系进行根本变革，将质量标准融入企业目标、产品或服务要求，对生产和产品交付管理体系进行变革，以达到质量合格的管理目标。TQM 的特点是指向内部的管理过程。

全面责任管理（Total Responsibility Management，TRM）借鉴了质量管理过程，但是着

① 马克思恩格斯选集. 第1卷. 北京：人民出版社，1972. 35.

② 唐凯麟，龚天平. 管理伦理学纲要［M］. 长沙：湖南人民出版社，2004. 33.

③ ［美］沃多克（Waddock，S.），鲍德威（Bodwell，C.）著，李伟阳，肖红军译. 全面责任管理：指南［M］. 北京：中国电力出版社，2009. 14－15；6.

重于利益相关方而提出的新概念。[①] 责任管理要求企业要倾听利益相关方的声音，如员工、顾客、供应商以及合作伙伴等的愿望都将成为企业的愿景目标。TRM 的特点是将内外结合的管理过程。

全面责任管理（TRM）与企业社会责任履行相关，其宗旨要求企业努力减少运营活动的负面影响，通过与利益相关方建立良好的互利互惠关系并保持良好互动，以达到长期维持自身利益和维护相关方利益的愿景目标。实施全面责任管理包括四大要素：一是责任管理的内在动力，即企业的愿景目标和价值观；二是外在推动，即利益相关方参与互动；三是整合融合，即企业要将愿景目标和利益相关方的期待整合一体并融入企业战略，融入员工实践和管理体系之中，转化为行动指南；四是创新和持续改进，即全面责任管理是一个系统的过程管理，是一个纠偏和更新、改进和持续发展的过程，是一个评估和反馈、控制和升华的过程，因此它还有绩效考评和问责等环节，而且具有公开、透明、优胜劣汰的特点。

全面责任管理是全面质量管理的高级阶段，它由被动的管理转为自觉的行为，是管理者、员工、利益相关方、企业等多方面价值观和行为方式的整合升华，是一个自觉践行企业社会责任的行动。

医药企业要实施全面责任管理必须考察药品的生命周期，并依据生命周期各阶段的特点明细责任主体、责任是什么、怎样履责、如何问责等全过程。此外，还要清楚进行全面责任管理的关键在于确保药品安全的责任。

第四节　“负责任创新”与医药伦理思想发展

扫码“学一学”

负责任创新（Responsible Innovation，RI）”是伴随现代高技术发展而产生的哲学新概念，其本意在于强调技术实践者在研发技术的全过程中嵌入价值理念，将价值理性与工具理性统一于技术创造发明的设计实践之中。它作为一种防范技术风险“源头”治理的理念和手段，日益为高技术研发工作者认同、接受并践行。“负责任创新”对于自身的存在和发展而言，其内在的特殊规定性在于它强调价值预设；对于其他事物而言，其本质区别在于它是“信念伦理”。

一、“负责任创新”理念的兴起

“负责任创新”（RI）是 2003 年由学者 Hellstrom 等人阐述的“负责任的研究与创新”概念演进而来的一个名词，以后 Richard Owen[②] 等学者在研究的实践中丰富、发展和进一步完善了这个概念的内涵，直至今日，Jeroen van den Hoven 等学者将其锁定为“负责任创新”这一概念。[③]

“负责任创新”是伴随高技术发展实践而产生的概念，是哲学家和科学家在对现代高技术引发的伦理难题进行深刻反思的基础上创立的技术设计理念和技术实践指导原则。它的

① Richard Owen，Phil Macnaghten，Jack Stilgoe. Responsible research and innovation：From science in society to science for society，with society [J]. Science and Public Policy，2012 (39)：751 – 760.

② Richard Owen，Phil Macnaghten，Jack Stilgoe. Responsible research and innovation：From science in society to science for society，with society [J]. Science and Public Policy，2012 (39)：751 – 760.

③ European Commission. Chair：Jeroen van den Hoven，Contributors：Knut Blind，Anna – Lena Guske，Carlos Martinez Riera. Responsible and Research and Innovation [R]. 2013，Brussels.

实践来源主要有两个方面，一是技术设计的伦理反思；二是技术设计的风险治理。这两个方面的结合恰是管理伦理研究的视域，因此从实践层面看，“负责任创新”是横跨管理和伦理两个学科的交叉研究成果；而从理论层面分析，“负责任创新”是技术哲学最新发展的理论概念。

哲学的任务之一就是创造新概念，并力求以概念作为评判标准，权衡实践行为的正当性与合理性。正当性的评判旨在判断行为的合道德性，符合伦理准则和伦理要求；而合理性的评判旨在判断行为的合规律性，即符合科学标准和科学目标。自 20 世纪 90 年代互联网在全球的普及、生物技术在医学和药学领域的发展、纳米技术在工程材料领域的不断创新、认知科学技术对人脑和人体的增强等诸多技术成果的应用以来，人们对技术负面性的认识也越来越深刻，乃至对某些技术将引发的伦理和社会问题产生深深的忧虑，甚至伴有技术恐惧心理出现，如转基因食品的安全性、纳米粒子的毒性损害、基因治疗将引发的基因突变、大数据时代的个人隐私侵犯及国家安全等一系列问题，这些问题无不与技术风险紧密相关，它们都是技术风险由可能性向现实性转化的“在场”。正是实践中不断遭遇的问题促使哲学家反思、批判与建构起新的概念和理论大厦。“负责任创新”与“价值敏感设计（Value Sensitive Design，VSD）”一样，在今天已经完成了由具体到抽象和由感性到理性的第一次飞跃。正如列宁所言，“从生动的直观到抽象的思维，并从抽象的思维到实践。这就是认识真理、认识客观实在的辩证途径。”①

“负责任创新”是设计伦理学的基本范畴，它的主旨在于研发主体在技术设计的初始阶段，将责任嵌入技术设计的实践过程，是技术设计者的价值选择。它不仅强调对社会负责任的经营方式，而且针对高技术开发提出对社会负责任的创新方式；它不仅涉及可持续发展、安全和健康，而且包含价值关注，如问责、透明、人对自然的干预等普遍的道德和社会问题②，其概念的形成具有一个从宏观和广大到微观和细小的过程。

首先从宏观上讲，最初学者将“负责任创新”置于高技术开发的全过程中，它不仅关涉到技术设计，而且关涉技术的决策、管理、使用等诸多环节。Richard Owen 在其论文“Responsible research and innovation：From science in society to science for society，with society”中指出，在过去的 20 多年里，“负责任的研究与创新（RRI）”在欧盟政策背景下广泛发展。直到 2011 年有了一个比较清晰的定义，即“负责任的研究和创新是由社会行动者和创新者对创新过程和显著成果在伦理的可接受性、可持续性和社会愿望方面一致的一个透明的互动过程。”2012 年经过学者讨论，进一步深化了定义并强调“研究和创新必须回应社会需求和目标，反思价值和责任。”同时呼吁“我们的责任如政策制定者应形塑治理框架以鼓励负责任的研究与创新”并将其引入政策学研究，使政策学与伦理学研究有机融合，开启了政策伦理研究的新视域。可见，此阶段“负责任的研究与创新”的外延是博大和宽泛的。在此基础上，文章明晰了“负责任的研究与创新”应具有的三个特征：科学研究的社会化和民主化；科学研究与社会目标一致的制度化；重新规划责任。由此将“负责任的研究与创新”在概念上引入微观和精致研究。③

---

① 《列宁全集》第 55 卷［M］. 北京：人民出版社，1990. 142.

② Jeroen Van den Hoven. Socially Responsible Innovation［EB/OL］.［2009－12－01］（2011－04－06）. http：//www. ethicsandtechnology. eu.

③ Richard Owen，Phil Macnaghten，Jack Stilgoe. Responsible research and innovation：From science in society to science for society，with society［J］. Science and Public Policy，2012（39）：751－760.

其次从微观上讲，伴随荷兰学派技术设计伦理研究的深入，“负责任的研究与创新”概念的精致已经彰显。从2011年Jeroen van den Hoven提出“负责任创新包含价值关注”，到2013年以Jeroen van den Hoven为主席提交给欧盟委员会的报告“Responsible and Research and Innovation”① 和Jeroen van den Hoven的论文“Value Sensitive Design and Responsible Innovation”② 发表，都将名词锁定在“负责任创新”，意在聚焦技术设计而凝练了概念的内涵和外延。

在涉及技术设计工具方法的研究之时，人们自然会想到“价值敏感设计（VSD）”。尽管这个概念起源于计算机研究，但它适合快速发展的纳米技术中带有不确定性和急迫性道德问题的设计过程③，将其移植到普遍的高技术研究领域作为一种理论和工具方法以应对和解决技术设计中的伦理问题和防控技术风险意义十分重大。Jeroen van den Hoven在论文“Value Sensitive Design and Responsible Innovation”中以电子病历系统或智能电表的创新设计为例指出，一个真正的创新设计应该具有预期或预设的道德考量，并将这种道德考量嵌入技术设计之中，以协调效能、可持续性、隐私、安全等价值，这将有助于工程师在技术研发的早期阶段聚焦这些价值因素，使创新设计做的更好。⑤可见，“负责任创新”的主旨在于聚焦技术设计的价值理性，并从价值链上将道德考量置于创新性技术设计的起始阶段和技术风险的“源头”治理。

当“负责任创新”从抽象回到具体和从理性回到感性实践之前，需要完成实践对概念的修补和完善，即概念首先要回到感性的具体，然后再到理性具体，以使对概念的认识产生了新的第二次飞跃。“从抽象到具体是把感性经验中抽象的、内容贫乏的概念、理论再返回实践的过程，是给抽象概念和理论赋予丰富的经验和实践内容的过程。”⑥

尽管当前学者在管理、政策、伦理等多维视角下对“负责任创新”的研究取得诸多成果，但是当我们将“负责任创新”作为设计伦理学的范畴加以研究时，诠释其概念的含义及揭示其本质就成为首当其冲的任务。那么，究竟如何解读“负责任创新”的含义、特征及本质属性呢？为了确保概念科学性的实现，不妨让我们首先回到责任的概念。

责任是伦理学的基本范畴。在传统义务论中责任等同于义务，即对人们行为准则的规定，责任是社会对个人的一种规定和使命。通常责任是指一定的社会条件下，对个人确定的任务及活动方式的有意识的表达或规定个人应尽的义务。记得马克思说过这样的话：“作为确定的人，现实的人，你就有规定，就有使命，就有任务。至于你是否意识到这点，那都是无所谓的。这个任务是由你的需要及其与现存世界的联系而产生的。”⑦ 可见，责任根源于现实的社会关系，是现实道德关系和个人道德活动方式的有意识的表达。

当下学者对责任的解读有很多并有多重理解。荷兰学者Ibo Ven de Poel在其著作《Moral Responsibility：Beyond Free will and Determinism》中将责任分为九种：即作为原因的责任（responsibility as cause），作为任务的责任（responsibility as task），作为权力的责任

---

① European Commission. Chair：Jeroen van den Hoven，Contributors：Knut Blind，Anna－Lena Guske，Carlos Martinez Riera. Responsible and Research and Innovation［R］. 2013，Brussels.

②⑤ Jeroen van den Hoven . Value Sensitive Design and Responsible Innovation［M］// Richard Owen，John Bessant，Maggy Heintz. Responsible Innovation：Managing the Responsible Emergence of Science and Innovation in Society. UK，John Wiley & Sons，Ltd，2013，75－80.

③ Job Timmermans，Yinghuan Zhao，Jeroen van den Hoven. Ethics And Nanopharmacy：Value Sensitive Design of New Drugs，NanoEthics 2011，Volume 5，Number 3，269－283.

⑥ 郭贵春. 自然辩证法概论［M］. 北京：高等教育出版社，2013. 134－135.

⑦ 马克思，恩格斯. 马克思恩格斯全集（第3卷）［M］. 北京：人民出版社，1979. 329.

(responsibility as authority)，作为能力的责任（responsibility as capacity），作为美德的责任（responsibility as virtue），作为义务的责任（responsibility as obligation），作为责任制的责任（responsibility as accountability），作为过失责任的责任（responsibility as blameworthiness），作为债务的责任（responsibility as liability）。[①] 而在设计伦理学视域下研究责任，“负责任创新”中的责任至少应包含前七个方面，因为这七个方面是具有动力特征的责任因子，它们不同于具有惩戒作用的最后两个。换言之，从性质上看，前七种责任是伦理道德责任，而最后两种责任是法律责任。

伦理道德责任与法律责任是根本不同的含义。道德责任不以享受某种权利和获取某种报偿为前提，是依靠人们内心信念自觉自愿履行的社会职责。它是人们在理解和认识了社会关系的客观要求，从而自觉地承担自己的使命、职责和任务的基础上形成的内心信念和道德责任感。因此，它具有动机的前置性特征。而法律责任是一种外在约定，具有结果的后置性特点。

研究“负责任创新”就要力图深刻揭示其本质，并彰显其动力作用。“本质”是“关系”的范畴，本质应该有三个方面的内涵。一是“根据是内在存在着的本质，而本质实质上即是根据。”二是“凡是一切实存都存在于关系之中，而这种关系乃是每一实存的真正性质。”“关系是自身联系与他物联系的统一。”三是“规律是本质的关系。”[②]依据上述关于本质的规定人们可以知道，本质是“实存”的根据，本质与现象具有同一性；本质通过关系加以揭示；本质与规律是同等的概念[③]。因此，人们理解事物的本质往往表现在两个方面，一是相对于自身的存在和发展揭示其内在的特殊规定性；二是相对于其他事物揭示它们之间的本质区别。“负责任创新”对于自身的存在和发展而言，其内在的特殊规定性在于它强调价值预设，突出技术设计初始阶段的伦理考量；对于其他事物而言，其本质区别在于它是“信念伦理”，具有认知、情感、意志和信念的执着过程。

信念是包含认知、情感、意志的心理过程的统一体。“责任伦理”分为广义和狭义。如果我们把伦理分为狭义的“责任伦理”和“信念伦理”，那么两者的区别是十分明显的。“信念伦理”是广义的“责任伦理”所包含的内容。“信念伦理”具有前置性和心理过程性特点；狭义的“责任伦理”具有后置性和现实显在性特点。如果从责任链上加以分析，“信念伦理”处在责任链的前端，而狭义的“责任伦理”处于责任链的末端。两部分综合起来是广义的“责任伦理”。由于“负责任创新”强调价值预设，因而客观上规定了概念的本质属性具有信念的动力特征。即在一个主体行为尚未发生之前，依照道德和伦理考量的行为准则已经嵌入行动者的理念和头脑之中，并成为主体行为选择的动机目标。

动机理论告诉我们，一个主体行为的动机是有善恶之分的，价值判断始终在动机确立的过程中发挥着制约作用。信念作为具有心理活动特点的意识现象，也同样在主体行为的全程中发挥着动力支撑作用。它作为人们行为的驱动力，同时又在遇到困境时起着精神支柱的作用。一旦技术设计者确立了“负责任创新”的信念，那么对不负责任的行为就会坚决抵制，就会为实现“负责任创新”而百折不挠地克服困难，追求和实现高尚的道德目标。

---

① Nicole A Vincent, Ibo Ven de Poel, Jeroen Van den Hoven. Moral Responsibility: Beyond Free will and Determinism [M]. UK, Springer Science + Business Media B. V., 2011. 3.

② 黑格尔.《小逻辑》[M]. 北京：商务印书馆，1980. 247 - 326.

③ 赵迎欢. 高技术伦理学 [M]. 东北大学出版社，2005. 63.

二、"负责任创新"与药物设计伦理

药物设计是药物创新的源头和起始。技术的价值负荷使得"技术在伦理上决不是中性的（像纯科学那样），它涉及伦理学，并且游移在善和恶之间。"[①] 如碳纳米管可作为储氢材料极具潜力，但却潜藏着对人健康的威胁。纳米载体运药实现定点释放和靶向治疗，而同时作为载体的纳米粒子的排泄通道及废物处理又将引发健康和环境问题。[②] 技术的负面性警示人们技术与生活世界的联系之紧密，对技术负面性的治理势在必行，而技术方法的"源头"治理是消解技术风险的重中之重。可见，考量伦理因素应首先置于技术设计阶段，通过设计阶段设计者的自律达到防控技术风险不良后果的目标。在抗癌纳米药物的设计中，科研人员经常会遇到多种技术路径选择的困境，而在这些路径的不同选择时，考量的因素主要有经济利益、生命效益、伦理价值及社会影响等。当经济利益与生命效益发生冲突时，纳米药物研发人员就要进行伦理价值判断和行为选择，并在已经确立的伦理价值取向指引下，设计者会改进和优化技术路径，降低毒性和风险，确保生命效益最高。

在药物设计伦理中融入"负责任创新"理念和行为，主要表现在如下四个方面：一是药物研发人员在设计路线上进行选择。从宏观上分析，在一种药物有两条以上的设计路线，就要进行比较、优化。由于药物关系到人类的生命和健康，所以这种技术要求自在地含有价值取向，它要求纳米药物设计者优化技术设计，实现善良目标。二是降低毒性和风险。人们知道，奥扎格雷由于在水中溶解度极低，口服存在较严重的肝脏首过效应，这是限制其临床应用的主要原因。为解决这一问题，提高药效，纳米药物设计者采用熔融－超声乳化法将其制成纳米结构脂质载体（ozagrel－loaded nanostructured lipid carriers，OZ－NLC），提高了其体外释放和缓释效果[③]。可见，药物设计者选择技术方法的动机并非经济效益考虑，而是提高药效和降低风险。技术行为中的价值选择是主导力量，也正是价值选择的力量驱动使纳米制药技术设计者实践"负责任创新"，从而展示这种信念的力量，彰显"负责任创新"的实践意义。三是遵守法律法规和伦理规范。药物设计是一个专业性和技术性极强的实践过程，它不仅要求设计者专业基础扎实，而且要求设计者具有思想素养和法律意识。政策、法律、伦理规范都是指引药物设计者正确选择行为的根本指南。哪些可以做？哪些法律禁止不允许做？哪些是有益的？哪些是危害性大被禁止的？药物设计人员都应该有明确的认知和认同。只有如此，才会保证研究和开发的成果造福人类而不是危害社会。四是紧跟时代发展和技术进步的步伐，不断创新药物，为人类健康服务。随着人工智能技术的发展，澳大利亚弗林德斯大学的尼古拉．彼得罗夫斯基教授称，他们的研究团队研制出一种名为"涡轮增压"的流感疫苗，这是全球首个进入人体实验阶段的使用人工智能（AI）技术研制的流感疫苗。这种改进型流感疫苗是世界上第一种完全由人工智能设计的药物。人工智能技术既简化了疫苗的研制流程，大幅降低了成本，同时又提高了疫苗的有效性。因此，伴随人工智能技术的普及和应用，人工智能将在药物发现和设计中发挥越来越重要的作用。[④] 可见，药物研发人员掌握新技术和新方法是确保实现"负责任创新"的基

---

① 卡尔米切姆．技术哲学概论［M］．殷登祥，曹南燕译，天津：天津科学技术出版社，1999.12.

② 刘扬．关于纳米技术的伦理思考［D］．大连理工大学，中国知网优秀硕士学位论文数据库，2006.

③ 杨磊，史朝晖，邱立朋，李琳，王东凯。奥扎格雷纳米结构脂质载体的制备及体外评价［J］．中国新药杂志，2012，21（11）：1301－1305.

④ 胡定坤．全球首个 AI 设计药物进入人体试验阶段［N］．科技日报，2019.7.5.

础，也是“负责任创新”的题中应有之义。

思想是行为的动力，行为选择需要设计者价值观导向。“负责任创新”蕴含深刻的价值准则，它作为“信念伦理”，在药物设计中为设计者主体建构了深厚的理性基础，并通过心理机制和价值指引，规约技术设计者的行动。“正当性就是提供（或要求）一系列原因以支持某种信念（或行动或其他的东西）。”①“负责任创新”是正当性的表征，其本质是“信念伦理”，而作为设计伦理学的范畴，它在技术设计实践中具有深远的动力作用。

三、“负责任创新”与药品安全责任

药品安全是指通过对药品研发、生产、流通、使用全环节进行监管所表现出来的消除了外在威胁和内在隐患的综合状态，以及为达到这种状态所必要的供应保障和信息反馈②。要想确保药品安全，则必须保证药品质量符合国家规定的标准、药品不良反应是可接受的，并且权衡利益大于风险，同时还要保证临床无用药差错，最终确保药品的可及性，不良反应低于药品发挥的正效应。

我国药品安全责任体系主要由三方面构成：政府作为统筹规划全局的主导力量负总责；各级药品监管部门对其辖区内的药品安全问题各负其责；企业是药品的开发者以及投资人，所以企业为药品安全的第一责任人。整个药品安全责任体系涵盖了药品上市前责任及药品上市后责任。药品作为一种特殊的商品，以上三个部分的责任将贯穿其整个生命周期③。

“负责任创新（RI）”在不同视域下使用的翻译名词不同。在管理学视域，“负责任创新（RI）”被中国学者译为“责任式创新”。④“责任式创新”强调的主体是管理者和监督者履责。而伦理学视域的“负责任创新”强调的主体是创新者和技术设计者履责。事实表明，创新者的创新范围通常超越监督者的监管范围，所以经常会出现和发生监管失控而需要创新者自律，由此“负责任创新”的实际意义将得到充分彰显。从我国药品安全责任体系的三个方面我们可以看出，企业作为药品开发者是药品安全责任的第一责任人，企业履责和研发机构的药品科研人员履责都是确保药品安全的关键和重中之重。把“负责任创新”与药品安全责任关联，就是要强调研发主体的责任意识和责任感以及行为履责的全过程。创新是一个破旧立新的过程，是一个技术突破的实践，也是一个新事物、新发现从雏形到萌芽再到生长的周期。技术研发主体的责任实践同样是一个由认知到行动的过程，期间要经过无数环节和阶段的检验。当然，创新也是一个多方参与并力求将想法转化为价值的实践过程。“负责任创新”强调的是在多方参与的价值转化中各利益相关方的责任，实质是强调创新责任。在药品研发实践中，创新责任的核心是药品安全责任，因为“好药治病，劣药害命。”

要践履药品安全责任，就要求药物研发人员及诸多利益主体做到如下三点：一是明确责任和目标，增强责任感，自觉践行；二是在利益和风险的平衡中，选择效益大于风险的行为；三是关注科研成果的负面性和不良后果，探索解决问题的新方法消解不良因素。

---

① ［美］莱斯利 A. 豪著，陈志刚译．哈贝马斯［M］. 北京：中华书局，2014. 66.

② 赵怀全．我国药品安全信息的管理与交流探讨［J］. 中国药房，2012，23（33）：3078－3080.

③ 王波，陈玉文．新体制下加强药品安全责任体系建设的探讨［J］. 中国药事，2012，26（2）：164－165.

④ 刘战雄，梅亮，晏萍．负责任创新研究综述：背景、现状与趋势［J］. 国外社会科学前沿第20辑，上海人民出版社，2017：107－128.

总之，“负责任创新”要求把价值预设放在具体情境中，从道德价值出发，富有前瞻性地评估可选择方案和预见后果，积极消解技术困境，在设计阶段以真实的道德问题提出切实可行的解决办法。[①] 防止道德冲突和伦理纠缠，以积极态度促进责任在不同利益主体之间公平分担。

医药伦理学研究不仅在于药师的职责，还在于对药学实践领域的诸多问题进行研究；不仅应该强调体系的规范和完整，而且在于突出“问题”意识。关注药学领域的最新进展以及由最新发展引发的伦理问题，并寻求解决问题的对策，这是未来医药伦理学的生长点。负责任创新（RI）是2003年以来首先在欧美学者中兴起的技术伦理新理念，自2011年首次被中国学者引入学界后，在国内管理学和技术哲学领域学术研究成果不断涌现。伴随设计伦理学体系的逐渐形成，负责任创新在设计伦理思想中已然成为一个重要范畴。当然，随着人工智能技术、纳米技术和基因工程技术的不断发展，这些带有颠覆性技术特征的“三剑客”已对药物设计提出更高的要求，由此对药物设计者践履责任也提出挑战。关注医药伦理思想的最新发展，则理所应当关注前沿的技术哲学和技术伦理思想，将新思想、新理念、新方法、新的价值判断融入医药学实践，在带给技术主体新思考的同时，开拓出医药伦理实践的新场景和新局面。

重点小结

美国药物临床研究中的道德要求十分重视药物人体实验中受试者的自主权、知情权。早在1974年美国卫生、教育、福利部门就人体实验提出了在受试者做出合理、明智的决定之前，实验者必须向受试者解释或说明六个基本要点：有关实验的程序和目的，要向受试者进行详尽的解释；对伴随实验可能出现的不适和可以预见到的危险，要向受试者进行详尽的说明；对预期得到的研究结果要向受试者加以说明；向受试者介绍可能对其具有更优越性、更合理的其他实验程序；对受试者提出的有关实验程序方面的任何质询都要给予明确回答；向受试者说明他或她可以在实验中的任何时候自由地退出实验，而不会受到任何不公正的对待。自20世纪90年代以后，美国社区临床药学广泛兴起，药师的作用变得更加明显。1997年，由美国国际制药联合会（Frederation of International Pharmaceutical，FIP）委员会提出了药师九条规范。英国在进入20世纪90年代以后，医院药师和社区药师的工作成为全社会成员关注的焦点。英国皇家药学会的法律委员会依据本国的医药行业发展现状于1992年提出来有关药师的道德责任包括两大部分内容即九条原则及二十三条责任。

思考题

1. 简述国外医药伦理思想给我们的启示。
2. 面对不断发展的药学事业，论述我国药师的角色如何实现转变。
3. 分析下列材料，谈谈药师在促进临床合理用药中的道德责任及作用。

医药提成带来的利益诱惑，疗效压力引发对抗生素的依赖以及根本上对“万能药”的错误认识，都是隐藏在抗生素滥用背后的“帮凶”。除了因“经验先行”导致用药不当外，

① Jeroen Van den Hoven. Ethics and sustainable development goals［J］. Science and Engineering Ethics，2017.

医生靠卖药营利也是抗生素不合理使用的原因之一，“三级医院中，抗生素占全部药品收入的30%左右，而二级医院可能会达到40%，就住院患者而言，其花在抗菌药物上的费用更是占总费用的一半以上”。作为行业内的潜规则，医生们对多开抗生素意味着收入增加的事实都心照不宣。知情人士透露，药企和医院、药店间确实有着“微妙”的关系，在保证药效的前提下，医院高层会选择“关系好”的品牌，同时，因为看重门诊和病房医生的处方权，药企往往也会给医生一定的好处，作为多开药的“鼓励”。“往往国产的药品会更注重此类营销，且越贵的药提成也越多”，该知情人士表示，以售出一支价格30元的消炎药为例，医院或科室就有5元提成，每次使用4支计算，院方就有20元的提成，“但医生工作压力太大，在目前医疗价格与价值扭曲的情况下，只光靠工资奖金吃饭实在有点难”，似乎成为对上述现象的合理解释。

欧美发达国家的抗生素院内使用率仅为22%~25%，但我国住院患者的抗生素使用率高达80%。其中广谱抗生素和联合使用的占到58%，且半数以上为多种抗生素合用，预防性用药占抗生素使用的1/3，术后预防性用药高达93.4%，门诊感冒患者约有75%使用抗生素，外科手术则高达95%。据1995~2007年疾病分类调查，中国感染性疾病占全部疾病总发病数的49%，其中细菌感染性占全部疾病的18%~21%，其余80%左右属于滥用抗生素，每年有8万人因此死亡。我国7岁以下儿童因为不合理使用抗生素造成耳聋的数量多达30万，占总体聋哑儿童的30%~40%，而一些发达国家只有0.9%。在住院的感染病患者中，耐药菌感染的病死率为11.7%，普通感染的病死率只有5.4%。

扫码“练一练”

节选自“是什么造成了抗生素滥用?”，http://www.infzm.com/content/52288，2011-11-08发布，[2012-01-17]

（赵迎欢）

附录

医药伦理学若干文献

一、国内有关道德规范文献资料

忘欲探艺

余每览越人入虢之诊，望齐侯之色，未尝不慨然叹其才秀也。怪当今居世之士，曾不留神医药，精究方术，上以疗君亲之疾，下以救贫贱之厄，中以保身长全，以养其生；但竞逐荣势，企踵权豪，孜孜汲汲，惟名利是务；崇饰其末，忽弃其本，华其外而悴其内。皮之不存，毛将安附焉。卒然遭邪风之气，婴非常之疾，患及祸至，而方震栗，降志屈节，钦望巫祝，告穷归天，束手受败。赍百年之寿命，持至贵之重器，委付凡医，恣其所措。咄嗟呜呼！厥身已毙，神明消灭，变为异物，幽潜重泉，徒为啼泣。痛乎！举世昏迷，莫能觉悟，不惜其命，若是轻生，彼何荣势之云哉！而进不能爱人知人，退不能爱身知己，遇灾值祸，身居厄地，蒙蒙昧昧，春若游魂。哀乎！趋世之士，驰竞浮华，不固根本，忘躯徇物，危若冰谷，至于是也。

——（东汉）张仲景《伤寒杂病论》自序

世有愚者，读方三年，便谓天下无病可治，及治病三年，乃知天下无方可用。故学者必须博及医源，精勤不倦，不得道听途说，而言医道已了，深自误哉！凡大医治病，必当安神定志，无欲无求，先发大慈恻隐之心，誓愿普救含灵之苦。若有疾厄来求救者，不得问其贵贱贫富，长幼妍媸，怨亲善友，华夷愚智，普同一等，皆如至亲之想，亦不得瞻前顾后，自虑吉凶，护惜身命。见彼苦恼，若己有之，深心凄怆，勿避险恶，昼夜寒暑，饥渴疲劳，一心赴救，无作工夫形迹之心。如此乃为苍生大医，反此则是寒灵巨贼……其有患疮痍不痢，臭秽不可瞻视，人所恶见者，但发惭愧凄怜忧恤之意，不得起一念蒂芥之心，是吾之志也。

夫大医之体，欲得澄神内视，望之俨然，宽欲汪汪，不皎不昧。省病诊疾，至意深心，详察形候，丝毫勿失，处判针药，无得参差，虽曰病宜速救，要须临事不惑，唯当审谛覃思，不得于性命之上，率而自逞俊快，邀射名誉，甚不仁矣！又到病家，纵绮罗满目，勿左右顾盼；丝竹凑耳，无得似有所娱；珍饈迭荐，食如无味；醽醁兼陈，看有若无。

夫为医之法，不得多语调笑，谈谑喧哗，道说是非，议论人物，炫耀声名，訾毁诸医，自矜己德，偶然治瘥一病，则昂头戴面，而有自许之貌，谓天下无双，此医人之膏肓也。老君曰：人行阴德，天自报之，人行阴恶，鬼神害之。寻此二途，阴阳报施，岂诬也哉？所以医人不得恃己所长，专心经略财物，但作救苦之心，于冥冥道中，自感多福者耳。又不得以彼富贵，处以珍贵之药，令彼难求，自弦功能，谅非忠恕之道。志存救济，故以曲碎论之。学者不可耻言之鄙俚也！

——（唐）孙思邈《千金方·论大医精诚》

医家十要

一存仁心，乃是良箴，博施济众，惠泽斯深。
二通儒道，儒医世宝，道理贵明，群书当考。
三精脉理，宜分表里，指下既明，沉疴可起。
四识病原，生死敢言，医家至此，始称专门。
五知运气，以明岁序，补泻温凉，按时处治。
六明经络，认病不错，脏腑洞然，今之扁鹊。
七识药性，立方应病，不辨温凉，恐伤性命。
八会炮制，火候详细，太过不及，安危所系。
九莫嫉妒，因人好恶，天理昭然，速当悔悟。
十勿重利，当存仁义，贫富虽殊，药施无二。

——（明）龚廷贤《万病回春·医家病家之要》

一戒：凡病家大小贫富人等，请观者便可往之，勿得迟延厌弃，欲往而不往，不为平易，药金毋论轻重有无，当尽力一例施与，自然阴鄙日增，无伤方寸。

二戒：凡视妇女及孀妇尼僧人等，必候侍者在旁，然后入房诊视，倘旁无伴，不可自看，假有不便之患，更宜真诚窥睹，虽对内人不可谈，此因闺阃故也。

三戒：不得出脱病家珠珀珍贵等送家合药，以虚存假换，如果该用，令彼自制入之。倘服不效，自无疑谤，亦不得称赞彼家物色之好，凡此等非君子也。

四戒：凡救世者，不可行乐登山，携酒游玩，又不可非时离去家中，凡有抱病至者，必当亲视用意发药，又要依经写出药贴。必不可杜撰药方，受人驳问。

五戒：凡娼妓及私伙家请看，亦当正己视如良家子女，不可他意见戏，以取不正，视必便回。贫窘者药金可壁，看君只可与药，不可再去，以希邪淫之报。

一要：先知儒理，然后方知医理，或内或外，勤读先古明医确论之书，须旦夕手不释卷，一一黎明融化机变，印之在心，慧之于目，凡临证时自无差谬矣。

二要：选买药品，必遵雷公炮炙，药有依方脩合者，又有因病随时加减者，汤散宜近备，心丹须预制，常药愈久愈灵，线药越陈越异，药不吝珍，终久必济。

三要：凡乡井同道之士，不可生轻侮傲慢之心，切要谦和谨慎，年尊者恭敬之，有学者师事之，骄傲者逊让之，不及者荐拔之，如此无自谤怨，信和为贵也。

四要：治家与治病同，人之惜元气，研丧太过，百病生焉，轻则支离身体，重则丧命。治家若不固根本而奢华，费用太过，轻则无积重则贫窘。

五要：人之受命于天，不可负天之命，凡欲进取，当知彼心顺否，体认天道顺逆，凡顺服，人缘相庆，逆取，子孙不吉，为人何不轻利远害，以防还报之业也？

六要：凡里中亲友人情，除婚丧疾病庆贺外，其余家务，至于馈送来往之礼，不可求奇好胜。凡飧只可一鱼一菜，一则省费，二则惜禄，谓广求不如俭用。

七要：贫穷之家，及游食僧道衙门差人等，凡来看病，不可要他药钱，只当奉药。再遇穷难者，当量力微赠，方为仁术，不然有药而无火食者，命亦难保也。

八要：凡有所蓄，随其大小，便当置买产业以为根本，不可收买玩器，及不紧物件，浪费钱财。又不可做钱会酒会，有妨生意，必当一例禁之，自谤怨。

九要：凡室中所用各样物具，俱要精备齐整，不得临时缺少。又古今前贤书籍，及近时明公新刊医理词说，必寻参看以资学问，此诚方可家之本务也。

十要：凡奉官衙所请，必要速去，无得怠缓，要诚意恭敬，告明病源，开具方药，病愈之后，不得图求扁礼，亦不得言说民情，至生罪戾。闲不近公，自当守法。

——（明）陈实功《外科正宗》

药师信条

技术须迅速而精密以利业务的发展
动作须活泼而谨慎以免忙中的错误
施行仁术以尽慈善之义务
依照药典以重病民之生命
制造调配确实以增新医之声誉
清洁整齐弗怠以释外人之疑虑
不许冒充医师以清职业之界限
不许诽谤他人以丧自己之人格
非礼之心勿存养成规矩的态度
非义之利勿取养成正当的行为
勿卖假药须清白的辨别
勿买仇货须切实的觉悟
弗配害人之处方本良心而尽天职
弗售毒杀之药品恃药律以保民生
遵守旧道德以除一切之不正
遵守新生活以除一切之恶习
疑事切弗自专以减过失
余暇多看书报以广知识
凡事须亲自操作以免隔阂之弊
每日须摘记要以免穷思之苦

——《广济医刊》第12卷（1935）

中国医药企业伦理准则实施倡议书

（2013－10－29）

各会员单位及医药工商企业：

为确保患者在医疗活动中的利益最大化，亚太经合组织（APEC）于2011年9月在墨西哥推出了生物医药领域的商业道德准则（即《墨西哥城原则》），号召经济体各成员所有生物医药行业利益相关者拥护共同的道德标准，其中包括公司、行业协会、专业组织以及管理单位和反腐败单位。《墨西哥城原则》的中文译本定名为《医药企业伦理准则》。

作为APEC成员，我国推行《医药企业伦理准则》，对于加强药品安全监管工作、打击商业贿赂、改善利益相关方之间的商业道德行为具有重要意义。

为切实保障人民群众的生命健康，促进中国医药行业的健康发展，今向业界全体同仁发出倡议。

遵循《医药企业伦理准则》以医疗保健和患者为中心、诚信、独立、合法、透明和责任的六大原则，完善企业规章制度，自觉遵守《医药企业伦理准则》各项条款。

（一）遵守法律法规，恪守职业道德

自觉遵守和执行国家法律、法规，严格执行药品管理法和药品生产、经营质量管理规范的各项规定。恪守职业道德操守，积极履行社会责任，发展产业，贡献国家，服务民生。

（二）强化安全标准，确保药品质量

企业应遵守有关药品研发、生产、销售、物流、商业化和安全方面的标准，严把质量关，按照道德规范从事药品推广流通，向消费者提供更安全、更有效的药品，确保人民群众的生命健康权益。

（三）加强行业自律，坚持诚信经营

强化自律意识，完善诚信体系。提供真实、准确的信息，规范市场行为。维护消费者的合法权益，维护社会公共利益，使诚信经营理念落实到企业生产经营的全过程。自觉接受消费者、政府监管部门和新闻媒体的监督及企业之间、行业之间的相互监督。

我们同时强烈呼吁政府继续强化医药卫生体制改革，进一步完善药品招标采购制度，改革药品价格形成机制、医保支付制度和医院用药管理制度。政府有关部门应当严格执法、依法行政，保障遵守商业道德准则企业的合法权益和正当利益；从制度、体制、机制上净化我国医药市场，建立有利于医药产业健康发展的良好的市场环境。

倡导单位：

中国化学制药工业协会

中国医药保健品进出口商会

中国医药工业科研开发促进会

中国外商投资企业协会药品研制和开发行业委员会

中国中药协会

中国医药商业协会

中国非处方药物协会

中国医药企业发展促进会

中国医药企业文化建设协会

医药企业伦理准则

（2013 - 06 - 14）

医药行业在伦理层面的互动有助于确保患者在医疗活动中利益的最大化。为了使医务人员、其他利益相关者达到这一标准，医药行业企业（以下简称“企业”）应遵循以下六点原则：

1. 以医疗保健和患者为中心——我们所做的一切是为了造福患者。
2. 诚信——我们所做一切事情时应当合乎道德、诚实，尊重他人。
3. 独立——各方人士所做的自主决策，应当免受不良影响。
4. 合法——我们所做的一切应当理由正当、合法，并秉承这些精神原则和价值观。

5. 透明——我们观念开放、行为公开化，同时尊重合法的商业思想和知识产权。

6. 责任——我们愿意为自己的行为和相互关系负责。

文献来源：http：//www. cpia. org. cn/contents/53/177382. html [EB/OL]. [2014－07－29]

二、国内有关医药法律法规

中华人民共和国刑法（节录）

（1979 年 7 月 1 日第五届全国人民代表大会第二次会议通过，2011 年 2 月 25 日第十一届全国人民代表大会常务委员会第十九次会议通过中华人民共和国刑法修正案）

关于生产、销售伪劣商品罪

第一百四十条　生产者、销售者在产品中掺杂、掺假，以假充真，以次充好或者以不合格产品冒充合格产品，销售金额五万元以上不满二十万元的，处二年以下有期徒刑或者拘役，并处或者单处销售金额百分之五十以上二倍以下罚金；销售金额二十万元以上不满五十万元的，处二年以上七年以下有期徒刑，并处销售金额百分之五十以上二倍以下罚金；销售金额五十万元以上不满二百万元的，处七年以上有期徒刑，并处销售金额百分之五十以上二倍以下罚金；销售金额二百万元以上的，处十五年有期徒刑或者无期徒刑，并处销售金额百分之五十以上二倍以下罚金或者没收财产。

第一百四十一条　生产、销售假药的，处三年以下有期徒刑或者拘役，并处罚金；对人体健康造成严重危害或者有其他严重情节的，处三年以上十年以下有期徒刑，并处罚金；致人死亡或者有其他特别严重情节的，处十年以上有期徒刑、无期徒刑或者死刑，并处罚金或者没收财产。

本条所称假药，是指依照《中华人民共和国药品管理法》的规定属于假药和按假药处理的药品、非药品。

第一百四十二条　生产、销售劣药，对人体健康造成严重危害的，处三年以上十年以下有期徒刑，并处销售金额百分之五十以上二倍以下罚金；后果特别严重的，处十年以上有期徒刑或者无期徒刑，并处销售金额百分之五十以上二倍以下罚金或者没收财产。

本条所称劣药，是指依照《中华人民共和国药品管理法》的规定属于劣药的药品。

第一百四十三条　生产、销售不符合食品安全标准的食品，足以造成严重食物中毒事故或者其他严重食源性疾病的，处三年以下有期徒刑或者拘役，并处罚金；对人体健康造成严重危害或者有其他严重情节的，处三年以上七年以下有期徒刑，并处罚金；后果特别严重的，处七年以上有期徒刑或者无期徒刑，并处罚金或者没收财产。

第一百四十四条　在生产、销售的食品中掺入有毒、有害的非食品原料的，或者销售明知掺有有毒、有害的非食品原料的食品的，处五年以下有期徒刑，并处罚金；对人体健康造成严重危害或者有其他严重情节的，处五年以上十年以下有期徒刑，并处罚金；致人死亡或者有其他特别严重情节的，依照本法第一百四十一条的规定处罚。

第一百四十五条　生产不符合保障人体健康的国家标准、行业标准的医疗器械、医用卫生材料，或者销售明知是不符合保障人体健康的国家标准、行业标准的医疗器械、医用卫生材料，对人体健康造成严重危害的，处五年以下有期徒刑，并处销售金额百分之五十以上二倍以下罚金；后果特别严重的，处五年以上十年以下有期徒刑，并出销售金额百分之五十以上二倍以下罚金；其中情节特别恶劣的，处十年以上有期徒刑或者无期徒刑，并处销售金额百分之五十以上二倍以下罚金或者没收财产。

第一百四十六条 生产不符合保障人身、财产安全的国家标准、行业标准的电器、压力容器、易燃易爆产品或者其他不符合保障人身、财产安全的国家标准、行业标准的产品，或者销售明知是以上不符合保障人身、财产安全的国家标准、行业标准的产品，造成严重后果的，处五年以下有期徒刑，并处销售金额百分之五十以上二倍以下罚金；后果特别严重的，处五年以上有期徒刑，并处销售金额百分之五十以上二倍以下罚金。

第一百四十七条 生产假农药、假兽药、假化肥，销售明知是假的或者失去使用效能的农药、兽药、化肥、种子或者生产者、销售者以不合格的农药、兽药、化肥、种子冒充合格的农药、兽药、化肥、种子，使生产遭受较大损失的，处三年以下有期徒刑或者拘役，并处或者单处销售金额百分之五十以上二倍以下罚金；使生产遭受重大损失的，处三年以上七年以下有期徒刑，并处销售金额百分之五十以上二倍以下罚金；使生产遭受特别重大损失的，处七年以上有期徒刑或者无期徒刑，并处销售金额百分之五十以上二倍以下罚金或者没收财产。

第一百四十八条 生产不符合卫生标准的化妆品，或者销售明知是不符合卫生标准的化妆品，造成严重后果的，处三年以下有期徒刑或者拘役，并处或者单处销售金额百分之五十以上二倍以下罚金。

第一百四十九条 生产、销售本节第一百四十一条至第一百四十八条所列产品，不构成各该条所规定的犯罪，但是销售金额在五万元以上的，依照本节第一百四十条的规定定罪处罚。

生产、销售本节第一百四十一条至第一百四十八条所列产品，构成各该条规定的犯罪，同时又构成本节第一百四十条规定之罪的，依照处罚较重的规定定罪处罚。

第一百五十条 单位犯本节第一百四十条至第一百四十八条规定之罪的，对单位判处罚金，并对其直接负责的主管人员和其他直接责任人员，依照各该条的规定处罚。

中华人民共和国药品管理法

（1984年9月20日第六届全国人民代表大会常务委员会第七次会议通过，2001年2月28日第九届全国人民代表大会常务委员会第二十次会议第一次修订；根据2013年12月28日第十二届全国人民代表大会常务委员会第六次会议《关于修改〈中华人民共和国海洋环境保护法〉等七部法律的决定》第一次修正；根据2015年4月24日第十二届全国人民代表大会常务委员会第十四次会议《关于修改〈中华人民共和国药品管理法〉的决定》第二次修正；2019年8月26日第十三届全国人民代表大会常务委员会第十二次会议第二次修订）

目　录

第一章　总　　则

第一条　为了加强药品管理，保证药品质量，保障公众用药安全和合法权益，保护和促进公众健康，制定本法。

第二条　在中华人民共和国境内从事药品研制、生产、经营、使用和监督管理活动，适用本法。

本法所称药品，是指用于预防、治疗、诊断人的疾病，有目的地调节人的生理机能并规定有适应症或者功能主治、用法和用量的物质，包括中药、化学药和生物制品等。

第三条　药品管理应当以人民健康为中心，坚持风险管理、全程管控、社会共治的原则，建立科学、严格的监督管理制度，全面提升药品质量，保障药品的安全、有效、可及。

第四条　国家发展现代药和传统药，充分发挥其在预防、医疗和保健中的作用。

国家保护野生药材资源和中药品种，鼓励培育道地中药材。

第五条　国家鼓励研究和创制新药，保护公民、法人和其他组织研究、开发新药的合法权益。

第六条　国家对药品管理实行药品上市许可持有人制度。药品上市许可持有人依法对药品研制、生产、经营、使用全过程中药品的安全性、有效性和质量可控性负责。

第七条　从事药品研制、生产、经营、使用活动，应当遵守法律、法规、规章、标准和规范，保证全过程信息真实、准确、完整和可追溯。

第八条　国务院药品监督管理部门主管全国药品监督管理工作。国务院有关部门在各自职责范围内负责与药品有关的监督管理工作。国务院药品监督管理部门配合国务院有关部门，执行国家药品行业发展规划和产业政策。

省、自治区、直辖市人民政府药品监督管理部门负责本行政区域内的药品监督管理工作。设区的市级、县级人民政府承担药品监督管理职责的部门（以下称药品监督管理部门）负责本行政区域内的药品监督管理工作。县级以上地方人民政府有关部门在各自职责范围内负责与药品有关的监督管理工作。

第九条　县级以上地方人民政府对本行政区域内的药品监督管理工作负责，统一领导、组织、协调本行政区域内的药品监督管理工作以及药品安全突发事件应对工作，建立健全药品监督管理工作机制和信息共享机制。

第十条　县级以上人民政府应当将药品安全工作纳入本级国民经济和社会发展规划，将药品安全工作经费列入本级政府预算，加强药品监督管理能力建设，为药品安全工作提供保障。

第十一条　药品监督管理部门设置或者指定的药品专业技术机构，承担依法实施药品监督管理所需的审评、检验、核查、监测与评价等工作。

第十二条 国家建立健全药品追溯制度。国务院药品监督管理部门应当制定统一的药品追溯标准和规范，推进药品追溯信息互通互享，实现药品可追溯。

国家建立药物警戒制度，对药品不良反应及其他与用药有关的有害反应进行监测、识别、评估和控制。

第十三条 各级人民政府及其有关部门、药品行业协会等应当加强药品安全宣传教育，开展药品安全法律法规等知识的普及工作。

新闻媒体应当开展药品安全法律法规等知识的公益宣传，并对药品违法行为进行舆论监督。有关药品的宣传报道应当全面、科学、客观、公正。

第十四条 药品行业协会应当加强行业自律，建立健全行业规范，推动行业诚信体系建设，引导和督促会员依法开展药品生产经营等活动。

第十五条 县级以上人民政府及其有关部门对在药品研制、生产、经营、使用和监督管理工作中做出突出贡献的单位和个人，按照国家有关规定给予表彰、奖励。

第二章　药品研制和注册

第十六条 国家支持以临床价值为导向、对人的疾病具有明确或者特殊疗效的药物创新，鼓励具有新的治疗机理、治疗严重危及生命的疾病或者罕见病、对人体具有多靶向系统性调节干预功能等的新药研制，推动药品技术进步。

国家鼓励运用现代科学技术和传统中药研究方法开展中药科学技术研究和药物开发，建立和完善符合中药特点的技术评价体系，促进中药传承创新。

国家采取有效措施，鼓励儿童用药品的研制和创新，支持开发符合儿童生理特征的儿童用药品新品种、剂型和规格，对儿童用药品予以优先审评审批。

第十七条 从事药品研制活动，应当遵守药物非临床研究质量管理规范、药物临床试验质量管理规范，保证药品研制全过程持续符合法定要求。

药物非临床研究质量管理规范、药物临床试验质量管理规范由国务院药品监督管理部门会同国务院有关部门制定。

第十八条 开展药物非临床研究，应当符合国家有关规定，有与研究项目相适应的人员、场地、设备、仪器和管理制度，保证有关数据、资料和样品的真实性。

第十九条 开展药物临床试验，应当按照国务院药品监督管理部门的规定如实报送研制方法、质量指标、药理及毒理试验结果等有关数据、资料和样品，经国务院药品监督管理部门批准。国务院药品监督管理部门应当自受理临床试验申请之日起六十个工作日内决定是否同意并通知临床试验申办者，逾期未通知的，视为同意。其中，开展生物等效性试验的，报国务院药品监督管理部门备案。

开展药物临床试验，应当在具备相应条件的临床试验机构进行。药物临床试验机构实行备案管理，具体办法由国务院药品监督管理部门、国务院卫生健康主管部门共同制定。

第二十条 开展药物临床试验，应当符合伦理原则，制定临床试验方案，经伦理委员会审查同意。

伦理委员会应当建立伦理审查工作制度，保证伦理审查过程独立、客观、公正，监督规范开展药物临床试验，保障受试者合法权益，维护社会公共利益。

第二十一条 实施药物临床试验，应当向受试者或者其监护人如实说明和解释临床试验的目的和风险等详细情况，取得受试者或者其监护人自愿签署的知情同意书，并采取有效措施保护受试者合法权益。

第二十二条　药物临床试验期间，发现存在安全性问题或者其他风险的，临床试验申办者应当及时调整临床试验方案、暂停或者终止临床试验，并向国务院药品监督管理部门报告。必要时，国务院药品监督管理部门可以责令调整临床试验方案、暂停或者终止临床试验。

第二十三条　对正在开展临床试验的用于治疗严重危及生命且尚无有效治疗手段的疾病的药物，经医学观察可能获益，并且符合伦理原则的，经审查、知情同意后可以在开展临床试验的机构内用于其他病情相同的患者。

第二十四条　在中国境内上市的药品，应当经国务院药品监督管理部门批准，取得药品注册证书；但是，未实施审批管理的中药材和中药饮片除外。实施审批管理的中药材、中药饮片品种目录由国务院药品监督管理部门会同国务院中医药主管部门制定。

申请药品注册，应当提供真实、充分、可靠的数据、资料和样品，证明药品的安全性、有效性和质量可控性。

第二十五条　对申请注册的药品，国务院药品监督管理部门应当组织药学、医学和其他技术人员进行审评，对药品的安全性、有效性和质量可控性以及申请人的质量管理、风险防控和责任赔偿等能力进行审查；符合条件的，颁发药品注册证书。

国务院药品监督管理部门在审批药品时，对化学原料药一并审评审批，对相关辅料、直接接触药品的包装材料和容器一并审评，对药品的质量标准、生产工艺、标签和说明书一并核准。

本法所称辅料，是指生产药品和调配处方时所用的赋形剂和附加剂。

第二十六条　对治疗严重危及生命且尚无有效治疗手段的疾病以及公共卫生方面急需的药品，药物临床试验已有数据显示疗效并能预测其临床价值的，可以附条件批准，并在药品注册证书中载明相关事项。

第二十七条　国务院药品监督管理部门应当完善药品审评审批工作制度，加强能力建设，建立健全沟通交流、专家咨询等机制，优化审评审批流程，提高审评审批效率。

批准上市药品的审评结论和依据应当依法公开，接受社会监督。对审评审批中知悉的商业秘密应当保密。

第二十八条　药品应当符合国家药品标准。经国务院药品监督管理部门核准的药品质量标准高于国家药品标准的，按照经核准的药品质量标准执行；没有国家药品标准的，应当符合经核准的药品质量标准。

国务院药品监督管理部门颁布的《中华人民共和国药典》和药品标准为国家药品标准。

国务院药品监督管理部门会同国务院卫生健康主管部门组织药典委员会，负责国家药品标准的制定和修订。

国务院药品监督管理部门设置或者指定的药品检验机构负责标定国家药品标准品、对照品。

第二十九条　列入国家药品标准的药品名称为药品通用名称。已经作为药品通用名称的，该名称不得作为药品商标使用。

第三章　药品上市许可持有人

第三十条　药品上市许可持有人是指取得药品注册证书的企业或者药品研制机构等。

药品上市许可持有人应当依照本法规定，对药品的非临床研究、临床试验、生产经营、上市后研究、不良反应监测及报告与处理等承担责任。其他从事药品研制、生产、经营、储存、运输、使用等活动的单位和个人依法承担相应责任。

药品上市许可持有人的法定代表人、主要负责人对药品质量全面负责。

第三十一条 药品上市许可持有人应当建立药品质量保证体系，配备专门人员独立负责药品质量管理。

药品上市许可持有人应当对受托药品生产企业、药品经营企业的质量管理体系进行定期审核，监督其持续具备质量保证和控制能力。

第三十二条 药品上市许可持有人可以自行生产药品，也可以委托药品生产企业生产。

药品上市许可持有人自行生产药品的，应当依照本法规定取得药品生产许可证；委托生产的，应当委托符合条件的药品生产企业。药品上市许可持有人和受托生产企业应当签订委托协议和质量协议，并严格履行协议约定的义务。

国务院药品监督管理部门制定药品委托生产质量协议指南，指导、监督药品上市许可持有人和受托生产企业履行药品质量保证义务。

血液制品、麻醉药品、精神药品、医疗用毒性药品、药品类易制毒化学品不得委托生产；但是，国务院药品监督管理部门另有规定的除外。

第三十三条 药品上市许可持有人应当建立药品上市放行规程，对药品生产企业出厂放行的药品进行审核，经质量受权人签字后方可放行。不符合国家药品标准的，不得放行。

第三十四条 药品上市许可持有人可以自行销售其取得药品注册证书的药品，也可以委托药品经营企业销售。药品上市许可持有人从事药品零售活动的，应当取得药品经营许可证。

药品上市许可持有人自行销售药品的，应当具备本法第五十二条规定的条件；委托销售的，应当委托符合条件的药品经营企业。药品上市许可持有人和受托经营企业应当签订委托协议，并严格履行协议约定的义务。

第三十五条 药品上市许可持有人、药品生产企业、药品经营企业委托储存、运输药品的，应当对受托方的质量保证能力和风险管理能力进行评估，与其签订委托协议，约定药品质量责任、操作规程等内容，并对受托方进行监督。

第三十六条 药品上市许可持有人、药品生产企业、药品经营企业和医疗机构应当建立并实施药品追溯制度，按照规定提供追溯信息，保证药品可追溯。

第三十七条 药品上市许可持有人应当建立年度报告制度，每年将药品生产销售、上市后研究、风险管理等情况按照规定向省、自治区、直辖市人民政府药品监督管理部门报告。

第三十八条 药品上市许可持有人为境外企业的，应当由其指定的在中国境内的企业法人履行药品上市许可持有人义务，与药品上市许可持有人承担连带责任。

第三十九条 中药饮片生产企业履行药品上市许可持有人的相关义务，对中药饮片生产、销售实行全过程管理，建立中药饮片追溯体系，保证中药饮片安全、有效、可追溯。

第四十条 经国务院药品监督管理部门批准，药品上市许可持有人可以转让药品上市许可。受让方应当具备保障药品安全性、有效性和质量可控性的质量管理、风险防控和责任赔偿等能力，履行药品上市许可持有人义务。

第四章　药品生产

第四十一条　从事药品生产活动，应当经所在地省、自治区、直辖市人民政府药品监督管理部门批准，取得药品生产许可证。无药品生产许可证的，不得生产药品。

药品生产许可证应当标明有效期和生产范围，到期重新审查发证。

第四十二条　从事药品生产活动，应当具备以下条件：

（一）有依法经过资格认定的药学技术人员、工程技术人员及相应的技术工人；

（二）有与药品生产相适应的厂房、设施和卫生环境；

（三）有能对所生产药品进行质量管理和质量检验的机构、人员及必要的仪器设备；

（四）有保证药品质量的规章制度，并符合国务院药品监督管理部门依据本法制定的药品生产质量管理规范要求。

第四十三条　从事药品生产活动，应当遵守药品生产质量管理规范，建立健全药品生产质量管理体系，保证药品生产全过程持续符合法定要求。

药品生产企业的法定代表人、主要负责人对本企业的药品生产活动全面负责。

第四十四条　药品应当按照国家药品标准和经药品监督管理部门核准的生产工艺进行生产。生产、检验记录应当完整准确，不得编造。

中药饮片应当按照国家药品标准炮制；国家药品标准没有规定的，应当按照省、自治区、直辖市人民政府药品监督管理部门制定的炮制规范炮制。省、自治区、直辖市人民政府药品监督管理部门制定的炮制规范应当报国务院药品监督管理部门备案。不符合国家药品标准或者不按照省、自治区、直辖市人民政府药品监督管理部门制定的炮制规范炮制的，不得出厂、销售。

第四十五条　生产药品所需的原料、辅料，应当符合药用要求、药品生产质量管理规范的有关要求。

生产药品，应当按照规定对供应原料、辅料等的供应商进行审核，保证购进、使用的原料、辅料等符合前款规定要求。

第四十六条　直接接触药品的包装材料和容器，应当符合药用要求，符合保障人体健康、安全的标准。

对不合格的直接接触药品的包装材料和容器，由药品监督管理部门责令停止使用。

第四十七条　药品生产企业应当对药品进行质量检验。不符合国家药品标准的，不得出厂。

药品生产企业应当建立药品出厂放行规程，明确出厂放行的标准、条件。符合标准、条件的，经质量受权人签字后方可放行。

第四十八条　药品包装应当适合药品质量的要求，方便储存、运输和医疗使用。

发运中药材应当有包装。在每件包装上，应当注明品名、产地、日期、供货单位，并附有质量合格的标志。

第四十九条　药品包装应当按照规定印有或者贴有标签并附有说明书。

标签或者说明书应当注明药品的通用名称、成份、规格、上市许可持有人及其地址、生产企业及其地址、批准文号、产品批号、生产日期、有效期、适应症或者功能主治、用法、用量、禁忌、不良反应和注意事项。标签、说明书中的文字应当清晰，生产日期、有效期等事项应当显著标注，容易辨识。

麻醉药品、精神药品、医疗用毒性药品、放射性药品、外用药品和非处方药的标签、说明书，应当印有规定的标志。

第五十条 药品上市许可持有人、药品生产企业、药品经营企业和医疗机构中直接接触药品的工作人员，应当每年进行健康检查。患有传染病或者其他可能污染药品的疾病的，不得从事直接接触药品的工作。

第五章 药品经营

第五十一条 从事药品批发活动，应当经所在地省、自治区、直辖市人民政府药品监督管理部门批准，取得药品经营许可证。从事药品零售活动，应当经所在地县级以上地方人民政府药品监督管理部门批准，取得药品经营许可证。无药品经营许可证的，不得经营药品。

药品经营许可证应当标明有效期和经营范围，到期重新审查发证。

药品监督管理部门实施药品经营许可，除依据本法第五十二条规定的条件外，还应当遵循方便群众购药的原则。

第五十二条 从事药品经营活动应当具备以下条件：

（一）有依法经过资格认定的药师或者其他药学技术人员；

（二）有与所经营药品相适应的营业场所、设备、仓储设施和卫生环境；

（三）有与所经营药品相适应的质量管理机构或者人员；

（四）有保证药品质量的规章制度，并符合国务院药品监督管理部门依据本法制定的药品经营质量管理规范要求。

第五十三条 从事药品经营活动，应当遵守药品经营质量管理规范，建立健全药品经营质量管理体系，保证药品经营全过程持续符合法定要求。

国家鼓励、引导药品零售连锁经营。从事药品零售连锁经营活动的企业总部，应当建立统一的质量管理制度，对所属零售企业的经营活动履行管理责任。

药品经营企业的法定代表人、主要负责人对本企业的药品经营活动全面负责。

第五十四条 国家对药品实行处方药与非处方药分类管理制度。具体办法由国务院药品监督管理部门会同国务院卫生健康主管部门制定。

第五十五条 药品上市许可持有人、药品生产企业、药品经营企业和医疗机构应当从药品上市许可持有人或者具有药品生产、经营资格的企业购进药品；但是，购进未实施审批管理的中药材除外。

第五十六条 药品经营企业购进药品，应当建立并执行进货检查验收制度，验明药品合格证明和其他标识；不符合规定要求的，不得购进和销售。

第五十七条 药品经营企业购销药品，应当有真实、完整的购销记录。购销记录应当注明药品的通用名称、剂型、规格、产品批号、有效期、上市许可持有人、生产企业、购销单位、购销数量、购销价格、购销日期及国务院药品监督管理部门规定的其他内容。

第五十八条 药品经营企业零售药品应当准确无误，并正确说明用法、用量和注意事项；调配处方应当经过核对，对处方所列药品不得擅自更改或者代用。对有配伍禁忌或者超剂量的处方，应当拒绝调配；必要时，经处方医师更正或者重新签字，方可调配。

药品经营企业销售中药材，应当标明产地。

依法经过资格认定的药师或者其他药学技术人员负责本企业的药品管理、处方审核和调配、合理用药指导等工作。

第五十九条　药品经营企业应当制定和执行药品保管制度，采取必要的冷藏、防冻、防潮、防虫、防鼠等措施，保证药品质量。

药品入库和出库应当执行检查制度。

第六十条　城乡集市贸易市场可以出售中药材，国务院另有规定的除外。

第六十一条　药品上市许可持有人、药品经营企业通过网络销售药品，应当遵守本法药品经营的有关规定。具体管理办法由国务院药品监督管理部门会同国务院卫生健康主管部门等部门制定。

疫苗、血液制品、麻醉药品、精神药品、医疗用毒性药品、放射性药品、药品类易制毒化学品等国家实行特殊管理的药品不得在网络上销售。

第六十二条　药品网络交易第三方平台提供者应当按照国务院药品监督管理部门的规定，向所在地省、自治区、直辖市人民政府药品监督管理部门备案。

第三方平台提供者应当依法对申请进入平台经营的药品上市许可持有人、药品经营企业的资质等进行审核，保证其符合法定要求，并对发生在平台的药品经营行为进行管理。

第三方平台提供者发现进入平台经营的药品上市许可持有人、药品经营企业有违反本法规定行为的，应当及时制止并立即报告所在地县级人民政府药品监督管理部门；发现严重违法行为的，应当立即停止提供网络交易平台服务。

第六十三条　新发现和从境外引种的药材，经国务院药品监督管理部门批准后，方可销售。

第六十四条　药品应当从允许药品进口的口岸进口，并由进口药品的企业向口岸所在地药品监督管理部门备案。海关凭药品监督管理部门出具的进口药品通关单办理通关手续。无进口药品通关单的，海关不得放行。

口岸所在地药品监督管理部门应当通知药品检验机构按照国务院药品监督管理部门的规定对进口药品进行抽查检验。

允许药品进口的口岸由国务院药品监督管理部门会同海关总署提出，报国务院批准。

第六十五条　医疗机构因临床急需进口少量药品的，经国务院药品监督管理部门或者国务院授权的省、自治区、直辖市人民政府批准，可以进口。进口的药品应当在指定医疗机构内用于特定医疗目的。

个人自用携带入境少量药品，按照国家有关规定办理。

第六十六条　进口、出口麻醉药品和国家规定范围内的精神药品，应当持有国务院药品监督管理部门颁发的进口准许证、出口准许证。

第六十七条　禁止进口疗效不确切、不良反应大或者因其他原因危害人体健康的药品。

第六十八条　国务院药品监督管理部门对下列药品在销售前或者进口时，应当指定药品检验机构进行检验；未经检验或者检验不合格的，不得销售或者进口：

（一）首次在中国境内销售的药品；

（二）国务院药品监督管理部门规定的生物制品；

（三）国务院规定的其他药品。

第六章　医疗机构药事管理

第六十九条　医疗机构应当配备依法经过资格认定的药师或者其他药学技术人员，负责本单位的药品管理、处方审核和调配、合理用药指导等工作。非药学技术人员不得直接从事药剂技术工作。

第七十条 医疗机构购进药品，应当建立并执行进货检查验收制度，验明药品合格证明和其他标识；不符合规定要求的，不得购进和使用。

第七十一条 医疗机构应当有与所使用药品相适应的场所、设备、仓储设施和卫生环境，制定和执行药品保管制度，采取必要的冷藏、防冻、防潮、防虫、防鼠等措施，保证药品质量。

第七十二条 医疗机构应当坚持安全有效、经济合理的用药原则，遵循药品临床应用指导原则、临床诊疗指南和药品说明书等合理用药，对医师处方、用药医嘱的适宜性进行审核。

医疗机构以外的其他药品使用单位，应当遵守本法有关医疗机构使用药品的规定。

第七十三条 依法经过资格认定的药师或者其他药学技术人员调配处方，应当进行核对，对处方所列药品不得擅自更改或者代用。对有配伍禁忌或者超剂量的处方，应当拒绝调配；必要时，经处方医师更正或者重新签字，方可调配。

第七十四条 医疗机构配制制剂，应当经所在地省、自治区、直辖市人民政府药品监督管理部门批准，取得医疗机构制剂许可证。无医疗机构制剂许可证的，不得配制制剂。

医疗机构制剂许可证应当标明有效期，到期重新审查发证。

第七十五条 医疗机构配制制剂，应当有能够保证制剂质量的设施、管理制度、检验仪器和卫生环境。

医疗机构配制制剂，应当按照经核准的工艺进行，所需的原料、辅料和包装材料等应当符合药用要求。

第七十六条 医疗机构配制的制剂，应当是本单位临床需要而市场上没有供应的品种，并应当经所在地省、自治区、直辖市人民政府药品监督管理部门批准；但是，法律对配制中药制剂另有规定的除外。

医疗机构配制的制剂应当按照规定进行质量检验；合格的，凭医师处方在本单位使用。经国务院药品监督管理部门或者省、自治区、直辖市人民政府药品监督管理部门批准，医疗机构配制的制剂可以在指定的医疗机构之间调剂使用。

医疗机构配制的制剂不得在市场上销售。

第七章 药品上市后管理

第七十七条 药品上市许可持有人应当制定药品上市后风险管理计划，主动开展药品上市后研究，对药品的安全性、有效性和质量可控性进行进一步确证，加强对已上市药品的持续管理。

第七十八条 对附条件批准的药品，药品上市许可持有人应当采取相应风险管理措施，并在规定期限内按照要求完成相关研究；逾期未按照要求完成研究或者不能证明其获益大于风险的，国务院药品监督管理部门应当依法处理，直至注销药品注册证书。

第七十九条 对药品生产过程中的变更，按照其对药品安全性、有效性和质量可控性的风险和产生影响的程度，实行分类管理。属于重大变更的，应当经国务院药品监督管理部门批准，其他变更应当按照国务院药品监督管理部门的规定备案或者报告。

药品上市许可持有人应当按照国务院药品监督管理部门的规定，全面评估、验证变更事项对药品安全性、有效性和质量可控性的影响。

第八十条　药品上市许可持有人应当开展药品上市后不良反应监测，主动收集、跟踪分析疑似药品不良反应信息，对已识别风险的药品及时采取风险控制措施。

第八十一条　药品上市许可持有人、药品生产企业、药品经营企业和医疗机构应当经常考察本单位所生产、经营、使用的药品质量、疗效和不良反应。发现疑似不良反应的，应当及时向药品监督管理部门和卫生健康主管部门报告。具体办法由国务院药品监督管理部门会同国务院卫生健康主管部门制定。

对已确认发生严重不良反应的药品，由国务院药品监督管理部门或者省、自治区、直辖市人民政府药品监督管理部门根据实际情况采取停止生产、销售、使用等紧急控制措施，并应当在五日内组织鉴定，自鉴定结论作出之日起十五日内依法作出行政处理决定。

第八十二条　药品存在质量问题或者其他安全隐患的，药品上市许可持有人应当立即停止销售，告知相关药品经营企业和医疗机构停止销售和使用，召回已销售的药品，及时公开召回信息，必要时应当立即停止生产，并将药品召回和处理情况向省、自治区、直辖市人民政府药品监督管理部门和卫生健康主管部门报告。药品生产企业、药品经营企业和医疗机构应当配合。

药品上市许可持有人依法应当召回药品而未召回的，省、自治区、直辖市人民政府药品监督管理部门应当责令其召回。

第八十三条　药品上市许可持有人应当对已上市药品的安全性、有效性和质量可控性定期开展上市后评价。必要时，国务院药品监督管理部门可以责令药品上市许可持有人开展上市后评价或者直接组织开展上市后评价。

经评价，对疗效不确切、不良反应大或者因其他原因危害人体健康的药品，应当注销药品注册证书。

已被注销药品注册证书的药品，不得生产或者进口、销售和使用。

已被注销药品注册证书、超过有效期等的药品，应当由药品监督管理部门监督销毁或者依法采取其他无害化处理等措施。

第八章　药品价格和广告

第八十四条　国家完善药品采购管理制度，对药品价格进行监测，开展成本价格调查，加强药品价格监督检查，依法查处价格垄断、哄抬价格等药品价格违法行为，维护药品价格秩序。

第八十五条　依法实行市场调节价的药品，药品上市许可持有人、药品生产企业、药品经营企业和医疗机构应当按照公平、合理和诚实信用、质价相符的原则制定价格，为用药者提供价格合理的药品。

药品上市许可持有人、药品生产企业、药品经营企业和医疗机构应当遵守国务院药品价格主管部门关于药品价格管理的规定，制定和标明药品零售价格，禁止暴利、价格垄断和价格欺诈等行为。

第八十六条　药品上市许可持有人、药品生产企业、药品经营企业和医疗机构应当依法向药品价格主管部门提供其药品的实际购销价格和购销数量等资料。

第八十七条　医疗机构应当向患者提供所用药品的价格清单，按照规定如实公布其常用药品的价格，加强合理用药管理。具体办法由国务院卫生健康主管部门制定。

第八十八条　禁止药品上市许可持有人、药品生产企业、药品经营企业和医疗机构在药品购销中给予、收受回扣或者其他不正当利益。

禁止药品上市许可持有人、药品生产企业、药品经营企业或者代理人以任何名义给予使用其药品的医疗机构的负责人、药品采购人员、医师、药师等有关人员财物或者其他不正当利益。禁止医疗机构的负责人、药品采购人员、医师、药师等有关人员以任何名义收受药品上市许可持有人、药品生产企业、药品经营企业或者代理人给予的财物或者其他不正当利益。

第八十九条　药品广告应当经广告主所在地省、自治区、直辖市人民政府确定的广告审查机关批准；未经批准的，不得发布。

第九十条　药品广告的内容应当真实、合法，以国务院药品监督管理部门核准的药品说明书为准，不得含有虚假的内容。

药品广告不得含有表示功效、安全性的断言或者保证；不得利用国家机关、科研单位、学术机构、行业协会或者专家、学者、医师、药师、患者等的名义或者形象作推荐、证明。

非药品广告不得有涉及药品的宣传。

第九十一条　药品价格和广告，本法未作规定的，适用《中华人民共和国价格法》、《中华人民共和国反垄断法》、《中华人民共和国反不正当竞争法》、《中华人民共和国广告法》等的规定。

第九章　药品储备和供应

第九十二条　国家实行药品储备制度，建立中央和地方两级药品储备。

发生重大灾情、疫情或者其他突发事件时，依照《中华人民共和国突发事件应对法》的规定，可以紧急调用药品。

第九十三条　国家实行基本药物制度，遴选适当数量的基本药物品种，加强组织生产和储备，提高基本药物的供给能力，满足疾病防治基本用药需求。

第九十四条　国家建立药品供求监测体系，及时收集和汇总分析短缺药品供求信息，对短缺药品实行预警，采取应对措施。

第九十五条　国家实行短缺药品清单管理制度。具体办法由国务院卫生健康主管部门会同国务院药品监督管理部门等部门制定。

药品上市许可持有人停止生产短缺药品的，应当按照规定向国务院药品监督管理部门或者省、自治区、直辖市人民政府药品监督管理部门报告。

第九十六条　国家鼓励短缺药品的研制和生产，对临床急需的短缺药品、防治重大传染病和罕见病等疾病的新药予以优先审评审批。

第九十七条　对短缺药品，国务院可以限制或者禁止出口。必要时，国务院有关部门可以采取组织生产、价格干预和扩大进口等措施，保障药品供应。

药品上市许可持有人、药品生产企业、药品经营企业应当按照规定保障药品的生产和供应。

第十章　监督管理

第九十八条　禁止生产（包括配制，下同）、销售、使用假药、劣药。

有下列情形之一的，为假药：

（一）药品所含成份与国家药品标准规定的成份不符；

（二）以非药品冒充药品或者以他种药品冒充此种药品；

（三）变质的药品；

（四）药品所标明的适应症或者功能主治超出规定范围。

有下列情形之一的，为劣药：

（一）药品成份的含量不符合国家药品标准；

（二）被污染的药品；

（三）未标明或者更改有效期的药品；

（四）未注明或者更改产品批号的药品；

（五）超过有效期的药品；

（六）擅自添加防腐剂、辅料的药品；

（七）其他不符合药品标准的药品。

禁止未取得药品批准证明文件生产、进口药品；禁止使用未按照规定审评、审批的原料药、包装材料和容器生产药品。

第九十九条　药品监督管理部门应当依照法律、法规的规定对药品研制、生产、经营和药品使用单位使用药品等活动进行监督检查，必要时可以对为药品研制、生产、经营、使用提供产品或者服务的单位和个人进行延伸检查，有关单位和个人应当予以配合，不得拒绝和隐瞒。

药品监督管理部门应当对高风险的药品实施重点监督检查。

对有证据证明可能存在安全隐患的，药品监督管理部门根据监督检查情况，应当采取告诫、约谈、限期整改以及暂停生产、销售、使用、进口等措施，并及时公布检查处理结果。

药品监督管理部门进行监督检查时，应当出示证明文件，对监督检查中知悉的商业秘密应当保密。

第一百条　药品监督管理部门根据监督管理的需要，可以对药品质量进行抽查检验。抽查检验应当按照规定抽样，并不得收取任何费用；抽样应当购买样品。所需费用按照国务院规定列支。

对有证据证明可能危害人体健康的药品及其有关材料，药品监督管理部门可以查封、扣押，并在七日内作出行政处理决定；药品需要检验的，应当自检验报告书发出之日起十五日内作出行政处理决定。

第一百零一条　国务院和省、自治区、直辖市人民政府的药品监督管理部门应当定期公告药品质量抽查检验结果；公告不当的，应当在原公告范围内予以更正。

第一百零二条　当事人对药品检验结果有异议的，可以自收到药品检验结果之日起七日内向原药品检验机构或者上一级药品监督管理部门设置或者指定的药品检验机构申请复验，也可以直接向国务院药品监督管理部门设置或者指定的药品检验机构申请复验。受理复验的药品检验机构应当在国务院药品监督管理部门规定的时间内作出复验结论。

第一百零三条　药品监督管理部门应当对药品上市许可持有人、药品生产企业、药品经营企业和药物非临床安全性评价研究机构、药物临床试验机构等遵守药品生产质量管理规范、药品经营质量管理规范、药物非临床研究质量管理规范、药物临床试验质量管理规范等情况进行检查，监督其持续符合法定要求。

第一百零四条 国家建立职业化、专业化药品检查员队伍。检查员应当熟悉药品法律法规，具备药品专业知识。

第一百零五条 药品监督管理部门建立药品上市许可持有人、药品生产企业、药品经营企业、药物非临床安全性评价研究机构、药物临床试验机构和医疗机构药品安全信用档案，记录许可颁发、日常监督检查结果、违法行为查处等情况，依法向社会公布并及时更新；对有不良信用记录的，增加监督检查频次，并可以按照国家规定实施联合惩戒。

第一百零六条 药品监督管理部门应当公布本部门的电子邮件地址、电话，接受咨询、投诉、举报，并依法及时答复、核实、处理。对查证属实的举报，按照有关规定给予举报人奖励。

药品监督管理部门应当对举报人的信息予以保密，保护举报人的合法权益。举报人举报所在单位的，该单位不得以解除、变更劳动合同或者其他方式对举报人进行打击报复。

第一百零七条 国家实行药品安全信息统一公布制度。国家药品安全总体情况、药品安全风险警示信息、重大药品安全事件及其调查处理信息和国务院确定需要统一公布的其他信息由国务院药品监督管理部门统一公布。药品安全风险警示信息和重大药品安全事件及其调查处理信息的影响限于特定区域的，也可以由有关省、自治区、直辖市人民政府药品监督管理部门公布。未经授权不得发布上述信息。

公布药品安全信息，应当及时、准确、全面，并进行必要的说明，避免误导。

任何单位和个人不得编造、散布虚假药品安全信息。

第一百零八条 县级以上人民政府应当制定药品安全事件应急预案。药品上市许可持有人、药品生产企业、药品经营企业和医疗机构等应当制定本单位的药品安全事件处置方案，并组织开展培训和应急演练。

发生药品安全事件，县级以上人民政府应当按照应急预案立即组织开展应对工作；有关单位应当立即采取有效措施进行处置，防止危害扩大。

第一百零九条 药品监督管理部门未及时发现药品安全系统性风险，未及时消除监督管理区域内药品安全隐患的，本级人民政府或者上级人民政府药品监督管理部门应当对其主要负责人进行约谈。

地方人民政府未履行药品安全职责，未及时消除区域性重大药品安全隐患的，上级人民政府或者上级人民政府药品监督管理部门应当对其主要负责人进行约谈。

被约谈的部门和地方人民政府应当立即采取措施，对药品监督管理工作进行整改。

约谈情况和整改情况应当纳入有关部门和地方人民政府药品监督管理工作评议、考核记录。

第一百一十条 地方人民政府及其药品监督管理部门不得以要求实施药品检验、审批等手段限制或者排斥非本地区药品上市许可持有人、药品生产企业生产的药品进入本地区。

第一百一十一条 药品监督管理部门及其设置或者指定的药品专业技术机构不得参与药品生产经营活动，不得以其名义推荐或者监制、监销药品。

药品监督管理部门及其设置或者指定的药品专业技术机构的工作人员不得参与药品生产经营活动。

第一百一十二条 国务院对麻醉药品、精神药品、医疗用毒性药品、放射性药品、药品类易制毒化学品等有其他特殊管理规定的，依照其规定。

第一百一十三条 药品监督管理部门发现药品违法行为涉嫌犯罪的，应当及时将案件移送公安机关。

对依法不需要追究刑事责任或者免予刑事处罚，但应当追究行政责任的，公安机关、人民检察院、人民法院应当及时将案件移送药品监督管理部门。

公安机关、人民检察院、人民法院商请药品监督管理部门、生态环境主管部门等部门提供检验结论、认定意见以及对涉案药品进行无害化处理等协助的，有关部门应当及时提供，予以协助。

第十一章　法律责任

第一百一十四条　违反本法规定，构成犯罪的，依法追究刑事责任。

第一百一十五条　未取得药品生产许可证、药品经营许可证或者医疗机构制剂许可证生产、销售药品的，责令关闭，没收违法生产、销售的药品和违法所得，并处违法生产、销售的药品（包括已售出和未售出的药品，下同）货值金额十五倍以上三十倍以下的罚款；货值金额不足十万元的，按十万元计算。

第一百一十六条　生产、销售假药的，没收违法生产、销售的药品和违法所得，责令停产停业整顿，吊销药品批准证明文件，并处违法生产、销售的药品货值金额十五倍以上三十倍以下的罚款；货值金额不足十万元的，按十万元计算；情节严重的，吊销药品生产许可证、药品经营许可证或者医疗机构制剂许可证，十年内不受理其相应申请；药品上市许可持有人为境外企业的，十年内禁止其药品进口。

第一百一十七条　生产、销售劣药的，没收违法生产、销售的药品和违法所得，并处违法生产、销售的药品货值金额十倍以上二十倍以下的罚款；违法生产、批发的药品货值金额不足十万元的，按十万元计算，违法零售的药品货值金额不足一万元的，按一万元计算；情节严重的，责令停产停业整顿直至吊销药品批准证明文件、药品生产许可证、药品经营许可证或者医疗机构制剂许可证。

生产、销售的中药饮片不符合药品标准，尚不影响安全性、有效性的，责令限期改正，给予警告；可以处十万元以上五十万元以下的罚款。

第一百一十八条　生产、销售假药，或者生产、销售劣药且情节严重的，对法定代表人、主要负责人、直接负责的主管人员和其他责任人员，没收违法行为发生期间自本单位所获收入，并处所获收入百分之三十以上三倍以下的罚款，终身禁止从事药品生产经营活动，并可以由公安机关处五日以上十五日以下的拘留。

对生产者专门用于生产假药、劣药的原料、辅料、包装材料、生产设备予以没收。

第一百一十九条　药品使用单位使用假药、劣药的，按照销售假药、零售劣药的规定处罚；情节严重的，法定代表人、主要负责人、直接负责的主管人员和其他责任人员有医疗卫生人员执业证书的，还应当吊销执业证书。

第一百二十条　知道或者应当知道属于假药、劣药或者本法第一百二十四条第一款第一项至第五项规定的药品，而为其提供储存、运输等便利条件的，没收全部储存、运输收入，并处违法收入一倍以上五倍以下的罚款；情节严重的，并处违法收入五倍以上十五倍以下的罚款；违法收入不足五万元的，按五万元计算。

第一百二十一条　对假药、劣药的处罚决定，应当依法载明药品检验机构的质量检验结论。

第一百二十二条　伪造、变造、出租、出借、非法买卖许可证或者药品批准证明文件的，没收违法所得，并处违法所得一倍以上五倍以下的罚款；情节严重的，并处违法所得五倍以上十五倍以下的罚款，吊销药品生产许可证、药品经营许可证、医疗机构制剂许可证或者药品批准证明文件，对法定代表人、主要负责人、直接负责的主管人员和其他责任人员，处二万元以上二十万元以下的罚款，十年内禁止从事药品生产经营活动，并可以由公安机关处五日以上十五日以下的拘留；违法所得不足十万元的，按十万元计算。

第一百二十三条　提供虚假的证明、数据、资料、样品或者采取其他手段骗取临床试验许可、药品生产许可、药品经营许可、医疗机构制剂许可或者药品注册等许可的，撤销相关许可，十年内不受理其相应申请，并处五十万元以上五百万元以下的罚款；情节严重的，对法定代表人、主要负责人、直接负责的主管人员和其他责任人员，处二万元以上二十万元以下的罚款，十年内禁止从事药品生产经营活动，并可以由公安机关处五日以上十五日以下的拘留。

第一百二十四条　违反本法规定，有下列行为之一的，没收违法生产、进口、销售的药品和违法所得以及专门用于违法生产的原料、辅料、包装材料和生产设备，责令停产停业整顿，并处违法生产、进口、销售的药品货值金额十五倍以上三十倍以下的罚款；货值金额不足十万元的，按十万元计算；情节严重的，吊销药品批准证明文件直至吊销药品生产许可证、药品经营许可证或者医疗机构制剂许可证，对法定代表人、主要负责人、直接负责的主管人员和其他责任人员，没收违法行为发生期间自本单位所获收入，并处所获收入百分之三十以上三倍以下的罚款，十年直至终身禁止从事药品生产经营活动，并可以由公安机关处五日以上十五日以下的拘留：

（一）未取得药品批准证明文件生产、进口药品；

（二）使用采取欺骗手段取得的药品批准证明文件生产、进口药品；

（三）使用未经审评审批的原料药生产药品；

（四）应当检验而未经检验即销售药品；

（五）生产、销售国务院药品监督管理部门禁止使用的药品；

（六）编造生产、检验记录；

（七）未经批准在药品生产过程中进行重大变更。

销售前款第一项至第三项规定的药品，或者药品使用单位使用前款第一项至第五项规定的药品的，依照前款规定处罚；情节严重的，药品使用单位的法定代表人、主要负责人、直接负责的主管人员和其他责任人员有医疗卫生人员执业证书的，还应当吊销执业证书。

未经批准进口少量境外已合法上市的药品，情节较轻的，可以依法减轻或者免予处罚。

第一百二十五条　违反本法规定，有下列行为之一的，没收违法生产、销售的药品和违法所得以及包装材料、容器，责令停产停业整顿，并处五十万元以上五百万元以下的罚款；情节严重的，吊销药品批准证明文件、药品生产许可证、药品经营许可证，对法定代表人、主要负责人、直接负责的主管人员和其他责任人员处二万元以上二十万元以下的罚款，十年直至终身禁止从事药品生产经营活动：

（一）未经批准开展药物临床试验；

（二）使用未经审评的直接接触药品的包装材料或者容器生产药品，或者销售该类药品；

（三）使用未经核准的标签、说明书。

第一百二十六条　除本法另有规定的情形外，药品上市许可持有人、药品生产企业、药品经营企业、药物非临床安全性评价研究机构、药物临床试验机构等未遵守药品生产质量管理规范、药品经营质量管理规范、药物非临床研究质量管理规范、药物临床试验质量管理规范等的，责令限期改正，给予警告；逾期不改正的，处十万元以上五十万元以下的罚款；情节严重的，处五十万元以上二百万元以下的罚款，责令停产停业整顿直至吊销药品批准证明文件、药品生产许可证、药品经营许可证等，药物非临床安全性评价研究机构、药物临床试验机构等五年内不得开展药物非临床安全性评价研究、药物临床试验，对法定代表人、主要负责人、直接负责的主管人员和其他责任人员，没收违法行为发生期间自本单位所获收入，并处所获收入百分之十以上百分之五十以下的罚款，十年直至终身禁止从事药品生产经营等活动。

第一百二十七条　违反本法规定，有下列行为之一的，责令限期改正，给予警告；逾期不改正的，处十万元以上五十万元以下的罚款：

（一）开展生物等效性试验未备案；

（二）药物临床试验期间，发现存在安全性问题或者其他风险，临床试验申办者未及时调整临床试验方案、暂停或者终止临床试验，或者未向国务院药品监督管理部门报告；

（三）未按照规定建立并实施药品追溯制度；

（四）未按照规定提交年度报告；

（五）未按照规定对药品生产过程中的变更进行备案或者报告；

（六）未制定药品上市后风险管理计划；

（七）未按照规定开展药品上市后研究或者上市后评价。

第一百二十八条　除依法应当按照假药、劣药处罚的外，药品包装未按照规定印有、贴有标签或者附有说明书，标签、说明书未按照规定注明相关信息或者印有规定标志的，责令改正，给予警告；情节严重的，吊销药品注册证书。

第一百二十九条　违反本法规定，药品上市许可持有人、药品生产企业、药品经营企业或者医疗机构未从药品上市许可持有人或者具有药品生产、经营资格的企业购进药品的，责令改正，没收违法购进的药品和违法所得，并处违法购进药品货值金额二倍以上十倍以下的罚款；情节严重的，并处货值金额十倍以上三十倍以下的罚款，吊销药品批准证明文件、药品生产许可证、药品经营许可证或者医疗机构执业许可证；货值金额不足五万元的，按五万元计算。

第一百三十条　违反本法规定，药品经营企业购销药品未按照规定进行记录，零售药品未正确说明用法、用量等事项，或者未按照规定调配处方的，责令改正，给予警告；情节严重的，吊销药品经营许可证。

第一百三十一条　违反本法规定，药品网络交易第三方平台提供者未履行资质审核、报告、停止提供网络交易平台服务等义务的，责令改正，没收违法所得，并处二十万元以上二百万元以下的罚款；情节严重的，责令停业整顿，并处二百万元以上五百万元以下的罚款。

第一百三十二条　进口已获得药品注册证书的药品，未按照规定向允许药品进口的口岸所在地药品监督管理部门备案的，责令限期改正，给予警告；逾期不改正的，吊销药品注册证书。

第一百三十三条　违反本法规定，医疗机构将其配制的制剂在市场上销售的，责令改正，没收违法销售的制剂和违法所得，并处违法销售制剂货值金额二倍以上五倍以下的罚款；情节严重的，并处货值金额五倍以上十五倍以下的罚款；货值金额不足五万元的，按五万元计算。

第一百三十四条 药品上市许可持有人未按照规定开展药品不良反应监测或者报告疑似药品不良反应的，责令限期改正，给予警告；逾期不改正的，责令停产停业整顿，并处十万元以上一百万元以下的罚款。

药品经营企业未按照规定报告疑似药品不良反应的，责令限期改正，给予警告；逾期不改正的，责令停产停业整顿，并处五万元以上五十万元以下的罚款。

医疗机构未按照规定报告疑似药品不良反应的，责令限期改正，给予警告；逾期不改正的，处五万元以上五十万元以下的罚款。

第一百三十五条 药品上市许可持有人在省、自治区、直辖市人民政府药品监督管理部门责令其召回后，拒不召回的，处应召回药品货值金额五倍以上十倍以下的罚款；货值金额不足十万元的，按十万元计算；情节严重的，吊销药品批准证明文件、药品生产许可证、药品经营许可证，对法定代表人、主要负责人、直接负责的主管人员和其他责任人员，处二万元以上二十万元以下的罚款。药品生产企业、药品经营企业、医疗机构拒不配合召回的，处十万元以上五十万元以下的罚款。

第一百三十六条 药品上市许可持有人为境外企业的，其指定的在中国境内的企业法人未依照本法规定履行相关义务的，适用本法有关药品上市许可持有人法律责任的规定。

第一百三十七条 有下列行为之一的，在本法规定的处罚幅度内从重处罚：

（一）以麻醉药品、精神药品、医疗用毒性药品、放射性药品、药品类易制毒化学品冒充其他药品，或者以其他药品冒充上述药品；

（二）生产、销售以孕产妇、儿童为主要使用对象的假药、劣药；

（三）生产、销售的生物制品属于假药、劣药；

（四）生产、销售假药、劣药，造成人身伤害后果；

（五）生产、销售假药、劣药，经处理后再犯；

（六）拒绝、逃避监督检查，伪造、销毁、隐匿有关证据材料，或者擅自动用查封、扣押物品。

第一百三十八条 药品检验机构出具虚假检验报告的，责令改正，给予警告，对单位并处二十万元以上一百万元以下的罚款；对直接负责的主管人员和其他直接责任人员依法给予降级、撤职、开除处分，没收违法所得，并处五万元以下的罚款；情节严重的，撤销其检验资格。药品检验机构出具的检验结果不实，造成损失的，应当承担相应的赔偿责任。

第一百三十九条 本法第一百一十五条至第一百三十八条规定的行政处罚，由县级以上人民政府药品监督管理部门按照职责分工决定；撤销许可、吊销许可证件的，由原批准、发证的部门决定。

第一百四十条 药品上市许可持有人、药品生产企业、药品经营企业或者医疗机构违反本法规定聘用人员的，由药品监督管理部门或者卫生健康主管部门责令解聘，处五万元以上二十万元以下的罚款。

第一百四十一条 药品上市许可持有人、药品生产企业、药品经营企业或者医疗机构在药品购销中给予、收受回扣或者其他不正当利益的，药品上市许可持有人、药品生产企业、药品经营企业或者代理人给予使用其药品的医疗机构的负责人、药品采购人员、医师、药师等有关人员财物或者其他不正当利益的，由市场监督管理部门没收违法所得，并处三十万元以上三百万元以下的罚款；情节严重的，吊销药品上市许可持有人、药品生产企业、药品经营企业营业执照，并由药品监督管理部门吊销药品批准证明文件、药品生产许可证、药品经营许可证。

药品上市许可持有人、药品生产企业、药品经营企业在药品研制、生产、经营中向国家工作人员行贿的，对法定代表人、主要负责人、直接负责的主管人员和其他责任人员终身禁止从事药品生产经营活动。

第一百四十二条 药品上市许可持有人、药品生产企业、药品经营企业的负责人、采购人员等有关人员在药品购销中收受其他药品上市许可持有人、药品生产企业、药品经营企业或者代理人给予的财物或者其他不正当利益的，没收违法所得，依法给予处罚；情节严重的，五年内禁止从事药品生产经营活动。

医疗机构的负责人、药品采购人员、医师、药师等有关人员收受药品上市许可持有人、药品生产企业、药品经营企业或者代理人给予的财物或者其他不正当利益的，由卫生健康主管部门或者本单位给予处分，没收违法所得；情节严重的，还应当吊销其执业证书。

第一百四十三条 违反本法规定，编造、散布虚假药品安全信息，构成违反治安管理行为的，由公安机关依法给予治安管理处罚。

第一百四十四条 药品上市许可持有人、药品生产企业、药品经营企业或者医疗机构违反本法规定，给用药者造成损害的，依法承担赔偿责任。

因药品质量问题受到损害的，受害人可以向药品上市许可持有人、药品生产企业请求赔偿损失，也可以向药品经营企业、医疗机构请求赔偿损失。接到受害人赔偿请求的，应当实行首负责任制，先行赔付；先行赔付后，可以依法追偿。

生产假药、劣药或者明知是假药、劣药仍然销售、使用的，受害人或者其近亲属除请求赔偿损失外，还可以请求支付价款十倍或者损失三倍的赔偿金；增加赔偿的金额不足一千元的，为一千元。

第一百四十五条 药品监督管理部门或者其设置、指定的药品专业技术机构参与药品生产经营活动的，由其上级主管机关责令改正，没收违法收入；情节严重的，对直接负责的主管人员和其他直接责任人员依法给予处分。

药品监督管理部门或者其设置、指定的药品专业技术机构的工作人员参与药品生产经营活动的，依法给予处分。

第一百四十六条 药品监督管理部门或者其设置、指定的药品检验机构在药品监督检验中违法收取检验费用的，由政府有关部门责令退还，对直接负责的主管人员和其他直接责任人员依法给予处分；情节严重的，撤销其检验资格。

第一百四十七条 违反本法规定，药品监督管理部门有下列行为之一的，应当撤销相关许可，对直接负责的主管人员和其他直接责任人员依法给予处分：

（一）不符合条件而批准进行药物临床试验；

（二）对不符合条件的药品颁发药品注册证书；

（三）对不符合条件的单位颁发药品生产许可证、药品经营许可证或者医疗机构制剂许可证。

第一百四十八条 违反本法规定，县级以上地方人民政府有下列行为之一的，对直接负责的主管人员和其他直接责任人员给予记过或者记大过处分；情节严重的，给予降级、撤职或者开除处分：

（一）瞒报、谎报、缓报、漏报药品安全事件；

（二）未及时消除区域性重大药品安全隐患，造成本行政区域内发生特别重大药品安全事件，或者连续发生重大药品安全事件；

（三）履行职责不力，造成严重不良影响或者重大损失。

第一百四十九条 违反本法规定，药品监督管理等部门有下列行为之一的，对直接负责的主管人员和其他直接责任人员给予记过或者记大过处分；情节较重的，给予降级或者撤职处分；情节严重的，给予开除处分：

（一）瞒报、谎报、缓报、漏报药品安全事件；

（二）对发现的药品安全违法行为未及时查处；

（三）未及时发现药品安全系统性风险，或者未及时消除监督管理区域内药品安全隐患，造成严重影响；

（四）其他不履行药品监督管理职责，造成严重不良影响或者重大损失。

第一百五十条 药品监督管理人员滥用职权、徇私舞弊、玩忽职守的，依法给予处分。

查处假药、劣药违法行为有失职、渎职行为的，对药品监督管理部门直接负责的主管人员和其他直接责任人员依法从重给予处分。

第一百五十一条 本章规定的货值金额以违法生产、销售药品的标价计算；没有标价的，按照同类药品的市场价格计算。

第十二章 附 则

第一百五十二条 中药材种植、采集和饲养的管理，依照有关法律、法规的规定执行。

第一百五十三条 地区性民间习用药材的管理办法，由国务院药品监督管理部门会同国务院中医药主管部门制定。

第一百五十四条 中国人民解放军和中国人民武装警察部队执行本法的具体办法，由国务院、中央军事委员会依据本法制定。

第一百五十五条 本法自2019年12月1日起施行。

药品生产质量管理规范

（2010年修订）

第一章 总 则

第一条 为规范药品生产质量管理，根据《中华人民共和国药品管理法》、《中华人民共和国药品管理法实施条例》，制定本规范。

第二条 企业应当建立药品质量管理体系。该体系应当涵盖影响药品质量的所有因素，包括确保药品质量符合预定用途的有组织、有计划的全部活动。

第三条 本规范作为质量管理体系的一部分，是药品生产管理和质量控制的基本要求，旨在最大限度地降低药品生产过程中污染、交叉污染以及混淆、差错等风险，确保持续稳定地生产出符合预定用途和注册要求的药品。

第四条 企业应当严格执行本规范，坚持诚实守信，禁止任何虚假、欺骗行为。

第二章　质量管理

第一节　原　　则

第五条　企业应当建立符合药品质量管理要求的质量目标，将药品注册的有关安全、有效和质量可控的所有要求，系统地贯彻到药品生产、控制及产品放行、贮存、发运的全过程中，确保所生产的药品符合预定用途和注册要求。

第六条　企业高层管理人员应当确保实现既定的质量目标，不同层次的人员以及供应商、经销商应当共同参与并承担各自的责任。

第七条　企业应当配备足够的、符合要求的人员、厂房、设施和设备，为实现质量目标提供必要的条件。

第二节　质量保证

第八条　质量保证是质量管理体系的一部分。企业必须建立质量保证系统，同时建立完整的文件体系，以保证系统有效运行。

第九条　质量保证系统应当确保：

（一）药品的设计与研发体现本规范的要求；

（二）生产管理和质量控制活动符合本规范的要求；

（三）管理职责明确；

（四）采购和使用的原辅料和包装材料正确无误；

（五）中间产品得到有效控制；

（六）确认、验证的实施；

（七）严格按照规程进行生产、检查、检验和复核；

（八）每批产品经质量受权人批准后方可放行；

（九）在贮存、发运和随后的各种操作过程中有保证药品质量的适当措施；

（十）按照自检操作规程，定期检查评估质量保证系统的有效性和适用性。

第十条　药品生产质量管理的基本要求：

（一）制定生产工艺，系统地回顾并证明其可持续稳定地生产出符合要求的产品；

（二）生产工艺及其重大变更均经过验证；

（三）配备所需的资源，至少包括：

1. 具有适当的资质并经培训合格的人员；

2. 足够的厂房和空间；

3. 适用的设备和维修保障；

4. 正确的原辅料、包装材料和标签；

5. 经批准的工艺规程和操作规程；

6. 适当的贮运条件。

（四）应当使用准确、易懂的语言制定操作规程；

（五）操作人员经过培训，能够按照操作规程正确操作；

（六）生产全过程应当有记录，偏差均经过调查并记录；

（七）批记录和发运记录应当能够追溯批产品的完整历史，并妥善保存、便于查阅；

（八）降低药品发运过程中的质量风险；

（九）建立药品召回系统，确保能够召回任何一批已发运销售的产品；

（十）调查导致药品投诉和质量缺陷的原因，并采取措施，防止类似质量缺陷再次发生。

第三节 质量控制

第十一条 质量控制包括相应的组织机构、文件系统以及取样、检验等，确保物料或产品在放行前完成必要的检验，确认其质量符合要求。

第十二条 质量控制的基本要求：

（一）应当配备适当的设施、设备、仪器和经过培训的人员，有效、可靠地完成所有质量控制的相关活动；

（二）应当有批准的操作规程，用于原辅料、包装材料、中间产品、待包装产品和成品的取样、检查、检验以及产品的稳定性考察，必要时进行环境监测，以确保符合本规范的要求；

（三）由经授权的人员按照规定的方法对原辅料、包装材料、中间产品、待包装产品和成品取样；

（四）检验方法应当经过验证或确认；

（五）取样、检查、检验应当有记录，偏差应当经过调查并记录；

（六）物料、中间产品、待包装产品和成品必须按照质量标准进行检查和检验，并有记录；

（七）物料和最终包装的成品应当有足够的留样，以备必要的检查或检验；除最终包装容器过大的成品外，成品的留样包装应当与最终包装相同。

第四节 质量风险管理

第十三条 质量风险管理是在整个产品生命周期中采用前瞻或回顾的方式，对质量风险进行评估、控制、沟通、审核的系统过程。

第十四条 应当根据科学知识及经验对质量风险进行评估，以保证产品质量。

第十五条 质量风险管理过程所采用的方法、措施、形式及形成的文件应当与存在风险的级别相适应。

第三章 机构与人员

第一节 原 则

第十六条 企业应当建立与药品生产相适应的管理机构，并有组织机构图。

企业应当设立独立的质量管理部门，履行质量保证和质量控制的职责。质量管理部门可以分别设立质量保证部门和质量控制部门。

第十七条 质量管理部门应当参与所有与质量有关的活动，负责审核所有与本规范有关的文件。质量管理部门人员不得将职责委托给其他部门的人员。

第十八条 企业应当配备足够数量并具有适当资质（含学历、培训和实践经验）的管理和操作人员，应当明确规定每个部门和每个岗位的职责。岗位职责不得遗漏，交叉的职责应当有明确规定。每个人所承担的职责不应当过多。

所有人员应当明确并理解自己的职责，熟悉与其职责相关的要求，并接受必要的培训，包括上岗前培训和继续培训。

第十九条 职责通常不得委托给他人。确需委托的，其职责可委托给具有相当资质的指定人员。

第二节 关键人员

第二十条 关键人员应当为企业的全职人员，至少应当包括企业负责人、生产管理负责人、质量管理负责人和质量受权人。

质量管理负责人和生产管理负责人不得互相兼任。质量管理负责人和质量受权人可以兼任。应当制定操作规程确保质量受权人独立履行职责，不受企业负责人和其他人员的干扰。

第二十一条 企业负责人

企业负责人是药品质量的主要责任人，全面负责企业日常管理。为确保企业实现质量目标并按照本规范要求生产药品，企业负责人应当负责提供必要的资源，合理计划、组织和协调，保证质量管理部门独立履行其职责。

第二十二条 生产管理负责人

（一）资质：

生产管理负责人应当至少具有药学或相关专业本科学历（或中级专业技术职称或执业药师资格），具有至少三年从事药品生产和质量管理的实践经验，其中至少有一年的药品生产管理经验，接受过与所生产产品相关的专业知识培训。

（二）主要职责：

1. 确保药品按照批准的工艺规程生产、贮存，以保证药品质量；

2. 确保严格执行与生产操作相关的各种操作规程；

3. 确保批生产记录和批包装记录经过指定人员审核并送交质量管理部门；

4. 确保厂房和设备的维护保养，以保持其良好的运行状态；

5. 确保完成各种必要的验证工作；

6. 确保生产相关人员经过必要的上岗前培训和继续培训，并根据实际需要调整培训内容。

第二十三条 质量管理负责人

（一）资质：

质量管理负责人应当至少具有药学或相关专业本科学历（或中级专业技术职称或执业药师资格），具有至少五年从事药品生产和质量管理的实践经验，其中至少一年的药品质量管理经验，接受过与所生产产品相关的专业知识培训。

（二）主要职责：

1. 确保原辅料、包装材料、中间产品、待包装产品和成品符合经注册批准的要求和质量标准；

2. 确保在产品放行前完成对批记录的审核；

3. 确保完成所有必要的检验；

4. 批准质量标准、取样方法、检验方法和其他质量管理的操作规程；

5. 审核和批准所有与质量有关的变更；

6. 确保所有重大偏差和检验结果超标已经过调查并得到及时处理；

7. 批准并监督委托检验；

8. 监督厂房和设备的维护，以保持其良好的运行状态；

9. 确保完成各种必要的确认或验证工作，审核和批准确认或验证方案和报告；

10. 确保完成自检；

11. 评估和批准物料供应商；

12. 确保所有与产品质量有关的投诉已经过调查，并得到及时、正确的处理；

13. 确保完成产品的持续稳定性考察计划，提供稳定性考察的数据；

14. 确保完成产品质量回顾分析；

15. 确保质量控制和质量保证人员都已经过必要的上岗前培训和继续培训，并根据实际需要调整培训内容。

第二十四条 生产管理负责人和质量管理负责人通常有下列共同的职责：

（一）审核和批准产品的工艺规程、操作规程等文件；

（二）监督厂区卫生状况；

（三）确保关键设备经过确认；

（四）确保完成生产工艺验证；

（五）确保企业所有相关人员都已经过必要的上岗前培训和继续培训，并根据实际需要调整培训内容；

（六）批准并监督委托生产；

（七）确定和监控物料和产品的贮存条件；

（八）保存记录；

（九）监督本规范执行状况；

（十）监控影响产品质量的因素。

第二十五条 质量受权人

（一）资质：

质量受权人应当至少具有药学或相关专业本科学历（或中级专业技术职称或执业药师资格），具有至少五年从事药品生产和质量管理的实践经验，从事过药品生产过程控制和质量检验工作。

质量受权人应当具有必要的专业理论知识，并经过与产品放行有关的培训，方能独立履行其职责。

（二）主要职责：

1. 参与企业质量体系建立、内部自检、外部质量审计、验证以及药品不良反应报告、产品召回等质量管理活动；

2. 承担产品放行的职责，确保每批已放行产品的生产、检验均符合相关法规、药品注册要求和质量标准；

3. 在产品放行前，质量受权人必须按照上述第 2 项的要求出具产品放行审核记录，并纳入批记录。

第三节 培　训

第二十六条 企业应当指定部门或专人负责培训管理工作，应当有经生产管理负责人或质量管理负责人审核或批准的培训方案或计划，培训记录应当予以保存。

第二十七条 与药品生产、质量有关的所有人员都应当经过培训，培训的内容应当与岗位的要求相适应。除进行本规范理论和实践的培训外，还应当有相关法规、相应岗位的职责、技能的培训，并定期评估培训的实际效果。

第二十八条 高风险操作区（如：高活性、高毒性、传染性、高致敏性物料的生产区）

的工作人员应当接受专门的培训。

第四节　人员卫生

第二十九条　所有人员都应当接受卫生要求的培训，企业应当建立人员卫生操作规程，最大限度地降低人员对药品生产造成污染的风险。

第三十条　人员卫生操作规程应当包括与健康、卫生习惯及人员着装相关的内容。生产区和质量控制区的人员应当正确理解相关的人员卫生操作规程。企业应当采取措施确保人员卫生操作规程的执行。

第三十一条　企业应当对人员健康进行管理，并建立健康档案。直接接触药品的生产人员上岗前应当接受健康检查，以后每年至少进行一次健康检查。

第三十二条　企业应当采取适当措施，避免体表有伤口、患有传染病或其他可能污染药品疾病的人员从事直接接触药品的生产。

第三十三条　参观人员和未经培训的人员不得进入生产区和质量控制区，特殊情况确需进入的，应当事先对个人卫生、更衣等事项进行指导。

第三十四条　任何进入生产区的人员均应当按照规定更衣。工作服的选材、式样及穿戴方式应当与所从事的工作和空气洁净度级别要求相适应。

第三十五条　进入洁净生产区的人员不得化妆和佩带饰物。

第三十六条　生产区、仓储区应当禁止吸烟和饮食，禁止存放食品、饮料、香烟和个人用药品等非生产用物品。

第三十七条　操作人员应当避免裸手直接接触药品、与药品直接接触的包装材料和设备表面。

第四章　厂房与设施

第一节　原　　则

第三十八条　厂房的选址、设计、布局、建造、改造和维护必须符合药品生产要求，应当能够最大限度地避免污染、交叉污染、混淆和差错，便于清洁、操作和维护。

第三十九条　应当根据厂房及生产防护措施综合考虑选址，厂房所处的环境应当能够最大限度地降低物料或产品遭受污染的风险。

第四十条　企业应当有整洁的生产环境；厂区的地面、路面及运输等不应当对药品的生产造成污染；生产、行政、生活和辅助区的总体布局应当合理，不得互相妨碍；厂区和厂房内的人、物流走向应当合理。

第四十一条　应当对厂房进行适当维护，并确保维修活动不影响药品的质量。应当按照详细的书面操作规程对厂房进行清洁或必要的消毒。

第四十二条　厂房应当有适当的照明、温度、湿度和通风，确保生产和贮存的产品质量以及相关设备性能不会直接或间接地受到影响。

第四十三条　厂房、设施的设计和安装应当能够有效防止昆虫或其它动物进入。应当采取必要的措施，避免所使用的灭鼠药、杀虫剂、烟熏剂等对设备、物料、产品造成污染。

第四十四条　应当采取适当措施，防止未经批准人员的进入。生产、贮存和质量控制区不应当作为非本区工作人员的直接通道。

第四十五条　应当保存厂房、公用设施、固定管道建造或改造后的竣工图纸。

第二节　生产区

第四十六条　为降低污染和交叉污染的风险，厂房、生产设施和设备应当根据所生产药品的特性、工艺流程及相应洁净度级别要求合理设计、布局和使用，并符合下列要求：

（一）应当综合考虑药品的特性、工艺和预定用途等因素，确定厂房、生产设施和设备多产品共用的可行性，并有相应评估报告；

（二）生产特殊性质的药品，如高致敏性药品（如青霉素类）或生物制品（如卡介苗或其他用活性微生物制备而成的药品），必须采用专用和独立的厂房、生产设施和设备。青霉素类药品产尘量大的操作区域应当保持相对负压，排至室外的废气应当经过净化处理并符合要求，排风口应当远离其他空气净化系统的进风口；

（三）生产β-内酰胺结构类药品、性激素类避孕药品必须使用专用设施（如独立的空气净化系统）和设备，并与其他药品生产区严格分开；

（四）生产某些激素类、细胞毒性类、高活性化学药品应当使用专用设施（如独立的空气净化系统）和设备；特殊情况下，如采取特别防护措施并经过必要的验证，上述药品制剂则可通过阶段性生产方式共用同一生产设施和设备；

（五）用于上述第（二）、（三）、（四）项的空气净化系统，其排风应当经过净化处理；

（六）药品生产厂房不得用于生产对药品质量有不利影响的非药用产品。

第四十七条　生产区和贮存区应当有足够的空间，确保有序地存放设备、物料、中间产品、待包装产品和成品，避免不同产品或物料的混淆、交叉污染，避免生产或质量控制操作发生遗漏或差错。

第四十八条　应当根据药品品种、生产操作要求及外部环境状况等配置空调净化系统，使生产区有效通风，并有温度、湿度控制和空气净化过滤，保证药品的生产环境符合要求。

洁净区与非洁净区之间、不同级别洁净区之间的压差应当不低于10帕斯卡。必要时，相同洁净度级别的不同功能区域（操作间）之间也应当保持适当的压差梯度。

口服液体和固体制剂、腔道用药（含直肠用药）、表皮外用药品等非无菌制剂生产的暴露工序区域及其直接接触药品的包装材料最终处理的暴露工序区域，应当参照“无菌药品”附录中D级洁净区的要求设置，企业可根据产品的标准和特性对该区域采取适当的微生物监控措施。

第四十九条　洁净区的内表面（墙壁、地面、天棚）应当平整光滑、无裂缝、接口严密、无颗粒物脱落，避免积尘，便于有效清洁，必要时应当进行消毒。

第五十条　各种管道、照明设施、风口和其他公用设施的设计和安装应当避免出现不易清洁的部位，应当尽可能在生产区外部对其进行维护。

第五十一条　排水设施应当大小适宜，并安装防止倒灌的装置。应当尽可能避免明沟排水；不可避免时，明沟宜浅，以方便清洁和消毒。

第五十二条　制剂的原辅料称量通常应当在专门设计的称量室内进行。

第五十三条　产尘操作间（如干燥物料或产品的取样、称量、混合、包装等操作间）应当保持相对负压或采取专门的措施，防止粉尘扩散、避免交叉污染并便于清洁。

第五十四条　用于药品包装的厂房或区域应当合理设计和布局，以避免混淆或交叉污染。如同一区域内有数条包装线，应当有隔离措施。

第五十五条　生产区应当有适度的照明，目视操作区域的照明应当满足操作要求。

第五十六条　生产区内可设中间控制区域，但中间控制操作不得给药品带来质量风险。

第三节　仓储区

第五十七条　仓储区应当有足够的空间，确保有序存放待验、合格、不合格、退货或召回的原辅料、包装材料、中间产品、待包装产品和成品等各类物料和产品。

第五十八条　仓储区的设计和建造应当确保良好的仓储条件，并有通风和照明设施。仓储区应当能够满足物料或产品的贮存条件（如温湿度、避光）和安全贮存的要求，并进行检查和监控。

第五十九条　高活性的物料或产品以及印刷包装材料应当贮存于安全的区域。

第六十条　接收、发放和发运区域应当能够保护物料、产品免受外界天气（如雨、雪）的影响。接收区的布局和设施应当能够确保到货物料在进入仓储区前可对外包装进行必要的清洁。

第六十一条　如采用单独的隔离区域贮存待验物料，待验区应当有醒目的标识，且只限于经批准的人员出入。

不合格、退货或召回的物料或产品应当隔离存放。

如果采用其他方法替代物理隔离，则该方法应当具有同等的安全性。

第六十二条　通常应当有单独的物料取样区。取样区的空气洁净度级别应当与生产要求一致。如在其他区域或采用其他方式取样，应当能够防止污染或交叉污染。

第四节　质量控制区

第六十三条　质量控制实验室通常应当与生产区分开。生物检定、微生物和放射性同位素的实验室还应当彼此分开。

第六十四条　实验室的设计应当确保其适用于预定的用途，并能够避免混淆和交叉污染，应当有足够的区域用于样品处置、留样和稳定性考察样品的存放以及记录的保存。

第六十五条　必要时，应当设置专门的仪器室，使灵敏度高的仪器免受静电、震动、潮湿或其他外界因素的干扰。

第六十六条　处理生物样品或放射性样品等特殊物品的实验室应当符合国家的有关要求。

第六十七条　实验动物房应当与其他区域严格分开，其设计、建造应当符合国家有关规定，并设有独立的空气处理设施以及动物的专用通道。

第五节　辅助区

第六十八条　休息室的设置不应当对生产区、仓储区和质量控制区造成不良影响。

第六十九条　更衣室和盥洗室应当方便人员进出，并与使用人数相适应。盥洗室不得与生产区和仓储区直接相通。

第七十条　维修间应当尽可能远离生产区。存放在洁净区内的维修用备件和工具，应当放置在专门的房间或工具柜中。

第五章　设　　备

第一节　原　　则

第七十一条　设备的设计、选型、安装、改造和维护必须符合预定用途，应当尽可能降低产生污染、交叉污染、混淆和差错的风险，便于操作、清洁、维护，以及必要时进行的消毒或灭菌。

第七十二条 应当建立设备使用、清洁、维护和维修的操作规程，并保存相应的操作记录。

第七十三条 应当建立并保存设备采购、安装、确认的文件和记录。

第二节 设计和安装

第七十四条 生产设备不得对药品质量产生任何不利影响。与药品直接接触的生产设备表面应当平整、光洁、易清洗或消毒、耐腐蚀，不得与药品发生化学反应、吸附药品或向药品中释放物质。

第七十五条 应当配备有适当量程和精度的衡器、量具、仪器和仪表。

第七十六条 应当选择适当的清洗、清洁设备，并防止这类设备成为污染源。

第七十七条 设备所用的润滑剂、冷却剂等不得对药品或容器造成污染，应当尽可能使用食用级或级别相当的润滑剂。

第七十八条 生产用模具的采购、验收、保管、维护、发放及报废应当制定相应操作规程，设专人专柜保管，并有相应记录。

第三节 维护和维修

第七十九条 设备的维护和维修不得影响产品质量。

第八十条 应当制定设备的预防性维护计划和操作规程，设备的维护和维修应当有相应的记录。

第八十一条 经改造或重大维修的设备应当进行再确认，符合要求后方可用于生产。

第四节 使用和清洁

第八十二条 主要生产和检验设备都应当有明确的操作规程。

第八十三条 生产设备应当在确认的参数范围内使用。

第八十四条 应当按照详细规定的操作规程清洁生产设备。

生产设备清洁的操作规程应当规定具体而完整的清洁方法、清洁用设备或工具、清洁剂的名称和配制方法、去除前一批次标识的方法、保护已清洁设备在使用前免受污染的方法、已清洁设备最长的保存时限、使用前检查设备清洁状况的方法，使操作者能以可重现的、有效的方式对各类设备进行清洁。

如需拆装设备，还应当规定设备拆装的顺序和方法；如需对设备消毒或灭菌，还应当规定消毒或灭菌的具体方法、消毒剂的名称和配制方法。必要时，还应当规定设备生产结束至清洁前所允许的最长间隔时限。

第八十五条 已清洁的生产设备应当在清洁、干燥的条件下存放。

第八十六条 用于药品生产或检验的设备和仪器，应当有使用日志，记录内容包括使用、清洁、维护和维修情况以及日期、时间、所生产及检验的药品名称、规格和批号等。

第八十七条 生产设备应当有明显的状态标识，标明设备编号和内容物（如名称、规格、批号）；没有内容物的应当标明清洁状态。

第八十八条 不合格的设备如有可能应当搬出生产和质量控制区，未搬出前，应当有醒目的状态标识。

第八十九条 主要固定管道应当标明内容物名称和流向。

第五节　校　　准

第九十条　应当按照操作规程和校准计划定期对生产和检验用衡器、量具、仪表、记录和控制设备以及仪器进行校准和检查，并保存相关记录。校准的量程范围应当涵盖实际生产和检验的使用范围。

第九十一条　应当确保生产和检验使用的关键衡器、量具、仪表、记录和控制设备以及仪器经过校准，所得出的数据准确、可靠。

第九十二条　应当使用计量标准器具进行校准，且所用计量标准器具应当符合国家有关规定。校准记录应当标明所用计量标准器具的名称、编号、校准有效期和计量合格证明编号，确保记录的可追溯性。

第九十三条　衡器、量具、仪表、用于记录和控制的设备以及仪器应当有明显的标识，标明其校准有效期。

第九十四条　不得使用未经校准、超过校准有效期、失准的衡器、量具、仪表以及用于记录和控制的设备、仪器。

第九十五条　在生产、包装、仓储过程中使用自动或电子设备的，应当按照操作规程定期进行校准和检查，确保其操作功能正常。校准和检查应当有相应的记录。

第六节　制药用水

第九十六条　制药用水应当适合其用途，并符合《中华人民共和国药典》的质量标准及相关要求。制药用水至少应当采用饮用水。

第九十七条　水处理设备及其输送系统的设计、安装、运行和维护应当确保制药用水达到设定的质量标准。水处理设备的运行不得超出其设计能力。

第九十八条　纯化水、注射用水储罐和输送管道所用材料应当无毒、耐腐蚀；储罐的通气口应当安装不脱落纤维的疏水性除菌滤器；管道的设计和安装应当避免死角、盲管。

第九十九条　纯化水、注射用水的制备、贮存和分配应当能够防止微生物的滋生。纯化水可采用循环，注射用水可采用70℃以上保温循环。

第一百条　应当对制药用水及原水的水质进行定期监测，并有相应的记录。

第一百零一条　应当按照操作规程对纯化水、注射用水管道进行清洗消毒，并有相关记录。发现制药用水微生物污染达到警戒限度、纠偏限度时应当按照操作规程处理。

第六章　物料与产品

第一节　原　　则

第一百零二条　药品生产所用的原辅料、与药品直接接触的包装材料应当符合相应的质量标准。药品上直接印字所用油墨应当符合食用标准要求。

进口原辅料应当符合国家相关的进口管理规定。

第一百零三条　应当建立物料和产品的操作规程，确保物料和产品的正确接收、贮存、发放、使用和发运，防止污染、交叉污染、混淆和差错。

物料和产品的处理应当按照操作规程或工艺规程执行，并有记录。

第一百零四条　物料供应商的确定及变更应当进行质量评估，并经质量管理部门批准后方可采购。

第一百零五条　物料和产品的运输应当能够满足其保证质量的要求，对运输有特殊要求的，其运输条件应当予以确认。

第一百零六条 原辅料、与药品直接接触的包装材料和印刷包装材料的接收应当有操作规程，所有到货物料均应当检查，以确保与订单一致，并确认供应商已经质量管理部门批准。

物料的外包装应当有标签，并注明规定的信息。必要时，还应当进行清洁，发现外包装损坏或其他可能影响物料质量的问题，应当向质量管理部门报告并进行调查和记录。

每次接收均应当有记录，内容包括：

（一）交货单和包装容器上所注物料的名称；

（二）企业内部所用物料名称和（或）代码；

（三）接收日期；

（四）供应商和生产商（如不同）的名称；

（五）供应商和生产商（如不同）标识的批号；

（六）接收总量和包装容器数量；

（七）接收后企业指定的批号或流水号；

（八）有关说明（如包装状况）。

第一百零七条 物料接收和成品生产后应当及时按照待验管理，直至放行。

第一百零八条 物料和产品应当根据其性质有序分批贮存和周转，发放及发运应当符合先进先出和近效期先出的原则。

第一百零九条 使用计算机化仓储管理的，应当有相应的操作规程，防止因系统故障、停机等特殊情况而造成物料和产品的混淆和差错。

使用完全计算机化仓储管理系统进行识别的，物料、产品等相关信息可不必以书面可读的方式标出。

第二节　原辅料

第一百一十条 应当制定相应的操作规程，采取核对或检验等适当措施，确认每一包装内的原辅料正确无误。

第一百一十一条 一次接收数个批次的物料，应当按批取样、检验、放行。

第一百一十二条 仓储区内的原辅料应当有适当的标识，并至少标明下述内容：

（一）指定的物料名称和企业内部的物料代码；

（二）企业接收时设定的批号；

（三）物料质量状态（如待验、合格、不合格、已取样）；

（四）有效期或复验期。

第一百一十三条 只有经质量管理部门批准放行并在有效期或复验期内的原辅料方可使用。

第一百一十四条 原辅料应当按照有效期或复验期贮存。贮存期内，如发现对质量有不良影响的特殊情况，应当进行复验。

第一百一十五条 应当由指定人员按照操作规程进行配料，核对物料后，精确称量或计量，并作好标识。

第一百一十六条 配制的每一物料及其重量或体积应当由他人独立进行复核，并有复核记录。

第一百一十七条 用于同一批药品生产的所有配料应当集中存放，并作好标识。

第三节　中间产品和待包装产品

第一百一十八条　中间产品和待包装产品应当在适当的条件下贮存。

第一百一十九条　中间产品和待包装产品应当有明确的标识，并至少标明下述内容：

（一）产品名称和企业内部的产品代码；

（二）产品批号；

（三）数量或重量（如毛重、净重等）；

（四）生产工序（必要时）；

（五）产品质量状态（必要时，如待验、合格、不合格、已取样）。

第四节　包装材料

第一百二十条　与药品直接接触的包装材料和印刷包装材料的管理和控制要求与原辅料相同。

第一百二十一条　包装材料应当由专人按照操作规程发放，并采取措施避免混淆和差错，确保用于药品生产的包装材料正确无误。

第一百二十二条　应当建立印刷包装材料设计、审核、批准的操作规程，确保印刷包装材料印制的内容与药品监督管理部门核准的一致，并建立专门的文档，保存经签名批准的印刷包装材料原版实样。

第一百二十三条　印刷包装材料的版本变更时，应当采取措施，确保产品所用印刷包装材料的版本正确无误。宜收回作废的旧版印刷模版并予以销毁。

第一百二十四条　印刷包装材料应当设置专门区域妥善存放，未经批准人员不得进入。切割式标签或其他散装印刷包装材料应当分别置于密闭容器内储运，以防混淆。

第一百二十五条　印刷包装材料应当由专人保管，并按照操作规程和需求量发放。

第一百二十六条　每批或每次发放的与药品直接接触的包装材料或印刷包装材料，均应当有识别标志，标明所用产品的名称和批号。

第一百二十七条　过期或废弃的印刷包装材料应当予以销毁并记录。

第五节　成　　品

第一百二十八条　成品放行前应当待验贮存。

第一百二十九条　成品的贮存条件应当符合药品注册批准的要求。

第六节　特殊管理的物料和产品

第一百三十条　麻醉药品、精神药品、医疗用毒性药品（包括药材）、放射性药品、药品类易制毒化学品及易燃、易爆和其他危险品的验收、贮存、管理应当执行国家有关的规定。

第七节　其　　他

第一百三十一条　不合格的物料、中间产品、待包装产品和成品的每个包装容器上均应当有清晰醒目的标志，并在隔离区内妥善保存。

第一百三十二条　不合格的物料、中间产品、待包装产品和成品的处理应当经质量管理负责人批准，并有记录。

第一百三十三条　产品回收需经预先批准，并对相关的质量风险进行充分评估，根据评估结论决定是否回收。回收应当按照预定的操作规程进行，并有相应记录。回收处理后的产品应当按照回收处理中最早批次产品的生产日期确定有效期。

第一百三十四条 制剂产品不得进行重新加工。不合格的制剂中间产品、待包装产品和成品一般不得进行返工。只有不影响产品质量、符合相应质量标准，且根据预定、经批准的操作规程以及对相关风险充分评估后，才允许返工处理。返工应当有相应记录。

第一百三十五条 对返工或重新加工或回收合并后生产的成品，质量管理部门应当考虑需要进行额外相关项目的检验和稳定性考察。

第一百三十六条 企业应当建立药品退货的操作规程，并有相应的记录，内容至少应当包括：产品名称、批号、规格、数量、退货单位及地址、退货原因及日期、最终处理意见。

同一产品同一批号不同渠道的退货应当分别记录、存放和处理。

第一百三十七条 只有经检查、检验和调查，有证据证明退货质量未受影响，且经质量管理部门根据操作规程评价后，方可考虑将退货重新包装、重新发运销售。评价考虑的因素至少应当包括药品的性质、所需的贮存条件、药品的现状、历史，以及发运与退货之间的间隔时间等因素。不符合贮存和运输要求的退货，应当在质量管理部门监督下予以销毁。对退货质量存有怀疑时，不得重新发运。

对退货进行回收处理的，回收后的产品应当符合预定的质量标准和第一百三十三条的要求。

退货处理的过程和结果应当有相应记录。

第七章　确认与验证

第一百三十八条 企业应当确定需要进行的确认或验证工作，以证明有关操作的关键要素能够得到有效控制。确认或验证的范围和程度应当经过风险评估来确定。

第一百三十九条 企业的厂房、设施、设备和检验仪器应当经过确认，应当采用经过验证的生产工艺、操作规程和检验方法进行生产、操作和检验，并保持持续的验证状态。

第一百四十条 应当建立确认与验证的文件和记录，并能以文件和记录证明达到以下预定的目标：

（一）设计确认应当证明厂房、设施、设备的设计符合预定用途和本规范要求；

（二）安装确认应当证明厂房、设施、设备的建造和安装符合设计标准；

（三）运行确认应当证明厂房、设施、设备的运行符合设计标准；

（四）性能确认应当证明厂房、设施、设备在正常操作方法和工艺条件下能够持续符合标准；

（五）工艺验证应当证明一个生产工艺按照规定的工艺参数能够持续生产出符合预定用途和注册要求的产品。

第一百四十一条 采用新的生产处方或生产工艺前，应当验证其常规生产的适用性。生产工艺在使用规定的原辅料和设备条件下，应当能够始终生产出符合预定用途和注册要求的产品。

第一百四十二条 当影响产品质量的主要因素，如原辅料、与药品直接接触的包装材料、生产设备、生产环境（或厂房）、生产工艺、检验方法等发生变更时，应当进行确认或验证。必要时，还应当经药品监督管理部门批准。

第一百四十三条 清洁方法应当经过验证，证实其清洁的效果，以有效防止污染和交叉污染。清洁验证应当综合考虑设备使用情况、所使用的清洁剂和消毒剂、取样方法和位置以及相应的取样回收率、残留物的性质和限度、残留物检验方法的灵敏度等因素。

第一百四十四条　确认和验证不是一次性的行为。首次确认或验证后，应当根据产品质量回顾分析情况进行再确认或再验证。关键的生产工艺和操作规程应当定期进行再验证，确保其能够达到预期结果。

第一百四十五条　企业应当制定验证总计划，以文件形式说明确认与验证工作的关键信息。

第一百四十六条　验证总计划或其他相关文件中应当作出规定，确保厂房、设施、设备、检验仪器、生产工艺、操作规程和检验方法等能够保持持续稳定。

第一百四十七条　应当根据确认或验证的对象制定确认或验证方案，并经审核、批准。确认或验证方案应当明确职责。

第一百四十八条　确认或验证应当按照预先确定和批准的方案实施，并有记录。确认或验证工作完成后，应当写出报告，并经审核、批准。确认或验证的结果和结论（包括评价和建议）应当有记录并存档。

第一百四十九条　应当根据验证的结果确认工艺规程和操作规程。

第八章　文件管理

第一节　原　　则

第一百五十条　文件是质量保证系统的基本要素。企业必须有内容正确的书面质量标准、生产处方和工艺规程、操作规程以及记录等文件。

第一百五十一条　企业应当建立文件管理的操作规程，系统地设计、制定、审核、批准和发放文件。与本规范有关的文件应当经质量管理部门的审核。

第一百五十二条　文件的内容应当与药品生产许可、药品注册等相关要求一致，并有助于追溯每批产品的历史情况。

第一百五十三条　文件的起草、修订、审核、批准、替换或撤销、复制、保管和销毁等应当按照操作规程管理，并有相应的文件分发、撤销、复制、销毁记录。

第一百五十四条　文件的起草、修订、审核、批准均应当由适当的人员签名并注明日期。

第一百五十五条　文件应当标明题目、种类、目的以及文件编号和版本号。文字应当确切、清晰、易懂，不能模棱两可。

第一百五十六条　文件应当分类存放、条理分明，便于查阅。

第一百五十七条　原版文件复制时，不得产生任何差错；复制的文件应当清晰可辨。

第一百五十八条　文件应当定期审核、修订；文件修订后，应当按照规定管理，防止旧版文件的误用。分发、使用的文件应当为批准的现行文本，已撤销的或旧版文件除留档备查外，不得在工作现场出现。

第一百五十九条　与本规范有关的每项活动均应当有记录，以保证产品生产、质量控制和质量保证等活动可以追溯。记录应当留有填写数据的足够空格。记录应当及时填写，内容真实，字迹清晰、易读，不易擦除。

第一百六十条　应当尽可能采用生产和检验设备自动打印的记录、图谱和曲线图等，并标明产品或样品的名称、批号和记录设备的信息，操作人应当签注姓名和日期。

第一百六十一条　记录应当保持清洁，不得撕毁和任意涂改。记录填写的任何更改都应当签注姓名和日期，并使原有信息仍清晰可辨，必要时，应当说明更改的理由。记录如需重新誊写，则原有记录不得销毁，应当作为重新誊写记录的附件保存。

第一百六十二条 每批药品应当有批记录，包括批生产记录、批包装记录、批检验记录和药品放行审核记录等与本批产品有关的记录。批记录应当由质量管理部门负责管理，至少保存至药品有效期后一年。

质量标准、工艺规程、操作规程、稳定性考察、确认、验证、变更等其他重要文件应当长期保存。

第一百六十三条 如使用电子数据处理系统、照相技术或其他可靠方式记录数据资料，应当有所用系统的操作规程；记录的准确性应当经过核对。

使用电子数据处理系统的，只有经授权的人员方可输入或更改数据，更改和删除情况应当有记录；应当使用密码或其他方式来控制系统的登录；关键数据输入后，应当由他人独立进行复核。

用电子方法保存的批记录，应当采用磁带、缩微胶卷、纸质副本或其他方法进行备份，以确保记录的安全，且数据资料在保存期内便于查阅。

第二节 质量标准

第一百六十四条 物料和成品应当有经批准的现行质量标准；必要时，中间产品或待包装产品也应当有质量标准。

第一百六十五条 物料的质量标准一般应当包括：

（一）物料的基本信息：

1. 企业统一指定的物料名称和内部使用的物料代码；

2. 质量标准的依据；

3. 经批准的供应商；

4. 印刷包装材料的实样或样稿。

（二）取样、检验方法或相关操作规程编号；

（三）定性和定量的限度要求；

（四）贮存条件和注意事项；

（五）有效期或复验期。

第一百六十六条 外购或外销的中间产品和待包装产品应当有质量标准；如果中间产品的检验结果用于成品的质量评价，则应当制定与成品质量标准相对应的中间产品质量标准。

第一百六十七条 成品的质量标准应当包括：

（一）产品名称以及产品代码；

（二）对应的产品处方编号（如有）；

（三）产品规格和包装形式；

（四）取样、检验方法或相关操作规程编号；

（五）定性和定量的限度要求；

（六）贮存条件和注意事项；

（七）有效期。

第三节 工艺规程

第一百六十八条 每种药品的每个生产批量均应当有经企业批准的工艺规程，不同药品规格的每种包装形式均应当有各自的包装操作要求。工艺规程的制定应当以注册批准的工艺为依据。

第一百六十九条　工艺规程不得任意更改。如需更改，应当按照相关的操作规程修订、审核、批准。

第一百七十条　制剂的工艺规程的内容至少应当包括：

（一）生产处方：

1. 产品名称和产品代码；

2. 产品剂型、规格和批量；

3. 所用原辅料清单（包括生产过程中使用，但不在成品中出现的物料），阐明每一物料的指定名称、代码和用量；如原辅料的用量需要折算时，还应当说明计算方法。

（二）生产操作要求：

1. 对生产场所和所用设备的说明（如操作间的位置和编号、洁净度级别、必要的温湿度要求、设备型号和编号等）；

2. 关键设备的准备（如清洗、组装、校准、灭菌等）所采用的方法或相应操作规程编号；

3. 详细的生产步骤和工艺参数说明（如物料的核对、预处理、加入物料的顺序、混合时间、温度等）；

4. 所有中间控制方法及标准；

5. 预期的最终产量限度，必要时，还应当说明中间产品的产量限度，以及物料平衡的计算方法和限度；

6. 待包装产品的贮存要求，包括容器、标签及特殊贮存条件；

7. 需要说明的注意事项。

（三）包装操作要求：

1. 以最终包装容器中产品的数量、重量或体积表示的包装形式；

2. 所需全部包装材料的完整清单，包括包装材料的名称、数量、规格、类型以及与质量标准有关的每一包装材料的代码；

3. 印刷包装材料的实样或复制品，并标明产品批号、有效期打印位置；

4. 需要说明的注意事项，包括对生产区和设备进行的检查，在包装操作开始前，确认包装生产线的清场已经完成等；

5. 包装操作步骤的说明，包括重要的辅助性操作和所用设备的注意事项、包装材料使用前的核对；

6. 中间控制的详细操作，包括取样方法及标准；

7. 待包装产品、印刷包装材料的物料平衡计算方法和限度。

第四节　批生产记录

第一百七十一条　每批产品均应当有相应的批生产记录，可追溯该批产品的生产历史以及与质量有关的情况。

第一百七十二条　批生产记录应当依据现行批准的工艺规程的相关内容制定。记录的设计应当避免填写差错。批生产记录的每一页应当标注产品的名称、规格和批号。

第一百七十三条　原版空白的批生产记录应当经生产管理负责人和质量管理负责人审核和批准。批生产记录的复制和发放均应当按照操作规程进行控制并有记录，每批产品的生产只能发放一份原版空白批生产记录的复制件。

第一百七十四条 在生产过程中，进行每项操作时应当及时记录，操作结束后，应当由生产操作人员确认并签注姓名和日期。

第一百七十五条 批生产记录的内容应当包括：

（一）产品名称、规格、批号；

（二）生产以及中间工序开始、结束的日期和时间；

（三）每一生产工序的负责人签名；

（四）生产步骤操作人员的签名；必要时，还应当有操作（如称量）复核人员的签名；

（五）每一原辅料的批号以及实际称量的数量（包括投入的回收或返工处理产品的批号及数量）；

（六）相关生产操作或活动、工艺参数及控制范围，以及所用主要生产设备的编号；

（七）中间控制结果的记录以及操作人员的签名；

（八）不同生产工序所得产量及必要时的物料平衡计算；

（九）对特殊问题或异常事件的记录，包括对偏离工艺规程的偏差情况的详细说明或调查报告，并经签字批准。

第五节 批包装记录

第一百七十六条 每批产品或每批中部分产品的包装，都应当有批包装记录，以便追溯该批产品包装操作以及与质量有关的情况。

第一百七十七条 批包装记录应当依据工艺规程中与包装相关的内容制定。记录的设计应当注意避免填写差错。批包装记录的每一页均应当标注所包装产品的名称、规格、包装形式和批号。

第一百七十八条 批包装记录应当有待包装产品的批号、数量以及成品的批号和计划数量。原版空白的批包装记录的审核、批准、复制和发放的要求与原版空白的批生产记录相同。

第一百七十九条 在包装过程中，进行每项操作时应当及时记录，操作结束后，应当由包装操作人员确认并签注姓名和日期。

第一百八十条 批包装记录的内容包括：

（一）产品名称、规格、包装形式、批号、生产日期和有效期；

（二）包装操作日期和时间；

（三）包装操作负责人签名；

（四）包装工序的操作人员签名；

（五）每一包装材料的名称、批号和实际使用的数量；

（六）根据工艺规程所进行的检查记录，包括中间控制结果；

（七）包装操作的详细情况，包括所用设备及包装生产线的编号；

（八）所用印刷包装材料的实样，并印有批号、有效期及其他打印内容；不易随批包装记录归档的印刷包装材料可采用印有上述内容的复制品；

（九）对特殊问题或异常事件的记录，包括对偏离工艺规程的偏差情况的详细说明或调查报告，并经签字批准；

（十）所有印刷包装材料和待包装产品的名称、代码，以及发放、使用、销毁或退库的数量、实际产量以及物料平衡检查。

第六节　操作规程和记录

第一百八十一条　操作规程的内容应当包括：题目、编号、版本号、颁发部门、生效日期、分发部门以及制定人、审核人、批准人的签名并注明日期，标题、正文及变更历史。

第一百八十二条　厂房、设备、物料、文件和记录应当有编号（或代码），并制定编制编号（或代码）的操作规程，确保编号（或代码）的唯一性。

第一百八十三条　下述活动也应当有相应的操作规程，其过程和结果应当有记录：

（一）确认和验证；

（二）设备的装配和校准；

（三）厂房和设备的维护、清洁和消毒；

（四）培训、更衣及卫生等与人员相关的事宜；

（五）环境监测；

（六）虫害控制；

（七）变更控制；

（八）偏差处理；

（九）投诉；

（十）药品召回；

（十一）退货。

第九章　生产管理

第一节　原　　则

第一百八十四条　所有药品的生产和包装均应当按照批准的工艺规程和操作规程进行操作并有相关记录，以确保药品达到规定的质量标准，并符合药品生产许可和注册批准的要求。

第一百八十五条　应当建立划分产品生产批次的操作规程，生产批次的划分应当能够确保同一批次产品质量和特性的均一性。

第一百八十六条　应当建立编制药品批号和确定生产日期的操作规程。每批药品均应当编制唯一的批号。除另有法定要求外，生产日期不得迟于产品成型或灌装（封）前经最后混合的操作开始日期，不得以产品包装日期作为生产日期。

第一百八十七条　每批产品应当检查产量和物料平衡，确保物料平衡符合设定的限度。如有差异，必须查明原因，确认无潜在质量风险后，方可按照正常产品处理。

第一百八十八条　不得在同一生产操作间同时进行不同品种和规格药品的生产操作，除非没有发生混淆或交叉污染的可能。

第一百八十九条　在生产的每一阶段，应当保护产品和物料免受微生物和其他污染。

第一百九十条　在干燥物料或产品，尤其是高活性、高毒性或高致敏性物料或产品的生产过程中，应当采取特殊措施，防止粉尘的产生和扩散。

第一百九十一条　生产期间使用的所有物料、中间产品或待包装产品的容器及主要设备、必要的操作室应当贴签标识或以其他方式标明生产中的产品或物料名称、规格和批号，如有必要，还应当标明生产工序。

第一百九十二条　容器、设备或设施所用标识应当清晰明了，标识的格式应当经企业相关部门批准。除在标识上使用文字说明外，还可采用不同的颜色区分被标识物的状态（如待验、合格、不合格或已清洁等）。

第一百九十三条 应当检查产品从一个区域输送至另一个区域的管道和其他设备连接，确保连接正确无误。

第一百九十四条 每次生产结束后应当进行清场，确保设备和工作场所没有遗留与本次生产有关的物料、产品和文件。下次生产开始前，应当对前次清场情况进行确认。

第一百九十五条 应当尽可能避免出现任何偏离工艺规程或操作规程的偏差。一旦出现偏差，应当按照偏差处理操作规程执行。

第一百九十六条 生产厂房应当仅限于经批准的人员出入。

第二节 防止生产过程中的污染和交叉污染

第一百九十七条 生产过程中应当尽可能采取措施，防止污染和交叉污染，如：

（一）在分隔的区域内生产不同品种的药品；

（二）采用阶段性生产方式；

（三）设置必要的气锁间和排风；空气洁净度级别不同的区域应当有压差控制；

（四）应当降低未经处理或未经充分处理的空气再次进入生产区导致污染的风险；

（五）在易产生交叉污染的生产区内，操作人员应当穿戴该区域专用的防护服；

（六）采用经过验证或已知有效的清洁和去污染操作规程进行设备清洁；必要时，应当对与物料直接接触的设备表面的残留物进行检测；

（七）采用密闭系统生产；

（八）干燥设备的进风应当有空气过滤器，排风应当有防止空气倒流装置；

（九）生产和清洁过程中应当避免使用易碎、易脱屑、易发霉器具；使用筛网时，应当有防止因筛网断裂而造成污染的措施；

（十）液体制剂的配制、过滤、灌封、灭菌等工序应当在规定时间内完成；

（十一）软膏剂、乳膏剂、凝胶剂等半固体制剂以及栓剂的中间产品应当规定贮存期和贮存条件。

第一百九十八条 应当定期检查防止污染和交叉污染的措施并评估其适用性和有效性。

第三节 生产操作

第一百九十九条 生产开始前应当进行检查，确保设备和工作场所没有上批遗留的产品、文件或与本批产品生产无关的物料，设备处于已清洁及待用状态。检查结果应当有记录。

生产操作前，还应当核对物料或中间产品的名称、代码、批号和标识，确保生产所用物料或中间产品正确且符合要求。

第二百条 应当进行中间控制和必要的环境监测，并予以记录。

第二百零一条 每批药品的每一生产阶段完成后必须由生产操作人员清场，并填写清场记录。清场记录内容包括：操作间编号、产品名称、批号、生产工序、清场日期、检查项目及结果、清场负责人及复核人签名。清场记录应当纳入批生产记录。

第四节 包装操作

第二百零二条 包装操作规程应当规定降低污染和交叉污染、混淆或差错风险的措施。

第二百零三条 包装开始前应当进行检查，确保工作场所、包装生产线、印刷机及其他设备已处于清洁或待用状态，无上批遗留的产品、文件或与本批产品包装无关的物料。检查结果应当有记录。

第二百零四条　包装操作前，还应当检查所领用的包装材料正确无误，核对待包装产品和所用包装材料的名称、规格、数量、质量状态，且与工艺规程相符。

第二百零五条　每一包装操作场所或包装生产线，应当有标识标明包装中的产品名称、规格、批号和批量的生产状态。

第二百零六条　有数条包装线同时进行包装时，应当采取隔离或其他有效防止污染、交叉污染或混淆的措施。

第二百零七条　待用分装容器在分装前应当保持清洁，避免容器中有玻璃碎屑、金属颗粒等污染物。

第二百零八条　产品分装、封口后应当及时贴签。未能及时贴签时，应当按照相关的操作规程操作，避免发生混淆或贴错标签等差错。

第二百零九条　单独打印或包装过程中在线打印的信息（如产品批号或有效期）均应当进行检查，确保其正确无误，并予以记录。如手工打印，应当增加检查频次。

第二百一十条　使用切割式标签或在包装线以外单独打印标签，应当采取专门措施，防止混淆。

第二百一十一条　应当对电子读码机、标签计数器或其他类似装置的功能进行检查，确保其准确运行。检查应当有记录。

第二百一十二条　包装材料上印刷或模压的内容应当清晰，不易褪色和擦除。

第二百一十三条　包装期间，产品的中间控制检查应当至少包括下述内容：

（一）包装外观；

（二）包装是否完整；

（三）产品和包装材料是否正确；

（四）打印信息是否正确；

（五）在线监控装置的功能是否正常。

样品从包装生产线取走后不应当再返还，以防止产品混淆或污染。

第二百一十四条　因包装过程产生异常情况而需要重新包装产品的，必须经专门检查、调查并由指定人员批准。重新包装应当有详细记录。

第二百一十五条　在物料平衡检查中，发现待包装产品、印刷包装材料以及成品数量有显著差异时，应当进行调查，未得出结论前，成品不得放行。

第二百一十六条　包装结束时，已打印批号的剩余包装材料应当由专人负责全部计数销毁，并有记录。如将未打印批号的印刷包装材料退库，应当按照操作规程执行。

第十章　质量控制与质量保证

第一节　质量控制实验室管理

第二百一十七条　质量控制实验室的人员、设施、设备应当与产品性质和生产规模相适应。

企业通常不得进行委托检验，确需委托检验的，应当按照第十一章中委托检验部分的规定，委托外部实验室进行检验，但应当在检验报告中予以说明。

第二百一十八条　质量控制负责人应当具有足够的管理实验室的资质和经验，可以管理同一企业的一个或多个实验室。

第二百一十九条 质量控制实验室的检验人员至少应当具有相关专业中专或高中以上学历，并经过与所从事的检验操作相关的实践培训且通过考核。

第二百二十条 质量控制实验室应当配备药典、标准图谱等必要的工具书，以及标准品或对照品等相关的标准物质。

第二百二十一条 质量控制实验室的文件应当符合第八章的原则，并符合下列要求：

（一）质量控制实验室应当至少有下列详细文件：

1. 质量标准；

2. 取样操作规程和记录；

3. 检验操作规程和记录（包括检验记录或实验室工作记事簿）；

4. 检验报告或证书；

5. 必要的环境监测操作规程、记录和报告；

6. 必要的检验方法验证报告和记录；

7. 仪器校准和设备使用、清洁、维护的操作规程及记录。

（二）每批药品的检验记录应当包括中间产品、待包装产品和成品的质量检验记录，可追溯该批药品所有相关的质量检验情况；

（三）宜采用便于趋势分析的方法保存某些数据（如检验数据、环境监测数据、制药用水的微生物监测数据）；

（四）除与批记录相关的资料信息外，还应当保存其他原始资料或记录，以方便查阅。

第二百二十二条 取样应当至少符合以下要求：

（一）质量管理部门的人员有权进入生产区和仓储区进行取样及调查；

（二）应当按照经批准的操作规程取样，操作规程应当详细规定：

1. 经授权的取样人；

2. 取样方法；

3. 所用器具；

4. 样品量；

5. 分样的方法；

6. 存放样品容器的类型和状态；

7. 取样后剩余部分及样品的处置和标识；

8. 取样注意事项，包括为降低取样过程产生的各种风险所采取的预防措施，尤其是无菌或有害物料的取样以及防止取样过程中污染和交叉污染的注意事项；

9. 贮存条件；

10. 取样器具的清洁方法和贮存要求。

（三）取样方法应当科学、合理，以保证样品的代表性；

（四）留样应当能够代表被取样批次的产品或物料，也可抽取其他样品来监控生产过程中最重要的环节（如生产的开始或结束）；

（五）样品的容器应当贴有标签，注明样品名称、批号、取样日期、取自哪一包装容器、取样人等信息；

（六）样品应当按照规定的贮存要求保存。

第二百二十三条　物料和不同生产阶段产品的检验应当至少符合以下要求：

（一）企业应当确保药品按照注册批准的方法进行全项检验；

（二）符合下列情形之一的，应当对检验方法进行验证：

1. 采用新的检验方法；

2. 检验方法需变更的；

3. 采用《中华人民共和国药典》及其他法定标准未收载的检验方法；

4. 法规规定的其他需要验证的检验方法。

（三）对不需要进行验证的检验方法，企业应当对检验方法进行确认，以确保检验数据准确、可靠；

（四）检验应当有书面操作规程，规定所用方法、仪器和设备，检验操作规程的内容应当与经确认或验证的检验方法一致；

（五）检验应当有可追溯的记录并应当复核，确保结果与记录一致。所有计算均应当严格核对；

（六）检验记录应当至少包括以下内容：

1. 产品或物料的名称、剂型、规格、批号或供货批号，必要时注明供应商和生产商（如不同）的名称或来源；

2. 依据的质量标准和检验操作规程；

3. 检验所用的仪器或设备的型号和编号；

4. 检验所用的试液和培养基的配制批号、对照品或标准品的来源和批号；

5. 检验所用动物的相关信息；

6. 检验过程，包括对照品溶液的配制、各项具体的检验操作、必要的环境温湿度；

7. 检验结果，包括观察情况、计算和图谱或曲线图，以及依据的检验报告编号；

8. 检验日期；

9. 检验人员的签名和日期；

10. 检验、计算复核人员的签名和日期。

（七）所有中间控制（包括生产人员所进行的中间控制），均应当按照经质量管理部门批准的方法进行，检验应当有记录；

（八）应当对实验室容量分析用玻璃仪器、试剂、试液、对照品以及培养基进行质量检查；

（九）必要时应当将检验用实验动物在使用前进行检验或隔离检疫。饲养和管理应当符合相关的实验动物管理规定。动物应当有标识，并应当保存使用的历史记录。

第二百二十四条　质量控制实验室应当建立检验结果超标调查的操作规程。任何检验结果超标都必须按照操作规程进行完整的调查，并有相应的记录。

第二百二十五条　企业按规定保存的、用于药品质量追溯或调查的物料、产品样品为留样。用于产品稳定性考察的样品不属于留样。

留样应当至少符合以下要求：

（一）应当按照操作规程对留样进行管理；

（二）留样应当能够代表被取样批次的物料或产品；

（三）成品的留样：

1. 每批药品均应当有留样；如果一批药品分成数次进行包装，则每次包装至少应当保留一件最小市售包装的成品；

2. 留样的包装形式应当与药品市售包装形式相同，原料药的留样如无法采用市售包装形式的，可采用模拟包装；

3. 每批药品的留样数量一般至少应当能够确保按照注册批准的质量标准完成两次全检（无菌检查和热原检查等除外）；

4. 如果不影响留样的包装完整性，保存期间内至少应当每年对留样进行一次目检观察，如有异常，应当进行彻底调查并采取相应的处理措施；

5. 留样观察应当有记录；

6. 留样应当按照注册批准的贮存条件至少保存至药品有效期后一年；

7. 如企业终止药品生产或关闭的，应当将留样转交受权单位保存，并告知当地药品监督管理部门，以便在必要时可随时取得留样。

（四）物料的留样：

1. 制剂生产用每批原辅料和与药品直接接触的包装材料均应当有留样。与药品直接接触的包装材料（如输液瓶），如成品已有留样，可不必单独留样；

2. 物料的留样量应当至少满足鉴别的需要；

3. 除稳定性较差的原辅料外，用于制剂生产的原辅料（不包括生产过程中使用的溶剂、气体或制药用水）和与药品直接接触的包装材料的留样应当至少保存至产品放行后二年。如果物料的有效期较短，则留样时间可相应缩短；

4. 物料的留样应当按照规定的条件贮存，必要时还应当适当包装密封。

第二百二十六条 试剂、试液、培养基和检定菌的管理应当至少符合以下要求：

（一）试剂和培养基应当从可靠的供应商处采购，必要时应当对供应商进行评估；

（二）应当有接收试剂、试液、培养基的记录，必要时，应当在试剂、试液、培养基的容器上标注接收日期；

（三）应当按照相关规定或使用说明配制、贮存和使用试剂、试液和培养基。特殊情况下，在接收或使用前，还应当对试剂进行鉴别或其他检验；

（四）试液和已配制的培养基应当标注配制批号、配制日期和配制人员姓名，并有配制（包括灭菌）记录。不稳定的试剂、试液和培养基应当标注有效期及特殊贮存条件。标准液、滴定液还应当标注最后一次标化的日期和校正因子，并有标化记录；

（五）配制的培养基应当进行适用性检查，并有相关记录。应当有培养基使用记录；

（六）应当有检验所需的各种检定菌，并建立检定菌保存、传代、使用、销毁的操作规程和相应记录；

（七）检定菌应当有适当的标识，内容至少包括菌种名称、编号、代次、传代日期、传代操作人；

（八）检定菌应当按照规定的条件贮存，贮存的方式和时间不应当对检定菌的生长特性有不利影响。

第二百二十七条 标准品或对照品的管理应当至少符合以下要求：

（一）标准品或对照品应当按照规定贮存和使用；

（二）标准品或对照品应当有适当的标识，内容至少包括名称、批号、制备日期（如有）、有效期（如有）、首次开启日期、含量或效价、贮存条件；

（三）企业如需自制工作标准品或对照品，应当建立工作标准品或对照品的质量标准以及制备、鉴别、检验、批准和贮存的操作规程，每批工作标准品或对照品应当用法定标准品或对照品进行标化，并确定有效期，还应当通过定期标化证明工作标准品或对照品的效价或含量在有效期内保持稳定。标化的过程和结果应当有相应的记录。

第二节　物料和产品放行

第二百二十八条　应当分别建立物料和产品批准放行的操作规程，明确批准放行的标准、职责，并有相应的记录。

第二百二十九条　物料的放行应当至少符合以下要求：

（一）物料的质量评价内容应当至少包括生产商的检验报告、物料包装完整性和密封性的检查情况和检验结果；

（二）物料的质量评价应当有明确的结论，如批准放行、不合格或其他决定；

（三）物料应当由指定人员签名批准放行。

第二百三十条　产品的放行应当至少符合以下要求：

（一）在批准放行前，应当对每批药品进行质量评价，保证药品及其生产应当符合注册和本规范要求，并确认以下各项内容：

1. 主要生产工艺和检验方法经过验证；

2. 已完成所有必需的检查、检验，并综合考虑实际生产条件和生产记录；

3. 所有必需的生产和质量控制均已完成并经相关主管人员签名；

4. 变更已按照相关规程处理完毕，需要经药品监督管理部门批准的变更已得到批准；

5. 对变更或偏差已完成所有必要的取样、检查、检验和审核；

6. 所有与该批产品有关的偏差均已有明确的解释或说明，或者已经过彻底调查和适当处理；如偏差还涉及其他批次产品，应当一并处理。

（二）药品的质量评价应当有明确的结论，如批准放行、不合格或其他决定；

（三）每批药品均应当由质量受权人签名批准放行；

（四）疫苗类制品、血液制品、用于血源筛查的体外诊断试剂以及国家食品药品监督管理局规定的其他生物制品放行前还应当取得批签发合格证明。

第三节　持续稳定性考察

第二百三十一条　持续稳定性考察的目的是在有效期内监控已上市药品的质量，以发现药品与生产相关的稳定性问题（如杂质含量或溶出度特性的变化），并确定药品能够在标示的贮存条件下，符合质量标准的各项要求。

第二百三十二条　持续稳定性考察主要针对市售包装药品，但也需兼顾待包装产品。例如，当待包装产品在完成包装前，或从生产厂运输到包装厂，还需要长期贮存时，应当在相应的环境条件下，评估其对包装后产品稳定性的影响。此外，还应当考虑对贮存时间较长的中间产品进行考察。

第二百三十三条　持续稳定性考察应当有考察方案，结果应当有报告。用于持续稳定性考察的设备（尤其是稳定性试验设备或设施）应当按照第七章和第五章的要求进行确认和维护。

第二百三十四条　持续稳定性考察的时间应当涵盖药品有效期，考察方案应当至少包括以下内容：

（一）每种规格、每个生产批量药品的考察批次数；

（二）相关的物理、化学、微生物和生物学检验方法，可考虑采用稳定性考察专属的检验方法；

（三）检验方法依据；

（四）合格标准；

（五）容器密封系统的描述；

（六）试验间隔时间（测试时间点）；

（七）贮存条件（应当采用与药品标示贮存条件相对应的《中华人民共和国药典》规定的长期稳定性试验标准条件）；

（八）检验项目，如检验项目少于成品质量标准所包含的项目，应当说明理由。

第二百三十五条 考察批次数和检验频次应当能够获得足够的数据，以供趋势分析。通常情况下，每种规格、每种内包装形式的药品，至少每年应当考察一个批次，除非当年没有生产。

第二百三十六条 某些情况下，持续稳定性考察中应当额外增加批次数，如重大变更或生产和包装有重大偏差的药品应当列入稳定性考察。此外，重新加工、返工或回收的批次，也应当考虑列入考察，除非已经过验证和稳定性考察。

第二百三十七条 关键人员，尤其是质量受权人，应当了解持续稳定性考察的结果。当持续稳定性考察不在待包装产品和成品的生产企业进行时，则相关各方之间应当有书面协议，且均应当保存持续稳定性考察的结果以供药品监督管理部门审查。

第二百三十八条 应当对不符合质量标准的结果或重要的异常趋势进行调查。对任何已确认的不符合质量标准的结果或重大不良趋势，企业都应当考虑是否可能对已上市药品造成影响，必要时应当实施召回，调查结果以及采取的措施应当报告当地药品监督管理部门。

第二百三十九条 应当根据所获得的全部数据资料，包括考察的阶段性结论，撰写总结报告并保存。应当定期审核总结报告。

第四节　变更控制

第二百四十条 企业应当建立变更控制系统，对所有影响产品质量的变更进行评估和管理。需要经药品监督管理部门批准的变更应当在得到批准后方可实施。

第二百四十一条 应当建立操作规程，规定原辅料、包装材料、质量标准、检验方法、操作规程、厂房、设施、设备、仪器、生产工艺和计算机软件变更的申请、评估、审核、批准和实施。质量管理部门应当指定专人负责变更控制。

第二百四十二条 变更都应当评估其对产品质量的潜在影响。企业可以根据变更的性质、范围、对产品质量潜在影响的程度将变更分类（如主要、次要变更）。判断变更所需的验证、额外的检验以及稳定性考察应当有科学依据。

第二百四十三条 与产品质量有关的变更由申请部门提出后，应当经评估、制定实施计划并明确实施职责，最终由质量管理部门审核批准。变更实施应当有相应的完整记录。

第二百四十四条 改变原辅料、与药品直接接触的包装材料、生产工艺、主要生产设备以及其他影响药品质量的主要因素时，还应当对变更实施后最初至少三个批次的药品质量进行评估。如果变更可能影响药品的有效期，则质量评估还应当包括对变更实施后生产的药品进行稳定性考察。

第二百四十五条 变更实施时，应当确保与变更相关的文件均已修订。

第二百四十六条　质量管理部门应当保存所有变更的文件和记录。

第五节　偏差处理

第二百四十七条　各部门负责人应当确保所有人员正确执行生产工艺、质量标准、检验方法和操作规程，防止偏差的产生。

第二百四十八条　企业应当建立偏差处理的操作规程，规定偏差的报告、记录、调查、处理以及所采取的纠正措施，并有相应的记录。

第二百四十九条　任何偏差都应当评估其对产品质量的潜在影响。企业可以根据偏差的性质、范围、对产品质量潜在影响的程度将偏差分类（如重大、次要偏差），对重大偏差的评估还应当考虑是否需要对产品进行额外的检验以及对产品有效期的影响，必要时，应当对涉及重大偏差的产品进行稳定性考察。

第二百五十条　任何偏离生产工艺、物料平衡限度、质量标准、检验方法、操作规程等的情况均应当有记录，并立即报告主管人员及质量管理部门，应当有清楚的说明，重大偏差应当由质量管理部门会同其他部门进行彻底调查，并有调查报告。偏差调查报告应当由质量管理部门的指定人员审核并签字。

企业还应当采取预防措施有效防止类似偏差的再次发生。

第二百五十一条　质量管理部门应当负责偏差的分类，保存偏差调查、处理的文件和记录。

第六节　纠正措施和预防措施

第二百五十二条　企业应当建立纠正措施和预防措施系统，对投诉、召回、偏差、自检或外部检查结果、工艺性能和质量监测趋势等进行调查并采取纠正和预防措施。调查的深度和形式应当与风险的级别相适应。纠正措施和预防措施系统应当能够增进对产品和工艺的理解，改进产品和工艺。

第二百五十三条　企业应当建立实施纠正和预防措施的操作规程，内容至少包括：

（一）对投诉、召回、偏差、自检或外部检查结果、工艺性能和质量监测趋势以及其他来源的质量数据进行分析，确定已有和潜在的质量问题。必要时，应当采用适当的统计学方法；

（二）调查与产品、工艺和质量保证系统有关的原因；

（三）确定所需采取的纠正和预防措施，防止问题的再次发生；

（四）评估纠正和预防措施的合理性、有效性和充分性；

（五）对实施纠正和预防措施过程中所有发生的变更应当予以记录；

（六）确保相关信息已传递到质量受权人和预防问题再次发生的直接负责人；

（七）确保相关信息及其纠正和预防措施已通过高层管理人员的评审。

第二百五十四条　实施纠正和预防措施应当有文件记录，并由质量管理部门保存。

第七节　供应商的评估和批准

第二百五十五条　质量管理部门应当对所有生产用物料的供应商进行质量评估，会同有关部门对主要物料供应商（尤其是生产商）的质量体系进行现场质量审计，并对质量评估不符合要求的供应商行使否决权。

主要物料的确定应当综合考虑企业所生产的药品质量风险、物料用量以及物料对药品质量的影响程度等因素。

企业法定代表人、企业负责人及其他部门的人员不得干扰或妨碍质量管理部门对物料供应商独立作出质量评估。

第二百五十六条 应当建立物料供应商评估和批准的操作规程，明确供应商的资质、选择的原则、质量评估方式、评估标准、物料供应商批准的程序。

如质量评估需采用现场质量审计方式的，还应当明确审计内容、周期、审计人员的组成及资质。需采用样品小批量试生产的，还应当明确生产批量、生产工艺、产品质量标准、稳定性考察方案。

第二百五十七条 质量管理部门应当指定专人负责物料供应商质量评估和现场质量审计，分发经批准的合格供应商名单。被指定的人员应当具有相关的法规和专业知识，具有足够的质量评估和现场质量审计的实践经验。

第二百五十八条 现场质量审计应当核实供应商资质证明文件和检验报告的真实性，核实是否具备检验条件。应当对其人员机构、厂房设施和设备、物料管理、生产工艺流程和生产管理、质量控制实验室的设备、仪器、文件管理等进行检查，以全面评估其质量保证系统。现场质量审计应当有报告。

第二百五十九条 必要时，应当对主要物料供应商提供的样品进行小批量试生产，并对试生产的药品进行稳定性考察。

第二百六十条 质量管理部门对物料供应商的评估至少应当包括：供应商的资质证明文件、质量标准、检验报告、企业对物料样品的检验数据和报告。如进行现场质量审计和样品小批量试生产的，还应当包括现场质量审计报告，以及小试产品的质量检验报告和稳定性考察报告。

第二百六十一条 改变物料供应商，应当对新的供应商进行质量评估；改变主要物料供应商的，还需要对产品进行相关的验证及稳定性考察。

第二百六十二条 质量管理部门应当向物料管理部门分发经批准的合格供应商名单，该名单内容至少包括物料名称、规格、质量标准、生产商名称和地址、经销商（如有）名称等，并及时更新。

第二百六十三条 质量管理部门应当与主要物料供应商签订质量协议，在协议中应当明确双方所承担的质量责任。

第二百六十四条 质量管理部门应当定期对物料供应商进行评估或现场质量审计，回顾分析物料质量检验结果、质量投诉和不合格处理记录。如物料出现质量问题或生产条件、工艺、质量标准和检验方法等可能影响质量的关键因素发生重大改变时，还应当尽快进行相关的现场质量审计。

第二百六十五条 企业应当对每家物料供应商建立质量档案，档案内容应当包括供应商的资质证明文件、质量协议、质量标准、样品检验数据和报告、供应商的检验报告、现场质量审计报告、产品稳定性考察报告、定期的质量回顾分析报告等。

第八节 产品质量回顾分析

第二百六十六条 应当按照操作规程，每年对所有生产的药品按品种进行产品质量回顾分析，以确认工艺稳定可靠，以及原辅料、成品现行质量标准的适用性，及时发现不良趋势，确定产品及工艺改进的方向。应当考虑以往回顾分析的历史数据，还应当对产品质量回顾分析的有效性进行自检。

当有合理的科学依据时，可按照产品的剂型分类进行质量回顾，如固体制剂、液体制剂和无菌制剂等。

回顾分析应当有报告。

企业至少应当对下列情形进行回顾分析：

（一）产品所用原辅料的所有变更，尤其是来自新供应商的原辅料；

（二）关键中间控制点及成品的检验结果；

（三）所有不符合质量标准的批次及其调查；

（四）所有重大偏差及相关的调查、所采取的整改措施和预防措施的有效性；

（五）生产工艺或检验方法等的所有变更；

（六）已批准或备案的药品注册所有变更；

（七）稳定性考察的结果及任何不良趋势；

（八）所有因质量原因造成的退货、投诉、召回及调查；

（九）与产品工艺或设备相关的纠正措施的执行情况和效果；

（十）新获批准和有变更的药品，按照注册要求上市后应当完成的工作情况；

（十一）相关设备和设施，如空调净化系统、水系统、压缩空气等的确认状态；

（十二）委托生产或检验的技术合同履行情况。

第二百六十七条　应当对回顾分析的结果进行评估，提出是否需要采取纠正和预防措施或进行再确认或再验证的评估意见及理由，并及时、有效地完成整改。

第二百六十八条　药品委托生产时，委托方和受托方之间应当有书面的技术协议，规定产品质量回顾分析中各方的责任，确保产品质量回顾分析按时进行并符合要求。

第九节　投诉与不良反应报告

第二百六十九条　应当建立药品不良反应报告和监测管理制度，设立专门机构并配备专职人员负责管理。

第二百七十条　应当主动收集药品不良反应，对不良反应应当详细记录、评价、调查和处理，及时采取措施控制可能存在的风险，并按照要求向药品监督管理部门报告。

第二百七十一条　应当建立操作规程，规定投诉登记、评价、调查和处理的程序，并规定因可能的产品缺陷发生投诉时所采取的措施，包括考虑是否有必要从市场召回药品。

第二百七十二条　应当有专人及足够的辅助人员负责进行质量投诉的调查和处理，所有投诉、调查的信息应当向质量受权人通报。

第二百七十三条　所有投诉都应当登记与审核，与产品质量缺陷有关的投诉，应当详细记录投诉的各个细节，并进行调查。

第二百七十四条　发现或怀疑某批药品存在缺陷，应当考虑检查其他批次的药品，查明其是否受到影响。

第二百七十五条　投诉调查和处理应当有记录，并注明所查相关批次产品的信息。

第二百七十六条　应当定期回顾分析投诉记录，以便发现需要警觉、重复出现以及可能需要从市场召回药品的问题，并采取相应措施。

第二百七十七条　企业出现生产失误、药品变质或其他重大质量问题，应当及时采取相应措施，必要时还应当向当地药品监督管理部门报告。

第十一章　委托生产与委托检验

第一节　原　　则

第二百七十八条　为确保委托生产产品的质量和委托检验的准确性和可靠性，委托方和受托方必须签订书面合同，明确规定各方责任、委托生产或委托检验的内容及相关的技术事项。

第二百七十九条　委托生产或委托检验的所有活动，包括在技术或其他方面拟采取的任何变更，均应当符合药品生产许可和注册的有关要求。

第二节　委托方

第二百八十条　委托方应当对受托方进行评估，对受托方的条件、技术水平、质量管理情况进行现场考核，确认其具有完成受托工作的能力，并能保证符合本规范的要求。

第二百八十一条　委托方应当向受托方提供所有必要的资料，以使受托方能够按照药品注册和其他法定要求正确实施所委托的操作。

委托方应当使受托方充分了解与产品或操作相关的各种问题，包括产品或操作对受托方的环境、厂房、设备、人员及其他物料或产品可能造成的危害。

第二百八十二条　委托方应当对受托生产或检验的全过程进行监督。

第二百八十三条　委托方应当确保物料和产品符合相应的质量标准。

第三节　受托方

第二百八十四条　受托方必须具备足够的厂房、设备、知识和经验以及人员，满足委托方所委托的生产或检验工作的要求。

第二百八十五条　受托方应当确保所收到委托方提供的物料、中间产品和待包装产品适用于预定用途。

第二百八十六条　受托方不得从事对委托生产或检验的产品质量有不利影响的活动。

第四节　合　　同

第二百八十七条　委托方与受托方之间签订的合同应当详细规定各自的产品生产和控制职责，其中的技术性条款应当由具有制药技术、检验专业知识和熟悉本规范的主管人员拟订。委托生产及检验的各项工作必须符合药品生产许可和药品注册的有关要求并经双方同意。

第二百八十八条　合同应当详细规定质量受权人批准放行每批药品的程序，确保每批产品都已按照药品注册的要求完成生产和检验。

第二百八十九条　合同应当规定何方负责物料的采购、检验、放行、生产和质量控制（包括中间控制），还应当规定何方负责取样和检验。

在委托检验的情况下，合同应当规定受托方是否在委托方的厂房内取样。

第二百九十条　合同应当规定由受托方保存的生产、检验和发运记录及样品，委托方应当能够随时调阅或检查；出现投诉、怀疑产品有质量缺陷或召回时，委托方应当能够方便地查阅所有与评价产品质量相关的记录。

第二百九十一条　合同应当明确规定委托方可以对受托方进行检查或现场质量审计。

第二百九十二条　委托检验合同应当明确受托方有义务接受药品监督管理部门检查。

第十二章　产品发运与召回

第一节　原　　则

第二百九十三条　企业应当建立产品召回系统，必要时可迅速、有效地从市场召回任何一批存在安全隐患的产品。

第二百九十四条　因质量原因退货和召回的产品，均应当按照规定监督销毁，有证据证明退货产品质量未受影响的除外。

第二节　发　　运

第二百九十五条　每批产品均应当有发运记录。根据发运记录，应当能够追查每批产品的销售情况，必要时应当能够及时全部追回，发运记录内容应当包括：产品名称、规格、批号、数量、收货单位和地址、联系方式、发货日期、运输方式等。

第二百九十六条　药品发运的零头包装只限两个批号为一个合箱，合箱外应当标明全部批号，并建立合箱记录。

第二百九十七条　发运记录应当至少保存至药品有效期后一年。

第三节　召　　回

第二百九十八条　应当制定召回操作规程，确保召回工作的有效性。

第二百九十九条　应当指定专人负责组织协调召回工作，并配备足够数量的人员。产品召回负责人应当独立于销售和市场部门；如产品召回负责人不是质量受权人，则应当向质量受权人通报召回处理情况。

第三百条　召回应当能够随时启动，并迅速实施。

第三百零一条　因产品存在安全隐患决定从市场召回的，应当立即向当地药品监督管理部门报告。

第三百零二条　产品召回负责人应当能够迅速查阅到药品发运记录。

第三百零三条　已召回的产品应当有标识，并单独、妥善贮存，等待最终处理决定。

第三百零四条　召回的进展过程应当有记录，并有最终报告。产品发运数量、已召回数量以及数量平衡情况应当在报告中予以说明。

第三百零五条　应当定期对产品召回系统的有效性进行评估。

第十三章　自　　检

第一节　原　　则

第三百零六条　质量管理部门应当定期组织对企业进行自检，监控本规范的实施情况，评估企业是否符合本规范要求，并提出必要的纠正和预防措施。

第二节　自　　检

第三百零七条　自检应当有计划，对机构与人员、厂房与设施、设备、物料与产品、确认与验证、文件管理、生产管理、质量控制与质量保证、委托生产与委托检验、产品发运与召回等项目定期进行检查。

第三百零八条　应当由企业指定人员进行独立、系统、全面的自检，也可由外部人员或专家进行独立的质量审计。

第三百零九条　自检应当有记录。自检完成后应当有自检报告，内容至少包括自检过程中观察到的所有情况、评价的结论以及提出纠正和预防措施的建议。自检情况应当报告企业高层管理人员。

第十四章　附　　则

第三百一十条　本规范为药品生产质量管理的基本要求。对无菌药品、生物制品、血液制品等药品或生产质量管理活动的特殊要求，由国家食品药品监督管理局以附录方式另行制定。

第三百一十一条　企业可以采用经过验证的替代方法，达到本规范的要求。

第三百一十二条　本规范下列术语（按汉语拼音排序）的含义是：

（一）包装

待包装产品变成成品所需的所有操作步骤，包括分装、贴签等。但无菌生产工艺中产品的无菌灌装，以及最终灭菌产品的灌装等不视为包装。

（二）包装材料

药品包装所用的材料，包括与药品直接接触的包装材料和容器、印刷包装材料，但不包括发运用的外包装材料。

（三）操作规程

经批准用来指导设备操作、维护与清洁、验证、环境控制、取样和检验等药品生产活动的通用性文件，也称标准操作规程。

（四）产品

包括药品的中间产品、待包装产品和成品。

（五）产品生命周期

产品从最初的研发、上市直至退市的所有阶段。

（六）成品

已完成所有生产操作步骤和最终包装的产品。

（七）重新加工

将某一生产工序生产的不符合质量标准的一批中间产品或待包装产品的一部分或全部，采用不同的生产工艺进行再加工，以符合预定的质量标准。

（八）待包装产品

尚未进行包装但已完成所有其他加工工序的产品。

（九）待验

指原辅料、包装材料、中间产品、待包装产品或成品，采用物理手段或其他有效方式将其隔离或区分，在允许用于投料生产或上市销售之前贮存、等待作出放行决定的状态。

（十）发放

指生产过程中物料、中间产品、待包装产品、文件、生产用模具等在企业内部流转的一系列操作。

（十一）复验期

原辅料、包装材料贮存一定时间后，为确保其仍适用于预定用途，由企业确定的需重新检验的日期。

（十二）发运

指企业将产品发送到经销商或用户的一系列操作，包括配货、运输等。

（十三）返工

将某一生产工序生产的不符合质量标准的一批中间产品或待包装产品、成品的一部分或全部返回到之前的工序，采用相同的生产工艺进行再加工，以符合预定的质量标准。

（十四）放行

对一批物料或产品进行质量评价，作出批准使用或投放市场或其他决定的操作。

（十五）高层管理人员

在企业内部最高层指挥和控制企业、具有调动资源的权力和职责的人员。

（十六）工艺规程

为生产特定数量的成品而制定的一个或一套文件，包括生产处方、生产操作要求和包装操作要求，规定原辅料和包装材料的数量、工艺参数和条件、加工说明（包括中间控制）、注意事项等内容。

（十七）供应商

指物料、设备、仪器、试剂、服务等的提供方，如生产商、经销商等。

（十八）回收

在某一特定的生产阶段，将以前生产的一批或数批符合相应质量要求的产品的一部分或全部，加入到另一批次中的操作。

（十九）计算机化系统

用于报告或自动控制的集成系统，包括数据输入、电子处理和信息输出。

（二十）交叉污染

不同原料、辅料及产品之间发生的相互污染。

（二十一）校准

在规定条件下，确定测量、记录、控制仪器或系统的示值（尤指称量）或实物量具所代表的量值，与对应的参照标准量值之间关系的一系列活动。

（二十二）阶段性生产方式

指在共用生产区内，在一段时间内集中生产某一产品，再对相应的共用生产区、设施、设备、工器具等进行彻底清洁，更换生产另一种产品的方式。

（二十三）洁净区

需要对环境中尘粒及微生物数量进行控制的房间（区域），其建筑结构、装备及其使用应当能够减少该区域内污染物的引入、产生和滞留。

（二十四）警戒限度

系统的关键参数超出正常范围，但未达到纠偏限度，需要引起警觉，可能需要采取纠正措施的限度标准。

（二十五）纠偏限度

系统的关键参数超出可接受标准，需要进行调查并采取纠正措施的限度标准。

（二十六）检验结果超标

检验结果超出法定标准及企业制定标准的所有情形。

（二十七）批

经一个或若干加工过程生产的、具有预期均一质量和特性的一定数量的原辅料、包装材料或成品。为完成某些生产操作步骤，可能有必要将一批产品分成若干亚批，最终合并成为一个均一的批。在连续生产情况下，批必须与生产中具有预期均一特性的确定数量的产品相对应，批量可以是固定数量或固定时间段内生产的产品量。

例如：口服或外用的固体、半固体制剂在成型或分装前使用同一台混合设备一次混合所生产的均质产品为一批；口服或外用的液体制剂以灌装（封）前经最后混合的药液所生产的均质产品为一批。

（二十八）批号

用于识别一个特定批的具有唯一性的数字和（或）字母的组合。

（二十九）批记录

用于记述每批药品生产、质量检验和放行审核的所有文件和记录，可追溯所有与成品质量有关的历史信息。

（三十）气锁间

设置于两个或数个房间之间（如不同洁净度级别的房间之间）的具有两扇或多扇门的隔离空间。设置气锁间的目的是在人员或物料出入时，对气流进行控制。气锁间有人员气锁间和物料气锁间。

（三十一）企业

在本规范中如无特别说明，企业特指药品生产企业。

（三十二）确认

证明厂房、设施、设备能正确运行并可达到预期结果的一系列活动。

（三十三）退货

将药品退还给企业的活动。

（三十四）文件

本规范所指的文件包括质量标准、工艺规程、操作规程、记录、报告等。

（三十五）物料

指原料、辅料和包装材料等。

例如：化学药品制剂的原料是指原料药；生物制品的原料是指原材料；中药制剂的原料是指中药材、中药饮片和外购中药提取物；原料药的原料是指用于原料药生产的除包装材料以外的其他物料。

（三十六）物料平衡

产品或物料实际产量或实际用量及收集到的损耗之和与理论产量或理论用量之间的比较，并考虑可允许的偏差范围。

（三十七）污染

在生产、取样、包装或重新包装、贮存或运输等操作过程中，原辅料、中间产品、待包装产品、成品受到具有化学或微生物特性的杂质或异物的不利影响。

（三十八）验证

证明任何操作规程（或方法）、生产工艺或系统能够达到预期结果的一系列活动。

（三十九）印刷包装材料

指具有特定式样和印刷内容的包装材料，如印字铝箔、标签、说明书、纸盒等。

（四十）原辅料

除包装材料之外，药品生产中使用的任何物料。

（四十一）中间产品

指完成部分加工步骤的产品，尚需进一步加工方可成为待包装产品。

（四十二）中间控制

也称过程控制，指为确保产品符合有关标准，生产中对工艺过程加以监控，以便在必要时进行调节而做的各项检查。可将对环境或设备控制视作中间控制的一部分。

第三百一十三条 本规范自2011年3月1日起施行。按照《中华人民共和国药品管理法》第九条规定，具体实施办法和实施步骤由国家食品药品监督管理局规定。

药品经营质量管理规范

（2000年4月30日原国家药品监督管理局局令第20号公布　2012年11月6日原卫生部部务会议第一次修订　2015年5月18日国家食品药品监督管理总局局务会议第二次修订　根据2016年6月30日国家食品药品监督管理总局局务会议《关于修改〈药品经营质量管理规范〉的决定》修正）

第一章 总 则

第一条 为加强药品经营质量管理，规范药品经营行为，保障人体用药安全、有效，根据《中华人民共和国药品管理法》、《中华人民共和国药品管理法实施条例》，制定本规范。

第二条 本规范是药品经营管理和质量控制的基本准则。

企业应当在药品采购、储存、销售、运输等环节采取有效的质量控制措施，确保药品质量，并按照国家有关要求建立药品追溯系统，实现药品可追溯。

第三条 药品经营企业应当严格执行本规范。

药品生产企业销售药品、药品流通过程中其他涉及储存与运输药品的，也应当符合本规范相关要求。

第四条 药品经营企业应当坚持诚实守信，依法经营。禁止任何虚假、欺骗行为。

第二章 药品批发的质量管理

第一节 质量管理体系

第五条 企业应当依据有关法律法规及本规范的要求建立质量管理体系，确定质量方针，制定质量管理体系文件，开展质量策划、质量控制、质量保证、质量改进和质量风险管理等活动。

第六条 企业制定的质量方针文件应当明确企业总的质量目标和要求，并贯彻到药品经营活动的全过程。

第七条 企业质量管理体系应当与其经营范围和规模相适应，包括组织机构、人员、设施设备、质量管理体系文件及相应的计算机系统等。

第八条 企业应当定期以及在质量管理体系关键要素发生重大变化时，组织开展内审。

第九条 企业应当对内审的情况进行分析，依据分析结论制定相应的质量管理体系改进措施，不断提高质量控制水平，保证质量管理体系持续有效运行。

第十条 企业应当采用前瞻或者回顾的方式，对药品流通过程中的质量风险进行评估、控制、沟通和审核。

第十一条 企业应当对药品供货单位、购货单位的质量管理体系进行评价，确认其质量保证能力和质量信誉，必要时进行实地考察。

第十二条 企业应当全员参与质量管理。各部门、岗位人员应当正确理解并履行职责，承担相应质量责任。

第二节 组织机构与质量管理职责

第十三条 企业应当设立与其经营活动和质量管理相适应的组织机构或者岗位，明确规定其职责、权限及相互关系。

第十四条 企业负责人是药品质量的主要责任人，全面负责企业日常管理，负责提供必要的条件，保证质量管理部门和质量管理人员有效履行职责，确保企业实现质量目标并按照本规范要求经营药品。

第十五条 企业质量负责人应当由高层管理人员担任，全面负责药品质量管理工作，独立履行职责，在企业内部对药品质量管理具有裁决权。

第十六条 企业应当设立质量管理部门，有效开展质量管理工作。质量管理部门的职责不得由其他部门及人员履行。

第十七条 质量管理部门应当履行以下职责：

（一）督促相关部门和岗位人员执行药品管理的法律法规及本规范；

（二）组织制订质量管理体系文件，并指导、监督文件的执行；

（三）负责对供货单位和购货单位的合法性、购进药品的合法性以及供货单位销售人员、购货单位采购人员的合法资格进行审核，并根据审核内容的变化进行动态管理；

（四）负责质量信息的收集和管理，并建立药品质量档案；

（五）负责药品的验收，指导并监督药品采购、储存、养护、销售、退货、运输等环节的质量管理工作；

（六）负责不合格药品的确认，对不合格药品的处理过程实施监督；

（七）负责药品质量投诉和质量事故的调查、处理及报告；

（八）负责假劣药品的报告；

（九）负责药品质量查询；

（十）负责指导设定计算机系统质量控制功能；

（十一）负责计算机系统操作权限的审核和质量管理基础数据的建立及更新；

（十二）组织验证、校准相关设施设备；

（十三）负责药品召回的管理；

（十四）负责药品不良反应的报告；

（十五）组织质量管理体系的内审和风险评估；

（十六）组织对药品供货单位及购货单位质量管理体系和服务质量的考察和评价；

（十七）组织对被委托运输的承运方运输条件和质量保障能力的审查；

（十八）协助开展质量管理教育和培训；

（十九）其他应当由质量管理部门履行的职责。

第三节 人员与培训

第十八条 企业从事药品经营和质量管理工作的人员，应当符合有关法律法规及本规范规定的资格要求，不得有相关法律法规禁止从业的情形。

第十九条 企业负责人应当具有大学专科以上学历或者中级以上专业技术职称，经过基本的药学专业知识培训，熟悉有关药品管理的法律法规及本规范。

第二十条 企业质量负责人应当具有大学本科以上学历、执业药师资格和 3 年以上药品经营质量管理工作经历，在质量管理工作中具备正确判断和保障实施的能力。

第二十一条　企业质量管理部门负责人应当具有执业药师资格和3年以上药品经营质量管理工作经历，能独立解决经营过程中的质量问题。

第二十二条　企业应当配备符合以下资格要求的质量管理、验收及养护等岗位人员：

（一）从事质量管理工作的，应当具有药学中专或者医学、生物、化学等相关专业大学专科以上学历或者具有药学初级以上专业技术职称；

（二）从事验收、养护工作的，应当具有药学或者医学、生物、化学等相关专业中专以上学历或者具有药学初级以上专业技术职称；

（三）从事中药材、中药饮片验收工作的，应当具有中药学专业中专以上学历或者具有中药学中级以上专业技术职称；从事中药材、中药饮片养护工作的，应当具有中药学专业中专以上学历或者具有中药学初级以上专业技术职称；直接收购地产中药材的，验收人员应当具有中药学中级以上专业技术职称。

从事疫苗配送的，还应当配备2名以上专业技术人员专门负责疫苗质量管理和验收工作。专业技术人员应当具有预防医学、药学、微生物学或者医学等专业本科以上学历及中级以上专业技术职称，并有3年以上从事疫苗管理或者技术工作经历。

第二十三条　从事质量管理、验收工作的人员应当在职在岗，不得兼职其他业务工作。

第二十四条　从事采购工作的人员应当具有药学或者医学、生物、化学等相关专业中专以上学历，从事销售、储存等工作的人员应当具有高中以上文化程度。

第二十五条　企业应当对各岗位人员进行与其职责和工作内容相关的岗前培训和继续培训，以符合本规范要求。

第二十六条　培训内容应当包括相关法律法规、药品专业知识及技能、质量管理制度、职责及岗位操作规程等。

第二十七条　企业应当按照培训管理制度制定年度培训计划并开展培训，使相关人员能正确理解并履行职责。培训工作应当做好记录并建立档案。

第二十八条　从事特殊管理的药品和冷藏冷冻药品的储存、运输等工作的人员，应当接受相关法律法规和专业知识培训并经考核合格后方可上岗。

第二十九条　企业应当制定员工个人卫生管理制度，储存、运输等岗位人员的着装应当符合劳动保护和产品防护的要求。

第三十条　质量管理、验收、养护、储存等直接接触药品岗位的人员应当进行岗前及年度健康检查，并建立健康档案。患有传染病或者其他可能污染药品的疾病的，不得从事直接接触药品的工作。身体条件不符合相应岗位特定要求的，不得从事相关工作。

第四节　质量管理体系文件

第三十一条　企业制定质量管理体系文件应当符合企业实际。文件包括质量管理制度、部门及岗位职责、操作规程、档案、报告、记录和凭证等。

第三十二条　文件的起草、修订、审核、批准、分发、保管，以及修改、撤销、替换、销毁等应当按照文件管理操作规程进行，并保存相关记录。

第三十三条　文件应当标明题目、种类、目的以及文件编号和版本号。文字应当准确、清晰、易懂。

文件应当分类存放，便于查阅。

第三十四条　企业应当定期审核、修订文件，使用的文件应当为现行有效的文本，已废止或者失效的文件除留档备查外，不得在工作现场出现。

第三十五条 企业应当保证各岗位获得与其工作内容相对应的必要文件，并严格按照规定开展工作。

第三十六条 质量管理制度应当包括以下内容：

（一）质量管理体系内审的规定；

（二）质量否决权的规定；

（三）质量管理文件的管理；

（四）质量信息的管理；

（五）供货单位、购货单位、供货单位销售人员及购货单位采购人员等资格审核的规定；

（六）药品采购、收货、验收、储存、养护、销售、出库、运输的管理；

（七）特殊管理的药品的规定；

（八）药品有效期的管理；

（九）不合格药品、药品销毁的管理；

（十）药品退货的管理；

（十一）药品召回的管理；

（十二）质量查询的管理；

（十三）质量事故、质量投诉的管理；

（十四）药品不良反应报告的规定；

（十五）环境卫生、人员健康的规定；

（十六）质量方面的教育、培训及考核的规定；

（十七）设施设备保管和维护的管理；

（十八）设施设备验证和校准的管理；

（十九）记录和凭证的管理；

（二十）计算机系统的管理；

（二十一）药品追溯的规定；

（二十二）其他应当规定的内容。

第三十七条 部门及岗位职责应当包括：

（一）质量管理、采购、储存、销售、运输、财务和信息管理等部门职责；

（二）企业负责人、质量负责人及质量管理、采购、储存、销售、运输、财务和信息管理等部门负责人的岗位职责；

（三）质量管理、采购、收货、验收、储存、养护、销售、出库复核、运输、财务、信息管理等岗位职责；

（四）与药品经营相关的其他岗位职责。

第三十八条 企业应当制定药品采购、收货、验收、储存、养护、销售、出库复核、运输等环节及计算机系统的操作规程。

第三十九条 企业应当建立药品采购、验收、养护、销售、出库复核、销后退回和购进退出、运输、储运温湿度监测、不合格药品处理等相关记录，做到真实、完整、准确、有效和可追溯。

第四十条 通过计算机系统记录数据时，有关人员应当按照操作规程，通过授权及密码登录后方可进行数据的录入或者复核；数据的更改应当经质量管理部门审核并在其监督下进行，更改过程应当留有记录。

第四十一条　书面记录及凭证应当及时填写，并做到字迹清晰，不得随意涂改，不得撕毁。更改记录的，应当注明理由、日期并签名，保持原有信息清晰可辨。

第四十二条　记录及凭证应当至少保存 5 年。疫苗、特殊管理的药品的记录及凭证按相关规定保存。

第五节　设施与设备

第四十三条　企业应当具有与其药品经营范围、经营规模相适应的经营场所和库房。

第四十四条　库房的选址、设计、布局、建造、改造和维护应当符合药品储存的要求，防止药品的污染、交叉污染、混淆和差错。

第四十五条　药品储存作业区、辅助作业区应当与办公区和生活区分开一定距离或者有隔离措施。

第四十六条　库房的规模及条件应当满足药品的合理、安全储存，并达到以下要求，便于开展储存作业：

（一）库房内外环境整洁，无污染源，库区地面硬化或者绿化；

（二）库房内墙、顶光洁，地面平整，门窗结构严密；

（三）库房有可靠的安全防护措施，能够对无关人员进入实行可控管理，防止药品被盗、替换或者混入假药；

（四）有防止室外装卸、搬运、接收、发运等作业受异常天气影响的措施。

第四十七条　库房应当配备以下设施设备：

（一）药品与地面之间有效隔离的设备；

（二）避光、通风、防潮、防虫、防鼠等设备；

（三）有效调控温湿度及室内外空气交换的设备；

（四）自动监测、记录库房温湿度的设备；

（五）符合储存作业要求的照明设备；

（六）用于零货拣选、拼箱发货操作及复核的作业区域和设备；

（七）包装物料的存放场所；

（八）验收、发货、退货的专用场所；

（九）不合格药品专用存放场所；

（十）经营特殊管理的药品有符合国家规定的储存设施。

第四十八条　经营中药材、中药饮片的，应当有专用的库房和养护工作场所，直接收购地产中药材的应当设置中药样品室（柜）。

第四十九条　储存、运输冷藏、冷冻药品的，应当配备以下设施设备：

（一）与其经营规模和品种相适应的冷库，储存疫苗的应当配备两个以上独立冷库；

（二）用于冷库温度自动监测、显示、记录、调控、报警的设备；

（三）冷库制冷设备的备用发电机组或者双回路供电系统；

（四）对有特殊低温要求的药品，应当配备符合其储存要求的设施设备；

（五）冷藏车及车载冷藏箱或者保温箱等设备。

第五十条　运输药品应当使用封闭式货物运输工具。

第五十一条　运输冷藏、冷冻药品的冷藏车及车载冷藏箱、保温箱应当符合药品运输过程中对温度控制的要求。冷藏车具有自动调控温度、显示温度、存储和读取温度监测数据的功能；冷藏箱及保温箱具有外部显示和采集箱体内温度数据的功能。

第五十二条 储存、运输设施设备的定期检查、清洁和维护应当由专人负责，并建立记录和档案。

第六节 校准与验证

第五十三条 企业应当按照国家有关规定，对计量器具、温湿度监测设备等定期进行校准或者检定。

企业应当对冷库、储运温湿度监测系统以及冷藏运输等设施设备进行使用前验证、定期验证及停用时间超过规定时限的验证。

第五十四条 企业应当根据相关验证管理制度，形成验证控制文件，包括验证方案、报告、评价、偏差处理和预防措施等。

第五十五条 验证应当按照预先确定和批准的方案实施，验证报告应当经过审核和批准，验证文件应当存档。

第五十六条 企业应当根据验证确定的参数及条件，正确、合理使用相关设施设备。

第七节 计算机系统

第五十七条 企业应当建立能够符合经营全过程管理及质量控制要求的计算机系统，实现药品可追溯。

第五十八条 企业计算机系统应当符合以下要求：

（一）有支持系统正常运行的服务器和终端机；

（二）有安全、稳定的网络环境，有固定接入互联网的方式和安全可靠的信息平台；

（三）有实现部门之间、岗位之间信息传输和数据共享的局域网；

（四）有药品经营业务票据生成、打印和管理功能；

（五）有符合本规范要求及企业管理实际需要的应用软件和相关数据库。

第五十九条 各类数据的录入、修改、保存等操作应当符合授权范围、操作规程和管理制度的要求，保证数据原始、真实、准确、安全和可追溯。

第六十条 计算机系统运行中涉及企业经营和管理的数据应当采用安全、可靠的方式储存并按日备份，备份数据应当存放在安全场所，记录类数据的保存时限应当符合本规范第四十二条的要求。

第八节 采 购

第六十一条 企业的采购活动应当符合以下要求：

（一）确定供货单位的合法资格；

（二）确定所购入药品的合法性；

（三）核实供货单位销售人员的合法资格；

（四）与供货单位签订质量保证协议。

采购中涉及的首营企业、首营品种，采购部门应当填写相关申请表格，经过质量管理部门和企业质量负责人的审核批准。必要时应当组织实地考察，对供货单位质量管理体系进行评价。

第六十二条 对首营企业的审核，应当查验加盖其公章原印章的以下资料，确认真实、有效：

（一）《药品生产许可证》或者《药品经营许可证》复印件；

（二）营业执照、税务登记、组织机构代码的证件复印件，及上一年度企业年度报告公示情况；

（三）《药品生产质量管理规范》认证证书或者《药品经营质量管理规范》认证证书复印件；

（四）相关印章、随货同行单（票）样式；

（五）开户户名、开户银行及账号。

第六十三条　采购首营品种应当审核药品的合法性，索取加盖供货单位公章原印章的药品生产或者进口批准证明文件复印件并予以审核，审核无误的方可采购。

以上资料应当归入药品质量档案。

第六十四条　企业应当核实、留存供货单位销售人员以下资料：

（一）加盖供货单位公章原印章的销售人员身份证复印件；

（二）加盖供货单位公章原印章和法定代表人印章或者签名的授权书，授权书应当载明被授权人姓名、身份证号码，以及授权销售的品种、地域、期限；

（三）供货单位及供货品种相关资料。

第六十五条　企业与供货单位签订的质量保证协议至少包括以下内容：

（一）明确双方质量责任；

（二）供货单位应当提供符合规定的资料且对其真实性、有效性负责；

（三）供货单位应当按照国家规定开具发票；

（四）药品质量符合药品标准等有关要求；

（五）药品包装、标签、说明书符合有关规定；

（六）药品运输的质量保证及责任；

（七）质量保证协议的有效期限。

第六十六条　采购药品时，企业应当向供货单位索取发票。发票应当列明药品的通用名称、规格、单位、数量、单价、金额等；不能全部列明的，应当附《销售货物或者提供应税劳务清单》，并加盖供货单位发票专用章原印章、注明税票号码。

第六十七条　发票上的购、销单位名称及金额、品名应当与付款流向及金额、品名一致，并与财务账目内容相对应。发票按有关规定保存。

第六十八条　采购药品应当建立采购记录。采购记录应当有药品的通用名称、剂型、规格、生产厂商、供货单位、数量、价格、购货日期等内容，采购中药材、中药饮片的还应当标明产地。

第六十九条　发生灾情、疫情、突发事件或者临床紧急救治等特殊情况，以及其他符合国家有关规定的情形，企业可采用直调方式购销药品，将已采购的药品不入本企业仓库，直接从供货单位发送到购货单位，并建立专门的采购记录，保证有效的质量跟踪和追溯。

第七十条　采购特殊管理的药品，应当严格按照国家有关规定进行。

第七十一条　企业应当定期对药品采购的整体情况进行综合质量评审，建立药品质量评审和供货单位质量档案，并进行动态跟踪管理。

第九节　收货与验收

第七十二条　企业应当按照规定的程序和要求对到货药品逐批进行收货、验收，防止不合格药品入库。

第七十三条 药品到货时，收货人员应当核实运输方式是否符合要求，并对照随货同行单（票）和采购记录核对药品，做到票、账、货相符。

随货同行单（票）应当包括供货单位、生产厂商、药品的通用名称、剂型、规格、批号、数量、收货单位、收货地址、发货日期等内容，并加盖供货单位药品出库专用章原印章。

第七十四条 冷藏、冷冻药品到货时，应当对其运输方式及运输过程的温度记录、运输时间等质量控制状况进行重点检查并记录。不符合温度要求的应当拒收。

第七十五条 收货人员对符合收货要求的药品，应当按品种特性要求放于相应待验区域，或者设置状态标志，通知验收。冷藏、冷冻药品应当在冷库内待验。

第七十六条 验收药品应当按照药品批号查验同批号的检验报告书。供货单位为批发企业的，检验报告书应当加盖其质量管理专用章原印章。检验报告书的传递和保存可以采用电子数据形式，但应当保证其合法性和有效性。

第七十七条 企业应当按照验收规定，对每次到货药品进行逐批抽样验收，抽取的样品应当具有代表性：

（一）同一批号的药品应当至少检查一个最小包装，但生产企业有特殊质量控制要求或者打开最小包装可能影响药品质量的，可不打开最小包装；

（二）破损、污染、渗液、封条损坏等包装异常以及零货、拼箱的，应当开箱检查至最小包装；

（三）外包装及封签完整的原料药、实施批签发管理的生物制品，可不开箱检查。

第七十八条 验收人员应当对抽样药品的外观、包装、标签、说明书以及相关的证明文件等逐一进行检查、核对；验收结束后，应当将抽取的完好样品放回原包装箱，加封并标示。

第七十九条 特殊管理的药品应当按照相关规定在专库或者专区内验收。

第八十条 验收药品应当做好验收记录，包括药品的通用名称、剂型、规格、批准文号、批号、生产日期、有效期、生产厂商、供货单位、到货数量、到货日期、验收合格数量、验收结果等内容。验收人员应当在验收记录上签署姓名和验收日期。

中药材验收记录应当包括品名、产地、供货单位、到货数量、验收合格数量等内容。中药饮片验收记录应当包括品名、规格、批号、产地、生产日期、生产厂商、供货单位、到货数量、验收合格数量等内容，实施批准文号管理的中药饮片还应当记录批准文号。

验收不合格的还应当注明不合格事项及处置措施。

第八十一条 企业应当建立库存记录，验收合格的药品应当及时入库登记；验收不合格的，不得入库，并由质量管理部门处理。

第八十二条 企业按本规范第六十九条规定进行药品直调的，可委托购货单位进行药品验收。购货单位应当严格按照本规范的要求验收药品，并建立专门的直调药品验收记录。验收当日应当将验收记录相关信息传递给直调企业。

第十节 储存与养护

第八十三条 企业应当根据药品的质量特性对药品进行合理储存，并符合以下要求：

（一）按包装标示的温度要求储存药品，包装上没有标示具体温度的，按照《中华人民共和国药典》规定的贮藏要求进行储存；

（二）储存药品相对湿度为35%～75%；

（三）在人工作业的库房储存药品，按质量状态实行色标管理，合格药品为绿色，不合格药品为红色，待确定药品为黄色；

（四）储存药品应当按照要求采取避光、遮光、通风、防潮、防虫、防鼠等措施；

（五）搬运和堆码药品应当严格按照外包装标示要求规范操作，堆码高度符合包装图示要求，避免损坏药品包装；

（六）药品按批号堆码，不同批号的药品不得混垛，垛间距不小于5厘米，与库房内墙、顶、温度调控设备及管道等设施间距不小于30厘米，与地面间距不小于10厘米；

（七）药品与非药品、外用药与其他药品分开存放，中药材和中药饮片分库存放；

（八）特殊管理的药品应当按照国家有关规定储存；

（九）拆除外包装的零货药品应当集中存放；

（十）储存药品的货架、托盘等设施设备应当保持清洁，无破损和杂物堆放；

（十一）未经批准的人员不得进入储存作业区，储存作业区内的人员不得有影响药品质量和安全的行为；

（十二）药品储存作业区内不得存放与储存管理无关的物品。

第八十四条　养护人员应当根据库房条件、外部环境、药品质量特性等对药品进行养护，主要内容是：

（一）指导和督促储存人员对药品进行合理储存与作业。

（二）检查并改善储存条件、防护措施、卫生环境。

（三）对库房温湿度进行有效监测、调控。

（四）按照养护计划对库存药品的外观、包装等质量状况进行检查，并建立养护记录；对储存条件有特殊要求的或者有效期较短的品种应当进行重点养护。

（五）发现有问题的药品应当及时在计算机系统中锁定和记录，并通知质量管理部门处理。

（六）对中药材和中药饮片应当按其特性采取有效方法进行养护并记录，所采取的养护方法不得对药品造成污染。

（七）定期汇总、分析养护信息。

第八十五条　企业应当采用计算机系统对库存药品的有效期进行自动跟踪和控制，采取近效期预警及超过有效期自动锁定等措施，防止过期药品销售。

第八十六条　药品因破损而导致液体、气体、粉末泄漏时，应当迅速采取安全处理措施，防止对储存环境和其他药品造成污染。

第八十七条　对质量可疑的药品应当立即采取停售措施，并在计算机系统中锁定，同时报告质量管理部门确认。对存在质量问题的药品应当采取以下措施：

（一）存放于标志明显的专用场所，并有效隔离，不得销售；

（二）怀疑为假药的，及时报告食品药品监督管理部门；

（三）属于特殊管理的药品，按照国家有关规定处理；

（四）不合格药品的处理过程应当有完整的手续和记录；

（五）对不合格药品应当查明并分析原因，及时采取预防措施。

第八十八条　企业应当对库存药品定期盘点，做到账、货相符。

第十一节　销　售

第八十九条　企业应当将药品销售给合法的购货单位，并对购货单位的证明文件、采购人员及提货人员的身份证明进行核实，保证药品销售流向真实、合法。

第九十条 企业应当严格审核购货单位的生产范围、经营范围或者诊疗范围，并按照相应的范围销售药品。

第九十一条 企业销售药品，应当如实开具发票，做到票、账、货、款一致。

第九十二条 企业应当做好药品销售记录。销售记录应当包括药品的通用名称、规格、剂型、批号、有效期、生产厂商、购货单位、销售数量、单价、金额、销售日期等内容。按照本规范第六十九条规定进行药品直调的，应当建立专门的销售记录。

中药材销售记录应当包括品名、规格、产地、购货单位、销售数量、单价、金额、销售日期等内容；中药饮片销售记录应当包括品名、规格、批号、产地、生产厂商、购货单位、销售数量、单价、金额、销售日期等内容。

第九十三条 销售特殊管理的药品以及国家有专门管理要求的药品，应当严格按照国家有关规定执行。

第十二节 出 库

第九十四条 出库时应当对照销售记录进行复核。发现以下情况不得出库，并报告质量管理部门处理：

（一）药品包装出现破损、污染、封口不牢、衬垫不实、封条损坏等问题；

（二）包装内有异常响动或者液体渗漏；

（三）标签脱落、字迹模糊不清或者标识内容与实物不符；

（四）药品已超过有效期；

（五）其他异常情况的药品。

第九十五条 药品出库复核应当建立记录，包括购货单位、药品的通用名称、剂型、规格、数量、批号、有效期、生产厂商、出库日期、质量状况和复核人员等内容。

第九十六条 特殊管理的药品出库应当按照有关规定进行复核。

第九十七条 药品拼箱发货的代用包装箱应当有醒目的拼箱标志。

第九十八条 药品出库时，应当附加盖企业药品出库专用章原印章的随货同行单（票）。

企业按照本规范第六十九条规定直调药品的，直调药品出库时，由供货单位开具两份随货同行单（票），分别发往直调企业和购货单位。随货同行单（票）的内容应当符合本规范第七十三条第二款的要求，还应当标明直调企业名称。

第九十九条 冷藏、冷冻药品的装箱、装车等项作业，应当由专人负责并符合以下要求：

（一）车载冷藏箱或者保温箱在使用前应当达到相应的温度要求；

（二）应当在冷藏环境下完成冷藏、冷冻药品的装箱、封箱工作；

（三）装车前应当检查冷藏车辆的启动、运行状态，达到规定温度后方可装车；

（四）启运时应当做好运输记录，内容包括运输工具和启运时间等。

第十三节 运输与配送

第一百条 企业应当按照质量管理制度的要求，严格执行运输操作规程，并采取有效措施保证运输过程中的药品质量与安全。

第一百零一条 运输药品，应当根据药品的包装、质量特性并针对车况、道路、天气等因素，选用适宜的运输工具，采取相应措施防止出现破损、污染等问题。

第一百零二条　发运药品时，应当检查运输工具，发现运输条件不符合规定的，不得发运。运输药品过程中，运载工具应当保持密闭。

第一百零三条　企业应当严格按照外包装标示的要求搬运、装卸药品。

第一百零四条　企业应当根据药品的温度控制要求，在运输过程中采取必要的保温或者冷藏、冷冻措施。

运输过程中，药品不得直接接触冰袋、冰排等蓄冷剂，防止对药品质量造成影响。

第一百零五条　在冷藏、冷冻药品运输途中，应当实时监测并记录冷藏车、冷藏箱或者保温箱内的温度数据。

第一百零六条　企业应当制定冷藏、冷冻药品运输应急预案，对运输途中可能发生的设备故障、异常天气影响、交通拥堵等突发事件，能够采取相应的应对措施。

第一百零七条　企业委托其他单位运输药品的，应当对承运方运输药品的质量保障能力进行审计，索取运输车辆的相关资料，符合本规范运输设施设备条件和要求的方可委托。

第一百零八条　企业委托运输药品应当与承运方签订运输协议，明确药品质量责任、遵守运输操作规程和在途时限等内容。

第一百零九条　企业委托运输药品应当有记录，实现运输过程的质量追溯。记录至少包括发货时间、发货地址、收货单位、收货地址、货单号、药品件数、运输方式、委托经办人、承运单位，采用车辆运输的还应当载明车牌号，并留存驾驶人员的驾驶证复印件。记录应当至少保存5年。

第一百一十条　已装车的药品应当及时发运并尽快送达。委托运输的，企业应当要求并监督承运方严格履行委托运输协议，防止因在途时间过长影响药品质量。

第一百一十一条　企业应当采取运输安全管理措施，防止在运输过程中发生药品盗抢、遗失、调换等事故。

第一百一十二条　特殊管理的药品的运输应当符合国家有关规定。

第十四节　售后管理

第一百一十三条　企业应当加强对退货的管理，保证退货环节药品的质量和安全，防止混入假冒药品。

第一百一十四条　企业应当按照质量管理制度的要求，制定投诉管理操作规程，内容包括投诉渠道及方式、档案记录、调查与评估、处理措施、反馈和事后跟踪等。

第一百一十五条　企业应当配备专职或者兼职人员负责售后投诉管理，对投诉的质量问题查明原因，采取有效措施及时处理和反馈，并做好记录，必要时应当通知供货单位及药品生产企业。

第一百一十六条　企业应当及时将投诉及处理结果等信息记入档案，以便查询和跟踪。

第一百一十七条　企业发现已售出药品有严重质量问题，应当立即通知购货单位停售、追回并做好记录，同时向食品药品监督管理部门报告。

第一百一十八条　企业应当协助药品生产企业履行召回义务，按照召回计划的要求及时传达、反馈药品召回信息，控制和收回存在安全隐患的药品，并建立药品召回记录。

第一百一十九条　企业质量管理部门应当配备专职或者兼职人员，按照国家有关规定承担药品不良反应监测和报告工作。

第三章　药品零售的质量管理

第一节　质量管理与职责

第一百二十条　企业应当按照有关法律法规及本规范的要求制定质量管理文件，开展质量管理活动，确保药品质量。

第一百二十一条　企业应当具有与其经营范围和规模相适应的经营条件，包括组织机构、人员、设施设备、质量管理文件，并按照规定设置计算机系统。

第一百二十二条　企业负责人是药品质量的主要责任人，负责企业日常管理，负责提供必要的条件，保证质量管理部门和质量管理人员有效履行职责，确保企业按照本规范要求经营药品。

第一百二十三条　企业应当设置质量管理部门或者配备质量管理人员，履行以下职责：

（一）督促相关部门和岗位人员执行药品管理的法律法规及本规范；

（二）组织制订质量管理文件，并指导、监督文件的执行；

（三）负责对供货单位及其销售人员资格证明的审核；

（四）负责对所采购药品合法性的审核；

（五）负责药品的验收，指导并监督药品采购、储存、陈列、销售等环节的质量管理工作；

（六）负责药品质量查询及质量信息管理；

（七）负责药品质量投诉和质量事故的调查、处理及报告；

（八）负责对不合格药品的确认及处理；

（九）负责假劣药品的报告；

（十）负责药品不良反应的报告；

（十一）开展药品质量管理教育和培训；

（十二）负责计算机系统操作权限的审核、控制及质量管理基础数据的维护；

（十三）负责组织计量器具的校准及检定工作；

（十四）指导并监督药学服务工作；

（十五）其他应当由质量管理部门或者质量管理人员履行的职责。

第二节　人员管理

第一百二十四条　企业从事药品经营和质量管理工作的人员，应当符合有关法律法规及本规范规定的资格要求，不得有相关法律法规禁止从业的情形。

第一百二十五条　企业法定代表人或者企业负责人应当具备执业药师资格。

企业应当按照国家有关规定配备执业药师，负责处方审核，指导合理用药。

第一百二十六条　质量管理、验收、采购人员应当具有药学或者医学、生物、化学等相关专业学历或者具有药学专业技术职称。从事中药饮片质量管理、验收、采购人员应当具有中药学中专以上学历或者具有中药学专业初级以上专业技术职称。

营业员应当具有高中以上文化程度或者符合省级食品药品监督管理部门规定的条件。中药饮片调剂人员应当具有中药学中专以上学历或者具备中药调剂员资格。

第一百二十七条　企业各岗位人员应当接受相关法律法规及药品专业知识与技能的岗前培训和继续培训，以符合本规范要求。

第一百二十八条　企业应当按照培训管理制度制定年度培训计划并开展培训，使相关人员能正确理解并履行职责。培训工作应当做好记录并建立档案。

第一百二十九条　企业应当为销售特殊管理的药品、国家有专门管理要求的药品、冷藏药品的人员接受相应培训提供条件，使其掌握相关法律法规和专业知识。

第一百三十条　在营业场所内，企业工作人员应当穿着整洁、卫生的工作服。

第一百三十一条　企业应当对直接接触药品岗位的人员进行岗前及年度健康检查，并建立健康档案。患有传染病或者其他可能污染药品的疾病的，不得从事直接接触药品的工作。

第一百三十二条　在药品储存、陈列等区域不得存放与经营活动无关的物品及私人用品，在工作区域内不得有影响药品质量和安全的行为。

第三节　文　件

第一百三十三条　企业应当按照有关法律法规及本规范规定，制定符合企业实际的质量管理文件。文件包括质量管理制度、岗位职责、操作规程、档案、记录和凭证等，并对质量管理文件定期审核、及时修订。

第一百三十四条　企业应当采取措施确保各岗位人员正确理解质量管理文件的内容，保证质量管理文件有效执行。

第一百三十五条　药品零售质量管理制度应当包括以下内容：

（一）药品采购、验收、陈列、销售等环节的管理，设置库房的还应当包括储存、养护的管理；

（二）供货单位和采购品种的审核；

（三）处方药销售的管理；

（四）药品拆零的管理；

（五）特殊管理的药品和国家有专门管理要求的药品的管理；

（六）记录和凭证的管理；

（七）收集和查询质量信息的管理；

（八）质量事故、质量投诉的管理；

（九）中药饮片处方审核、调配、核对的管理；

（十）药品有效期的管理；

（十一）不合格药品、药品销毁的管理；

（十二）环境卫生、人员健康的规定；

（十三）提供用药咨询、指导合理用药等药学服务的管理；

（十四）人员培训及考核的规定；

（十五）药品不良反应报告的规定；

（十六）计算机系统的管理；

（十七）药品追溯的规定；

（十八）其他应当规定的内容。

第一百三十六条　企业应当明确企业负责人、质量管理、采购、验收、营业员以及处方审核、调配等岗位的职责，设置库房的还应当包括储存、养护等岗位职责。

第一百三十七条　质量管理岗位、处方审核岗位的职责不得由其他岗位人员代为履行。

第一百三十八条　药品零售操作规程应当包括：

（一）药品采购、验收、销售；

（二）处方审核、调配、核对；

（三）中药饮片处方审核、调配、核对；

（四）药品拆零销售；

（五）特殊管理的药品和国家有专门管理要求的药品的销售；

（六）营业场所药品陈列及检查；

（七）营业场所冷藏药品的存放；

（八）计算机系统的操作和管理；

（九）设置库房的还应当包括储存和养护的操作规程。

第一百三十九条 企业应当建立药品采购、验收、销售、陈列检查、温湿度监测、不合格药品处理等相关记录，做到真实、完整、准确、有效和可追溯。

第一百四十条 记录及相关凭证应当至少保存5年。特殊管理的药品的记录及凭证按相关规定保存。

第一百四十一条 通过计算机系统记录数据时，相关岗位人员应当按照操作规程，通过授权及密码登录计算机系统，进行数据的录入，保证数据原始、真实、准确、安全和可追溯。

第一百四十二条 电子记录数据应当以安全、可靠方式定期备份。

第四节 设施与设备

第一百四十三条 企业的营业场所应当与其药品经营范围、经营规模相适应，并与药品储存、办公、生活辅助及其他区域分开。

第一百四十四条 营业场所应当具有相应设施或者采取其他有效措施，避免药品受室外环境的影响，并做到宽敞、明亮、整洁、卫生。

第一百四十五条 营业场所应当有以下营业设备：

（一）货架和柜台；

（二）监测、调控温度的设备；

（三）经营中药饮片的，有存放饮片和处方调配的设备；

（四）经营冷藏药品的，有专用冷藏设备；

（五）经营第二类精神药品、毒性中药品种和罂粟壳的，有符合安全规定的专用存放设备；

（六）药品拆零销售所需的调配工具、包装用品。

第一百四十六条 企业应当建立能够符合经营和质量管理要求的计算机系统，并满足药品追溯的要求。

第一百四十七条 企业设置库房的，应当做到库房内墙、顶光洁，地面平整，门窗结构严密；有可靠的安全防护、防盗等措施。

第一百四十八条 仓库应当有以下设施设备：

（一）药品与地面之间有效隔离的设备；

（二）避光、通风、防潮、防虫、防鼠等设备；

（三）有效监测和调控温湿度的设备；

（四）符合储存作业要求的照明设备；

（五）验收专用场所；

（六）不合格药品专用存放场所；

（七）经营冷藏药品的，有与其经营品种及经营规模相适应的专用设备。

第一百四十九条 经营特殊管理的药品应当有符合国家规定的储存设施。

第一百五十条　储存中药饮片应当设立专用库房。

第一百五十一条　企业应当按照国家有关规定，对计量器具、温湿度监测设备等定期进行校准或者检定。

第五节　采购与验收

第一百五十二条　企业采购药品，应当符合本规范第二章第八节的相关规定。

第一百五十三条　药品到货时，收货人员应当按采购记录，对照供货单位的随货同行单（票）核实药品实物，做到票、账、货相符。

第一百五十四条　企业应当按规定的程序和要求对到货药品逐批进行验收，并按照本规范第八十条规定做好验收记录。

验收抽取的样品应当具有代表性。

第一百五十五条　冷藏药品到货时，应当按照本规范第七十四条规定进行检查。

第一百五十六条　验收药品应当按照本规范第七十六条规定查验药品检验报告书。

第一百五十七条　特殊管理的药品应当按照相关规定进行验收。

第一百五十八条　验收合格的药品应当及时入库或者上架，验收不合格的，不得入库或者上架，并报告质量管理人员处理。

第六节　陈列与储存

第一百五十九条　企业应当对营业场所温度进行监测和调控，以使营业场所的温度符合常温要求。

第一百六十条　企业应当定期进行卫生检查，保持环境整洁。存放、陈列药品的设备应当保持清洁卫生，不得放置与销售活动无关的物品，并采取防虫、防鼠等措施，防止污染药品。

第一百六十一条　药品的陈列应当符合以下要求：

（一）按剂型、用途以及储存要求分类陈列，并设置醒目标志，类别标签字迹清晰、放置准确。

（二）药品放置于货架（柜），摆放整齐有序，避免阳光直射。

（三）处方药、非处方药分区陈列，并有处方药、非处方药专用标识。

（四）处方药不得采用开架自选的方式陈列和销售。

（五）外用药与其他药品分开摆放。

（六）拆零销售的药品集中存放于拆零专柜或者专区。

（七）第二类精神药品、毒性中药品种和罂粟壳不得陈列。

（八）冷藏药品放置在冷藏设备中，按规定对温度进行监测和记录，并保证存放温度符合要求。

（九）中药饮片柜斗谱的书写应当正名正字；装斗前应当复核，防止错斗、串斗；应当定期清斗，防止饮片生虫、发霉、变质；不同批号的饮片装斗前应当清斗并记录。

（十）经营非药品应当设置专区，与药品区域明显隔离，并有醒目标志。

第一百六十二条　企业应当定期对陈列、存放的药品进行检查，重点检查拆零药品和易变质、近效期、摆放时间较长的药品以及中药饮片。发现有质量疑问的药品应当及时撤柜，停止销售，由质量管理人员确认和处理，并保留相关记录。

第一百六十三条　企业应当对药品的有效期进行跟踪管理，防止近效期药品售出后可能发生的过期使用。

第一百六十四条 企业设置库房的，库房的药品储存与养护管理应当符合本规范第二章第十节的相关规定。

第七节 销售管理

第一百六十五条 企业应当在营业场所的显著位置悬挂《药品经营许可证》、营业执照、执业药师注册证等。

第一百六十六条 营业人员应当佩戴有照片、姓名、岗位等内容的工作牌，是执业药师和药学技术人员的，工作牌还应当标明执业资格或者药学专业技术职称。在岗执业的执业药师应当挂牌明示。

第一百六十七条 销售药品应当符合以下要求：

（一）处方经执业药师审核后方可调配；对处方所列药品不得擅自更改或者代用，对有配伍禁忌或者超剂量的处方，应当拒绝调配，但经处方医师更正或者重新签字确认的，可以调配；调配处方后经过核对方可销售。

（二）处方审核、调配、核对人员应当在处方上签字或者盖章，并按照有关规定保存处方或者其复印件。

（三）销售近效期药品应当向顾客告知有效期。

（四）销售中药饮片做到计量准确，并告知煎服方法及注意事项；提供中药饮片代煎服务，应当符合国家有关规定。

第一百六十八条 企业销售药品应当开具销售凭证，内容包括药品名称、生产厂商、数量、价格、批号、规格等，并做好销售记录。

第一百六十九条 药品拆零销售应当符合以下要求：

（一）负责拆零销售的人员经过专门培训；

（二）拆零的工作台及工具保持清洁、卫生，防止交叉污染；

（三）做好拆零销售记录，内容包括拆零起始日期、药品的通用名称、规格、批号、生产厂商、有效期、销售数量、销售日期、分拆及复核人员等；

（四）拆零销售应当使用洁净、卫生的包装，包装上注明药品名称、规格、数量、用法、用量、批号、有效期以及药店名称等内容；

（五）提供药品说明书原件或者复印件；

（六）拆零销售期间，保留原包装和说明书。

第一百七十条 销售特殊管理的药品和国家有专门管理要求的药品，应当严格执行国家有关规定。

第一百七十一条 药品广告宣传应当严格执行国家有关广告管理的规定。

第一百七十二条 非本企业在职人员不得在营业场所内从事药品销售相关活动。

第八节 售后管理

第一百七十三条 除药品质量原因外，药品一经售出，不得退换。

第一百七十四条 企业应当在营业场所公布食品药品监督管理部门的监督电话，设置顾客意见簿，及时处理顾客对药品质量的投诉。

第一百七十五条 企业应当按照国家有关药品不良反应报告制度的规定，收集、报告药品不良反应信息。

第一百七十六条 企业发现已售出药品有严重质量问题，应当及时采取措施追回药品并做好记录，同时向食品药品监督管理部门报告。

第一百七十七条　企业应当协助药品生产企业履行召回义务，控制和收回存在安全隐患的药品，并建立药品召回记录。

第四章　附　　则

第一百七十八条　本规范下列术语的含义是：

（一）在职：与企业确定劳动关系的在册人员。

（二）在岗：相关岗位人员在工作时间内在规定的岗位履行职责。

（三）首营企业：采购药品时，与本企业首次发生供需关系的药品生产或者经营企业。

（四）首营品种：本企业首次采购的药品。

（五）原印章：企业在购销活动中，为证明企业身份在相关文件或者凭证上加盖的企业公章、发票专用章、质量管理专用章、药品出库专用章的原始印记，不能是印刷、影印、复印等复制后的印记。

（六）待验：对到货、销后退回的药品采用有效的方式进行隔离或者区分，在入库前等待质量验收的状态。

（七）零货：拆除了用于运输、储藏包装的药品。

（八）拼箱发货：将零货药品集中拼装至同一包装箱内发货的方式。

（九）拆零销售：将最小包装拆分销售的方式。

（十）国家有专门管理要求的药品：国家对蛋白同化制剂、肽类激素、含特殊药品复方制剂等品种实施特殊监管措施的药品。

第一百七十九条　药品零售连锁企业总部的管理应当符合本规范药品批发企业相关规定，门店的管理应当符合本规范药品零售企业相关规定。

第一百八十条　本规范为药品经营质量管理的基本要求。对企业信息化管理、药品储运温湿度自动监测、药品验收管理、药品冷链物流管理、零售连锁管理等具体要求，由国家食品药品监督管理总局以附录方式另行制定。

第一百八十一条　麻醉药品、精神药品、药品类易制毒化学品的追溯应当符合国家有关规定。

第一百八十二条　医疗机构药房和计划生育技术服务机构的药品采购、储存、养护等质量管理规范由国家食品药品监督管理总局商相关主管部门另行制定。

互联网销售药品的质量管理规定由国家食品药品监督管理总局另行制定。

第一百八十三条　药品经营企业违反本规范的，由食品药品监督管理部门按照《中华人民共和国药品管理法》第七十八条的规定给予处罚。

第一百八十四条　本规范自发布之日起施行，卫生部2013年6月1日施行的《药品经营质量管理规范》（中华人民共和国卫生部令第90号）同时废止。

药物临床试验质量管理规范

第一章　总　　则

第一条　为保证药物临床试验过程规范，数据和结果的科学、真实、可靠，保护受试者的权益和安全，根据《中华人民共和国药品管理法》《中华人民共和国疫苗管理法》《中华人民共和国药品管理法实施条例》，制定本规范。本规范适用于为申请药品注册而进行的药物临床试验。药物临床试验的相关活动应当遵守本规范。

第二条 药物临床试验质量管理规范是药物临床试验全过程的质量标准，包括方案设计、组织实施、监查、稽查、记录、分析、总结和报告。

第三条 药物临床试验应当符合《世界医学大会赫尔辛基宣言》原则及相关伦理要求，受试者的权益和安全是考虑的首要因素，优先于对科学和社会的获益。伦理审查与知情同意是保障受试者权益的重要措施。

第四条 药物临床试验应当有充分的科学依据。临床试验应当权衡受试者和社会的预期风险和获益，只有当预期的获益大于风险时，方可实施或者继续临床试验。

第五条 试验方案应当清晰、详细、可操作。试验方案在获得伦理委员会同意后方可执行。

第六条 研究者在临床试验过程中应当遵守试验方案，凡涉及医学判断或临床决策应当由临床医生做出。参加临床试验实施的研究人员，应当具有能够承担临床试验工作相应的教育、培训和经验。

第七条 所有临床试验的纸质或电子资料应当被妥善地记录、处理和保存，能够准确地报告、解释和确认。应当保护受试者的隐私和其相关信息的保密性。

第八条 试验药物的制备应当符合临床试验用药品生产质量管理相关要求。试验药物的使用应当符合试验方案。

第九条 临床试验的质量管理体系应当覆盖临床试验的全过程，重点是受试者保护、试验结果可靠，以及遵守相关法律法规。

第十条 临床试验的实施应当遵守利益冲突回避原则。

第二章　术语及其定义

第十一条 本规范下列用语的含义是：

（一）临床试验，指以人体（患者或健康受试者）为对象的试验，意在发现或验证某种试验药物的临床医学、药理学以及其他药效学作用、不良反应，或者试验药物的吸收、分布、代谢和排泄，以确定药物的疗效与安全性的系统性试验。

（二）临床试验的依从性，指临床试验参与各方遵守与临床试验有关要求、本规范和相关法律法规。

（三）非临床研究，指不在人体上进行的生物医学研究。

（四）独立的数据监查委员会（数据和安全监查委员会，监查委员会，数据监查委员会），指由申办者设立的独立的数据监查委员会，定期对临床试验的进展、安全性数据和重要的有效性终点进行评估，并向申办者建议是否继续、调整或者停止试验。

（五）伦理委员会，指由医学、药学及其他背景人员组成的委员会，其职责是通过独立地审查、同意、跟踪审查试验方案及相关文件、获得和记录受试者知情同意所用的方法和材料等，确保受试者的权益、安全受到保护。

（六）研究者，指实施临床试验并对临床试验质量及受试者权益和安全负责的试验现场的负责人。

（七）申办者，指负责临床试验的发起、管理和提供临床试验经费的个人、组织或者机构。

（八）合同研究组织，指通过签订合同授权，执行申办者或者研究者在临床试验中的某些职责和任务的单位。

（九）受试者，指参加一项临床试验，并作为试验用药品的接受者，包括患者、健康受试者。

（十）弱势受试者，指维护自身意愿和权利的能力不足或者丧失的受试者，其自愿参加临床试验的意愿，有可能被试验的预期获益或者拒绝参加可能被报复而受到不正当影响。包括：研究者的学生和下级、申办者的员工、军人、犯人、无药可救疾病的患者、处于危急状况的患者，入住福利院的人、流浪者、未成年人和无能力知情同意的人等。

（十一）知情同意，指受试者被告知可影响其做出参加临床试验决定的各方面情况后，确认同意自愿参加临床试验的过程。该过程应当以书面的、签署姓名和日期的知情同意书作为文件证明。

（十二）公正见证人，指与临床试验无关，不受临床试验相关人员不公正影响的个人，在受试者或者其监护人无阅读能力时，作为公正的见证人，阅读知情同意书和其他书面资料，并见证知情同意。

（十三）监查，指监督临床试验的进展，并保证临床试验按照试验方案、标准操作规程和相关法律法规要求实施、记录和报告的行动。

（十四）监查计划，指描述监查策略、方法、职责和要求的文件。

（十五）监查报告，指监查员根据申办者的标准操作规程规定，在每次进行现场访视或者其他临床试验相关的沟通后，向申办者提交的书面报告。

（十六）稽查，指对临床试验相关活动和文件进行系统的、独立的检查，以评估确定临床试验相关活动的实施、试验数据的记录、分析和报告是否符合试验方案、标准操作规程和相关法律法规的要求。

（十七）稽查报告，指由申办者委派的稽查员撰写的，关于稽查结果的书面评估报告。

（十八）检查，指药品监督管理部门对临床试验的有关文件、设施、记录和其他方面进行审核检查的行为，检查可以在试验现场、申办者或者合同研究组织所在地，以及药品监督管理部门认为必要的其他场所进行。

（十九）直接查阅，指对评估药物临床试验重要的记录和报告直接进行检查、分析、核实或者复制等。直接查阅的任何一方应当按照相关法律法规，采取合理的措施保护受试者隐私以及避免泄露申办者的权属信息和其他需要保密的信息。

（二十）试验方案，指说明临床试验目的、设计、方法学、统计学考虑和组织实施的文件。试验方案通常还应当包括临床试验的背景和理论基础，该内容也可以在其他参考文件中给出。试验方案包括方案及其修订版。

（二十一）研究者手册，指与开展临床试验相关的试验用药品的临床和非临床研究资料汇编。

（二十二）病例报告表，指按照试验方案要求设计，向申办者报告的记录受试者相关信息的纸质或者电子文件。

（二十三）标准操作规程，指为保证某项特定操作的一致性而制定的详细的书面要求。

（二十四）试验用药品，指用于临床试验的试验药物、对照药品。

（二十五）对照药品，指临床试验中用于与试验药物参比对照的其他研究药物、已上市药品或者安慰剂。

（二十六）不良事件，指受试者接受试验用药品后出现的所有不良医学事件，可以表现为症状体征、疾病或者实验室检查异常，但不一定与试验用药品有因果关系。

（二十七）严重不良事件，指受试者接受试验用药品后出现死亡、危及生命、永久或者严重的残疾或者功能丧失、受试者需要住院治疗或者延长住院时间，以及先天性异常或者出生缺陷等不良医学事件。

（二十八）药物不良反应，指临床试验中发生的任何与试验用药品可能有关的对人体有害或者非期望的反应。试验用药品与不良事件之间的因果关系至少有一个合理的可能性，即不能排除相关性。

（二十九）可疑且非预期严重不良反应，指临床表现的性质和严重程度超出了试验药物研究者手册、已上市药品的说明书或者产品特性摘要等已有资料信息的可疑并且非预期的严重不良反应。

（三十）受试者鉴认代码，指临床试验中分配给受试者以辨识其身份的唯一代码。研究者在报告受试者出现的不良事件和其他与试验有关的数据时，用该代码代替受试者姓名以保护其隐私。

（三十一）源文件，指临床试验中产生的原始记录、文件和数据，如医院病历、医学图像、实验室记录、备忘录、受试者日记或者评估表、发药记录、仪器自动记录的数据、缩微胶片、照相底片、磁介质、X 光片、受试者文件，药房、实验室和医技部门保存的临床试验相关的文件和记录，包括核证副本等。源文件包括了源数据，可以以纸质或者电子等形式的载体存在。

（三十二）源数据，指临床试验中的原始记录或者核证副本上记载的所有信息，包括临床发现、观测结果以及用于重建和评价临床试验所需要的其他相关活动记录。

（三十三）必备文件，指能够单独或者汇集后用于评价临床试验的实施过程和试验数据质量的文件。

（三十四）核证副本，指经过审核验证，确认与原件的内容和结构等均相同的复制件，该复制件是经审核人签署姓名和日期，或者是由已验证过的系统直接生成，可以以纸质或者电子等形式的载体存在。

（三十五）质量保证，指在临床试验中建立的有计划的系统性措施，以保证临床试验的实施和数据的生成、记录和报告均遵守试验方案和相关法律法规。

（三十六）质量控制，指在临床试验质量保证系统中，为确证临床试验所有相关活动是否符合质量要求而实施的技术和活动。

（三十七）试验现场，指实施临床试验相关活动的场所。

（三十八）设盲，指临床试验中使一方或者多方不知道受试者治疗分配的程序。单盲一般指受试者不知道，双盲一般指受试者、研究者、监查员以及数据分析人员均不知道治疗分配。

（三十九）计算机化系统验证，指为建立和记录计算机化系统从设计到停止使用，或者转换至其他系统的全生命周期均能够符合特定要求的过程。验证方案应当基于考虑系统的预计用途、系统对受试者保护和临床试验结果可靠性的潜在影响等因素的风险评估而制定。

（四十）稽查轨迹，指能够追溯还原事件发生过程的记录。

第三章　伦理委员会

第十二条　伦理委员会的职责是保护受试者的权益和安全，应当特别关注弱势受试者。

（一）伦理委员会应当审查的文件包括：试验方案和试验方案修订版；知情同意书及其更新件；招募受试者的方式和信息；提供给受试者的其他书面资料；研究者手册；现有的安全性资料；包含受试者补偿信息的文件；研究者资格的证明文件；伦理委员会履行其职责所需要的其他文件。

（二）伦理委员会应当对临床试验的科学性和伦理性进行审查。

（三）伦理委员会应当对研究者的资格进行审查。

（四）为了更好地判断在临床试验中能否确保受试者的权益和安全以及基本医疗，伦理委员会可以要求提供知情同意书内容以外的资料和信息。

（五）实施非治疗性临床试验（即对受试者没有预期的直接临床获益的试验）时，若受试者的知情同意是由其监护人替代实施，伦理委员会应当特别关注试验方案中是否充分考虑了相应的伦理学问题以及法律法规。

（六）若试验方案中明确说明紧急情况下受试者或者其监护人无法在试验前签署知情同意书，伦理委员会应当审查试验方案中是否充分考虑了相应的伦理学问题以及法律法规。

（七）伦理委员会应当审查是否存在受试者被强迫、利诱等不正当的影响而参加临床试验。伦理委员会应当审查知情同意书中不能采用使受试者或者其监护人放弃其合法权益的内容，也不能含有为研究者和临床试验机构、申办者及其代理机构免除其应当负责任的内容。

（八）伦理委员会应当确保知情同意书、提供给受试者的其他书面资料说明了给受试者补偿的信息，包括补偿方式、数额和计划。

（九）伦理委员会应当在合理的时限内完成临床试验相关资料的审查或者备案流程，并给出明确的书面审查意见。审查意见应当包括审查的临床试验名称、文件（含版本号）和日期。

（十）伦理委员会的审查意见有：同意；必要的修改后同意；不同意；终止或者暂停已同意的研究。审查意见应当说明要求修改的内容，或者否定的理由。

（十一）伦理委员会应当关注并明确要求研究者及时报告：临床试验实施中为消除对受试者紧急危害的试验方案的偏离或者修改；增加受试者风险或者显著影响临床试验实施的改变；所有可疑且非预期严重不良反应；可能对受试者的安全或者临床试验的实施产生不利影响的新信息。

（十二）伦理委员会有权暂停、终止未按照相关要求实施，或者受试者出现非预期严重损害的临床试验。

（十三）伦理委员会应当对正在实施的临床试验定期跟踪审查，审查的频率应当根据受试者的风险程度而定，但至少一年审查一次。

（十四）伦理委员会应当受理并妥善处理受试者的相关诉求。

第十三条　伦理委员会的组成和运行应当符合以下要求：

（一）伦理委员会的委员组成、备案管理应当符合卫生健康主管部门的要求。

（二）伦理委员会的委员均应当接受伦理审查的培训，能够审查临床试验相关的伦理学和科学等方面的问题。

（三）伦理委员会应当按照其制度和标准操作规程履行工作职责，审查应当有书面记录，并注明会议时间及讨论内容。

（四）伦理委员会会议审查意见的投票委员应当参与会议的审查和讨论，包括了各类别委员，具有不同性别组成，并满足其规定的人数。会议审查意见应当形成书面文件。

（五）投票或者提出审查意见的委员应当独立于被审查临床试验项目。

（六）伦理委员会应当有其委员的详细信息，并保证其委员具备伦理审查的资格。

（七）伦理委员会应当要求研究者提供伦理审查所需的各类资料，并回答伦理委员会提出的问题。

（八）伦理委员会可以根据需要邀请委员以外的相关专家参与审查，但不能参与投票。

第十四条 伦理委员会应当建立以下书面文件并执行：

（一）伦理委员会的组成、组建和备案的规定。

（二）伦理委员会会议日程安排、会议通知和会议审查的程序。

（三）伦理委员会初始审查和跟踪审查的程序。

（四）对伦理委员会同意的试验方案的较小修正，采用快速审查并同意的程序。

（五）向研究者及时通知审查意见的程序。

（六）对伦理审查意见有不同意见的复审程序。

第十五条 伦理委员会应当保留伦理审查的全部记录，包括伦理审查的书面记录、委员信息、递交的文件、会议记录和相关往来记录等。所有记录应当至少保存至临床试验结束后5年。研究者、申办者或者药品监督管理部门可以要求伦理委员会提供其标准操作规程和伦理审查委员名单。

第四章　研究者

第十六条 研究者和临床试验机构应当具备的资格和要求包括：

（一）具有在临床试验机构的执业资格；具备临床试验所需的专业知识、培训经历和能力；能够根据申办者、伦理委员会和药品监督管理部门的要求提供最新的工作履历和相关资格文件。

（二）熟悉申办者提供的试验方案、研究者手册、试验药物相关资料信息。

（三）熟悉并遵守本规范和临床试验相关的法律法规。

（四）保存一份由研究者签署的职责分工授权表。

（五）研究者和临床试验机构应当接受申办者组织的监查和稽查，以及药品监督管理部门的检查。

（六）研究者和临床试验机构授权个人或者单位承担临床试验相关的职责和功能，应当确保其具备相应资质，应当建立完整的程序以确保其执行临床试验相关职责和功能，产生可靠的数据。研究者和临床试验机构授权临床试验机构以外的单位承担试验相关的职责和功能应当获得申办者同意。

第十七条 研究者和临床试验机构应当具有完成临床试验所需的必要条件：

（一）研究者在临床试验约定的期限内有按照试验方案入组足够数量受试者的能力。

（二）研究者在临床试验约定的期限内有足够的时间实施和完成临床试验。

（三）研究者在临床试验期间有权支配参与临床试验的人员，具有使用临床试验所需医疗设施的权限，正确、安全地实施临床试验。

（四）研究者在临床试验期间确保所有参加临床试验的人员充分了解试验方案及试验用药品，明确各自在试验中的分工和职责，确保临床试验数据的真实、完整和准确。

（五）研究者监管所有研究人员执行试验方案，并采取措施实施临床试验的质量管理。

（六）临床试验机构应当设立相应的内部管理部门，承担临床试验的管理工作。

第十八条　研究者应当给予受试者适合的医疗处理：

（一）研究者为临床医生或者授权临床医生需要承担所有与临床试验有关的医学决策责任。

（二）在临床试验和随访期间，对于受试者出现与试验相关的不良事件，包括有临床意义的实验室异常时，研究者和临床试验机构应当保证受试者得到妥善的医疗处理，并将相关情况如实告知受试者。研究者意识到受试者存在合并疾病需要治疗时，应当告知受试者，并关注可能干扰临床试验结果或者受试者安全的合并用药。

（三）在受试者同意的情况下，研究者可以将受试者参加试验的情况告知相关的临床医生。

（四）受试者可以无理由退出临床试验。研究者在尊重受试者个人权利的同时，应当尽量了解其退出理由。

第十九条　研究者与伦理委员会的沟通包括：

（一）临床试验实施前，研究者应当获得伦理委员会的书面同意；未获得伦理委员会书面同意前，不能筛选受试者。

（二）临床试验实施前和临床试验过程中，研究者应当向伦理委员会提供伦理审查需要的所有文件。

第二十条　研究者应当遵守试验方案。

（一）研究者应当按照伦理委员会同意的试验方案实施临床试验。

（二）未经申办者和伦理委员会的同意，研究者不得修改或者偏离试验方案，但不包括为了及时消除对受试者的紧急危害或者更换监查员、电话号码等仅涉及临床试验管理方面的改动。

（三）研究者或者其指定的研究人员应当对偏离试验方案予以记录和解释。

（四）为了消除对受试者的紧急危害，在未获得伦理委员会同意的情况下，研究者修改或者偏离试验方案，应当及时向伦理委员会、申办者报告，并说明理由，必要时报告药品监督管理部门。

（五）研究者应当采取措施，避免使用试验方案禁用的合并用药。

第二十一条　研究者和临床试验机构对申办者提供的试验用药品有管理责任。

（一）研究者和临床试验机构应当指派有资格的药师或者其他人员管理试验用药品。

（二）试验用药品在临床试验机构的接收、贮存、分发、回收、退还及未使用的处置等管理应当遵守相应的规定并保存记录。

试验用药品管理的记录应当包括日期、数量、批号/序列号、有效期、分配编码、签名等。研究者应当保存每位受试者使用试验用药品数量和剂量的记录。试验用药品的使用数量和剩余数量应当与申办者提供的数量一致。

（三）试验用药品的贮存应当符合相应的贮存条件。

（四）研究者应当确保试验用药品按照试验方案使用，应当向受试者说明试验用药品的正确使用方法。

（五）研究者应当对生物等效性试验的临床试验用药品进行随机抽取留样。临床试验机构至少保存留样至药品上市后2年。临床试验机构可将留存样品委托具备条件的独立的第三方保存，但不得返还申办者或者与其利益相关的第三方。

第二十二条 研究者应当遵守临床试验的随机化程序。

盲法试验应当按照试验方案的要求实施揭盲。若意外破盲或者因严重不良事件等情况紧急揭盲时，研究者应当向申办者书面说明原因。

第二十三条 研究者实施知情同意，应当遵守赫尔辛基宣言的伦理原则，并符合以下要求：

（一）研究者应当使用经伦理委员会同意的最新版的知情同意书和其他提供给受试者的信息。如有必要，临床试验过程中的受试者应当再次签署知情同意书。

（二）研究者获得可能影响受试者继续参加试验的新信息时，应当及时告知受试者或者其监护人，并作相应记录。

（三）研究人员不得采用强迫、利诱等不正当的方式影响受试者参加或者继续临床试验。

（四）研究者或者指定研究人员应当充分告知受试者有关临床试验的所有相关事宜，包括书面信息和伦理委员会的同意意见。

（五）知情同意书等提供给受试者的口头和书面资料均应当采用通俗易懂的语言和表达方式，使受试者或者其监护人、见证人易于理解。

（六）签署知情同意书之前，研究者或者指定研究人员应当给予受试者或者其监护人充分的时间和机会了解临床试验的详细情况，并详尽回答受试者或者其监护人提出的与临床试验相关的问题。

（七）受试者或者其监护人，以及执行知情同意的研究者应当在知情同意书上分别签名并注明日期，如非受试者本人签署，应当注明关系。

（八）若受试者或者其监护人缺乏阅读能力，应当有一位公正的见证人见证整个知情同意过程。研究者应当向受试者或者其监护人、见证人详细说明知情同意书和其他文字资料的内容。如受试者或者其监护人口头同意参加试验，在有能力情况下应当尽量签署知情同意书，见证人还应当在知情同意书上签字并注明日期，以证明受试者或者其监护人就知情同意书和其他文字资料得到了研究者准确地解释，并理解了相关内容，同意参加临床试验。

（九）受试者或者其监护人应当得到已签署姓名和日期的知情同意书原件或者副本和其他提供给受试者的书面资料，包括更新版知情同意书原件或者副本，和其他提供给受试者的书面资料的修订文本。

（十）受试者为无民事行为能力的，应当取得其监护人的书面知情同意；受试者为限制民事行为能力的人的，应当取得本人及其监护人的书面知情同意。当监护人代表受试者知情同意时，应当在受试者可理解的范围内告知受试者临床试验的相关信息，并尽量让受试者亲自签署知情同意书和注明日期。

（十一）紧急情况下，参加临床试验前不能获得受试者的知情同意时，其监护人可以代表受试者知情同意，若其监护人也不在场时，受试者的入选方式应当在试验方案以及其他文件中清楚表述，并获得伦理委员会的书面同意；同时应当尽快得到受试者或者其监护人可以继续参加临床试验的知情同意。

（十二）当受试者参加非治疗性临床试验，应当由受试者本人在知情同意书上签字同意和注明日期。

只有符合下列条件，非治疗临床试验可由监护人代表受试者知情同意：临床试验只能在无知情同意能力的受试者中实施；受试者的预期风险低；受试者健康的负面影响已减至最低，且法律法规不禁止该类临床试验的实施；该类受试者的入选已经得到伦理委员会审查同意。该类临床试验原则上只能在患有试验药物适用的疾病或者状况的患者中实施。在临床试验中应当严密观察受试者，若受试者出现过度痛苦或者不适的表现，应当让其退出试验，还应当给以必要的处置以保证受试者的安全。

（十三）病史记录中应当记录受试者知情同意的具体时间和人员。

（十四）儿童作为受试者，应当征得其监护人的知情同意并签署知情同意书。当儿童有能力做出同意参加临床试验的决定时，还应当征得其本人同意，如果儿童受试者本人不同意参加临床试验或者中途决定退出临床试验时，即使监护人已经同意参加或者愿意继续参加，也应当以儿童受试者本人的决定为准，除非在严重或者危及生命疾病的治疗性临床试验中，研究者、其监护人认为儿童受试者若不参加研究其生命会受到危害，这时其监护人的同意即可使患者继续参与研究。在临床试验过程中，儿童受试者达到了签署知情同意的条件，则需要由本人签署知情同意之后方可继续实施。

第二十四条　知情同意书和提供给受试者的其他资料应当包括：

（一）临床试验概况。

（二）试验目的。

（三）试验治疗和随机分配至各组的可能性。

（四）受试者需要遵守的试验步骤，包括创伤性医疗操作。

（五）受试者的义务。

（六）临床试验所涉及试验性的内容。

（七）试验可能致受试者的风险或者不便，尤其是存在影响胚胎、胎儿或者哺乳婴儿的风险时。

（八）试验预期的获益，以及不能获益的可能性。

（九）其他可选的药物和治疗方法，及其重要的潜在获益和风险。

（十）受试者发生与试验相关的损害时，可获得补偿以及治疗。

（十一）受试者参加临床试验可能获得的补偿。

（十二）受试者参加临床试验预期的花费。

（十三）受试者参加试验是自愿的，可以拒绝参加或者有权在试验任何阶段随时退出试验而不会遭到歧视或者报复，其医疗待遇与权益不会受到影响。

（十四）在不违反保密原则和相关法规的情况下，监查员、稽查员、伦理委员会和药品监督管理部门检查人员可以查阅受试者的原始医学记录，以核实临床试验的过程和数据。

（十五）受试者相关身份鉴别记录的保密事宜，不公开使用。如果发布临床试验结果，受试者的身份信息仍保密。

（十六）有新的可能影响受试者继续参加试验的信息时，将及时告知受试者或者其监护人。

（十七）当存在有关试验信息和受试者权益的问题，以及发生试验相关损害时，受试者可联系的研究者和伦理委员会及其联系方式。

（十八）受试者可能被终止试验的情况以及理由。

（十九）受试者参加试验的预期持续时间。

（二十）参加该试验的预计受试者人数。

第二十五条　试验的记录和报告应当符合以下要求：

（一）研究者应当监督试验现场的数据采集、各研究人员履行其工作职责的情况。

（二）研究者应当确保所有临床试验数据是从临床试验的源文件和试验记录中获得的，是准确、完整、可读和及时的。源数据应当具有可归因性、易读性、同时性、原始性、准确性、完整性、一致性和持久性。源数据的修改应当留痕，不能掩盖初始数据，并记录修改的理由。以患者为受试者的临床试验，相关的医疗记录应当载入门诊或者住院病历系统。临床试验机构的信息化系统具备建立临床试验电子病历条件时，研究者应当首选使用，相应的计算机化系统应当具有完善的权限管理和稽查轨迹，可以追溯至记录的创建者或者修改者，保障所采集的源数据可以溯源。

（三）研究者应当按照申办者提供的指导说明填写和修改病例报告表，确保各类病例报告表及其他报告中的数据准确、完整、清晰和及时。病例报告表中数据应当与源文件一致，若存在不一致应当做出合理的解释。病例报告表中数据的修改，应当使初始记录清晰可辨，保留修改轨迹，必要时解释理由，修改者签名并注明日期。

申办者应当有书面程序确保其对病例报告表的改动是必要的、被记录的，并得到研究者的同意。研究者应当保留修改和更正的相关记录。

（四）研究者和临床试验机构应当按“临床试验必备文件”和药品监督管理部门的相关要求，妥善保存试验文档。

（五）在临床试验的信息和受试者信息处理过程中应当注意避免信息的非法或者未授权的查阅、公开、散播、修改、损毁、丢失。临床试验数据的记录、处理和保存应当确保记录和受试者信息的保密性。

（六）申办者应当与研究者和临床试验机构就必备文件保存时间、费用和到期后的处理在合同中予以明确。

（七）根据监查员、稽查员、伦理委员会或者药品监督管理部门的要求，研究者和临床试验机构应当配合并提供所需的与试验有关的记录。

第二十六条 研究者的安全性报告应当符合以下要求：

除试验方案或者其他文件（如研究者手册）中规定不需立即报告的严重不良事件外，研究者应当立即向申办者书面报告所有严重不良事件，随后应当及时提供详尽、书面的随访报告。严重不良事件报告和随访报告应当注明受试者在临床试验中的鉴认代码，而不是受试者的真实姓名、公民身份号码和住址等身份信息。试验方案中规定的、对安全性评价重要的不良事件和实验室异常值，应当按照试验方案的要求和时限向申办者报告。

涉及死亡事件的报告，研究者应当向申办者和伦理委员会提供其他所需要的资料，如尸检报告和最终医学报告。

研究者收到申办者提供的临床试验的相关安全性信息后应当及时签收阅读，并考虑受试者的治疗，是否进行相应调整，必要时尽早与受试者沟通，并应当向伦理委员会报告由申办方提供的可疑且非预期严重不良反应。

第二十七条 提前终止或者暂停临床试验时，研究者应当及时通知受试者，并给予受试者适当的治疗和随访。此外：

（一）研究者未与申办者商议而终止或者暂停临床试验，研究者应当立即向临床试验机构、申办者和伦理委员会报告，并提供详细的书面说明。

（二）申办者终止或者暂停临床试验，研究者应当立即向临床试验机构、伦理委员会报告，并提供详细书面说明。

（三）伦理委员会终止或者暂停已经同意的临床试验，研究者应当立即向临床试验机构、申办者报告，并提供详细书面说明。

第二十八条　研究者应当提供试验进展报告。

（一）研究者应当向伦理委员会提交临床试验的年度报告，或者应当按照伦理委员会的要求提供进展报告。

（二）出现可能显著影响临床试验的实施或者增加受试者风险的情况，研究者应当尽快向申办者、伦理委员会和临床试验机构书面报告。

（三）临床试验完成后，研究者应当向临床试验机构报告；研究者应当向伦理委员会提供临床试验结果的摘要，向申办者提供药品监督管理部门所需要的临床试验相关报告。

第五章　申办者

第二十九条　申办者应当把保护受试者的权益和安全以及临床试验结果的真实、可靠作为临床试验的基本考虑。

第三十条　申办者应当建立临床试验的质量管理体系。

申办者的临床试验的质量管理体系应当涵盖临床试验的全过程，包括临床试验的设计、实施、记录、评估、结果报告和文件归档。质量管理包括有效的试验方案设计、收集数据的方法及流程、对于临床试验中做出决策所必须的信息采集。

临床试验质量保证和质量控制的方法应当与临床试验内在的风险和所采集信息的重要性相符。申办者应当保证临床试验各个环节的可操作性，试验流程和数据采集避免过于复杂。试验方案、病例报告表及其他相关文件应当清晰、简洁和前后一致。

申办者应当履行管理职责。根据临床试验需要可建立临床试验的研究和管理团队，以指导、监督临床试验实施。研究和管理团队内部的工作应当及时沟通。在药品监督管理部门检查时，研究和管理团队均应当派员参加。

第三十一条　申办者基于风险进行质量管理。

（一）试验方案制定时应当明确保护受试者权益和安全以及保证临床试验结果可靠的关键环节和数据。

（二）应当识别影响到临床试验关键环节和数据的风险。该风险应当从两个层面考虑：系统层面，如设施设备、标准操作规程、计算机化系统、人员、供应商；临床试验层面，如试验药物、试验设计、数据收集和记录、知情同意过程。

（三）风险评估应当考虑在现有风险控制下发生差错的可能性；该差错对保护受试者权益和安全，以及数据可靠性的影响；该差错被监测到的程度。

（四）应当识别可减少或者可被接受的风险。减少风险的控制措施应当体现在试验方案的设计和实施、监查计划、各方职责明确的合同、标准操作规程的依从性，以及各类培训。

预先设定质量风险的容忍度时，应当考虑变量的医学和统计学特点及统计设计，以鉴别影响受试者安全和数据可靠的系统性问题。出现超出质量风险的容忍度的情况时，应当评估是否需要采取进一步的措施。

（五）临床试验期间，质量管理应当有记录，并及时与相关各方沟通，促使风险评估和质量持续改进。

（六）申办者应当结合临床试验期间的新知识和经验，定期评估风险控制措施，以确保现行的质量管理的有效性和适用性。

（七）申办者应当在临床试验报告中说明所采用的质量管理方法，并概述严重偏离质量风险的容忍度的事件和补救措施。

第三十二条 申办者的质量保证和质量控制应当符合以下要求：

（一）申办者负责制定、实施和及时更新有关临床试验质量保证和质量控制系统的标准操作规程，确保临床试验的实施、数据的产生、记录和报告均遵守试验方案、本规范和相关法律法规的要求。

（二）临床试验和实验室检测的全过程均需严格按照质量管理标准操作规程进行。数据处理的每个阶段均有质量控制，以保证所有数据是可靠的，数据处理过程是正确的。

（三）申办者应当与研究者和临床试验机构等所有参加临床试验的相关单位签订合同，明确各方职责。

（四）申办者与各相关单位签订的合同中应当注明申办者的监查和稽查、药品监督管理部门的检查可直接去到试验现场，查阅源数据、源文件和报告。

第三十三条 申办者委托合同研究组织应当符合以下要求：

（一）申办者可以将其临床试验的部分或者全部工作和任务委托给合同研究组织，但申办者仍然是临床试验数据质量和可靠性的最终责任人，应当监督合同研究组织承担的各项工作。合同研究组织应当实施质量保证和质量控制。

（二）申办者委托给合同研究组织的工作应当签订合同。合同中应当明确以下内容：委托的具体工作以及相应的标准操作规程；申办者有权确认被委托工作执行标准操作规程的情况；对被委托方的书面要求；被委托方需要提交给申办者的报告要求；与受试者的损害赔偿措施相关的事项；其他与委托工作有关的事项。合同研究组织如存在任务转包，应当获得申办者的书面批准。

（三）未明确委托给合同研究组织的工作和任务，其职责仍由申办者负责。

（四）本规范中对申办者的要求，适用于承担申办者相关工作和任务的合同研究组织。

第三十四条 申办者应当指定有能力的医学专家及时对临床试验的相关医学问题进行咨询。

第三十五条 申办者应当选用有资质的生物统计学家、临床药理学家和临床医生等参与试验，包括设计试验方案和病例报告表、制定统计分析计划、分析数据、撰写中期和最终的试验总结报告。

第三十六条 申办者在试验管理、数据处理与记录保存中应当符合以下要求：

（一）申办者应当选用有资质的人员监督临床试验的实施、数据处理、数据核对、统计分析和试验总结报告的撰写。

（二）申办者可以建立独立的数据监查委员会，以定期评价临床试验的进展情况，包括安全性数据和重要的有效性终点数据。独立的数据监查委员会可以建议申办者是否可以继续实施、修改或者停止正在实施的临床试验。独立的数据监查委员会应当有书面的工作流程，应当保存所有相关会议记录。

（三）申办者使用的电子数据管理系统，应当通过可靠的系统验证，符合预先设置的技术性能，以保证试验数据的完整、准确、可靠，并保证在整个试验过程中系统始终处于验证有效的状态。

（四）电子数据管理系统应当具有完整的使用标准操作规程，覆盖电子数据管理的设置、安装和使用；标准操作规程应当说明该系统的验证、功能测试、数据采集和处理、系统维护、系统安全性测试、变更控制、数据备份、恢复、系统的应急预案和软件报废；标准操作规程应当明确使用计算机化系统时，申办者、研究者和临床试验机构的职责。所有使用计算机化系统的人员应当经过培训。

（五）计算机化系统数据修改的方式应当预先规定，其修改过程应当完整记录，原数据（如保留电子数据稽查轨迹、数据轨迹和编辑轨迹）应当保留；电子数据的整合、内容和结构应当有明确规定，以确保电子数据的完整性；当计算机化系统出现变更时，如软件升级或者数据转移等，确保电子数据的完整性更为重要。

若数据处理过程中发生数据转换，确保转换后的数据与原数据一致，和该数据转化过程的可见性。

（六）保证电子数据管理系统的安全性，未经授权的人员不能访问；保存被授权修改数据人员的名单；电子数据应当及时备份；盲法设计的临床试验，应当始终保持盲法状态，包括数据录入和处理。

（七）申办者应当使用受试者鉴认代码，鉴别每一位受试者所有临床试验数据。盲法试验揭盲以后，申办者应当及时把受试者的试验用药品情况书面告知研究者。

（八）申办者应当保存与申办者相关的临床试验数据，有些参加临床试验的相关单位获得的其他数据，也应当作为申办者的特定数据保留在临床试验必备文件内。

（九）申办者暂停或者提前终止实施中的临床试验，应当通知所有相关的研究者和临床试验机构和药品监督管理部门。

（十）试验数据所有权的转移，需符合相关法律法规的要求。

（十一）申办者应当书面告知研究者和临床试验机构对试验记录保存的要求；当试验相关记录不再需要时，申办者也应当书面告知研究者和临床试验机构。

第三十七条　申办者选择研究者应当符合以下要求：

（一）申办者负责选择研究者和临床试验机构。研究者均应当经过临床试验的培训、有临床试验的经验，有足够的医疗资源完成临床试验。多个临床试验机构参加的临床试验，如需选择组长单位由申办者负责。

（二）涉及医学判断的样本检测实验室，应当符合相关规定并具备相应资质。临床试验中采集标本的管理、检测、运输和储存应当保证质量。禁止实施与伦理委员会同意的试验方案无关的生物样本检测（如基因等）。临床试验结束后，剩余标本的继续保存或者将来可能被使用等情况，应当由受试者签署知情同意书，并说明保存的时间和数据的保密性问题，以及在何种情况下数据和样本可以和其他研究者共享等。

（三）申办者应当向研究者和临床试验机构提供试验方案和最新的研究者手册，并应当提供足够的时间让研究者和临床试验机构审议试验方案和相关资料。

第三十八条　临床试验各方参与临床试验前，申办者应当明确其职责，并在签订的合同中注明。

第三十九条　申办者应当采取适当方式保证可以给予受试者和研究者补偿或者赔偿。

（一）申办者应当向研究者和临床试验机构提供与临床试验相关的法律上、经济上的保险或者保证，并与临床试验的风险性质和风险程度相适应。但不包括研究者和临床试验机构自身的过失所致的损害。

（二）申办者应当承担受试者与临床试验相关的损害或者死亡的诊疗费用，以及相应的补偿。申办者和研究者应当及时兑付给予受试者的补偿或者赔偿。

（三）申办者提供给受试者补偿的方式方法，应当符合相关的法律法规。

（四）申办者应当免费向受试者提供试验用药品，支付与临床试验相关的医学检测费用。

第四十条 申办者与研究者和临床试验机构签订的合同，应当明确试验各方的责任、权利和利益，以及各方应当避免的、可能的利益冲突。合同的试验经费应当合理，符合市场规律。申办者、研究者和临床试验机构应当在合同上签字确认。

合同内容中应当包括：临床试验的实施过程中遵守本规范及相关的临床试验的法律法规；执行经过申办者和研究者协商确定的、伦理委员会同意的试验方案；遵守数据记录和报告程序；同意监查、稽查和检查；临床试验相关必备文件的保存及其期限；发表文章、知识产权等的约定。

第四十一条 临床试验开始前，申办者应当向药品监督管理部门提交相关的临床试验资料，并获得临床试验的许可或者完成备案。递交的文件资料应当注明版本号及版本日期。

第四十二条 申办者应当从研究者和临床试验机构获取伦理委员会的名称和地址、参与项目审查的伦理委员会委员名单、符合本规范及相关法律法规的审查声明，以及伦理委员会审查同意的文件和其他相关资料。

第四十三条 申办者在拟定临床试验方案时，应当有足够的安全性和有效性数据支持其给药途径、给药剂量和持续用药时间。当获得重要的新信息时，申办者应当及时更新研究者手册。

第四十四条 试验用药品的制备、包装、标签和编码应当符合以下要求：

（一）试验药物制备应当符合临床试验用药品生产质量管理相关要求；试验用药品的包装标签上应当标明仅用于临床试验、临床试验信息和临床试验用药品信息；在盲法试验中能够保持盲态。

（二）申办者应当明确规定试验用药品的贮存温度、运输条件（是否需要避光）、贮存时限、药物溶液的配制方法和过程，及药物输注的装置要求等。试验用药品的使用方法应当告知试验的所有相关人员，包括监查员、研究者、药剂师、药物保管人员等。

（三）试验用药品的包装，应当能确保药物在运输和贮存期间不被污染或者变质。

（四）在盲法试验中，试验用药品的编码系统应当包括紧急揭盲程序，以便在紧急医学状态时能够迅速识别何种试验用药品，而不破坏临床试验的盲态。

第四十五条 试验用药品的供给和管理应当符合以下要求：

（一）申办者负责向研究者和临床试验机构提供试验用药品。

（二）申办者在临床试验获得伦理委员会同意和药品监督管理部门许可或者备案之前，不得向研究者和临床试验机构提供试验用药品。

（三）申办者应当向研究者和临床试验机构提供试验用药品的书面说明，说明应当明确试验用药品的使用、贮存和相关记录。申办者制定试验用药品的供给和管理规程，包括试验用药品的接收、贮存、分发、使用及回收等。从受试者处回收以及研究人员未使用试验用药品应当返还申办者，或者经申办者授权后由临床试验机构进行销毁。

（四）申办者应当确保试验用药品及时送达研究者和临床试验机构，保证受试者及时使用；保存试验用药品的运输、接收、分发、回收和销毁记录；建立试验用药品回收管理制度，保证缺陷产品的召回、试验结束后的回收、过期后回收；建立未使用试验用药品的销毁制度。所有试验用药品的管理过程应当有书面记录，全过程计数准确。

（五）申办者应当采取措施确保试验期间试验用药品的稳定性。试验用药品的留存样品保存期限，在试验用药品贮存时限内，应当保存至临床试验数据分析结束或者相关法规要求的时限，两者不一致时取其中较长的时限。

第四十六条　申办者应当明确试验记录的查阅权限。

（一）申办者应当在试验方案或者合同中明确研究者和临床试验机构允许监查员、稽查员、伦理委员会的审查者及药品监督管理部门的检查人员，能够直接查阅临床试验相关的源数据和源文件。

（二）申办者应当确认每位受试者均以书面形式同意监查员、稽查员、伦理委员会的审查者及药品监督管理部门的检查人员直接查阅其与临床试验有关的原始医学记录。

第四十七条　申办者负责药物试验期间试验用药品的安全性评估。申办者应当将临床试验中发现的可能影响受试者安全、可能影响临床试验实施、可能改变伦理委员会同意意见的问题，及时通知研究者和临床试验机构、药品监督管理部门。

第四十八条　申办者应当按照要求和时限报告药物不良反应。

（一）申办者收到任何来源的安全性相关信息后，均应当立即分析评估，包括严重性、与试验药物的相关性以及是否为预期事件等。申办者应当将可疑且非预期严重不良反应快速报告给所有参加临床试验的研究者及临床试验机构、伦理委员会；申办者应当向药品监督管理部门和卫生健康主管部门报告可疑且非预期严重不良反应。

（二）申办者提供的药物研发期间安全性更新报告应当包括临床试验风险与获益的评估，有关信息通报给所有参加临床试验的研究者及临床试验机构、伦理委员会。

第四十九条　临床试验的监查应当符合以下要求：

（一）监查的目的是为了保证临床试验中受试者的权益，保证试验记录与报告的数据准确、完整，保证试验遵守已同意的方案、本规范和相关法规。

（二）申办者委派的监查员应当受过相应的培训，具备医学、药学等临床试验监查所需的知识，能够有效履行监查职责。

（三）申办者应当建立系统的、有优先顺序的、基于风险评估的方法，对临床试验实施监查。监查的范围和性质可具有灵活性，允许采用不同的监查方法以提高监查的效率和有效性。申办者应当将选择监查策略的理由写在监查计划中。

（四）申办者制定监查计划。监查计划应当特别强调保护受试者的权益，保证数据的真实性，保证应对临床试验中的各类风险。监查计划应当描述监查的策略、对试验各方的监查职责、监查的方法，以及应用不同监查方法的原因。监查计划应当强调对关键数据和流程的监查。监查计划应当遵守相关法律法规。

（五）申办者应当制定监查标准操作规程，监查员在监查工作中应当执行标准操作规程。

（六）申办者应当实施临床试验监查，监查的范围和性质取决于临床试验的目的、设计、复杂性、盲法、样本大小和临床试验终点等。

（七）现场监查和中心化监查应当基于临床试验的风险结合进行。现场监查是在临床试验现场进行监查，通常应当在临床试验开始前、实施中和结束后进行。中心化监查是及时的对正在实施的临床试验进行远程评估，以及汇总不同的临床试验机构采集的数据进行远程评估。中心化监查的过程有助于提高临床试验的监查效果，是对现场监查的补充。

中心化监查中应用统计分析可确定数据的趋势，包括不同的临床试验机构内部和临床试验机构间的数据范围及一致性，并能分析数据的特点和质量，有助于选择监查现场和监查程序。

（八）特殊情况下，申办者可以将监查与其他的试验工作结合进行，如研究人员培训和会议。监查时，可采用统计学抽样调查的方法核对数据。

第五十条 监查员的职责包括：

（一）监查员应当熟悉试验用药品的相关知识，熟悉试验方案、知情同意书及其他提供给受试者的书面资料的内容，熟悉临床试验标准操作规程和本规范等相关法规。

（二）监查员应当按照申办者的要求认真履行监查职责，确保临床试验按照试验方案正确地实施和记录。

（三）监查员是申办者和研究者之间的主要联系人。在临床试验前确认研究者具备足够的资质和资源来完成试验，临床试验机构具备完成试验的适当条件，包括人员配备与培训情况，实验室设备齐全、运转良好，具备各种与试验有关的检查条件。

（四）监查员应当核实临床试验过程中试验用药品在有效期内、保存条件可接受、供应充足；试验用药品是按照试验方案规定的剂量只提供给合适的受试者；受试者收到正确使用、处理、贮存和归还试验用药品的说明；临床试验机构接收、使用和返还试验用药品有适当的管控和记录；临床试验机构对未使用的试验用药品的处置符合相关法律法规和申办者的要求。

（五）监查员核实研究者在临床试验实施中对试验方案的执行情况；确认在试验前所有受试者或者其监护人均签署了知情同意书；确保研究者收到最新版的研究者手册、所有试验相关文件、试验必须用品，并按照相关法律法规的要求实施；保证研究人员对临床试验有充分的了解。

（六）监查员核实研究人员履行试验方案和合同中规定的职责，以及这些职责是否委派给未经授权的人员；确认入选的受试者合格并汇报入组率及临床试验的进展情况；确认数据的记录与报告正确完整，试验记录和文件实时更新、保存完好；核实研究者提供的所有医学报告、记录和文件都是可溯源的、清晰的、同步记录的、原始的、准确的和完整的、注明日期和试验编号的。

（七）监查员核对病例报告表录入的准确性和完整性，并与源文件比对。监查员应当注意核对试验方案规定的数据在病例报告表中有准确记录，并与源文件一致；确认受试者的剂量改变、治疗变更、不良事件、合并用药、并发症、失访、检查遗漏等在病例报告表中均有记录；确认研究者未能做到的随访、未实施的试验、未做的检查，以及是否对错误、遗漏做出纠正等在病例报告表中均有记录；核实入选受试者的退出与失访已在病例报告表中均有记录并说明。

（八）监查员对病例报告表的填写错误、遗漏或者字迹不清楚应当通知研究者；监查员应当确保所作的更正、添加或者删除是由研究者或者被授权人操作，并且有修改人签名、注明日期，必要时说明修改理由。

（九）监查员确认不良事件按照相关法律法规、试验方案、伦理委员会、申办者的要求，在规定的期限内进行了报告。

（十）监查员确认研究者是否按照本规范保存了必备文件。

（十一）监查员对偏离试验方案、标准操作规程、相关法律法规要求的情况，应当及时与研究者沟通，并采取适当措施防止再次发生。

第五十一条　监查员在每次监查后，应当及时书面报告申办者；报告应当包括监查日期、地点、监查员姓名、监查员接触的研究者和其他人员的姓名等；报告应当包括监查工作的摘要、发现临床试验中问题和事实陈述、与试验方案的偏离和缺陷，以及监查结论；报告应当说明对监查中发现的问题已采取的或者拟采用的纠正措施，为确保试验遵守试验方案实施的建议；报告应该提供足够的细节，以便审核是否符合监查计划。中心化监查报告可以与现场监查报告分别提交。申办者应当对监查报告中的问题审核和跟进，并形成文件保存。

第五十二条　临床试验的稽查应当符合以下要求：

（一）申办者为评估临床试验的实施和对法律法规的依从性，可以在常规监查之外开展稽查。

（二）申办者选定独立于临床试验的人员担任稽查员，不能是监查人员兼任。稽查员应当经过相应的培训和具有稽查经验，能够有效履行稽查职责。

（三）申办者应当制定临床试验和试验质量管理体系的稽查规程，确保临床试验中稽查规程的实施。该规程应当拟定稽查目的、稽查方法、稽查次数和稽查报告的格式内容。稽查员在稽查过程中观察和发现的问题均应当有书面记录。

（四）申办者制定稽查计划和规程，应当依据向药品监督管理部门提交的资料内容、临床试验中受试者的例数、临床试验的类型和复杂程度、影响受试者的风险水平和其他已知的相关问题。

（五）药品监督管理部门根据工作需要，可以要求申办者提供稽查报告。

（六）必要时申办者应当提供稽查证明。

第五十三条　申办者应当保证临床试验的依从性。

（一）发现研究者、临床试验机构、申办者的人员在临床试验中不遵守试验方案、标准操作规程、本规范、相关法律法规时，申办者应当立即采取措施予以纠正，保证临床试验的良好依从性。

（二）发现重要的依从性问题时，可能对受试者安全和权益，或者对临床试验数据可靠性产生重大影响的，申办者应当及时进行根本原因分析，采取适当的纠正和预防措施。若违反试验方案或者本规范的问题严重时，申办者可追究相关人员的责任，并报告药品监督管理部门。

（三）发现研究者、临床试验机构有严重的或者劝阻不改的不依从问题时，申办者应当终止该研究者、临床试验机构继续参加临床试验，并及时书面报告药品监督管理部门。同时，申办者和研究者应当采取相应的紧急安全性措施，以保护受试者的安全和权益。

第五十四条　申办者提前终止或者暂停临床试验，应当立即告知研究者和临床试验机构、药品监督管理部门，并说明理由。

第五十五条　临床试验完成或者提前终止，申办者应当按照相关法律法规要求向药品监督管理部门提交临床试验报告。临床试验总结报告应当全面、完整、准确反映临床试验结果，临床试验总结报告安全性、有效性数据应当与临床试验源数据一致。

第五十六条　申办者开展多中心试验应当符合以下要求：

（一）申办者应当确保参加临床试验的各中心均能遵守试验方案。

（二）申办者应当向各中心提供相同的试验方案。各中心按照方案遵守相同的临床和实验室数据的统一评价标准和病例报告表的填写指导说明。

（三）各中心应当使用相同的病例报告表，以记录在临床试验中获得的试验数据。申办者若需要研究者增加收集试验数据，在试验方案中应当表明此内容，申办者向研究者提供附加的病例报告表。

（四）在临床试验开始前，应当有书面文件明确参加临床试验的各中心研究者的职责。

（五）申办者应当确保各中心研究者之间的沟通。

第六章　试验方案

第五十七条　试验方案通常包括基本信息、研究背景资料、试验目的、试验设计、实施方式（方法、内容、步骤）等内容。

第五十八条　试验方案中基本信息一般包含：

（一）试验方案标题、编号、版本号和日期。

（二）申办者的名称和地址。

（三）申办者授权签署、修改试验方案的人员姓名、职务和单位。

（四）申办者的医学专家姓名、职务、所在单位地址和电话。

（五）研究者姓名、职称、职务，临床试验机构的地址和电话。

（六）参与临床试验的单位及相关部门名称、地址。

第五十九条　试验方案中研究背景资料通常包含：

（一）试验用药品名称与介绍。

（二）试验药物在非临床研究和临床研究中与临床试验相关、具有潜在临床意义的发现。

（三）对受试人群的已知和潜在的风险和获益。

（四）试验用药品的给药途径、给药剂量、给药方法及治疗时程的描述，并说明理由。

（五）强调临床试验需要按照试验方案、本规范及相关法律法规实施。

（六）临床试验的目标人群。

（七）临床试验相关的研究背景资料、参考文献和数据来源。

第六十条　试验方案中应当详细描述临床试验的目的。

第六十一条　临床试验的科学性和试验数据的可靠性，主要取决于试验设计，试验设计通常包括：

（一）明确临床试验的主要终点和次要终点。

（二）对照组选择的理由和试验设计的描述（如双盲、安慰剂对照、平行组设计），并对研究设计、流程和不同阶段以流程图形式表示。

（三）减少或者控制偏倚所采取的措施，包括随机化和盲法的方法和过程。采用单盲或者开放性试验需要说明理由和控制偏倚的措施。

（四）治疗方法、试验用药品的剂量、给药方案；试验用药品的剂型、包装、标签。

（五）受试者参与临床试验的预期时长和具体安排，包括随访等。

（六）受试者、部分临床试验及全部临床试验的“暂停试验标准”、“终止试验标准”。

（七）试验用药品管理流程。

（八）盲底保存和揭盲的程序。

（九）明确何种试验数据可作为源数据直接记录在病例报告表中。

第六十二条　试验方案中通常包括临床和实验室检查的项目内容。

第六十三条　受试者的选择和退出通常包括：

（一）受试者的入选标准。

（二）受试者的排除标准。

（三）受试者退出临床试验的标准和程序。

第六十四条　受试者的治疗通常包括：

（一）受试者在临床试验各组应用的所有试验用药品名称、给药剂量、给药方案、给药途径和治疗时间以及随访期限。

（二）临床试验前和临床试验中允许的合并用药（包括急救治疗用药）或者治疗，和禁止使用的药物或者治疗。

（三）评价受试者依从性的方法。

第六十五条　制定明确的访视和随访计划，包括临床试验期间、临床试验终点、不良事件评估及试验结束后的随访和医疗处理。

第六十六条　有效性评价通常包括：

（一）详细描述临床试验的有效性指标。

（二）详细描述有效性指标的评价、记录、分析方法和时间点。

第六十七条　安全性评价通常包括：

（一）详细描述临床试验的安全性指标。

（二）详细描述安全性指标的评价、记录、分析方法和时间点。

（三）不良事件和伴随疾病的记录和报告程序。

（四）不良事件的随访方式与期限。

第六十八条　统计通常包括：

（一）确定受试者样本量，并根据前期试验或者文献数据说明理由。

（二）显著性水平，如有调整说明考虑。

（三）说明主要评价指标的统计假设，包括原假设和备择假设，简要描述拟采用的具体统计方法和统计分析软件。若需要进行期中分析，应当说明理由、分析时点及操作规程。

（四）缺失数据、未用数据和不合逻辑数据的处理方法。

（五）明确偏离原定统计分析计划的修改程序。

（六）明确定义用于统计分析的受试者数据集，包括所有参加随机化的受试者、所有服用过试验用药品的受试者、所有符合入选的受试者和可用于临床试验结果评价的受试者。

第六十九条　试验方案中应当包括实施临床试验质量控制和质量保证。

第七十条　试验方案中通常包括该试验相关的伦理学问题的考虑。

第七十一条　试验方案中通常说明试验数据的采集与管理流程、数据管理与采集所使用的系统、数据管理各步骤及任务，以及数据管理的质量保障措施。

第七十二条　如果合同或者协议没有规定，试验方案中通常包括临床试验相关的直接查阅源文件、数据处理和记录保存、财务和保险。

第七章　研究者手册

第七十三条　申办者提供的《研究者手册》是关于试验药物的药学、非临床和临床资料的汇编，其内容包括试验药物的化学、药学、毒理学、药理学和临床的资料和数据。研究者手册目的是帮助研究者和参与试验的其他人员更好地理解和遵守试验方案，帮助研究者理解试验方案中诸多关键的基本要素，包括临床试验的给药剂量、给药次数、给药间隔时间、给药方式等，主要和次要疗效指标和安全性的观察和监测。

第七十四条 已上市药品实施临床试验，研究者已充分了解其药理学等相关知识时，可以简化研究者手册。可应用药品说明书等形式替代研究者手册的部分内容，只需要向研究者提供临床试验相关的、重要的、以及试验药物最近的、综合性的、详细的信息。

第七十五条 申办者应当制定研究者手册修订的书面程序。在临床试验期间至少一年审阅研究者手册一次。申办者根据临床试验的研发步骤和临床试验过程中获得的相关药物安全性和有效性的新信息，在研究者手册更新之前，应当先告知研究者，必要时与伦理委员会、药品监督管理部门沟通。申办者负责更新研究者手册并及时送达研究者，研究者负责将更新的手册递交伦理委员会。

第七十六条 研究者手册的扉页写明申办者的名称、试验药物的编号或者名称、版本号、发布日期、替换版本号、替换日期。

第七十七条 研究者手册应当包括：

（一）目录条目：保密性说明、签字页、目录、摘要、前言、试验药物的物理学、化学、药学特性和结构式、非临床研究（非临床药理学、动物体内药代动力学、毒理学）、人体内作用（人体内的药代动力学、安全性和有效性、上市使用情况）、数据概要和研究者指南、注意事项、参考资料（已发表文献、报告，在每一章节末列出）。

（二）摘要：重点说明试验药物研发过程中具重要意义的物理学、化学、药学、药理学、毒理学、药代动力学和临床等信息内容。

（三）前言：简要说明试验药物的化学名称或者已批准的通用名称、批准的商品名；试验药物的所有活性成分、药理学分类、及其在同类药品中的预期地位（如优势）；试验药物实施临床试验的立题依据；拟定的试验药物用于疾病的预防、诊断和治疗。前言中应当说明评价试验药物的常规方法。

（四）在研究者手册中应当清楚说明试验用药品的化学式、结构式，简要描述其理化和药学特性。说明试验药物的贮存方法和使用方法。试验药物的制剂信息可能影响临床试验时，应当说明辅料成分及配方理由，以便确保临床试验采取必要的安全性措施。

（五）若试验药物与其他已知药物的结构相似，应当予以说明。

（六）非临床研究介绍：简要描述试验药物非临床研究的药理学、毒理学、药代动力学研究发现的相关结果。说明这些非临床研究的方法学、研究结果，讨论这些发现对人体临床治疗意义的提示、对人体可能的不利作用和对人体非预期效应的相关性。

（七）研究者手册应当提供非临床研究中的信息：试验动物的种属、每组动物的数目和性别、给药剂量单位、给药剂量间隔、给药途径、给药持续时间、系统分布资料、暴露后随访期限。研究结果应当包括试验药物药理效应、毒性效应的特性和频度；药理效应、毒性效应的严重性或者强度；起效时间；药效的可逆性；药物作用持续时间和剂量反应。应当讨论非临床研究中最重要的发现，如量效反应、与人体可能的相关性及可能实施人体研究的多方面问题。若同一种属动物的有效剂量、非毒性剂量的结果可以进行比较研究，则该结果可用于治疗指数的讨论，并说明研究结果与拟定的人用剂量的相关性。比较研究尽可能基于血液或者器官组织水平。

（八）非临床的药理学研究介绍：应当包括试验药物的药理学方面的摘要，如可能，还应当包括试验药物在动物体内的重要代谢研究。摘要中应当包括评价试验药物潜在治疗活性（如有效性模型，受体结合和特异性）的研究，以及评价试验药物安全性的研究（如不同于评价治疗作用的评价药理学作用的专门研究）。

（九）动物的药代动力学介绍：应当包括试验药物在所研究种属动物中的药代动力学、生物转化以及分布的摘要。对发现的讨论应当说明试验药物的吸收、局部以及系统的生物利用度及其代谢，以及它们与动物种属药理学和毒理学发现的关系。

（十）毒理学介绍：在不同动物种属中相关研究所发现的毒理学作用摘要应当包括单剂量给药、重复给药、致癌性、特殊毒理研究（如刺激性和致敏性）、生殖毒性、遗传毒性（致突变性）等方面。

（十一）人体内作用：应当充分讨论试验药物在人体的已知作用，包括药代动力学、药效学、剂量反应、安全性、有效性和其他药理学领域的信息。应当尽可能提供已完成的所有试验药物临床试验的摘要。还应当提供临床试验以外的试验药物的使用情况，如上市期间的经验。

（十二）试验药物在人体的药代动力学信息摘要，包括药代动力学（吸收和代谢，血浆蛋白结合，分布和消除）；试验药物的一个参考剂型的生物利用度（绝对、相对生物利用度）；人群亚组（如性别、年龄和脏器功能受损）；相互作用（如药物－药物相互作用和食物的作用）；其他药代动力学数据（如在临床试验期间完成的群体研究结果）。

（十三）试验药物安全性和有效性：应当提供从前期人体试验中得到的关于试验药物（包括代谢物）的安全性、药效学、有效性和剂量反应信息的摘要并讨论。如果已经完成多项临床试验，应当将多个研究和亚组人群的安全性和有效性数据汇总。可考虑将所有临床试验的药物不良反应（包括所有被研究的适应症）以表格等形式清晰概述。应当讨论适应症或者亚组之间药物不良反应类型及发生率的重要差异。

（十四）上市使用情况：应当说明试验药物已经上市或者已获批准的主要国家和地区。从上市使用中得到的重要信息（如处方、剂量、给药途径和药物不良反应）应当予以概述。应当说明试验用药品没有获得批准上市或者退出上市的主要国家和地区。

（十五）数据概要和研究者指南：应当对非临床和临床数据进行全面分析讨论，就各种来源的有关试验药物不同方面的信息进行概述，帮助研究者预见到药物不良反应或者临床试验中的其他问题。

（十六）研究者手册应当让研究者清楚的理解临床试验可能的风险和不良反应，以及可能需要的特殊检查、观察项目和防范措施；这种理解是基于从研究者手册获得的关于试验药物的物理、化学、药学、药理、毒理和临床资料。根据前期人体应用的经验和试验药物的药理学，也应当向研究者提供可能的过量服药和药物不良反应的识别和处理措施的指导。

（十七）中药民族药研究者手册的内容参考以上要求制定。还应当注明组方理论依据、筛选信息、配伍、功能、主治、已有的人用药经验、药材基原和产地等；来源于古代经典名方的中药复方制剂，注明其出处；相关药材及处方等资料。

第八章　必备文件管理

第七十八条　临床试验必备文件是指评估临床试验实施和数据质量的文件，用于证明研究者、申办者和监查员在临床试验过程中遵守了本规范和相关药物临床试验的法律法规要求。

必备文件是申办者稽查、药品监督管理部门检查临床试验的重要内容，并作为确认临床试验实施的真实性和所收集数据完整性的依据。

第七十九条 申办者、研究者和临床试验机构应当确认均有保存临床试验必备文件的场所和条件。保存文件的设备条件应当具备防止光线直接照射、防水、防火等条件，有利于文件的长期保存。应当制定文件管理的标准操作规程。被保存的文件需要易于识别、查找、调阅和归位。用于保存临床试验资料的介质应当确保源数据或者其核证副本在留存期内保存完整和可读取，并定期测试或者检查恢复读取的能力，免于被故意或者无意地更改或者丢失。

临床试验实施中产生的一些文件，如果未列在临床试验必备文件管理目录中，申办者、研究者及临床试验机构也可以根据必要性和关联性将其列入各自的必备文件档案中保存。

第八十条 用于申请药品注册的临床试验，必备文件应当至少保存至试验药物被批准上市后5年；未用于申请药品注册的临床试验，必备文件应当至少保存至临床试验终止后5年。

第八十一条 申办者应当确保研究者始终可以查阅和在试验过程中可以录入、更正报告给申办者的病例报告表中的数据，该数据不应该只由申办者控制。

申办者应当确保研究者能保留已递交给申办者的病例报告表数据。用作源文件的复印件应当满足核证副本的要求。

第八十二条 临床试验开始时，研究者及临床试验机构、申办者双方均应当建立必备文件的档案管理。临床试验结束时，监查员应当审核确认研究者及临床试验机构、申办者的必备文件，这些文件应当被妥善地保存在各自的临床试验档案卷宗内。

第九章 附 则

第八十三条 本规范自2020年7月1日起施行。

三、国际组织及国际会议制定的有关医药道德规范资料

The Nuremberg Code（纽伦堡法典）

1. The voluntary consent of the human subject is absolutely essential.

2. The experiment should be such as to yield fruitful results for the good of society, unprocurable by other methods of means of study, and not random and unnecessary in nature.

3. The experiment should be designed and based on the results of animal experimentation and a knowledge of the natural history of the disease or other problem under study that the anticipated results will justify the performance of the experiment.

4. The experiment should be so conducted as to avoid all unnecessary physical and mental suffering and injury.

5. No experiment should be conducted where there is a priori reason to believe that death or disabling injury will occur except, perhaps, in those experiments where the experimental physicians also serve as subjects.

6. The degree of risk to be taken should never exceed that determined by the humanitarian importance of the problem to be solved by the experiment.

7. Proper preparations should be made and adequate facilities provided to protect the experimental subject against even remote possibilities of injury, disability, or death.

8. The experiment should be conducted only by scientifically qualified persons. The highest degree of skill and care should be required through all stages of the experiment of those who conduct or engage in the experiment.

9. During the course of the experiment the human subject should be at liberty to bring the experiment to an end if he has reached the physical or mental state where continuation of the experiment seems to him to be impossible.

10. During the course of the experiment the scientist in charge must be prepared to terminate the experiment at any stage, if he has probable cause to believe, in the exercise of the good faith, superior skill, and careful judgment required of him that a continuation of the experiment is likely to result in injury, disability, or death to the experimental subject.

WMA Declaration of Geneva（2017 版《日内瓦宣言》）

AS A MEMBER OF THE MEDICAL PROFESSION:

I SOLEMNLY PLEDGE to dedicate my life to the service of humanity;

THE HEALTH AND WELL - BEING OF MY PATIENT will be my first consideration;

I WILL RESPECT the autonomy and dignity of my patient;

I WILL MAINTAIN the utmost respect for human life;

I WILL NOT PERMIT considerations of age, disease ordisability, creed, ethnic origin, gender, nationality, political affiliation, race, sexual orientation, social standing or any other factor tointervene between my duty and my patient;

I WILL RESPECT the secrets that are confided in me, even after the patient has died;

I WILL PRACTISE my profession with conscience and dignity and in accordance with good medical practice;

I WILL FOSTER the honour and noble traditions of the medical profession;

I WILL GIVE to my teachers, colleagues, and students the respect and gratitude that is their due;

I WILL SHARE my medical knowledge for the benefit of the patient and the advancement of healthcare;

I WILL ATTEND TO my own health, well - being, and abilities in order to provide care of the highest standard;

I WILL NOT USE my medical knowledge to violate human rights and civil liberties, even under threat;

I MAKE THESE PROMISES solemnly, freely and upon my honour.

https: //www. cma. org. cn/art/2017/12/15/art_14_19663. html. [2019 - 12 - 18]

赫尔辛基宣言

一、历年宣言修订

赫尔辛基宣言在第 18 届世界医学协会联合大会（赫尔辛基，芬兰，1964 年 6 月）采用，并在下列联合大会中进行了修订：

· 第 29 届世界医学协会联合大会，东京，日本，1975 年 10 月

· 第35届世界医学协会联合大会，威尼斯，意大利，1983年10月
· 第41届世界医学协会联合大会，香港，中国，1989年9月
· 第48届世界医学协会联合大会，西索莫塞特（Somerset West），南非，1996年10月
· 第52届世界医学协会联合大会，爱丁堡，苏格兰，2000年10月
· 第53届世界医学协会联合大会，华盛顿，美国，2002年
· 第55届世界医学协会联合大会，东京，日本，2004年
· 第59届世界医学协会联合大会，首尔，韩国，2008年10月
· 第64届世界医学协会联合大会，福塔莱萨，巴西，2013年10月

二、宣言前言

世界医学会制订了《赫尔辛基宣言》，作为涉及人类受试者的医学研究的伦理原则。涉及人类受试者的医学研究包括利用可鉴定身份的人体材料和数据所进行的研究：

1.《赫尔辛基宣言》应作整体解读，它的每一个组成段落都不应该在不考虑其他相关段落的情况下使用。

2. 虽然宣言主要以医生为对象，但世界医学会鼓励参与涉及人类受试者的医学研究的其他人遵守这些原则。

3. 促进和维护病人，包括那些参与医学研究的人的健康也是医生的义务。医生应奉献其知识和良知以履行这一义务。

4. 医学的进步是以研究为基础的，这些研究最终必须包括涉及人类受试者的研究。那些在医学研究中没有充分代表的人群也应该获得适当参与研究的机会。

5. 在涉及人类受试者的医学研究中，个体研究受试者的安康必须优于其它所有利益。

6. 涉及人类受试者的医学研究的主要目的是了解疾病的原因、发展和结果，改进预防、诊断和治疗的干预措施（方法、程序和处理）。即使是当前最佳的预防、诊断和治疗措施也必须通过研究继续评估它们的安全性、有效性、效能、可达性和质量。

7. 在医学实践和医学研究中，大多数预防、诊断和治疗措施都包含风险和负担。

8. 医学研究必须遵守的伦理标准是：促进对人类受试者的尊重并保护他们的健康和权利。有些研究人群尤其脆弱，需要特别的保护。这些脆弱人群包括那些自己不能做出同意或不同意的人群，以及那些容易受到胁迫或受到不正当影响的人群。

9. 医生既应当考虑自己国家关于涉及人类受试者研究的伦理、法律与管理规范和标准，也应当考虑相应的国际规范和标准。任何国家性的或国际性的伦理、法律或管理规定，都不得削弱或取消本宣言提出的对人类受试者的任何保护。

三、医学研究的基本原则

11. 在医学研究中，医生有责任保护研究受试者的生命、健康、尊严、完整性、自我决定权、隐私，以及为研究受试者的个人信息保密。

12. 涉及人类受试者的医学研究必须遵循普遍接受的科学原则，必须建立在对科学文献和其他相关信息的全面了解的基础上，必须以充分的实验室实验和恰当的动物实验为基础。必须尊重研究中所使用的动物的福利。

13. 在进行有可能危害环境的医学研究的过程中，必须谨慎从事。

14. 涉及人类受试者的每一项研究的设计和实施必须在研究方案中予以清晰的说明。方案应该包含一项关于伦理考虑的说明，应该指出本宣言所阐述的原则如何贯彻执行。方案

应该包括下列信息：研究的资金来源、资助者、所属单位、其它潜在的利益冲突、对受试者的激励，以及对那些由于参加研究而遭受伤害的受试者提供的治疗和/或补偿。方案应该说明，在研究结束后如何为研究受试者提供本研究确定为有益的干预措施或其他相应的治疗受益。

15. 在研究开始前，研究方案必须提交给研究伦理委员会进行考虑、评论、指导和批准。该委员会必须独立于研究者、资助者，也不应受到其它不当的影响。该委员会必须考虑进行研究的所在国的法律和条例，以及相应的国际准则或标准，但不可允许这些削弱或取消本宣言所提出的对研究受试者的保护。该委员会必须拥有监测正在进行的研究的权利。研究者必须向该委员会提供监测信息，尤其是有关任何严重不良事件的信息。如果没有委员会的考虑和批准，研究方案不可更改。

16. 只有受过恰当的科学训练并合格的人员才可以进行涉及人类受试者的医学研究。在病人或健康志愿者身上进行的研究要求接受有资格且有能力的医生或其他医疗卫生专业人员的监督。保护研究受试者的责任必须始终由医生和其他医疗卫生专业人员承担，而绝不是由研究受试者承担，即使他们给予了同意。

17. 仅当医学研究为了弱势或脆弱人群或社区的健康需要和优先事项，且该人群或社区有合理的可能从研究结果中获益时，涉及这些人群或社区人群的医学研究才是正当的。

18. 每一项涉及人类受试者的医学研究开始前，都必须仔细评估对参与研究的个人和社区带来的可预测的风险和负担，并将其与给受试者以及受所研究疾病影响的其他个人和社区带来的可预见受益进行比较。

19. 在招募第一个受试者之前，每一项临床试验都必须在公开可及的数据库中注册。

20. 除非医生确信参与研究的风险已得到充分评估且能得到满意处理，医生不可进行涉及人类受试者的研究。当医生发现风险超过了潜在的受益，或已经得到阳性和有利结果的结论性证据时，医生必须立即停止研究。

21. 只有当研究目的的重要性超过给研究受试者带来的风险和负担时，涉及人类受试者的医学研究才可进行。

22. 有行为能力的人作为受试参加医学研究必须是自愿的。虽然征询家庭成员或社区领导人的意见可能是合适的，但除非有行为能力的受试本人自由同意，否则他/她不可以被征召参加医学研究。

23. 必须采取各种预防措施以保护研究受试者的隐私，必须对他们的个人信息给予保密，以及必须将研究对他们身体、精神和社会完整性的影响最小化。

24. 在涉及有行为能力的受试者的医学研究中，每个潜在的受试者都必须被充分告知研究目的、方法、资金来源、任何可能的利益冲突、研究者所属单位、研究的预期受益和潜在风险、研究可能引起的不适以及任何其它相关方面。必须告知潜在的受试者，他们有权拒绝参加研究，或有权在任何时候撤回参与研究的同意而不受报复。应该特别注意个体的潜在的受试者的特殊信息要求和传递信息所用方法。在确保潜在的受试者理解信息之后，医生或另一个具备合适资质的人必须获得潜在的受试者自由给出的知情同意，最好是书面同意。如果不能用书面表达同意，那么非书面同意必须正式记录在案，并有证人作证。

25. 对于使用可识别身份的人体材料或数据进行的医学研究，医生必须按正规程序征得受试者对于采集、分析、储存和/或再使用材料和数据的同意。在获取参与这类研究的同意不可能或不现实，或会给研究的有效性带来威胁的情况，只有经过研究伦理委员会的考虑和批准后，研究才可进行。

26. 在征得参与研究的知情同意时，如果潜在的受试者与医生有依赖关系，或者可能在胁迫下同意，则医生应该特别谨慎。在这种情形下，应该由一位完全独立于这种关系的具有合适资质的人员去征得知情同意。

27. 对于一个无行为能力的潜在受试着，医生必须从合法授权的代表那里征得知情同意。不可将这些人包括在对他们不可能受益的研究内，除非这项研究意在促进这些潜在受试者所代表的人群的健康；该研究不能在有行为能力的人身上进行；以及该研究只包含最低程度的风险和最低程度的负担。

28. 当一个无行为能力的潜在受试者能够赞同参与研究的决定时，除了获得合法授权代表的同意外，医生必须获得这种赞同，潜在的受试者的同意。潜在受试者的不同意应该得到尊重。

29. 受试者在身体或精神上不能给予同意，例如无意识的病人，那么仅当使这些受试者不能给出知情同意的身体或精神上的病情是研究人群必须具备的特征时，涉及这类受试者的研究才可进行。在这种情况下，医生应该从法律授权代表那里征得知情同意。如果没有这样的代表，并且该研究不能被推迟，那么这项研究可以在没有知情同意的情况下进行，如果在研究方案中已经说明为什么要那些具有使他们不能给予知情同意的病情的受试着参与研究的特殊理由，且该研究已经被研究伦理委员会批准。应尽快从受试者或其法律授权代表那里征得继续参与这项研究的同意。

30. 作者、编辑和出版者在发表研究结果的时候都有伦理义务。作者有义务使他们在人类受试者身上进行的研究的结果公开可得，对他们报告的结果的完整性和准确性负责。他们应该坚持公认的合乎伦理的报告原则。阴性结果、不能给出明确结论的结果和阳性结果均应发表或使其能公开可得。资金来源、所属单位和利益冲突都应该在发表的时候说明。不符合本宣言原则的研究报告不应该被接受和发表。

四、研究应遵循的附加原则

31. 医生只有在以下条件下可以把医学研究和医疗结合起来：研究的潜在预防、诊断或治疗的价值可证明此研究正当，而且医生有很好的理由相信，参加这项研究不会给作为研究受试的病人的健康带来不良影响。

32. 对新的干预措施的受益、风险、负担和有效性的检验必须与当前经过证明的最佳干预措施相比较，但以下情况可以例外：当不存在当前经过证明的干预措施时，安慰剂或不治疗是可以接受的；或由于令人信服的或科学上有根据的方法学理由，有必要使用安慰剂来确定一项干预措施的疗效或安全性，而且接受安慰剂或无治疗的病人不会遭受任何严重的或不可逆的伤害的风险。必须给予特别的关怀以避免造成这种选项的滥用。

33. 研究结束时，参加研究的病人应被告知研究的结果，分享由此获得的任何受益，例如获得本次研究确定的有益干预措施或其他相应的治疗或受益。

34. 医生必须充分告知病人医疗中的哪些方面与研究有关。医生绝不能因为病人拒绝参与研究或决定退出研究而影响医患关系。

35. 在治疗病人的过程中，当不存在经过证明的干预措施或这些干预措施无效时，如果根据医生的判断，一项未经证明的干预措施有挽救生命、恢复健康或减轻痛苦的希望，医生在取得专家的建议后，获得病人或其合法授权代表的知情同意，可以使用这种未经证明的干预。可能时，应该对该项干预进行研究，旨在评价其安全性和有效性。在任何情况下，新的信息都应该被记录下来，并且在适当时候使其公开可及。

四、国外有关医药道德规范

希波克拉低誓言

仰赖医神阿波罗·埃斯克雷比斯及天地诸神为证，鄙人敬谨宣誓愿以自身能力及判断力所及，遵守此约。凡授我艺者敬之如父母，作为终身同业伴侣，彼有急需我接济之。视彼儿女，犹我兄弟，如欲受业，当免费并无条件传授之。凡我所知无论口授书传俱传之吾子，吾师之子及发誓遵守此约之生徒，此外不传与他人。

我愿尽余之能力与判断力所及，遵守为病家谋利益之信条，并检束一切堕落及害人行为，我不得将危害药品给予他人，并不做该项之指导，虽有人请求亦必不与之。尤不为妇人施堕胎手术。我愿以此纯洁与神圣之精神，终身执行我职务。凡患结石者，我不施手术，此则有待于专家为之。

无论至于何处，遇男或女，贵人及奴婢，我之唯一之目的，为病家谋幸福，并检点吾身，不做各种害人及恶劣行为，尤不做诱奸之事。凡我见所闻，无论有无业务关系，我认为应守秘密者，我愿保守秘密。倘使我严守上述誓言时，请求神祇让我生命与医术能得无上光荣，我苟违誓，天地鬼神实共殛之。

迈蒙尼提斯祷文

永生之上天既命予善顾世人生命之康健，惟愿予爱护医道之心策予前进，无时或已。毋令贪欲、吝念、虚荣、名利侵扰予怀，善此种种胥属真理与慈善之敌，足以使予受其诱惑而忘却为人类谋幸福之高尚目标。

愿吾视患者如受难之同胞。

愿天赐予以精力、时间与机会，俾得学业日进，见闻日广，盖知也无涯，涓涓日积，方成江河。且世间医术日新，觉今是而昨非，至明日又悟今日之非矣。

神乎，汝既命予善视世人之生死，则予谨以此身许职，予今为予之职业祷告上天：

事功艰且巨，愿神全我功。
若无神佑助，人力每有穷。
启我爱医术，复爱世间人。
存心好名利，真理日沉沦。
愿绝名利心，服务一念诚。
神请求体健，尽力医患者。
无分爱与憎，不问富与贫。
凡诸疾病者，一视如同仁。

胡佛兰德（Hufeland）医德十二箴

1. 医生活着不是为自己，而是为了别人，这是职业的性质所决定的。

不要追求名誉和个人利益，而要用忘我的工作来救活别人。救死扶伤，治病救人，不应怀有别的个人目的。

2. 在患者面前，该考虑的仅仅是他的病情，而不是患者的地位和钱财。

应该掂量一下有钱人的一撮金钱和穷人感激的泪水，你要的是哪一个？

3. 在医疗实践中应当时刻记住患者是你服务的靶子，并不是你所摆弄的弓和箭，绝不能去玩弄他们。

思想里不要有偏见，医疗中切勿用狭隘的眼光去考虑问题。

4. 把你那博学和时兴的东西搁在一边。学习如何通过你的言语和行动来赢得患者的信任。而这些并不是表面的、偶然的或是虚伪的。切不可口若悬河，故弄玄虚。

5. 在晚上应当想一想白天发生的一切事情，把你一天中所得到的经验和观察到的东西记录下来，这样做有利于患者，有益于社会。

6. 一次慎重仔细的临床查房，比频繁而又粗疏的临床检查好得多。

不要怕降低你的威信而拒绝患者经常的邀请。

7. 即使病入膏肓无药救治时，你还应该维持他的生命，为解除当时的痛苦来尽你的义务。如果放弃，就意味着不人道。当你不能救他时，也应该去安慰他。要争取延长他的生命，哪怕是很短的时间。这是作为一个医生的应有表现。

不要告诉患者他的病情已处于无望的情况。要通过你谨慎的言语和态度，来避免他对真实的病情的猜测。

8. 应尽可能地减少患者的医疗费用。当你挽救他的生命而又拿走了他维持生活的费用，那有什么意义呢？

9. 医生需要获得公众的好评。无论你有多大学问，多光彩的行为，除非你得到人的信任，否则不能获得大众有利的好评。

你必须了解人和人们的心理状态，一个对生命感到兴趣的你，就应当听取那质朴的真理，就应当承认丢面子的过失，这需要高贵的品质和善良的性格。

避免闲扯，沉默更为好些。

不需再告诉你了，你应该去反对热衷赌博、酗酒、纵欲和为名誉而焦虑。

10. 尊重和爱护你的同行。如不可能，最低限度地应该忍让。不要谈论别人，宣扬别人的不足是聪明人的耻辱。只言片语地谈论别人的缺点和小小的过失，可能使别人的名誉造成永久损害，应当考虑到这种后果。

每个医生在医疗上都有他自己的特点和方法，不宜去作轻率的判断。要尊重比你年长的医生和爱护比你年轻的医生，要发扬他们的长处，当你还没有看过这个患者，你应当拒绝评论他们所采取的治疗。

11. 一次会诊不要请很多人，最多三名。要选合适的人参加。讨论中应该考虑的是患者的安全，不必做其它的争论。

12. 当一个患者离开他的经治医生来和你商量时，你不要欺瞒他。应叫他听原来医生的话，只有发现那医生违背原则并确信在某方面的治疗有错误时，再去评论他，这才是公平的，特别在涉及对他的行为和素质的评论时更应如此。

美国国际制药联合会药师伦理规范

FIP statement of professional standards：The code of Ethics for Pharmacists

1. The pharmacist's responsibility is the good of the individual.

Obligations：

—to be objective;

—to put the good of the individual before personal or commercial interests,

—to promote the individuals right of access to safe and effective treatment.

2. The pharmacist shows the same dedication to all.

Obligations:

—to show respect for life and human dignity,

—to not discriminate between people,

—to strive to teat and inform each individual according to personal circumstances.

3. The pharmacist respects the individual's right of freedom of choice of treatment.

Obligations:

—to ensure that where the pharmacist is involved in developing care and treatment plans, this is done in consultation with the individual.

4. The pharmacist respects and safeguards the in individual's right to confidentiality.

Obligation:

—to not disseminate information, which identifies the individual, without informed consent or due case.

5. The pharmacist cooperates with colleagues and other professionals and respects their values and abilities.

Obligation:

—to cooperate with colleagues and other professionals and agencies in efforts to promote good health and treat and prevent ill health.

6. The pharmacist acts with honesty and integrity in professional relationships.

Obligations:

—to act with conviction of conscience,

—to avoid practices, behavior or work conditions that could impair professional judgement.

7. The pharmacist serves the needs of the individual, the community and society.

Obligation:

—to recognise the responsibilities associated with serving the needs of the individual on one hand and society at large on the other.

8. The pharmacist maintains and develops professional knowledge and skills.

Obligation:

—to ensures competency in each pharmaceutical service provided, by continually updating knowledge and skills.

9. The pharmacist ensure continuity of care in the event of labor disputes, pharmacy closure or conflict with personal moral beliefs.

Obligations:

—to refer the patient to another pharmacist.

—to ensure that when a pharmacy closes, the patients are informed of the pharmacy to which their records, if held, have been transferred.

参考文献

[1] Gordon E Appelbe，Joy Wingfield. Pharmacy Law and Ethics. Sixth Edition. 1997.

[2] 罗国杰．伦理学．北京：人民出版社，1993.

[3] 李本富，李传俊，丛亚莉．医学伦理学．北京：北京医科大学，中国协和医科大学联合出版社，1997.

[4] 郭清秀，李之饶．医学伦理学．北京：警官教育出版社，1995.

[5] 高崇明，张爱琴．生物伦理学．北京：北京大学出版社，1999.

[6] 杨军．医学伦理学．沈阳：辽宁大学出版社，1998.

[7] 国家药品监督管理局．药事法规汇编．北京：中国医药科技出版社，2000.

[8] 唐凯麟．西方伦理学名著提要．南昌：江西人民出版社，2000.

[9] 焦诠，李森，王发，等．药业伦理学．南京：南京大学出版社，1992.

[10] 王清红，王大军．医学伦理学．郑州：河南医科大学出版社，1998.

[11] 杜金香，王晓燕．医学伦理学教程．北京：科学出版社，1998.

[12] 李珑．医学伦理学．北京：法律出版社，1991.

[13] 卢启华．医学伦理学．长沙：华中理工大学出版社，1997.

[14] 施卫星，何伦，黄钢．生物医学伦理学．上海：浙江教育出版社，1998.

[15] 王一方．敬畏生命．南京：江苏人民出版社，2000.

[16] 高兆明．市场变革中的伦理秩序．北京：中国矿业大学出版社，1994.

[17] 杨伯欣．法学概论．北京：北京师范大学出版社，1996.

[18] 贾高建，董德明，周熙明，等．市场经济与道德流变．北京：中央党校出版社，1997.

[19] 梁兴邦．医学伦理学概论．兰州：甘肃文化出版社，1996.

[20] 杜治政．医学伦理学新探．郑州：河南医科大学出版社，2000.

[21] 甘绍平．伦理智慧．北京：中国发展出版社，2000.

[22] 付维康．中药学史．成都：巴蜀书社出版，1993.

[23] 刘国柱．中国医学史话．北京：北京科学技术出版社，1994.

[24] 朱琼瑶．医药职业道德概论．北京：中国医药科技出版社，1989.

[25] 徐天民，等．中西方医学伦理学比较研究．北京：北京医科大学，中国协和医科大学联合出版，1998.

[26] 张鸿涛，迟连庄，等．中外医德规范通览．天津：天津古籍出版社，2000.

[27] 陆丽娜，等．高新科技在医学领域的应用．北京：北京长征出版社，1999.

[28] 保罗·库存兹．21 世纪的人道主义．北京：东方出版社，1998.

[29] 方喜业．医学实验动物学．北京：人民卫生出版社，1995.

[30] 魏英敏．伦理学简明教程．北京：北京大学出版社，1982.

[31] 章海山．西方伦理思想史．沈阳：辽宁人民出版社，1984.

[32] 沈善洪．中国伦理学史．上海：浙江人民出版社，1985.

[33] 万俊人．现代西方伦理学史．北京：北京大学出版社，1990.

[34] 朱金香，等．职业伦理学．北京：中央编译出版社，1997.

[35] 周俊，等．外国医德史．上海：上海医科大学出版社，1994.

[36] 何兆雄．中国医德史．上海：上海医科大学出版社，1988.

[37] 魏金声，等．现代西方人学思潮的震荡．北京：中国人民大学出版社，1996.

[38] 王立业．现代医学伦理学．沈阳：辽宁科技出版，1991.

[39] 王丽宇，等．社会主义市场经济条件下的医学职业道德研究．沈阳：中国医科大学出版社，2000.

[40] 孙福川．医学伦理学．哈尔滨：黑龙江科技出版社，1993.

[41] 宋惠昌．现代科技与道德．北京：中国青年出版社，1987.

[42] 理查德·A·斯皮内洛．世纪道德．北京：中央编译出版社，1999.

[43] 何伦，等．现代医学伦理学．上海：浙江教育出版社，1989.

[44] 楚冬平．安乐死．上海：上海文化出版社，1988.

[45] 钦仁昆，等．科学技术哲学的研究与进展．上海：上海医科大学出版社，1992.

[46] 董哲，等．国际组织医学伦理学文件选编．北京：北京大学医学部，2001.

[47] 卢风，肖巍．应用伦理学导论．北京：当代中国出版社，2002.

[48] 武经伟、方盛举．经济人道德人全面发展的社会人——市场经济的体制创新与伦理困惑．北京：人民出版社，2002.

[49] 陆晓禾，［美］乔治·恩德勒．发展中国经济伦理．上海：上海社会科学院出版社，2003.

[50] American College of Clinical Pharmacy. ACCP WHITE PAPER：Ethical Issues Related to Clinical Pharmacy Research. Pharmacotherapy，1993；13（5）：523－530.

[51] David B. Resnik，Paul L. Ranelli，Susan P. Resnik. The Conflict Between Ethics and Business in Community Pharmacy：What About Patient Counseling? Journal of Business Ethics，28：179－186，2000.

[52] R. P. Dessing. Ethics applied to pharmacy practice. Pharmacy World and Science Volume，22 Nr. 1 2000.

[53] Amy E Broeseker and Melissa M Jones. An Interdisciplinary Mock Trial Involving Pharmacy，Law，and Ethics. The Annals of Pharmacotherapy，1999 July/August，Volume 33.

[54] 张清奎．试论中国对生物技术的专利保护．知识产权，2000，10（4）：24－26；2001，11（1）：23－26.

[55] 王泽应．百年伦理学研究回溯．伦理学，2001，（1）：76－82.

[56] 魏英敏．中西伦理学理论形态，道德范畴的比较研究．伦理学，2001；2：31－37.

[57] 罗贤臣．WHO 倡导的药物促销伦理准则．药物流行病学，1995，4（3）：176－178.

[58] 陈琦，郭歆．药物粉碎—从微米到纳米有多远．光明日报，2001，6，4：第4版．

[59] 谢波．迎接纳米医学时代．中国医药报，2001，1，2：第8版；2001，1，4：第8版．

[60] 吴伯明．完善我国专利制度为新世纪技术创新提供有效保护．医药知识产权通讯，2001，1：1－11.

[61] 郭金鸿．国外道德责任理论研究综述．http：//www. aecna. com/dispArticle.

[62] 侯建鹏．感冒药遭受右美沙芬危机．医药世界，2005（6）：15.

[63] 侯建鹏．万络 我们还敢吃吗？医药世界，2005（9）：32－35.

[64] 张清奎．我国医药知识产权保护的现状及发展趋势．中国发明与专利，2004（10）：46－49.

[65] 世卫称赞中国响应号召 帮助非洲抗击埃博拉疫情．环球网，2014，8，11：http：//news. xinhuanet. com/world/2014－08/11/c_126857946. htm. 2014－11－13.

[66] 中国论文网．中国已不需要以牺牲环境来换增长［EB/OL］. http：//www. xzbu. com/6/view－3286953. htm，2014－11－22.

[67] Lotte Asveld，Sabine Roeser. The Ethics of Technological Risks. Earthscan in the UK，London · Sterling，VA. 2009. 6.

[68] 《河北日报》河北品牌之美——华北制药［EB/OL］，［2010－09－03］，http：//www. hbsa. gov. cn/zh/html/article/141_93834. html，［2011－01－28］.

[69] 上海市食品药品安全研究中心课题组．关于医药企业的社会责任及与政府关系的研究［J］. 上海食品药品监管情报研究，2009 年 4 月，第 97 期，6－14.

[70] 赵菊茹，企业社会责任的费用效益分析［J］，管理问题，http：//www. cnki. net，［2009－05－09］.

[71] ［英］约翰·穆勒著，徐大健译．功利主义［M］. 上海人民出版社，2008，12.

[72] 刘大椿．自然辩证法概论 . 2 版．北京：中国人民大学出版社，2008，261.

[73] 马克思 . 1844 年经济学哲学手稿［M］. 北京：人民出版社，2000. 59.

[74] 黄群慧，彭华岗，钟宏武，等，中国 100 强企业社会责任发展状况评价［J］. 企业管理研究，2010（2）：70.

[75] 袁华，皮菊云．美国企业社会责任实践研究［J］. 经济师，2007（2）：93－94.

[76] 阿德里安娜．佩特里纳，安德鲁．拉科夫，等编著，许烨芳译．全球药物：伦理、市场与实践［M］. 上海译文出版社，2010，13.

[77] 黄珍文，黄峥荣．论两型社会建设中企业社会责任的履行［J］. 湖湘论坛，2009（4）：87－90.

[78] 匡晓惠．治理视角下企业社会监督监督机制的构建［EB/OL］.［2010－02－06］. http：//edu. nulog. cn/detail/1080507. htm，［2010－06－01］.

[79] 《中国制药企业参与全球新药研发途径探究》［EB/OL］.［2005－01－26］. http：//www. chinapharm. com. cn/html/scfx/08461120050126. html.［2014－12－05］.

[80] 胡松岩，张雪，尹梅．美国加拿大英国伦理审查的基本原则及对我国的启示［J］. 中国医学伦理学，2014 VOL27（6）：787－789.

[81] 郑君．药物临床试验受试者权益保护的述评及策略探讨［J］. 中国医学伦理学，2014 VOL27（6）：790－793.

[82] 新华网．解读《白皮书》：2014 年企业社会责任报告八大发现［EB/OL］. http：//news. 163. com/15/0115/16/AG0VJ60O00014JB5_4. html.［2015－01－16］.

[83] 赵夏茵，刘永军 . ODA 对美国罕见病用药的影响和存在问题分析［J］. 经济师，2013（6）：253－254.

[84] 谷景亮，鲁艳芹，段永旋，等．从人文视角关注我国罕见病政策制定［J］. 卫生软科学，2013VOL27（4）：193－195.

[85] 甘珏，徐珊萍，陈永法，胡廷熹．多国（地区）罕用药制度比较分析［J］．上海医药，2013VOL34（19）：27－31．

[86] 李春潇，谢婧，胡欣．发达国家及地区罕见病/罕用药界定策略分析［J］．中国执业药师．2013，Vol. 10（3）：51－56．

[87] 李莹．关于我国罕见病相关政策制定的探讨——基于罕见病群体生活状况调研的分析［J］．中国软科学，2014（2）：77－89．

[88] 唐健元，赵夏茵．国外孤儿药管理制度对比研究及对我国的政策建议［J］．Chinese Journal of New Drugs 中国新药杂志，2013，22（14）：1638－1642．

[89] 谷景亮，鲁艳芹，钟彩霞，段永璇，徐凌忠．国外罕见病药物政策发展现状对比分析［J］．卫生软科学，2013，27（7）：393－396．

[90] 王雅雯，茅宁莹，褚淑贞．国外罕用药创新激励制度及对我国的启示［J］．上海医药，2014，35（7）：54－57．

[91] 钟军，郜文，霍记平，赵志刚．罕见病医疗保障的国际比较研究［J］．药品评价，2014，11（6）：8－11．

[92] 石磊．罕用药可及性的国际对比研究［J］．中国药房，2013，24（45）：4237－4239．

[93] 丁璠．罕用药政策对生物医药产业的影响——基于美国生物科技公司的案例研究［J］．中国科技论坛，2014（11）：90－96．

[94] 易八贤，王广平，姬海红，吴晓明．美国孤儿药法案30年历程与我国新药创新制度体系完善［J］．中国新药杂，2014，23（10）：1107－1114．

[95] 田圆圆．美国罕用药风险管理措施简介与分析以及对我国的启示［J］．中国执业药师，2013，Vol. 10（1）：50－56．

[96] 陈永法，陈蕾．美国罕用药政策及其施行效果对我国的启示［J］．中国药学杂志，2014，VOL49（22）：2043－2046．

[97] 田圆圆，张象麟，董江萍．欧美孤儿药的研究与开发现状［J］．中国新药杂志，2012，VOL21（8）：844－850．

[98] 丁锦希，邓媚，王颖玮．欧美罕用药数据保护制度及其对我国的启示［J］．中国药学杂志，2011，VOL46（24）：1961－1964．

[99] 林禹鸿，吴晓明．欧盟罕用药管理的成就与经验及其对中国的启示［J］．中国现代应用药学，2012，VOL29（12）：1154－1158．

[100] 丁志琛，韦冠，丁锦希．日本罕用药制度及其对中国的启示——基于对日本罕用药可及性的评价［J］．中国药科大学学报，2014，45（1）：118－124．

[101] 林禹鸿，吴晓明．台湾罕用药法律制度给我们的启示［J］．中国药科大学学报，2012（6）：87－91．

[102] 丁锦希，季娜，白庚亮．我国罕见病用药市场保障政策研究［J］．中国医药工业杂志，2012，43（11）：959－A103．

[103] 林禹鸿，吴晓明．我国罕用药产业政策设计［J］．现代管理科学，2012（5）：9－11．

[104] ［美］沃多克（Waddock，S.），鲍德威（Bodwell，C.）著，李伟阳，肖红军译．全面责任管理：指南［M］．北京：中国电力出版社，2009. 14－15．

[105]《列宁全集》第55卷［M］．北京：人民出版社，1990. 142．

[106] Jeroen Van den Hoven. Socially Responsible Innovation［EB/OL］．［2009－12－01］

(2011 - 04 - 06). http://www. ethicsandtechnology. eu.

[107] Richard Owen, Phil Macnaghten, Jack Stilgoe. Responsible research and innovation: From science in society to science for society, with society [J]. Science and Public Policy, 2012 (39): 751 - 760.

[108] European Commission. Chair: Jeroen van den Hoven, Contributors: Knut Blind, Anna - Lena Guske, Carlos Martinez Riera. Responsible and Research and Innovation [R]. 2013, Brussels.

[109] Jeroen van den Hoven . Value Sensitive Design and Responsible Innovation [M] // Richard Owen, John Bessant, Maggy Heintz. Responsible Innovation: Managing the Responsible Emergence of Science and Innovation in Society. UK, John Wiley & Sons, Ltd, 2013, 75 - 80.

[110] Job Timmermans, Yinghuan Zhao, Jeroen van den Hoven. Ethics And Nanopharmacy: Value Sensitive Design of New Drugs [J]. NanoEthics 2011, Volume 5, Number 3, 269 - 283.

[111] 郭贵春. 自然辩证法概论 [M]. 北京: 高等教育出版社, 2013. 134 - 135.

[112] 马克思, 恩格斯. 马克思恩格斯全集(第3卷)[M]. 北京: 人民出版社, 1979. 329.

[113] Nicole A Vincent, Ibo Ven de Poel, Jeroen Van den Hoven. Moral Responsibility: Beyond Free will and Determinism [M]. UK, Springer Science + Business Media B. V. , 2011. 3.

[114] 赵迎欢. 高技术伦理学 [M]. 沈阳: 东北大学出版社, 2005. 63.

[115] 卡尔米切姆. 技术哲学概论 [M]. 殷登祥, 曹南燕译, 天津: 天津科学技术出版社, 1999. 12.

[116] 胡定坤. 全球首个AI设计药物进入人体试验阶段 [N]. 科技日报, 2019. 7. 5.

[117] [美] 莱斯利 A. 豪著, 陈志刚译. 哈贝马斯 [M]. 北京: 中华书局, 2014. 66.